Lehrbuch für die Orthoptik

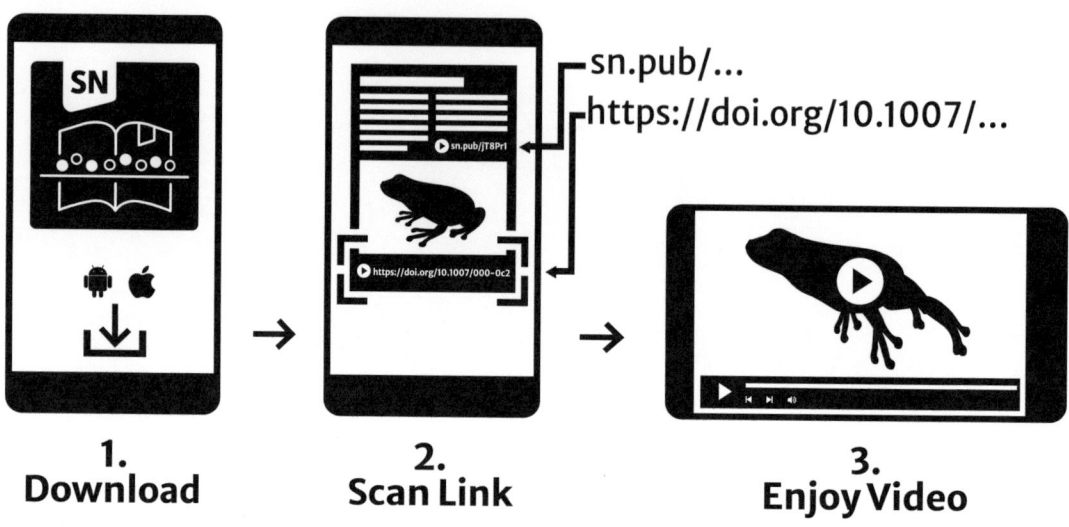

Corinna Schöffler · Birgit Wahl

Lehrbuch für die Orthoptik

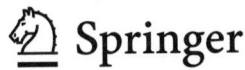

Corinna Schöffler
Berufsfachschule für Orthoptik
Universitätsklinikum Hamburg-Eppendorf
Hamburg, Deutschland

Birgit Wahl
Orthoptistenschule
Akademie für Gesundheitsberufe
Heidelberg, Deutschland

Die Online-Version des Buches enthält digitales Zusatzmaterial, das berechtigten Nutzern durch Anklicken der mit einem „Playbutton" versehenen Abbildungen zur Verfügung steht. Alternativ kann dieses Zusatzmaterial von Lesern des gedruckten Buches mittels der kostenlosen Springer Nature „More Media" App angesehen werden. Die App ist in den relevanten App-Stores erhältlich und ermöglicht es, das entsprechend gekennzeichnete Zusatzmaterial mit einem mobilen Endgerät zu öffnen.

ISBN 978-3-662-71353-2   ISBN 978-3-662-71354-9   (eBook)
https://doi.org/10.1007/978-3-662-71354-9

© Der/die Herausgeber bzw. der/die Autor(en), exklusiv lizenziert an Springer-Verlag GmbH, DE, ein Teil von Springer Nature 2025

Das Werk einschließlich aller seiner Teile ist urheberrechtlich geschützt. Jede Verwertung, die nicht ausdrücklich vom Urheberrechtsgesetz zugelassen ist, bedarf der vorherigen Zustimmung des Verlags. Das gilt insbesondere für Vervielfältigungen, Bearbeitungen, Übersetzungen, Mikroverfilmungen und die Einspeicherung und Verarbeitung in elektronischen Systemen.
Die Wiedergabe von allgemein beschreibenden Bezeichnungen, Marken, Unternehmensnamen etc. in diesem Werk bedeutet nicht, dass diese frei durch jede Person benutzt werden dürfen. Die Berechtigung zur Benutzung unterliegt, auch ohne gesonderten Hinweis hierzu, den Regeln des Markenrechts. Die Rechte des/der jeweiligen Zeicheninhaber*in sind zu beachten.
Der Verlag, die Autor*innen und die Herausgeber*innen gehen davon aus, dass die Angaben und Informationen in diesem Werk zum Zeitpunkt der Veröffentlichung vollständig und korrekt sind. Weder der Verlag noch die Autor*innen oder die Herausgeber*innen übernehmen, ausdrücklich oder implizit, Gewähr für den Inhalt des Werkes, etwaige Fehler oder Äußerungen. Der Verlag bleibt im Hinblick auf geografische Zuordnungen und Gebietsbezeichnungen in veröffentlichten Karten und Institutionsadressen neutral.

Planung/Lektorat: Ulrike Hartmann
Springer ist ein Imprint der eingetragenen Gesellschaft Springer-Verlag GmbH, DE und ist ein Teil von Springer Nature.
Die Anschrift der Gesellschaft ist: Heidelberger Platz 3, 14197 Berlin, Germany

Wenn Sie dieses Produkt entsorgen, geben Sie das Papier bitte zum Recycling

Geleitwort

Mit großer Freude und Stolz darf ich dieses Buch in den Händen halten – das erste Orthoptik-Lehrbuch. Es ist ein wahrer Meilenstein für unseren Berufsstand und ein Ausdruck der stetigen Weiterentwicklung und Professionalisierung der Orthoptik.

Dieses Buch ist nicht nur für Orthoptistinnen geschrieben, sondern auch von Orthoptistinnen. Mit großer Fachexpertise und Leidenschaft von zwei erfahrenen Lehrorthoptistinnen verfasst, spiegelt es das Selbstverständnis der Disziplin in ihrer Breite und Tiefe wider: Orthoptistinnen sind spezialisierte Fachkräfte im Bereich der Augenheilkunde, die mit hoher fachlicher Kompetenz monokulare und binokulare Sehstörungen diagnostizieren, therapieren und präventiv begleiten. Ihr interdisziplinäres Arbeiten in enger Kooperation mit Augenärztinnen sowie anderen Fachdisziplinen macht sie zu einem unverzichtbaren Bestandteil der Patientenversorgung.

Die Orthoptik hat sich in den letzten Jahrzehnten stetig weiterentwickelt und ist heute eine fest etablierte Disziplin mit eigener Identität. Dennoch fehlte es bislang an einem umfassenden Lehrwerk, das sowohl fachliches Wissen als auch praxisnahe Ansätze vereint. Die Autorinnen schließen diese Lücke.

Dieses Buch dient nicht nur als wertvolle Grundlage für die Ausbildung künftiger Orthoptistinnen, sondern auch als wichtiges Nachschlagewerk für die tägliche Berufspraxis. Es stärkt die wissenschaftliche Basis unserer Arbeit und trägt dazu bei, die Orthoptik als eigenständigen Fachbereich in der Entwicklung zu begleiten und zu unterstützen.

Ich danke den Autorinnen von Herzen für ihr Engagement und ihre Pionierarbeit. Sie haben in diesem Buch ihre Erfahrung in Lehre und Praxis, ihre Begeisterung und ihre Hingabe für unseren Beruf vereint. Möge dieses Werk viele Leserinnen inspirieren, bereichern und auf ihrem Weg begleiten.

Melanie van Waveren
Vorsitzende des Berufsverbands Orthoptik Deutschland e. V.

Vorwort

Dieses Buch wurde mit dem Ziel geschrieben, zukünftige Orthoptistinnen in ihrer Ausbildung zu begleiten. Es soll aber auch ein verständliches Nachschlagewerk für berufserfahrene Orthoptistinnen sein, ebenso wie eine Einführung in die Orthoptik für Assistenzärztinnen der Ophthalmologie.

Wir möchten dieses Buch nicht als reines Fachbuch, sondern vielmehr als Lehrbuch verstanden wissen. Ein solches fehlte für die Orthoptik im deutschsprachigen Raum. Zu orthoptischen und strabologischen Themen gibt es zwar einige Fachbücher in deutscher Sprache, die allerdings überwiegend von Ärztinnen geschrieben und herausgegeben wurden, und somit die fachlichen Bedürfnisse der eigentlichen Zielgruppe nicht immer gänzlich treffen. Dieses Lehrbuch der Orthoptik haben wir als aktive Lehrorthoptistinnen geschrieben, die tagtäglich damit beschäftigt sind, die gesetzlich vorgegebenen Lehrinhalte adressatengerecht zu vermitteln.

Wie es in Lehr- und Fachbüchern üblich ist, haben wir uns darauf beschränkt, die Menge an Quellen auf das Nötigste zu beschränken. Wir verweisen auf sinnvolle Zusatzliteratur und in einigen Fällen auf aktuelle Studien. Auch hier haben wir immer versucht, die für die Ausbildung relevanten Inhalte im Blick zu behalten und aus didaktischen Erwägungen heraus auch manches weggelassen. Wir gehen davon aus, dass die Lehrkräfte im theoretischen und praktischen Unterricht auf die Fragen der Auszubildenden eingehen und ggf. nötige Ergänzungen individuell vermitteln. Wir weisen ausdrücklich darauf hin, dass es auch wichtige Ausbildungsinhalte und Details gibt, die wir nicht aufgenommen haben, weil sie in anderen Lehrbüchern schon umfänglich dargelegt sind.

Eine Anmerkung zur durchgehenden Verwendung der weiblichen Form: Die Ausbildung zum Orthoptisten bzw. zur Orthoptistin steht allen Menschen mit einer entsprechenden Eignung offen, und zwar unabhängig von ihrem Geschlecht. In Deutschland wie in vielen anderen Ländern wird der Beruf jedoch seit Jahrzehnten und in Zukunft von deutlich mehr Frauen ausgeübt. Während in unserer Gesellschaft sehr oft über die Verwendung des generischen Maskulinums diskutiert wird, haben wir uns deshalb entschlossen, das generische Femininum zu benutzen. Wir verwenden es in unserem Buch sowohl für die Orthoptistinnen und Untersucherinnen, als auch für die Patientinnen und die Ärztinnen. Dabei sprechen wir selbstverständlich alle Orthoptisten, Untersucher, Patienten und Ärzte sowie Menschen, die sich nicht binär einordnen können oder möchten, an.

Wir danken unserer Buchplanerin bei Springer Nature, Ulrike Hartmann, für ihre Begeisterung für unsere Idee. Sie hat uns geduldig und professionell durch den zweieinhalb Jahre währenden Prozess des Schreibens begleitet. Ein spezieller Dank gilt Lilo Anna Wahl, die sich für die Videos als Patientin zur Verfügung gestellt hat. Darüber hinaus hatten wir viel Unterstützung und Zuspruch von Kollegin-

Vorwort

nen in unseren jeweiligen Schulteams und aus ganz Deutschland. Einige möchten wir hier (jeweils in alphabetischer Reihenfolge) besonders erwähnen: Anne Aschpurwis und Bettina Christiani-Wiezorrek, die uns Grundlagen für zahlreiche Abbildungen zur Verfügung gestellt haben. Alexandra Breuninger, Annette Kuhlwilm, Annette Weigel, Bianka Kobialka, Henriette Thönneßen, Lea Witte, Lena Lichte, Pia Schneider, Regina Eckner, Silke Schweinfurth, Svenja Krebs und Ute Ziegert-Forster für das Lesen und Kommentieren diverser Kapitelrohfassungen. Für den fachlichen Austausch zu verschiedenen Themen während des Schreibens danken wir Dr. Annette Schmidt-Bacher, PD Dr. Christina Beisse, Prof. Dr. Daniel Salchow, Prof. Dr. Frank Schüttauf und Prof. Dr. Gerold Kolling. Und nicht zuletzt PD Dr. Matthias Feucht, der uns während eines 10-tägigen Schreibcamps nicht nur für fachliche Fragen zur Verfügung stand, sondern uns auch beherbergt, bekocht und motiviert hat.

Corinna Schöffler
Birgit Wahl

Inhaltsverzeichnis

1	**Berufsbild der Orthoptistin**	1
1.1	Entwicklung des Berufes	2
1.2	Rechtliche Grundlagen	3
1.3	Ethische Grundsätze	3
	Literatur	4

I Grundlagen

2	**Der Vorgang des Sehens**	7
2.1	Das Sehen: Spezielle Anatomie und Physiologie	8
2.2	Sehschärfe	23
2.3	Akkommodation	37
2.4	Kontrastsehen	41
	Literatur	44
3	**Binokularsehen**	45
3.1	Physiologie des Binokularsehens	46
3.2	Untersuchung des Binokularsehens	58
3.3	Untersuchung der Korrespondenz	66
	Literatur	69
4	**Physiologische Optik und Brillenlehre**	71
4.1	Physiologische Optik des Auges	72
4.2	Refraktionsfehler	74
4.3	Brillenkunde	83
4.4	Prismen	88
	Literatur	89
5	**Augenstellung**	91
5.1	Schielformen	92
5.2	Untersuchung der Augenstellung	93
5.3	Methoden zur Schielwinkelmessung	96
	Literatur	102
6	**Augenbewegungen**	103
6.1	Anatomie und Physiologie des okulären Bewegungsapparates	104
6.2	Spezielle Anatomie und Physiologie der Augenbewegungen	115
6.3	Untersuchung der Augenbewegungen und des Blickfelds	127
	Literatur	137

II Krankheitsbilder – Differentialdiagnostik und Therapie in der Orthoptik

7 Amblyopie ... 141
7.1 Grundlagen zur physiologischen Sehentwicklung ... 142
7.2 Ätiologie und Erscheinungsformen ... 144
7.3 Symptome der Amblyopie ... 148
7.4 Differentialdiagnostische Untersuchungen ... 150
7.5 Therapie ... 156
7.6 Prognose ... 161
Literatur ... 162

8 Konkomitante Schielformen ... 165
8.1 Angeborene und erworbene kindliche konkomitante Schielformen ... 167
8.2 Heterophorien ... 194
8.3 Erworbene konkomitante Schielformen ... 202
Literatur ... 206

9 Inkomitante Schielformen ... 209
9.1 Infranukleäre Paresen ... 211
9.2 Obliquus-Störungen ... 231
9.3 Congenital Cranial Dysinnervation Disorders ... 239
9.4 Myopathien ... 244
9.5 Orbitopathien ... 250
9.6 Kombinationsparesen ... 258
9.7 Blickbewegungsstörungen ... 266
Literatur ... 277

10 Nystagmus ... 279
10.1 Physiologische Nystagmusformen ... 280
10.2 Frühkindlicher und kindlicher Nystagmus ... 282
10.3 Erworbene Nystagmusformen ... 289
Literatur ... 290

11 Pupillenstörungen ... 291
11.1 Anatomie und Physiologie der Pupille ... 292
11.2 Untersuchung der Pupillen ... 296
11.3 Efferente Pupillenstörungen ... 299
11.4 Zentrale Pupillenstörungen ... 308
Literatur ... 308

12 Lidstörungen ... 311
12.1 Anatomie und Physiologie der Lider ... 312
12.2 Angeborene Lidstörungen ... 317
12.3 Erworbene Lidstörungen ... 320
Literatur ... 326

13	**Krankheitslehre mit Relevanz für die Orthoptik**	327
13.1	Vaskuläre Erkrankungen	329
13.2	Diabetes mellitus	330
13.3	Schädeltrauma	331
13.4	Raumforderungen	331
13.5	Entzündungen	332
13.6	Autoimmunerkrankungen	333
13.7	Degenerative Erkrankungen	333
	Literatur	333

Serviceteil
Stichwortverzeichnis ... 337

Berufsbild der Orthoptistin

Inhaltsverzeichnis

1.1 Entwicklung des Berufes – 2

1.2 Rechtliche Grundlagen – 3

1.3 Ethische Grundsätze – 3

Literatur – 4

© Der/die Autor(en), exklusiv lizenziert an Springer-Verlag GmbH, DE, ein Teil von Springer Nature 2025
C. Schöffler und B. Wahl, *Lehrbuch für die Orthoptik*,
https://doi.org/10.1007/978-3-662-71354-9_1

Der Beruf der Orthoptistin gehört zu den Berufen im Gesundheitswesen und ist in Deutschland seit 1990 gesetzlich geregelt. Die Ausbildung dauert 3 Jahre und findet derzeit ausschließlich an Schulen statt, die an Universitätskliniken angegliedert sind. Sie schließt mit einer staatlichen Examensprüfung ab.

Das Berufsbild hat sich in den Jahrzehnten seit seiner Etablierung in Deutschland gewandelt, weg von einem therapeutisch geprägten hin zu einem überwiegend diagnostischen Handlungsfeld. Immer standen dabei jedoch die Patientinnen im Mittelpunkt ihrer Tätigkeit. Orthoptistinnen versorgen Patientinnen aller Altersgruppen, vom Neugeborenen bis zu Menschen im hohen Alter.

1.1 Entwicklung des Berufes

Die Geschichte der Orthoptik startete schon lange vor der Etablierung des Begriffs. Die ersten Überlegungen zur Korrektur von Schielabweichungen und Verbesserung von Sehschwächen gab es schon im Altertum.

In der neueren Geschichte etablierte sich der Begriff Orthoptik in England in den Jahren zwischen dem ersten und zweiten Weltkrieg. Die erste Orthoptistin, Mary Maddox, bot Ende der 1920er Jahre Behandlungen zur prä- und postoperativen Betreuung von Schielpatientinnen, für latentes Schielen und Fusionsstörungen an. Die erste Schule für Orthoptistinnen entstand 1930 in London und von hier aus nahm die Entwicklung dieses Berufs ihren Lauf. (MacLellan 2006) Die erste Schule im deutschsprachigen Raum entstand in den 1940er Jahren in St. Gallen in der Schweiz. Unter Anleitung englischer Lehrorthoptistinnen wurden in den 50er Jahren auch in Deutschland Ausbildungslehrgänge angeboten. Die Absolventinnen mussten noch in England ein Anerkennungspraktikum und ihre Abschlussprüfung absolvieren. Ab Ende der 1950er Jahre entwickelten sich in Deutschland Schulen für die Ausbildung von Orthoptistinnen, die erste in Gießen. Der Schwerpunkt der Ausbildung lag zunächst mehr in der Therapie von Amblyopien und Schulungsbehandlungen zur Normalisierung des Fixationsverhaltens oder der beidäugigen Wahrnehmung. Die Methoden variierten je nach Ausbildung der Lehrenden. (Meinecke-Noot 1991).

Mit den Jahren entwickelten sich immer mehr diagnostische Schwerpunkte und der Wunsch, die Ausbildung zu vereinheitlichen. Mit der Gesetzgebung ▶ Abschn. 1.2 etablierte sich an allen Schulen in Deutschland eine dreijährige Ausbildung, die Theorie und Praxis eng verzahnt und mit dem staatlichen Examen abschließt. Die Lehrinhalte wurden national angepasst.

Die Orthoptik wurde durch die Neuroorthoptik ergänzt, denn in der nun überwiegend diagnostischen Tätigkeit der Orthoptistinnen spielte die Differenzierung angeborener und erworbener Augenbewegungsstörungen eine immer größere Rolle. Mit der Etablierung eines fundierten und spezialisierten Berufsbildes entwickelte sich auch ein klares Rollenverständnis. Die Geschichte von Orthoptistinnen ist auch eine Geschichte der Emanzipation von Frauen in der Arbeitswelt und im Gesundheitswesen. Dennoch gab es auch von Anfang an vereinzelt Männer, die diesen Beruf wählten und in jüngerer Zeit werden es immer mehr, auch wenn sie weiterhin in der Unterzahl sind.

Der Berufsverband Orthoptik Deutschland e. V. (BOD) ist die einzige berufspolitische Vertretung für Orthoptistinnen in Deutschland. Der BOD ist in Deutschland mit anderen Verbänden und berufspolitischen Vereinigungen vernetzt und vertritt Orthoptistinnen auf Länder- und Bundesebene. Er ist außerdem Mitglied im europäischen Verband Orthoptistes de la Communauté Européenne (OCE) und im internationalen Verband International Orthoptic Association (IOA) und damit auch Teil einer intensiv vernetzten Gemeinschaft von Orthoptistinnen in der ganzen Welt.

Im Jahr 2021 wurde durch das Bildungskomitee in der OCE das Europäische Diplom für Orthoptistinnen etabliert. (OCE 2021) Mit diesem Diplom soll es auch deutschen Orthoptistinnen erleichtert werden, in anderen europäischen Ländern ohne eine erneute

Kenntnisprüfung im Zielland in ihrem Beruf zu arbeiten.

1.2 Rechtliche Grundlagen

Der Beruf der Orthoptistin ist in Deutschland durch das Gesetz über den Beruf der Orthoptistin und des Orthoptisten geschützt. (OrthoptG 1990) Die Ausbildung zur Orthoptistin ist durch die Ausbildungs- und Prüfungsverordnung geregelt. (OrthoptAPrV 1990) Beide gesetzlichen Grundlagen sind 1990 in Kraft getreten. Insbesondere die als Anlage 1 in der OrthoptAPrV dargelegten Ausbildungsinhalte und die dort geforderte Stundenverteilung auf die unterschiedlichen Fächer spiegeln nicht mehr in allen Belangen die aktuellen Anforderungen im Handlungsfeld Orthoptik wider. Deshalb fordert der Berufsverband Orthoptik Deutschland e. V. seit Jahren eine Novellierung des Gesetzes und damit die Möglichkeit, ein zeitgemäßes, kompetenzbasiertes Curriculum zu erstellen. Im Berufsverband beschäftigen sich Arbeitsgruppen kontinuierlich damit, die Ausbildung in Deutschland modern und gesetzeskonform weiterzuentwickeln. Sie arbeiten damit auch auf eine Akademisierung hin, wenn diese durch eine Gesetzesnovellierung ermöglicht wird.

Es ist das Ziel der Ausbildung, dass zukünftige Orthoptistinnen eigenverantwortlich, reflektiert und fachkompetent bei der Prävention, Diagnose und Therapie von Störungen des ein- und beidäugigen Sehens wie Schielen, Sehschwächen und Augenzittern mitwirken. Ihre Partnerinnen in diesem Handlungsfeld sind Angehörige anderer Berufsgruppen im Gesundheitswesen. Dazu zählen Augenärztinnen in der Praxis und der Klinik, insbesondere solche, die sich auf die Behandlung von Kindern (Kinderophthalmologinnen) und die Behandlung von orthoptischen und neuroorthoptischen Krankheitsbildern spezialisiert haben (Strabologinnen und Neuroophthalmologinnen). Aber auch Kinderärztinnen, Physiotherapeutinnen und andere Gesundheitsberufe gehören zum interprofessionellen Team.

1.3 Ethische Grundsätze

Die internationalen Verbände der Orthoptistinnen, OCE und IOA, haben einen Ethikkodex verfasst und veröffentlicht. (IOA 2015) Er beschreibt weltweit akzeptierte ethische Standards im Berufsfeld Orthoptik und gilt in allen Mitgliedsländern der Verbände, also auch in Deutschland. Alle Handlungen von Orthoptistinnen sollten auf den folgenden Grundwerten basieren: Integrität, Professionalität und Respekt. Dabei dient der Kodex nicht nur als Leitfaden, sondern ermutigt Orthoptistinnen dazu, ihr berufliches Handeln regelmäßig nach diesen Grundsätzen zu reflektieren.

Ein zentraler Aspekt ist die Einhaltung von Gesetzen und Richtlinien, die national oder international festgelegt wurde. Die Einhaltung solcher Pflichten ist nicht nur eine rechtliche, sondern auch eine moralische Verpflichtung. Ein weiterer wichtiger Aspekt ist der Schutz der Menschenwürde, des Wohlbefindens und der Selbstbestimmung von Patientinnen. Orthoptistinnen tragen ein hohes Maß an Verantwortung für andere Menschen. Deshalb müssen sie sich ihrer Möglichkeiten und Grenzen bewusst sein, die durch ihre Qualifikation, eine mögliche Spezialisierung und die Rahmenbedingungen innerhalb ihrer Arbeitsumgebung vorgegeben sind. Patientinnen sollen eine erforderliche Diagnostik und Therapie ohne unnötige Verzögerungen, Unterbrechungen oder die Beeinflussung durch die Interessen Dritter, z. B. Pharmafirmen erhalten.

Die Persönlichkeit und persönliche Freiheit von Patientinnen, Kolleginnen und allen anderen Personen im beruflichen Kontext muss jederzeit respektiert werden. Eine offene und gewaltfreie Kommunikation sowie die unbedingte Einhaltung von Datenschutzmaßnahmen und der Schweigepflicht tragen dazu bei. Zwischen Patientinnen und Orthoptistinnen muss ein Vertrauensverhältnis bestehen. Dieses trägt zum Wohl der Patientinnen, zum beruflichen und persönlichen Wohlbefinden der Orthoptistinnen sowie zu einer gemeinsamen Entscheidungsfindung im orthoptischen Handlungsfeld bei.

Orthoptistinnen sind verpflichtet, sich kontinuierlich im Sinne des lebenslangen Lernens fort- und weiterzubilden. Nur das Wissen über aktuelle wissenschaftliche Erkenntnisse gewährleistet eine anhaltend hohe Qualität in der Patientenversorgung. Wenn sich aus der Berufspraxis Fragen ergeben, sollten Orthoptistinnen bemüht sein, diese nach den höchsten professionellen und ethischen Standards zu beantworten.

Ein letzter und wichtiger Aspekt ist die Wahrung der eigenen Gesundheit und Sicherheit. Orthoptistinnen müssen auf sich selbst achten, mit ihren Ressourcen achtsam umgehen und bei Bedarf Hilfe in Anspruch nehmen.

Literatur

Ausbildungs- und Prüfungsverordnung für Orthoptistinnen und Orthoptisten (OrthoptAPrV). ► www.gesetze-im-internet.de/orthoptaprv/. Zugegriffen: 10. Apr 2025

Gesetz über den Beruf der Orthoptistin und des Orthoptisten (OrthoptG). ► www.gesetze-im-internet.de/orthoptg. Zugegriffen: 10. Apr 2025

International Orthoptic Association (2015). ► https://internationalorthoptics.org/standards-and-quality/ethics-and conduct/code-of-ethics/. Zugegriffen: 10. Apr 2025

MacLellan AV (2006) Orthoptics: the early years. 2006 Ann Macvie

Meinecke-Noot C (1991) Ein Beruf ändert sein Gesicht: Die Orthoptistin. orthoptik-pleoptik 16:47–49

Orthoptistes de la Communauté Européenne (2022). ► https://euro-orthoptics.com/european-diploma/launch-event/. Zugegriffen: 10. Apr 2025

Grundlagen

Inhaltsverzeichnis

Kapitel 2 Der Vorgang des Sehens – 7

Kapitel 3 Binokularsehen – 47

Kapitel 4 Physiologische Optik und Brillenlehre – 73

Kapitel 5 Augenstellung – 95

Kapitel 6 Augenbewegungen – 107

Der Vorgang des Sehens

Inhaltsverzeichnis

2.1 Das Sehen: Spezielle Anatomie und Physiologie – 8
2.1.1 Aufbau des Augapfels – 8
2.1.2 Schutz- und Hilfsorgane des Auges – 14
2.1.3 Sehbahn – 16
2.1.4 Verarbeitung visueller Aspekte – 19

2.2 Sehschärfe – 23
2.2.1 Einteilung der Sehschärfe – 23
2.2.2 Schreibweisen – 24
2.2.3 Visusstufen – 26
2.2.4 Voraussetzungen für eine normale Sehschärfe – 26
2.2.5 Visusprüfung – 30

2.3 Akkommodation – 37
2.3.1 Akkommodationsentwicklung – 38
2.3.2 Untersuchung der Akkommodation – 38

2.4 Kontrastsehen – 41
2.4.1 Funktion der Kontrastempfindlichkeit – 41
2.4.2 Tests zur Messung der Kontrastempfindlichkeit – 43

Literatur – 44

Ergänzende Information Die elektronische Version dieses Kapitels enthält Zusatzmaterial, auf das über folgenden Link zugegriffen werden kann ▶ https://doi.org/10.1007/978-3-662-71354-9_2. Die Videos lassen sich durch Anklicken des DOI Links in der Legende einer entsprechenden Abbildung abspielen, oder indem Sie diesen Link mit der SN More Media App scannen.

© Der/die Autor(en), exklusiv lizenziert an Springer-Verlag GmbH, DE, ein Teil von Springer Nature 2025
C. Schöffler and B. Wahl, *Lehrbuch für die Orthoptik*,
https://doi.org/10.1007/978-3-662-71354-9_2

2.1 Das Sehen: Spezielle Anatomie und Physiologie

Das Sehorgan besteht aus den beiden Augen mit ihren Schutz- und Hilfsorganen, aus der Sehbahn und den kortikalen Sehzentren. Es ist paarig angelegt.

2.1.1 Aufbau des Augapfels

Das Auge (Bulbus oculi) hat eine annähernd runde Form. Es wächst in den ersten Lebensjahren zur vollen Größe an. Zahlenangaben zur Anatomie des Auges beziehen sich in der Regel auf die von Gullstrand ermittelten Werte. Die Länge des Auges beträgt beim Neugeborenen 17 mm und beim Erwachsenen 24 mm. Das ausgewachsene Auge wiegt ca. 7,5 g. ◘ Abb. 2.1

Das Auge besteht aus drei Schichten, den sogenannten Augenhäuten. Die Form des Auges wird durch den intraokularen Druck und die Lederhaut stabil gehalten. Die drei Schichten bestehen aus verschiedenen Anteilen. Diese haben unterschiedliche Funktionen. ◘ Tab. 2.1

Im Vorderabschnitt des Auges befinden sich die Vorder- und die Hinterkammer. Dahinter liegt der Glaskörper, der den Bulbus bis zum Hinterabschnitt ausfüllt. ◘ Tab. 2.2

2.1.1.1 Glaskörper

Der Glaskörper (Corpus vitreum) besteht zu 98 % aus Wasser und lediglich zu 2 % aus Hyaluronsäure und Kollagen. Er ist an der Ora serrata und ringförmig an der Papille an die Netzhaut angeheftet. Längs durch den Glaskörper zieht ein Kanal (Cloquet-Kanal), durch den in der Embryonalphase die Arteria hyaloidea läuft. Der Glaskörper ist zell-, gefäß- und nervenlos. Mit zunehmendem Alter kann es zu Eintrübungen des Glaskörpers mit Sehstörungen kommen (Mouches volantes = fliegende Mücken).

2.1.1.2 Linse

Die Linse (Lens cristallina) liegt in der hinteren Augenkammer zwischen der Irisrückfläche und dem Glaskörper. Sie ist durch feine Zonulafasern mit dem Ziliarkörper verbunden. Die Linse besteht aus einer Kapsel, der Rinde und dem Kern. Sie ist klar, gefäß- und nervenfrei und wird durch das Kammerwasser ernährt.

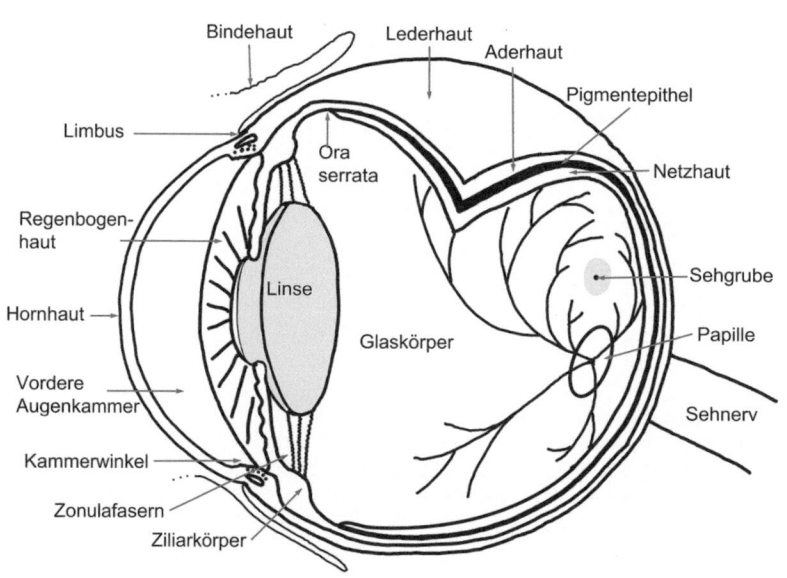

◘ **Abb. 2.1** Die anatomischen Strukturen des Auges

2.1 · Das Sehen: Spezielle Anatomie und Physiologie

Tab. 2.1 Bestandteile der Augenhäute und Funktionen

Schichten	Bestandteile	Funktionen
Äußere Schicht (Tunica fibrosa bulbi)	Lederhaut	Schutz
	Hornhaut	Lichtbrechung
Mittlere Schicht (Tunica vasculosa bulbi) = Uvea	Regenbogenhaut	Regulation des Lichteinfalls
	Ziliarkörper	Akkommodation Produktion von Kammerwasser
	Aderhaut	Blutversorgung der Retina Temperaturregulation
Innere Schicht (Tunica nervosa, synonym: Tunica interna bulbi)	Netzhaut (Retina)	Sinnesfunktion
	Pigmentepithel	Ernährung der Fotorezeptoren Blut-Retina-Schranke

Tab. 2.2 Räume des Bulbus

Innenräume	Begrenzungen	Funktion
Vorderkammer	zwischen Hornhautrückfläche und Irisvorderfläche bzw. Linse	Weiterleitung des Kammerwassers zum Schlemm-Kanal
Hinterkammer	zwischen Irisrückfläche, Linse, Ziliarkörper und Glaskörper	Aufnahme des vom Ziliarkörper gebildeten Kammerwassers
Glaskörperraum	zwischen Ziliarkörper, Linsenrückfläche und Netzhaut	Enthält den Glaskörper Stabilisierung des Bulbus Schutz vor Netzhautablösung Minimale Lichtbrechung

Bei Fernfixation beträgt die Brechkraft der Linse ca. 20dpt

Die Linse ist elastisch und strebt eine kugelige Form an. Ihre Krümmung wird von der Muskulatur des Ziliarkörpers, dem Ziliarmuskel, bestimmt. Die Linse ist kugeliger, wenn der Ziliarmuskel kontrahiert und die Zonulafasern lockerlassen. Das nennt man Akkommodation. Die Linse ist flacher, wenn der Ziliarmuskel entspannt ist und die Zonulafasern gespannt sind.

Die Linse wächst ein Leben lang. Die ältesten Zellen befinden sich in der Mitte der Linse. Durch das Wachstum verdichtet sich das Gewebe der Linse permanent und die Wasserkonzentration nimmt ab. Dadurch wird die Linse härter, weniger elastisch und trüb (Katarakt). Der Verlust der Akkommodationsfähigkeit mit zunehmendem Alter ist physiologisch und wird Presbyopie genannt.

2.1.1.3 Lederhaut

Die Lederhaut (Sklera) besteht aus festem Bindegewebe und ist weiß. Sie enthält nur wenige Nerven und Gefäße. Die sechs äußeren Augenmuskeln setzen mit ihren sehnigen Anteilen an der Lederhaut an.

Im vorderen Teil des Auges geht die Lederhaut am Limbus corneae in die Hornhaut über. Im Kammerwinkel bildet sie das Trabekelwerk, an das sich der ringförmige Schlemm-Kanal anschließt. Am hinteren Pol des Auges bildet sie eine siebförmige Platte, die Lamina cribrosa. Durch diese verlassen die Sehnervenfasern das Auge.

2.1.1.4 Hornhaut

Die Hornhaut (Cornea) besteht aus mehreren Schichten, von außen nach innen sind dies:
- Das Epithel mit der Basalmembran: es besteht aus mehreren Schichten unverhornten Plattenepithels, die der Basalmembran aufliegen. Es verhindert das Eindringen von Bakterien und Fremdstoffen in die Hornhaut.
- Die Bowmann-Membran (Lamina limitans externa): sie besteht aus dicht angeordneten Kollagenfasern.
- Das Stroma macht 90 % der Hornhautdicke aus und besteht überwiegend aus Wasser und Eiweiß.
- Die Descemet-Membran (Lamina limitans interna): ist eine stabile, nach innen begrenzende Membran.
- Das Endothel: ist eine einschichtige Zellschicht, die den Wassergehalt des Stromas konstant hält.

Die Hornhaut wird von innen vom Kammerwasser ernährt. Von außen wird sie vom Tränenfilm und dem Sauerstoff aus der Luft ernährt. Seitlich erfolgt die Ernährung durch Randschlingengefäße der Bindehaut. Die Hornhaut bleibt nur klar, weil sie ständig von Tränenflüssigkeit benetzt wird. Die Oberfläche wird dadurch befeuchtet, gereinigt und desinfiziert.

Die Hornhaut ist die empfindlichste Stelle unserer Körperoberfläche. Sie wird vom 1. Ast des Nervus trigeminus (Nervus ophthalmicus) innerviert.

Der Hornhautdurchmesser beträgt bei Erwachsenen 10–13 mm, bei Neugeborenen 8–10 mm. Die Hornhaut ist stärker gewölbt als die Sklera. Sie trägt am stärksten zur Brechkraft des Auges bei (ca. 43D). Eine glatte Oberfläche und Transparenz sind für eine scharfe Abbildung von großer Bedeutung. Unregelmäßigkeiten der Hornhautoberfläche stören das Sehvermögen erheblich.

2.1.1.5 Mittlere Augenhaut (Uvea)

Regenbogenhaut

Die Regenbogenhaut (Iris) ist der vordere Teil der Uvea. Sie trennt die vordere Augenkammer von der hinteren. Sie ist rund und hat in der Mitte eine Öffnung, die Pupille.

Die Regenbogenhaut besteht aus 2 Blättern:
- Das Irisstroma besitzt ein gefäßhaltiges Grundgerüst aus lockerem Bindegewebe.
- Das Irisepithel (pars iridica retinae) ist ein lichtundurchlässiges zweischichtiges Pigmentblatt auf der Rückseite der Iris.

Die Regenbogenhaut enthält zwei innere Augenmuskeln:
- Der Musculus sphincter pupillae liegt im Irisstroma und verengt die Pupille.
- Der Musculus dilatator pupillae liegt im Irisepithel. Er erweitert die Pupille und bestimmt ihre Ausgangsweite.

An der Iriswurzel geht die Regenbogenhaut ohne scharfe Abgrenzung in den Ziliarkörper über.

Die Farbe der Regenbogenhaut wird durch das pigmentierte Irisepithel und die Melanozyten im Irisstroma bestimmt. Die Iris ist blau, wenn nur das Epithel pigmentiert ist. Sie ist umso dunkler, je mehr Melanozyten im Stroma enthalten sind und je höher deren Pigmentgehalt ist.

Die Regenbogenhaut enthält sensible Nerven, deshalb sind Iriserkrankungen schmerzhaft.

Pupille

Die Pupille ist die zentrale kreisrunde Öffnung der Regenbogenhaut. Sie steuert den Lichteinfall in das Auge wie die Blende einer Kamera. Sie bietet Schutz vor Blendung, weil sie sich durch Verengung schnell an helle Lichtverhältnisse anpassen kann. Auch bei der Naheinstellung verringert sich der Pupillendurchmesser, dies nennt man Nahmiosis. Dadurch wird die Tiefenschärfe einer Abbildung erhöht. Gemeinsam mit der Konvergenz und der Akkommodation gehört die Nahmiosis zur Naheinstellungstrias ▶ Abschn. 2.3

Die Pupillenweite wird durch die zwei in der Regenbogenhaut liegenden Muskeln reguliert, die unwillkürlich innerviert werden. Die weitere Anatomie sowie die Besonderhei-

2.1 · Das Sehen: Spezielle Anatomie und Physiologie

ten der Innervation werden in ▶ Kap. 11 beschrieben. ▶ Kap. 11

▪▪ Ziliarkörper und Ziliarmuskel

Der Ziliarkörper (Corpus ciliaris) bildet gemeinsam mit der Iris den vorderen Teil der Uvea. Er liegt zwischen der Ora serrata und der Iriswurzel. Er besteht aus einem ebenen Teil (Pars plana) und einem faltig aufgeworfenen Teil (Pars plicata). Innerhalb der Pars plicata liegen etwa 70–80 strahlenförmig ausgerichtete Ziliarzotten, die das Kammerwasser produzieren. Aus ihnen entspringen auch die Zonulafasern.

Der Ziliarkörper wird von den Nervi ciliares longi et breves sensibel innerviert. Sie entspringen dem Nervus ophthalmicus.

Der Ziliarmuskel (M. ciliaris) ist ein Ringmuskel und besteht aus glatter Muskulatur. Er macht den größten Teil des Ziliarkörpers aus und wird durch parasympathische Fasern des Nervus oculomotorius (N. III) innerviert.

▪▪ Kammerwasser

Das Kammerwasser füllt die Vorder- und Hinterkammer des Auges aus. Es wird im Ziliarkörper gebildet. Der größte Teil fließt aus der Hinterkammer durch die Pupille in die Vorderkammer. Von dort sickert es in den Kammerwinkel und über das Trabekelwerk in den ringförmigen Schlemm-Kanal. Der Abfluss erfolgt über den intra- und episkleralen Venenplexus.

Der kleinere Anteil des Kammerwassers fließt über die Gefäße des Ziliarkörpers und der Iris ab.

Das Kammerwasser besteht im Wesentlichen aus Wasser. Es enthält außerdem Elektrolyte, Aminosäuren, Ascorbin- und Hyaluronsäure und ernährt damit die Hornhaut und die Linse. Das Kammerwasser ist farblos und enthält keine Zellen. Es ist auch zu einem geringen Anteil an der Lichtbrechung beteiligt.

Der Augeninnendruck wird durch das Verhältnis von Bildung und Abflussrate des Kammerwassers reguliert. Der Normalwert bei Erwachsenen in mittleren Jahren beträgt 10 bis 21 mmHg.

▪▪ Kammerwinkel

Der Kammerwinkel wird von der Hornhaut und der Lederhaut eingeschlossen. Er ist nur mit dem Kontaktspiegelglas (sog. Gonioskopielinse) einsehbar.

▪▪ Blutversorgung der vorderen Augenabschnitte

Die Hauptarterie der Orbita ist die A. ophthalmica. Sie ist ein Endast der A. carotis interna und teilt sich in der Orbita in zahlreiche Äste auf. Der Augapfel wird von diesen Ästen versorgt:
— den Bindehautarterien (Aa. conjunctivales)
— den Ziliararterien (Aa. ciliares)
— der Zentralarterie (A. centralis retinae) ▶ Abschn. 2.1.1

Die Bindehaut- und Ziliararterien verlaufen mit den äußeren geraden Augenmuskeln zu den vorderen Augenabschnitten. Bei Augenmuskeloperationen können diese durchtrennt werden. Operiert man mehr als 2 gerade Augenmuskeln an einem Auge, kann die Blutversorgung der Vorderabschnitte gefährdet sein.

▪▪ Aderhaut

Die Aderhaut (Choroidea) ist gefäßreich und versorgt die Netzhaut mit Blut. Sie bildet den hinteren Teil der Uvea. An der Ora serrata geht der Ziliarkörper in die Aderhaut über.

Die Aderhaut besteht aus den folgenden Schichten:
— Die Lamina suprachorioidea ist die äußerste Schicht und besteht aus elastischem, pigmentiertem Bindegewebe.
— Die Lamina vasculosa ist die zur Sklera gelegene äußere Schicht der großen Gefäße.
— Die Choriocapillaris ist die zur Netzhaut gelegene innere Schicht der kleinen Gefäße.
— Die Lamina basilaris (Bruch-Membran) begrenzt die Aderhaut nach innen zur Pigmentschicht der Retina.

Die Blutversorgung der Aderhaut erfolgt durch die hinteren Ziliararterien (Aa. ciliares posteriores). Die Ziliararterien entspringen der A. ophthalmica, die ein Ast der A. carotis interna ist.

Das Blut verlässt die Aderhaut durch 4–8 Vortexvenen (Vv. vorticosae), die die Lederhaut hinter dem Äquator durchdringen und in die Vv. ophthalmicae superiores und inferiores münden. Diese führen das venöse Blut in den Sinus cavernosus ab.

2.1.1.6 Netzhaut

Die Netzhaut (Retina) ist die innere Augenhaut. Sie besteht von außen nach innen aus 10 Schichten. ◘ Tab. 2.3

Das Pigmentepithel wird als äußeres Blatt der Netzhaut bezeichnet, die Schichten 2–10 werden als inneres Blatt bezeichnet. Diese beiden Blätter sind nur im Bereich der Papille und der Ora serrata fest miteinander verwachsen. Die Netzhaut wird von Gliazellen (Müller-Stützzellen) gestützt.

Damit das Licht die Fotorezeptoren erreichen kann, muss es alle weiter innen liegenden Schichten durchdringen. Das nennt man Inversion der Retina.

Fotorezeptoren

Man unterscheidet zwei verschiedene Arten von Fotorezeptoren:
- Stäbchen (ca. 120 Mio.), die für das Dämmerungs- und Nachtsehen sowie das Bewegungssehen zuständig sind
- Zapfen (ca. 6 Mio.), die für das Farben- und Detailsehen zuständig sind

Reizaufnahme in der Retina

Damit ein Sehreiz im visuellen Kortex verarbeitet werden kann, muss zuerst Lichtenergie

◘ Tab. 2.3 Schichten der Netzhaut und ihre Funktionen

	Schichten	Funktionen
1	einschichtiges Pigmentepithel	– **Stoffaustausch zwischen der Chorioidea und den Fotorezept**oren – Versorgung der Retina mit Nährstoffen – Entsorgung von abgestorbenen Zellen – Verhinderung von Übertritt bestimmter Schadstoffe in die Netzhaut (Blut-Retina-Schranke)
2	Fortsätze der Fotorezeptoren	1. Neuron der Sehbahn: – Aufnahme von Lichtreizen (Photonen) – Umwandeln in elektrochemische Reize (Aktionspotenzial)
3	äußere Grenzschicht (Membrana limitans externa)	
4	äußere Körnerschicht (Zellkerne der Fotorezeptorzellen)	
5	äußere plexiforme Schicht (Synapsen zwischen Fotorezeptoren und Bipolarzellen) enthält auch Horizontalzellen	Hier erfolgt die Übertragung der Aktionspotentiale Diese sind Querverbindungen zwischen dem 1. und dem 2. Neuron, die den neuronalen Verarbeitungsprozess verstärken und filtern
6	innere Körnerschicht (Zellkerne der Bipolarzellen)	2. Neuron der Sehbahn Aktionspotentiale werden weitergeleitet
7	innere plexiforme Schicht (Synapsen zwischen Bipolarzellen und Ganglienzellen) enthält auch amakrine Zellen	Aktionspotentiale werden übertragen Dies sind Querverbindungen zwischen dem 2. und 3. Neuron, die den neuronalen Verarbeitungsprozess verstärken und filtern
8	Ganglienzellschicht (Zellkörper der Ganglienzellen)	Aktionspotentiale werden weitergeleitet
9	Optikusfaserschicht (Axone der Ganglienzellen)	Axone verlaufen zur Papille
10	innere Grenzschicht (Membrana limitans interna)	Sie trennt die Netzhaut vom Glaskörper

2.1 · Das Sehen: Spezielle Anatomie und Physiologie

in ein elektrisches Signal umgewandelt werden. Die Fotorezeptoren enthalten Pigmente, die auf Licht reagieren. Das Pigment in den Stäbchen heißt Rhodopsin, das Pigment in den Zapfen heißt Jodopsin. Licht wird von diesen Pigmenten absorbiert. Dies löst eine Reaktionskette aus, die Transduktion genannt wird. Es kommt zur Freisetzung von Neurotransmittern aus der Fotorezeptorzelle, die elektrische Signale an der Membran der nachgeschalteten Zellen erzeugen. Diese Signale werden dann über die Sehbahn zum visuellen Kortex weitergeleitet, wo die visuellen Informationen weiterverarbeitet werden.

Reizverarbeitung in der Retina

Die Netzhaut besitzt etwa 126 Mio. Fotorezeptoren, aber nur etwa 1 Mio. Ganglienzellen. Es kommt demnach auf der retinalen Ebene zu einer Bündelung von Informationen. Mehrere Fotorezeptoren werden auf eine Bipolarzelle verschaltet. Mehrere Bipolarzellen werden auf eine Ganglienzelle verschaltet. Außerdem erfolgt eine Querverschaltung über die Horizontalzellen und die amakrinen Zellen. Die Verschaltung von mehreren Fotorezeptoren auf eine Ganglienzelle nennt man Konvergenz der Erregung.

In der Sehgrube (Fovea centralis) findet eine 1:1-Verschaltung statt. Hier gibt es nur Zapfen. Ein Zapfen wird auf eine Bipolarzelle verschaltet und eine Bipolarzelle auf eine Ganglienzelle. Das gewährleistet das hohe Auflösungsvermögen der Fovea.

Je weiter ein Reiz von der Fovea entfernt aufgenommen wird, desto mehr Zellen werden miteinander verschaltet. In der Netzhautperipherie werden mehrere Hundert Stäbchen auf eine Ganglienzelle verschaltet.

Als rezeptive Einheit einer Ganglienzelle bezeichnet man alle mit ihr funktionell verbundenen Fotorezeptoren, Horizontalzellen, Bipolarzellen und amakrinen Zellen.

Stelle schärfsten Sehens

Die Makula (Macula lutea) ist der zentrale Bereich der Netzhaut. In ihrer Mitte liegt die Fovea centralis, in deren Mitte die Foveola. Die Foveola ist die Stelle des schärfsten Sehens. Hier ist die Netzhaut am dünnsten und enthält nur Zapfen. Damit die einfallenden Lichtstrahlen nicht alle Netzhautschichten durchlaufen müssen, werden die inneren Netzhautschichten an die Seite gedrängt. So bildet sich eine zentrale Grube, die beim Ophthalmoskopieren als Foveolarreflex sichtbar ist. Die zur Seite gedrängten Schichten kann man am Rand der Makula als Wallreflex sehen. ◘ Abb. 2.2 Außerdem erscheint die Makula dunkler pigmentiert als die restliche Netzhaut.

Sehnervenkopf

Die Nervenfasern der Netzhaut ziehen zum Sehnervenkopf (Papille). Hier ist die dickste Stelle der Retina. Sie liegt 15° nasal von der Fovea und hat einen Durchmesser von 3–4 mm. Hier sammeln sich die Axone der Ganglienzellen in Bündeln von allen Seiten kommend und verlassen den Augapfel durch die Lamina cribrosa. Danach vereinigen sie sich zum Sehnerv (Nervus opticus, N. II). Die Papille ist blind, weil dort keine Fotorezeptoren liegen.

Blutversorgung der Netzhaut

Die inneren Netzhautschichten einschließlich der inneren Körnerschicht werden von der A. centralis retinae versorgt. Die Fotorezeptoren werden von der Aderhaut versorgt.

Zentralarterie (A. centralis retinae) Die Zentralarterie entspringt aus der A. ophthalmica. Sie kommt von hinten aus der Orbita und tritt einige Millimeter hinter dem Augapfel von unten in den Sehnerv ein. Sie zieht im Zentrum des Nervens weiter nach vorne bis zur Papille und tritt durch die Lamina cribrosa ins Auge ein. Danach verästelt sie sich auf der Netzhaut. Da die Zentralarterie ein Endgefäß ist, führt ein Verschluss sofort zum Funktionsausfall des versorgten Gebietes, einen sog. Zentralarterienverschluss.

Venöser Abfluss Der venöse Abfluss der Netzhaut erfolgt über die Zentralvene (V. centralis retinae) sowie 4–8 Vortexvenen (Vv. vorticosae) und über die vorderen Ziliarvenen (Vv. ciliares anteriores). Diese leiten das venöse Blut über die V. ophthalmica superior und V. ophthalmica inferior in den Sinus cavernosus ab.

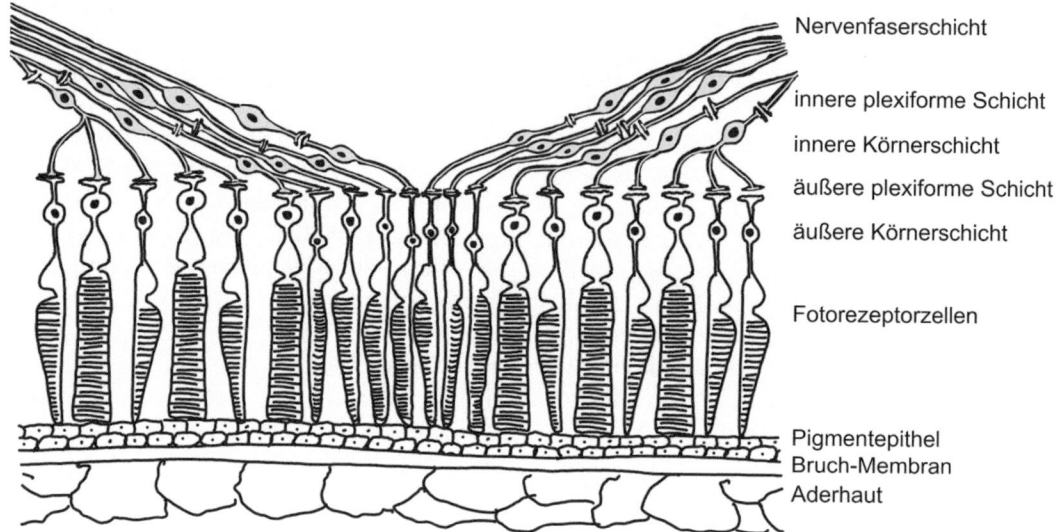

● **Abb. 2.2** Schematischer Aufbau der Fovea. In der zentralen Grube befinden sich nur Zapfen mit ihren Zellkörpern (äußere Körnerschicht) und die Verbindungsschicht zwischen den Fotorezeptoren und den Bipolarzellen (äußere plexiforme Schicht). Die Zellkörper der Bipolarzellen (innere Körnerschicht) sowie alle darüber liegenden Schichten sind zur Seite gedrängt

2.1.1.7 Bindehaut

Die Bindehaut (Conjunctiva) besteht aus einem mehrschichtigen Plattenepithel. Sie ist eine Schleimhaut und wird von Blut- und Lymphgefäßen durchzogen. Die Bindehaut besteht aus drei Teilen:
- Die Conjunctiva bulbi: Die Bindehaut des Auges ist verschieblich und liegt der Sklera locker auf. Sie bedeckt die vorderen Anteile des Bulbus mit Ausnahme der Hornhaut.
- Die Conjunctiva tarsi: Die Bindehaut der Lider kleidet die Lider von innen aus und ist fest mit dem Lidknorpel (Tarsus) verwachsen.
- Die Conjunctiva fornicis: Die Bindehaut am Übergang zwischen dem Auge und den Lidern liegt in Falten und gibt damit genügend Spielraum für Augenbewegungen.

Die Blutgefäße liegen in der Bindehaut oberflächlich und sind mit ihr verschieblich.
Die Funktionen der Bindehaut sind:
- Schutzfunktion durch die Abwehr von schädigenden Einflüssen
- Schutz vor Austrocknung
- Bildung des schleimigen Anteils des Tränenfilms (Muzinschicht) in den Becherzellen

Im nasalen Lidwinkel liegen die halbmondförmige Bindehautfalte (Plica semiluniaris) und die Lidwarze (Karunkel).

2.1.2 Schutz- und Hilfsorgane des Auges

Die Strukturen in unmittelbarer Nachbarschaft des Bulbus werden als Adnexe bezeichnet:
- die Ober- und Unterlider mit Augenbrauen und Wimpern
- die Lidheber und Lidschlussmuskel
- die Tränendrüse und die ableitenden Tränenwege
- die Orbita mit ihrem Inhalt:
  – den Augenmuskeln
  – den Gefäßen und Nerven
  – dem Fettgewebe
  – dem Band- und Halteapparat

2.1.2.1 Lider

Das Auge wird vom Oberlid und Unterlid geschützt. Beide sind mit Wimpern ausgestattet. Über dem Oberlid liegt die Augenbraue, die ebenfalls eine Schutzfunktion hat. Sie lenkt Schweiß von der Stirn zu den Schläfen hin ab. Mit dem Schweiß werden auch mögliche Fremdkörper, wie z. B. Staubpartikel vom Auge weggeleitet. Die Anatomie sowie die Innervation der Lider werden in ▶ Kap. 12 beschrieben. ▶ Abschn. 12.1.

2.1.2.2 Tränenapparat

Der Tränenapparat besteht aus den tränenbildenden Strukturen und den ableitenden Tränenwegen.

Tränenbildende Strukturen sind:
- die Tränendrüse
- die Becherzellen
- die Meibom-Drüsen

▪▪ Tränendrüse

Die haselnussgroße Tränendrüse (Glandula lacrimalis) liegt temporal, dicht unter dem Oberlid in der Fossa glandula lacrimalis des Stirnbeins. Die Sehne des M. levator palpebrae unterteilt die Tränendrüse in einen orbitalen (2/3) und einen palpebralen Lappen (1/3).

Die Tränendrüse bildet den wässrigen und damit den größten Anteil der Tränenflüssigkeit. Über Ausführungsgänge im Bindehautsack (Fornix conjunctivae) gelangt die Tränenflüssigkeit zum Auge.

Man unterscheidet die sekretorische von der sensiblen Innervation der Tränendrüse.
- Die sekretorische Innervation steuert die Tränenbildung über den N. petrosus major (Ast des N. facialis).
- Die sensible Innervation erfolgt über den N. lacrimalis (Ast des N. ophthalmicus).

Die arterielle Versorgung der Tränendrüse erfolgt über die A. lacrimalis (Ast der A. ophthalmica). Das venöse Blut wird über die V. lacrimalis in die V. ophthalmica superior abgeleitet.

▪▪ Becherzellen

Die Becherzellen liegen in der Bindehaut. Sie produzieren den schleimigen Anteil (Muzin) des Tränenfilms.

▪▪ Meibom-Drüsen

Die Meibom-Drüsen sind Talgdrüsen. Sie liegen an den Lidrändern und produzieren den öligen Anteil (Lipidfilm) des Tränenfilms.

▪▪ Tränenfilm

Der Tränenfilm gehört zum optischen System des Auges. Er besteht aus drei Schichten und hat folgende Funktionen:
- den Schutz der Augenoberfläche vor Austrocknung
- die Ernährung der Hornhaut
- den Schutz vor Krankheitserregern: das im Tränenfilm vorhandene Ferment Lysozym tötet Bakterien ab und verhindert so eine Infektion des vorderen Augapfels.
- die Reinigung des Bindehautsacks

Die einzelnen Schichten übernehmen unterschiedliche Funktionen. ◘ Tab. 2.4

Untersuchung des Tränenfilms Die Tränenproduktion wird mit dem Schirmer-Test

◘ Tab. 2.4 Schichten des Tränenfilms

Schicht des Tränenfilms	Funktion
Äußere Lipidschicht	Verlangsamt die Verdunstung Reduziert die Oberflächenspannung der wässrigen Schicht
Zentrale wässrige Schicht	Spült Fremdkörper und abgestorbene Zellen aus Glättet Unebenheiten der Augenoberfläche
Innere Muzinschicht	Stabilisiert durch gelartige Konsistenz den Tränenfilm

gemessen. Am Tag werden 1–2 ml Tränenflüssigkeit produziert, bei einer Reizung des Auges können es 20–100 ml sein. Die Tränenproduktion lässt im Alter nach.

Physiologisch bleibt der Tränenfilm für ca. 10–15 s stabil, danach reißt er auf. Die Benetzungsfähigkeit wird mit der Aufrisszeit des Tränenfilms (break-up-time, BUT) gemessen. Mit jedem Lidschlag verteilt sich der Tränenfilm erneut.

Tränenableitende Wege

Im nasalen Bindehautsack sammelt sich die Tränenflüssigkeit als Tränensee. Der Lidschluss bewirkt einen Sog, der die Tränenflüssigkeit aus dem Tränensee über das obere und untere Tränenpünktchen (Punctum lacrimale) in das obere und untere Tränenkanälchen (Canaliculus lacrimalis superior und inferior) zieht. Die beiden Tränenkanälchen vereinigen sich im nasalen Lidwinkel zu einem Tränenkanal, der in den Tränensack (Saccus lacrimalis) mündet. Die Tränenflüssigkeit fließt durch den Tränennasengang (Ductus nasolacrimalis) in die untere Nasenmuschel.

2.1.2.3 Orbita

Die knöcherne Augenhöhle (Orbita) hat die Form eines nach vorn geöffneten Trichters. Die Orbita ist ca. 4–5 cm tief. Die laterale und die mediale Wand der Orbita bilden einen Winkel von ca. 45°.

Die Wände der Orbita

Man unterscheidet 4 Wände der Orbita, die teilweise papierdünn sind ◘ Tab. 2.5.

Nice to know
Bei einem Orbitatrauma werden am häufigsten der Orbitaboden sowie die mediale Wand beschädigt, da diese Wände sehr dünn sind. Bei Entzündungen oder Tumoren der Nasenhöhle sowie der Nasennebenhöhlen kann es zu einer Mitbeteiligung der Orbita kommen.

Öffnungen der Orbita

Es gibt mehrere Öffnungen in der Orbita, durch welche verschiedene Strukturen verlaufen. ◘ Tab. 2.6

Fissura orbitalis superior Die Fissura orbitalis superior ist eine 20 mm lange und 6 mm breite Spalte zwischen dem großem und dem kleinem Keilbeinflügel. Sie wird durch den Zinn-Ring (Anulus tendineus communis) in 3 Etagen unterteilt. ◘ Abb. 2.3

Muskeln und Bandapparat

Der Augapfel ist in einem System von Bändern aufgehängt, das mit der Muskulatur eine funktionelle Einheit bildet. ► Abschn. 6.1.

2.1.3 Sehbahn

Die Sehbahn erstreckt sich von der Netzhaut bis zur Sehrinde im Okzipitallappen des

◘ **Tab. 2.5** Die knöchernen Wände der Orbita

Wand	Knochen	Benachbarte Strukturen
Orbitadach	Vorne: Stirnbein (Os frontale) Hinten: kleiner Keilbeinflügel (Ala minor des Os sphenoidale)	Vordere Schädelgrube Stirnhöhle (Sinus frontalis)
Orbitaboden	Vorne: Jochbein (Os zygomaticum) Mitte: Oberkiefer (Maxilla) Hinten: Gaumenbein (Os palatinum)	Kieferhöhle (Sinus maxillaris)
Mediale Wand (Lamina papyracea, dünnste Wand)	Vorne: Oberkiefer (Maxilla) Hinten: Tränenbein (Os lacrimale) Siebbein (Os ethmoidale) Keilbein (Os sphenoidale)	Siebbeinzellen
Laterale Wand (dickste Wand)	Vorne: Jochbein (Os zygomaticum) Hinten: Großer Keilbeinflügel (Ala major des Os sphenoidale)	

2.1 · Das Sehen: Spezielle Anatomie und Physiologie

Tab. 2.6 Die Öffnungen der Orbita

Öffnung	Gebildet von…	Verbindung mit	Durchziehende Strukturen
Canalis opticus	Kleiner Keilbeinflügel	der mittleren Schädelgrube	Sehnerv (N. opticus, N. II), Arteria ophthalmica
Fissura orbitalis superior	Kleiner und großer Keilbeinflügel	der mittleren Schädelgrube	N. oculomotorius (N. III) N. trochlearis (N. IV) N. abducens (N. VI) N. ophthalmicus (N. V 1) Vena ophthalmica superior Sympathische Nervenfasern
Fissura orbitalis inferior	Zwischen großem Keilbeinflügel und Maxilla	der Flügelgaumengrube und der Schläfengrube	N. infraorbitalis (aus dem Nervus maxillaris, N. V 2) A. infraorbitalis N. zygomaticus Vena ophthalmica inferior Parasympathische Nervenfasern
Canalis infraorbitalis	Maxilla	der Wange	N. infraorbitalis (aus dem N. maxillaris, N. V 2) Mit der Arteria und Vena infraorbitalis
Canalis nasolacrimalis	Os lacrimale und Maxilla	der Nasenhöhle	Tränenweg
Foramina ethmoidalia anterius et posterius	zwischen Os ethmoidale und Os frontale	der mittleren Schädelgrube	A. ethmoidalis V. ethmoidalis Nn. ethmoidales

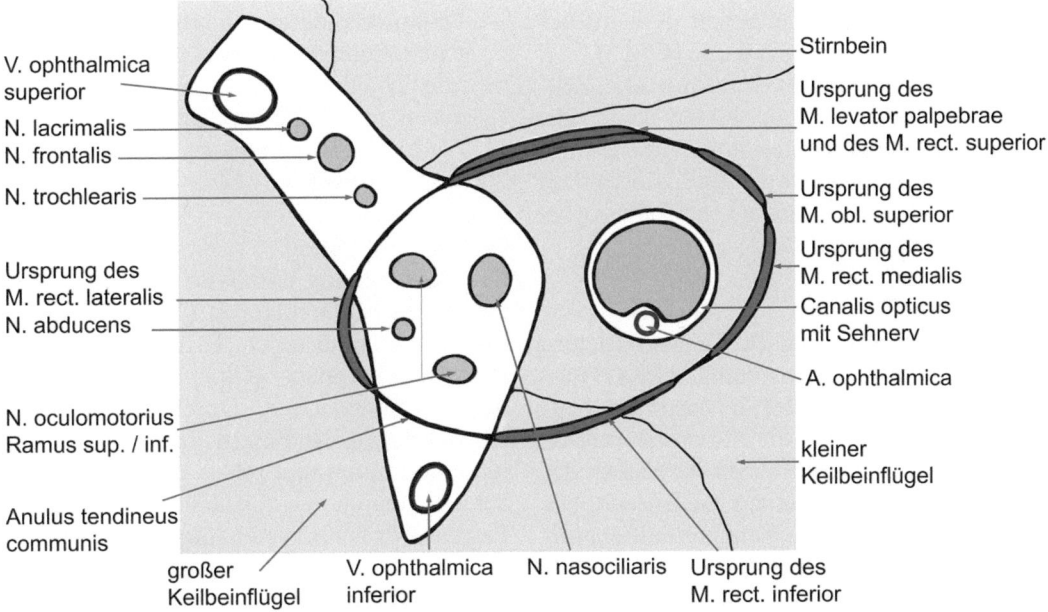

Abb. 2.3 Die Fissura orbitalis superior mit den benachbarten und durchtretenden Strukturen

Gehirns. Über sie werden die visuellen Informationen weitergeleitet, die von den Fotorezeptoren aufgenommen wurden. Dabei repräsentieren die verschiedenen Netzhautstellen jeweils einen Ort im Gesichtsfeld.

> **Gesichtsfeld**
>
> Das Gesichtsfeld ist die Gesamtheit der visuellen Informationen, die bei unbewegtem Kopf und unbewegtem Auge monokular erfasst werden kann.

Die Sehbahn besteht aus 4 Neuronen:
- 1. Neuron (Fotorezeptoren)
- 2. Neuron (Bipolarzellen)
- 3. Neuron (Ganglienzellen)
  Die Axone der Ganglienzellen bilden den Sehnerven. Dabei repräsentieren die Ganglienzellen der nasalen Netzhaut die temporale Gesichtsfeldhälfte, die Ganglienzellen der temporalen Netzhaut repräsentieren die nasale Gesichtsfeldhälfte.
  Die Axone treten durch den Canalis opticus aus der Orbita in die Schädelhöhle ein. Sie verlaufen zur Sehnervenkreuzung (Chiasma opticum) und danach als Tractus opticus zum seitlichen Kniehöcker (Corpus geniculatum laterale (CGL)).
- 4. Neuron (zentrales Neuron): Die Zellkörper des 4. Neurons bilden das CGL. Ihre Axone verlaufen als Sehstrahlung (Gratiolet-Sehstrahlung, Radiatio optica) vom CGL an den Seitenventrikeln vorbei zum visuellen Kortex.

▪▪ Sehnervenkreuzung

Die Sehnervenkreuzung (Chiasma opticum) liegt oberhalb der Hirnanhangdrüse (Hypophyse) und unterhalb des 3. Ventrikels. Seitlich davon liegt jeweils die A. carotis interna. Im Chiasma opticum kreuzen die Fasern der nasalen Netzhauthälften zur Gegenseite. Die Fasern der temporalen Netzhauthälften verlaufen ungekreuzt.

Die Nervenfasern der nasal oberen Netzhaut verlaufen in einem Bogen in den gleichseitigen Tractus opticus und bilden das hintere Wilbrand-Knie. Von dort ziehen die Fasern dann durch das Chiasma opticum in den gegenseitigen Tractus opticus.

▪▪ Tractus opticus

Der Tractus opticus verläuft vom Chiasma opticum zum CGL. Er enthält die ungekreuzten Fasern der temporalen Netzhauthälfte des gleichseitigen und die gekreuzten Fasern der nasalen Netzhauthälfte des gegenseitigen Auges. Der linke Tractus opticus enthält entsprechend die Fasern für die rechten Gesichtsfeldhälfte und der rechte Tractus opticus die Fasern für die linken Gesichtsfeldhälfte.

▪▪ Seitlicher Kniehöcker

Der seitliche Kniehöcker (Corpus geniculatum laterale (CGL)) liegt im Mittelhirn. Hier werden 90 % der Axone des 3. Neurons auf das 4. Neuron umgeschaltet. Das 4. Neuron projiziert in den visuellen Kortex. ▶ Abschn. 2.1.4

Die restlichen 10 % der Sehnervenfasern dienen unbewussten Sehprozessen. Sie ziehen unverschaltet direkt vom Tractus opticus:
- zur Area praetectalis im Zwischenhirn. Diese Anteile sind für den Pupillenreflex zuständig.
- zu den Colliculi superiores im Mittelhirn. Hier liegt ein optisches Reflexzentrum, das unter anderem an reflektorischen Augenbewegungen beteiligt ist.
- zum Thalamus. Nur sehr wenige Fasern ziehen zum Thalamus. Sie spielen für den Tag-Nacht-Rhythmus (zirkadiane Rhythmik) eine Rolle.

▪▪ Sehstrahlung

Die Sehstrahlung (Radiatio optica) verläuft durch den Schläfenlappen (Temporallappen) und den Scheitellappen (Parietallappen) zum Hinterhauptlappen (Okzipitallappen). Sie ist breit aufgefächert. Durch den Schläfenlappen ziehen die Fasern der unteren Netzhautquadranten und bilden dabei die Meyer-Schleife. Durch den Scheitellappen ziehen die Fasern der oberen Netzhautquadranten.

▪▪ Visueller Kortex

Synonyme: Area striata, primäre Sehrinde, Area V1, Area 17 nach Brodman

Die Sehstrahlung endet an der Innenfläche des Okzipitallappens im kortikalen Sehzentrum. Hier liegt eine Großhirnfurche, die

Fissura calcarina. Sie entspricht der horizontalen Trennungslinie der beiden Gesichtsfelder: die Fasern der oberen Netzhaut enden oberhalb der Fissura calcarina, die Fasern der unteren Netzhaut enden unterhalb.

Die Sehrinde der linken Großhirnhälfte enthält die Fasern der rechten Gesichtsfeldhälfte und die Sehrinde der rechten Großhirnhälfte die Fasern der linken Gesichtsfeldhälfte. Dies entspricht der vertikalen Trennungslinie der beiden Gesichtsfelder.

Die Fovea centralis besitzt eine hohe Rezeptordichte. Daher ist sie in der Sehrinde in einem überdurchschnittlich großen Bereich repräsentiert. Weiter peripher liegende Netzhautbereiche enthalten weniger Rezeptoren, es liegt eine stärkere Konvergenz der Erregung vor. Deshalb ist die Netzhautperipherie in der Sehrinde weniger stark repräsentiert.

Im gesamten Verlauf der Sehbahn werden benachbarte Netzhautorte immer benachbart abgebildet, das nennt man retinotope Organisation.

2.1.4 Verarbeitung visueller Aspekte

■■ Parallelverarbeitung verschiedener Reizaspekte in der Netzhaut

Die parallele Verarbeitung verschiedener visueller Aspekte durch unterschiedlich spezialisierte Zellen beginnt schon in der Netzhaut. Es gibt nicht nur unterschiedliche Fotorezeptoren (Zapfen und Stäbchen), sondern auch unterschiedliche Ganglienzelltypen.

Man unterscheidet diese Ganglienzelltypen anhand ihrer Funktionen. Magno-, parvo- und koniozelluläre Ganglienzellen senden ihre Informationen über den Nervus opticus zum visuellen Kortex.

- **Parvozelluläre P-Zellen (80 % der Ganglienzellen)**
  (parvo = winzig)
  — sind klein und wenig verzweigt
  — haben kleine rezeptive Felder
  — erhalten ihre Informationen von den Zapfen
  — ermöglichen ein hohes räumliches Auflösungsvermögen
  — ermöglichen eine gute Farbwahrnehmung

Hauptaufgabe: Detailsehen und Farbensehen (photopisches Sehen)

- **Magnozelluläre M- Zellen (10 % der Ganglienzellen)**
  — sind groß und stark verzweigt
  — haben große rezeptive Felder
  — erhalten ihre Informationen von den Stäbchen
  — ermöglichen ein räumliches Auflösungsvermögen in der Netzhautperipherie
  — ermöglichen eine gute Bewegungswahrnehmung
  — vermitteln eine gute Kontrastwahrnehmung

Hauptaufgabe: Bewegungs- und Tiefensehen

Die restlichen 10 % der Ganglienzellen sind funktionell uneinheitlich:

- **Koniozelluläre K- Zellen**
  — haben kleine Zellkörper und Axondurchmesser und wenig verzweigte Dendriten
  — verarbeiten Blau-Gelb-Reize und tragen damit zur Farbwahrnehmung bei

- **Ganglienzellen, die nicht über die Sehbahn projizieren (extrastriäre Bahn)**
  — Ganglienzellen reagieren auf Bewegung
    – projizieren direkt über die Colliculi superiores
    – sind für die unbewusste Wahrnehmung von Bewegung wichtig
  — pupillomotorisch wirksame Ganglienzellen
    – projizieren direkt über die Area praetectalis
  — Ganglienzellen, die den Tag-Nacht-Rhythmus beeinflussen
    – projizieren direkt zum Thalamus

Durch die bewegungsspezifischen Ganglienzellen erklärt sich das Phänomen „blind sight". Wenn beispielsweise durch eine Blutung oder einen Infarkt in der primären Sehrinde keine Verarbeitung der visuellen Reize stattfinden kann (Rindenblindheit), können Betroffene unbewusst trotzdem Hindernisse wahrnehmen und ihnen ausweichen. Sie können auch den Gesichtsausdruck eines Gegenübers überproportional häufig richtig einordnen, obwohl sie selbst sagen, dass sie nichts sehen können. (Eysel 2019)

- **Melanopsin-positive Ganglienzellen (nur ca. 1 % der Ganglienzellen)**
- sind selbst lichtempfindlich
- liefern tonische Lichtsignale für den Pupillenreflex
- liefern tonische Lichtsignale für den Tag-Nacht-Rhythmus

Nice to know
Der Tag-Nacht-Rhythmus (zirkadianer Rhythmus) beschreibt den ungefähren biologischen Rhythmus von 24 h. Dabei wird z. B. die Herzfrequenz, der Blutdruck und der Hormonspiegel unterschiedlich gesteuert. Die sogenannte innere Uhr bestimmt unter anderem, wann wir aufwachen und wann wir müde werden.

Magno- und parvozelluläre Verarbeitung im Corpus geniculatum laterale

Das Corpus geniculatum laterale ist paarig angelegt. Es besteht aus 6 Schichten. Hier setzt sich die magno- und parvozelluläre Verarbeitung fort. ◘ Abb. 2.4

Retinotope Organisation im CGL Im CGL sind die Nervenfasern entsprechend ihrer Herkunft angeordnet. Korrespondierende Netzhautstellen beider Augen liegen in benachbarten Schichten genau übereinander. Neurone im CGL sind aber noch nicht binokular erregbar. Sie liegen zwar direkt übereinander, es besteht aber noch keine Verbindung zwischen ihnen.

Die retinotope Organisation ist nicht linear. Das bedeutet, dass verschiedene Netzhautbereiche entsprechend ihrer Funktion unterschiedlich große Bereich im CGL einnehmen. Das kleine Gebiet der Fovea projiziert in einen sehr großen Bereich des CGL und des visuellen Kortex. Ein flächengleiches Gebiet in der Netzhautperipherie projiziert in einen wesentlich kleineren Bereich.

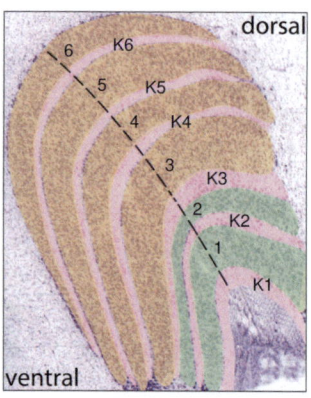

◘ **Abb. 2.4** Die Schichten des seitlichen Kniehöckers (CGL). Es gibt 2 magnozelluläre (Schichten 1,2) und 4 parvozelluläre Schichten (Schichten 3–6), die die Signale von den M- und P-Zellen aus der Netzhaut empfangen. In den Schichten 2,3 und 5 enden die ungekreuzten Axone vom ipsilateralen Auge. In den Schichten 1, 4 und 6 enden die gekreuzten Axone vom kontralateralen Auge. Die Neurone des koniozellulären Systems liegen im CGL in schmalen Schichten zwischen den 6 Hauptschichten (K1 bis K6). (Quelle: Bear et al. 2018)

Untersuchungen zur Verarbeitung visueller Informationen

Hubel und Wiesel (1979) untersuchten in den 50iger Jahren die Verarbeitung von visuellen Informationen. Mit der Entwicklung von Mikroelektroden konnte man in Tierversuchen gezielt einzelne Nervenfasern ableiten. Man hat so untersucht, auf welchen optischen Reiz diese Nervenfaser mit einer stärksten Erregung reagierte. Für die Reizung hat man die Größe, die Form und die Farbe des Lichtreizes verändert, z. B. ein heller Punkt auf dunklem Hintergrund oder umgekehrt. Die Lichtquelle konnte bewegt werden oder an einem ganz bestimmten Netzhautort angeboten werden.

So hat man nach vielen Versuchen festgestellt, welcher Reiz für eine abgeleitete Nervenfaser zur stärksten Erregung führt. Diese Untersuchung hat man mit Nervenfasern der Netzhaut, des CGL und des visuellen Kortex durchgeführt und die Ergebnisse miteinander verglichen. So wurden die rezeptiven Felder entdeckt.

2.1 · Das Sehen: Spezielle Anatomie und Physiologie

> **Rezeptive Felder**
>
> Unter rezeptiven Feldern versteht man ein Gebiet auf der Ebene der Fotorezeptoren, von dem durch geeignete visuelle Reize ein Neuron erregt oder gehemmt werden kann.

▪ Konzentrisch organisierte rezeptive Felder

Die Ganglienzellen der Netzhaut, Zellen des CGL sowie Zellen in der Eingangsschicht im visuellen Kortex reagieren auf runde Felder, die aus einem Zentrum und einer Randzone bestehen. Das Zentrum und die Randzone reagieren gegensätzlich. Das Zentrum ist der Bereich, durch den das Neuron erregt wird. Die Reizung der Randzone mit dem gleichen Reiz bewirkt eine totale Hemmung. (Hubel und Wiesel 1987)

Rezeptive Felder dienen der Wahrnehmung von Übergängen, z. B. zwischen hell und dunkel oder zwischen Komplementärfarben.

On-Zentrum-Felder Das Neuron reagiert, wenn das Zentrum des rezeptiven Feldes beleuchtet wird.
– Es kommt zur Erregung, wenn das Zentrum mit Licht gereizt wird.
– Es kommt zur Hemmung, wenn die Randzone auch mit Licht gereizt wird.
– Es kommt zu einer maximalen Erregung, wenn das Zentrum hell ist und gleichzeitig die Randzone dunkel bleibt.
– Es liegt lediglich eine Grundaktivität vor, wenn das Zentrum und die Randzone im Dunkeln liegen.

Off-Zentrum-Felder Das Neuron reagiert, wenn das Zentrum des rezeptiven Feldes dunkel bleibt.
– Es kommt zur Erregung, wenn das Zentrum dunkel bleibt.
– Es kommt zur Hemmung, wenn auch die Randzone dunkel bleibt.
– Es kommt zur maximalen Erregung, wenn das Zentrum dunkel bleibt und gleichzeitig die Randzone beleuchtet wird.
– Es liegt lediglich eine Grundaktivität vor, wenn das Zentrum und die Randzone beleuchtet werden.

▪▪ Verarbeitung im visuellen Kortex

Synonyme für den visuellen Kortex sind u. a. Area 17, Area striata und Area V1

Die parallele Verarbeitung unterschiedlicher Reize setzt sich in der primären Sehrinde fort. Die Neurone in der Eingangsschicht IVc reagieren noch am stärksten auf konzentrisch organisierte rezeptive Felder.
– Informationen des magnozellulären Systems über Kontrast, Bewegung und Tiefensehen kommen in der Eingangsschicht IVc α im visuellen Kortex an.
– Informationen des parvozellulären Systems über Details, Farben und Formen kommen in der Eingangsschicht IVcβ im visuellen Kortex an.
– Informationen des koniozellulären Systems werden in den Schichten 1–3 über sogenannte blobs im visuellen Kortex verarbeitet. (Eysel 2019)

In der primären Sehrinde werden die visuellen Informationen für die spätere Bildwahrnehmung vorverarbeitet. Hier sind die Zellen speziell angeordnet. ◘ Abb. 2.5

Orientierungssäulen Die Nervenzellen in einer Orientierungssäule reagieren nicht mehr konzentrisch, sondern orientierungsspezifisch. Sie reagieren mit einer maximalen Erregung auf einen Lichtstreifen, der eine bestimmte Neigungsrichtung hat.

Es gibt einfache und komplexe Zellen in den Orientierungssäulen.
– Einfache Zellen (simple cells): Diese reagieren mit einer maximalen Erregung, wenn ein Lichtstreifen einer bestimmten Neigungsrichtung an einem bestimmten Gesichtsfeldort liegt.
– Komplexe Zellen (complex cells): Diese reagieren mit einer maximalen Erregung, wenn ein Lichtstreifen eine bestimmte Neigungsrichtung hat. Die Position dieses Streifens im Gesichtsfeld spielt keine Rolle. Die Streifen können sich auch bewegen.

Die wirksamste Neigungsrichtung eines Lichtstreifens wechselt von Orientierungssäule zu Orientierungssäule um ca. 10 bis 20°. Je nach

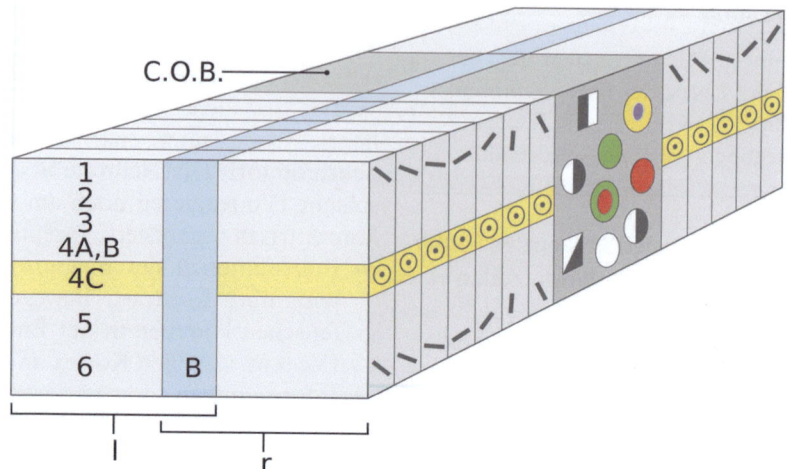

Abb. 2.5 Die Strukturen der primären Sehrinde. Die primäre Sehrinde ist horizontal und vertikal gegliedert. Die Zellschichten I bis VI verlaufen horizontal zur Hirnoberfläche. Zusätzlich gibt es eine vertikale Gliederung in sogenannte „Zellsäulen" (Orientierungssäulen). (Quelle: Eysel 2019)

Zellart kann der visuelle Reiz eine helle Linie auf dunklem Grund sein oder umgekehrt.

Orientierungssäulen verschiedener Neigungsrichtungen werden zu „okulären Dominanzsäulen" zusammengefasst.

Dominanzsäulen Die Nervenzellen einer Dominanzsäule werden bevorzugt durch Informationen von einem Auge aktiviert. An den Übergangszonen zwischen benachbarten Dominanzsäulen findet man Bereiche mit Nervenzellen, die etwa gleich stark vom linken oder rechen Auge aktiviert werden. Diese Nervenzellen nennt man Binokularneurone.

Farbspezifische Zellen im visuellen Kortex Zwischen den Orientierungssäulen gibt es Zellsäulen mit Nervenzellen, die nicht auf die Neigungsrichtung von Streifen reagieren, sogenannte „blobs". Diese reagieren auf Farbreize.

Hyperkolumne (komplette Hypersäule) Jeder Ort im binokularen Gesichtsfeld ist in einem kleinen Bereich der primären Sehrinde repräsentiert. Diesen Bereich nennt man Hyperkolumne. Zu einer Hyperkolumne gehören zwei okuläre Dominanzsäulen und mehrere „blobs". Es sind Informationen aus dem parvozellulären und dem magnozellulären System enthalten.

Der primäre visuelle Cortex ist die erste Verarbeitungsstufe visueller Information. Die eigentliche Bildwahrnehmung findet in übergeordneten Kortexarealen statt.

Höhere visuelle Kortexareale

Synonyme: Sekundäre Sehrinde, extrastriäre okzipitale Sehrinde

Neben der primären Sehrinde Area V1 gibt es noch ca. 30 weitere visuelle Zentren.

Area V2 Die Area V2 ist der Area V1 nachgeschaltet. Hier liegen ebenfalls Zellen, die auf Orientierungsrichtungen, die Form und die Bewegung von Objekten, sowie die räumliche Tiefe reagieren. Die verschiedenen Informationen werden aber kombiniert verarbeitet. Es gibt nicht mehr die strikte Aufteilung der visuellen Information in parallele Verarbeitungsbahnen. Die Nervenzellen sind nicht mehr in Zellsäulen, sondern in Streifen angeordnet, in denen verschiedene Reizaspekte verarbeitet werden.

Area V3 Zellen der Area V3 reagieren orientierungs-, richtungs- und bewegungsspezi-

2.2 · Sehschärfe

fisch. Auch die Form- und Farbinformationen werden hier verarbeitet. Ausgehend der Area V3 entwickeln sich zwei unterschiedliche Verarbeitungswege:

■ **Dorsaler parietaler Pfad**
Der dorsale parietale Pfad wird auch Wo-Strom genannt. Er verläuft zum Scheitellappen hin. Hier werden überwiegend Informationen aus dem magnozellulären System zu Bewegungen und der Lokalisation verarbeitet. Auch die bewegungsspezifischen Ganglienzellen, die vom CGL zu den Colliculi superiores gezogen sind, projizieren direkt in den Wo-Strom.

■ **Ventraler temporaler Pfad**
Der ventrale temporale Pfad wird auch Was-Strom genannt. Er verläuft zum unteren Schläfenlappen hin. Hier werden überwiegend Informationen aus dem parvozellulären System zur Erkennung von Objekten verarbeitet, z. B. die Aspekte Farbe, Form und Muster. Neurone der angrenzenden temporalen Bereiche am Ende der ventralen Bahn zeigen eine Spezialisierung für die Wahrnehmung komplexer Formen und Muster, z. B. Gesichter und Hände.

Im Gegensatz zur V1 werden die Informationen im ventralen Pfad nicht retinotop organisiert, sondern in Kategorien verarbeitet. Benachbarte Zellen reagieren auf ähnliche Objekte, z. B. bilden Gesichter, Masken oder Smileys eine Kategorie.

■ ■ **Verarbeitungsgeschwindigkeit**
Es dauert ca. 300 ms bis ein angebotenes Objekt erkannt wird. Dabei ist zu berücksichtigen, dass schon ca. 1/3 der Zeit vergangen ist, bis ein entsprechender Sehreiz überhaupt in der primären Sehrinde ankommt. Zur Objekterkennung muss dieser Reiz in übergeordneten Zentren noch weiterverarbeitet werden.

■ ■ **Erfahrungsabhängige Sehentwicklung**
Durch Versuche an neugeborenen Katzen hat man herausgefunden, dass visuelle Informationen in der zweiten Lebenswoche noch sehr grob verarbeitet werden. Reizantworten lassen sich nur schlecht reproduzieren, die rezeptiven Felder erscheinen noch unscharf begrenzt zu sein. Werden die Katzen ohne Seherfahrung aufgezogen, reagieren ihre Sehrindenzellen zeitlebens anomal.

▶ **Erfahrungsabhängige Sehentwicklung**
Die Sehrindenneurone entwickeln ihre charakteristischen Eigenschaften nur durch visuelle Erfahrung. Werden in der sensitiven Phase keine Seherfahrungen gemacht, kommt der Entwicklungsprozess auf einer unreifen Stufe zum Stillstand. ▶ Abschn. 7.1.3.

2.2 Sehschärfe

Unter dem Begriff Sehschärfe versteht man eine Kombination aus Auflösungsvermögen, Formerkennung und der Trennschärfe. Unterschiedliche Seheindrücke werden ständig aufgenommen und verarbeitet. Was sehe ich? Wo befindet sich dieses Objekt im Außenraum? Bewegt sich das Objekt? Diese und weitere Informationen werden gleichzeitig im Gehirn verarbeitet und ermöglichen uns die Orientierung in unserer Umgebung.

2.2.1 Einteilung der Sehschärfe

Wir unterscheiden verschiedene Arten der Sehschärfe, je nachdem, was geprüft wird und welche Reize benutzt werden:
— Minimum visibile (Punktsehschärfe)
— Minimum discriminibile (Lokalisationssehschärfe)
— Minimum separabile (Auflösungssehschärfe)

■ ■ **Minimum visibile**
Synonym: Punktsehschärfe

Das Minimum visibile beschreibt die Grenze der Sichtbarkeit. Es wird als Kehrwert des kleinsten Sehwinkels in Winkelminuten angegeben, unter dem ein Objekt erscheinen muss, um wahrgenommen zu werden. Ein Punkt wird auf der Netzhaut nur erkannt, wenn er eine bestimmte Größe hat und der Leuchtdichteunterschied zwischen dem Punkt und seiner Umgebung ausreichend groß ist. Das physiologische Minimum visibile liegt bei einer Winkelsekunde Liniendicke und ca. einem halben Winkelgrad, also 1800 Winkelsekunden Länge. (Haase und Rassow 2003, S. 75)

> **Sehwinkel**
>
> Der Sehwinkel wird in Winkelminuten angegeben. 1 Grad (1°) besteht aus 60 Winkelminuten (60'). 1 Winkelminute besteht aus 60 Winkelsekunden (60"). Entsprechend besteht 1° aus 3600".

Die von einem Objekt ausgehenden Lichtstrahlen durchdringen die brechenden Medien. Dabei entstehen Abbildungsfehler, z. B. durch kleine Unregelmäßigkeiten der Hornhaut und der Linse. Deshalb ist das Netzhautbild immer etwas unscharf. Ob auf der Netzhaut ein erkennbares Bild entsteht, hängt von der Größe des Sehreizes ab und wie stark er sich vom Hintergrund abhebt (Kontrast).

∎∎ **Minimum discriminibile**
Synonym: Lokalisationssehschärfe, Übersehschärfe

Unter dem Minimum discriminibile versteht man die Fähigkeit des visuellen Systems, kleinste Veränderungen zwischen zwei Objekten wahrzunehmen. Es ist kleiner als das Minimum separabile, da es nicht von der Größe der Objekte abhängt. Man unterscheidet drei Arten:
- Noniussehschärfe
  Stehen zwei Linien exakt übereinander oder steht eine von beiden etwas versetzt zur anderen? Die Schwelle der Erkennbarkeit liegt bei ca. 3'.
- Ortsänderung
  Befinden sich zwei Objekte zueinander in Ruhe oder bewegen sich ein oder beide Objekte? Die Schwelle der Wahrnehmung liegt bei ca. 10".
- Orientierungsänderung
  Sind zwei Objekte parallel ausgerichtet oder ist eins verkippt? Die Schwelle liegt bei 20'. (Haase und Rassow 2003, S. 75)

∎∎ **Minimum separabile**
Synonym: Auflösungssehschärfe, anguläre Sehschärfe (angulär: winkelförmig)

Unter dem Minimum separabile versteht man den kleinsten Winkel, unter dem zwei Punkte oder zwei Linien noch als getrennt voneinander wahrgenommen werden können. Dieser Winkel wird auch als „minimaler Auflösungswinkel" bezeichnet. Daraus leitet sich die englische Bezeichnung MAR ab (minimal angle of resolution).

Die Auflösungssehschärfe entspricht dem Kehrwert des in Winkelminuten gemessenen Auflösungswinkels. Sie beruht auf der Fähigkeit, den Helligkeitsunterschied zwischen zwei Objekten wahrzunehmen. Begrenzt wird die Auflösungssehschärfe durch Abbildungsfehler und die Zapfendichte in der Netzhautmitte.

> ▶ **Beispiel für die Auflösungssehschärfe**
>
> Nähert sich nachts ein Auto auf gerader Strecke mit zwei gleich hellen Scheinwerfern, wird zunächst nur ein Licht erkannt. Beide Scheinwerfer werden als ein Helligkeitsmaximum auf der Netzhaut abgebildet, weil der Winkel kleiner ist als der minimale Auflösungswinkel. Zwischen beiden Maxima wird kein Zwischenraum mit einer niedrigeren Leuchtdichte wahrgenommen.
> Erst beim Näherkommen des Autos werden zwei Scheinwerfer wahrgenommen. Nun entspricht der Winkel zwischen den beiden Helligkeitsmaxima dem minimalen Auflösungswinkel. Die Leuchtdichte auf den beiden von den Scheinwerfern erregten Netzhautorten ist größer als die Leuchtdichte im nicht erregten Zwischenraum. ◘ Abb. 2.6 ◀

2.2.2 Schreibweisen

> **Visus**
>
> Unter dem Visus versteht man den Kehrwert des in Winkelminuten gemessenen Auflösungsvermögens. Je größer ein Sehwinkel ist, unter dem ein Objekt erkannt wird, desto schlechter ist der Visus.

2.2 · Sehschärfe

Der Visus wird in Deutschland üblicherweise in Dezimalzahlen angegeben.

> ▶ **Beispiel Umrechnung des Auflösungsvermögens in den Visuswert**
>
> Beträgt der kleinste Winkel, unter dem zwei Punkte gerade eben noch als getrennt wahrgenommen werden 2', beträgt die Auflösungssehschärfe ½ = 0,5.
>
> Beträgt der kleinste Winkel, unter dem zwei Punkte gerade eben noch als getrennt wahrgenommen werden 4', beträgt die Auflösungssehschärfe ¼ = 0,25. ◀

LogMAR Der Logarithmus des „minimum angle of resolution" ist eine Einheit, die vor allem im englischsprachigen Raum verwendet wird. Der LogMAR-Wert wird kleiner, je besser die Sehschärfe ist.

> ▶ **Beispiel Umrechnung von der Dezimalschreibweise in LogMAR**
>
> Dezimale Sehschärfe = 1,0 entspricht einem LogMAR-Wert von 0,0
> Dezimale Sehschärfe = 0,05 entspricht einem LogMAR-Wert von 1,3 ◀

Perioden pro Grad (cycles per degree) Das Auflösungsvermögen kann auch mit sich wiederholenden schwarz-weißen Streifen oder einem Schachbrettmuster geprüft werden. Eine Periode besteht dabei aus einem schwarzen und einem weißen Streifen. Man spricht auch von Gittermustern. Je nach der Breite der Streifen erfordert die Erkennung eine bessere oder geringere Sehschärfe. So entspricht beispielsweise eine Streifenbreite von 1' einer Sehschärfe von 1,0. Hierbei handelt es sich aber nicht um das zentrale Auflösungsvermögen.

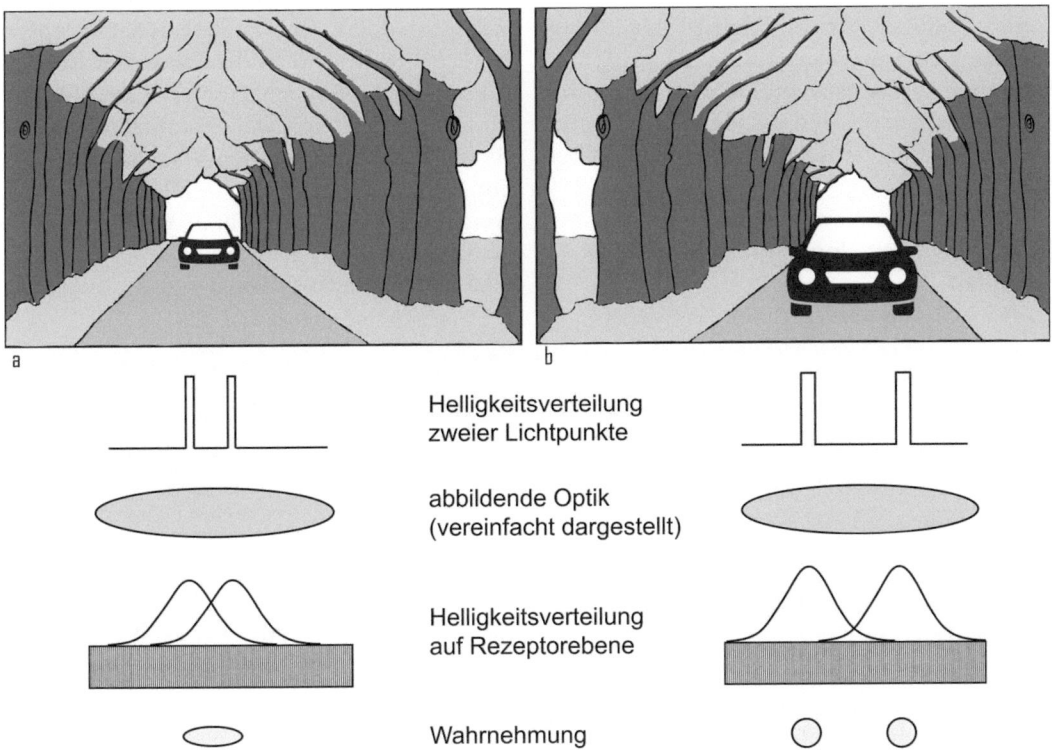

◘ **Abb. 2.6** Die Auflösungssehschärfe am Beispiel. **a** Auf der Netzhaut werden die beiden Scheinwerfer als ein Helligkeitsmaximum wahrgenommen. **b** Auf der Netzhaut werden die beiden Scheinwerfer als zwei Helligkeitsmaxima wahrgenommen und deshalb als zwei Lichter erkannt

2.2.3 Visusstufen

Eine gleichmäßige Änderung der Optotypengröße von Visusstufe zu Visusstufe ermöglicht eine vergleichbare Einordnung von Visusangaben. Bei einer gleichmäßigen Veränderung nimmt der Visus von Stufe zu Stufe um ca. 26 % zu. Das wird durch Multiplikation des Visuswertes mit dem Faktor 1,2589 erreicht. Die nächst niedrigere Visusstufe wird durch Division mit demselben Faktor erreicht. Diese Abstufung ist nicht linear, sondern logarithmisch.

> ▶ **Beispiel Visusstufen**
>
> Zwischen den Visusstufen 0,1 und 0,2 liegen zwei weitere Visusstufen, nämlich 0,125 und 0,16.
> Zwischen den Visusstufen 1,0 und 2,0 liegen auch zwei Visusstufen, nämlich 1,25 und 1,6. ◀

Dem gegenüber steht die lineare Abstufung, die bei niedrigen Visuswerten zu grob und bei hohen Visuswerten zu kleinschrittig wäre. Denn zwischen 0,1 und 0,2 lägen keine weiteren Visusstufen, zwischen 1,0 und 2,0 jedoch acht.

> **Rechnen mit logarithmischen Visusstufen**
>
> Bei den Auswertungen von Visuswerten, z. B. in Studien zur Wirksamkeit von Amblyopietherapien, sollten ausschließlich logarithmische Visusstufen benutzt werden. Mischt man logarithmische und lineare Stufen, kommt es zu fehlerhaften Mittelwerten.

2.2.4 Voraussetzungen für eine normale Sehschärfe

Viele Faktoren beeinflussen die Sehschärfe:
- anatomische und physiologische Einflüsse
  - die brechenden Medien
  - die Reizaufnahme und Reizweiterleitung
  - die Lokaladaptation
  - die Mikrobewegungen
  - der Fixationsort
  - die Kontureninteraktion
- optische Faktoren
  - die Refraktion
  - die Pupillengröße
- personenabhängige Faktoren
  - die Tagesform und die Konzentrationsspanne der Patientinnen
  - das Alter der Patientinnen
- äußere Faktoren
  - die Raumbeleuchtung
  - der Kontrast der Sehzeichen zum Prüffeld
  - die Prüfdistanz
  - die Art der Optotypen

2.2.4.1 Anatomische und physiologische Einflüsse auf die Sehschärfe

■■ Lokaladaptation

Eine Erregung der Fotorezeptoren mit demselben Reiz über einen längeren Zeitraum ist nicht möglich. Nachdem der Sehfarbstoff im Rezeptor durch eine längere Reizung aufgebraucht ist, besteht in der Phase der Regeneration keine Möglichkeit der Reizaufnahme und Weiterleitung. Der Fotorezeptor ist in dieser Zeit blind. Bei der Visusprüfung wird ein Sehreiz deshalb eher schlechter erkannt, wenn er zulange angeschaut wird. Die DIN-Norm (DIN EN ISO 8596:2018) empfiehlt eine Darbietungszeit von 3 s.

> **Tipp für die Praxis**
>
> Starren Patientinnen zu lange auf ein Sehzeichen, sollten sie motiviert werden, zügig zu antworten. Es kann auch helfen, zwischendurch die Augen kurz zu schließen oder wegzuschauen.

Mikrobewegungen Die Augen können nicht komplett ruhig fixieren. Sie führen ständig kleinste Bewegungen aus, die sich in 3 Arten aufteilen lassen:
- Mikrodrifts: langsame Mikrobewegungen
- Mikrosakkaden: schnelle Mikrobewegungen
- Mikrotremor: sehr kleine Augenbewegungen mit hoher Frequenz

2.2 · Sehschärfe

Mikrodrifts und Mikrosakkaden sollen die Fixation auf dem Objekt halten und gleichzeitig die Lokaladaptation verhindern. Der Mikrotremor entsteht durch den gering schwankenden Grundtonus der äußeren Augenmuskeln. (Schulz 1984)

▪▪ Abhängigkeit der Sehschärfe vom Fixationsort

Das Auflösungsvermögen der Fovea ist besser als das der Netzhautperipherie, weil die Zapfendichte vom Zentrum zur Peripherie hin abnimmt. Außerdem findet in der Fovea eine 1:1-Verschaltung der Fotorezeptoren auf die Ganglienzellen statt. In der Peripherie ist die Verschaltung durch die Konvergenz der Erregung viel grober. ▶ Abschn. 2.1.1 Wird nicht mit der Fovea fixiert, sinkt die Sehschärfe deutlich ab. 10° von der Foveola entfernt ist nur noch eine Sehschärfe von ca. 0,2 möglich.

▪▪ Kontureninteraktion

Benachbarte Konturen beeinflussen sich gegenseitig und erschweren die Erkennung. Dieses Phänomen nennt man Trennschwierigkeiten oder Crowding. Eine maximale Kontureninteraktion tritt physiologisch bei einem Optotypenabstand von 2' bis 3' auf. (Flom et al. 1963) Optotypen, die in diesem Abstand angeboten werden, nennt man Reihenoptotypen. Die so ermittelte Sehschärfe nennt man Reihenvisus.

Der Unterschied zwischen dem Reihenvisus und dem Einzelvisus beträgt maximal eine Visusstufe bei:
- augengesunden Erwachsenen
- organisch bedingten Visusminderungen

Kinder bis zum 10. Lebensjahr können Reihenoptotypen noch nicht so gut differenzieren. Vor dem 10. Lebensjahr korreliert die Reihensehschärfe in etwa mit dem Alter der Kinder. Bei einem 4-jährigen Kind beträgt der Reihenvisus ca. 0,4, bei einem 6-jährigen Kind ca. 0,63. Ein besserer Reihenvisus ist individuell möglich. Ein schlechterer Reihenvisus könnte ein Hinweis auf Amblyopie sein.

Pathologische Trennschwierigkeiten treten auf bei:
- Amblyopien
- unauskorrigierten Ametropien, speziell beim Astigmatismus
- Nystagmus

Studien haben gezeigt, dass die stärkste Kontureninteraktion bei einer Amblyopie nicht konstant bei 2'-3' Optotypenabstand ausgelöst wird. Die Trennschwierigkeiten sind abhängig von der Optotypengröße. Kontureninteraktion tritt am stärksten auf, wenn die Optotypen einen Abstand von ca. einer Optotypenbreite haben. (Lalor et al. 2016)

> **Die diagnostische Bedeutung von Trennschwierigkeiten**
>
> Der Vergleich von Einzel- und Reihenoptotypen ist diagnostisch von Bedeutung:
> - Bei Visusminderungen ohne Trennschwierigkeiten besteht der Verdacht auf eine organische Ursache.
> - Bei einer Visusminderung mit Trennschwierigkeiten besteht der Verdacht auf eine Amblyopie

2.2.4.2 Optische Einflüsse auf die Sehschärfe

▪▪ Refraktion

In das Auge einfallende Lichtstrahlen werden bei einer Ametropie nicht mehr auf, sondern vor oder hinter der Netzhaut fokussiert. Eine nicht oder falsch korrigierte Ametropie führt deshalb zu einer Visusminderung.

Eine unauskorrigierte Hyperopie kann bis zu einer gewissen Stärke durch Akkommodation ausgeglichen werden und führt deshalb meist nicht zu einer Unschärfe. Die ständige Akkommodation kann zu Beschwerden wie Kopfschmerzen oder Leseunlust führen. Bei einer Aphakie oder wenn die Akkommodationsfähigkeit mit zunehmendem Alter nachlässt, kann dies nicht mehr akkommodativ ausgeglichen werden und der Visus reduziert sich.

Menschen mit einer Myopie oder einem Astigmatismus erreichen eine optimale Sehschärfe nur mit einem Vollausgleich.

Pupillendurchmesser
Die Pupillengröße ist von der Umgebungsbeleuchtung abhängig. Sie ist bei Helligkeit eng und bei Dunkelheit weit. Beides beeinflusst den Visus. ◘ Abb. 2.7 Der beste Visus wird bei einer Pupillenweite von ca. 2,5 bis 6 mm erreicht. (Gräf 2020)

2.2.4.3 Personenabhängige Einflüsse auf die Sehschärfe
Das Ergebnis der Sehschärfenprüfung kann tagesformabhängig schwanken. Die Mitarbeit hängt von der Konzentration ab und wie gut der Test verstanden wurde. Besonders kleinere Kinder haben eine kurze Aufmerksamkeitsspanne. Deshalb muss der Test kindgerecht erklärt und spielerisch durchgeführt werden. Außerdem arbeiten Kinder besser mit, wenn sie motiviert werden.

2.2.4.4 Äußere Einflüsse auf die Sehschärfe
Raumbeleuchtung
Bei der Visusprüfung muss die Umgebungsbeleuchtung an den verwendeten Test angepasst werden. Bei zu heller Raumbeleuchtung ist der Kontrast vor allem bei projizierten Sehzeichen schlecht. Ein geringer Leuchtdichteunterschied zwischen einem Reiz und seiner Umgebung erschwert das Erkennen.

Bei zu dunkler Raumbeleuchtung werden die Zapfen nicht mehr ausreichend gereizt (mesopisches Sehen). Damit ist die Voraussetzung für eine normale Sehschärfe nicht mehr gegeben. Bei Dunkelheit werden die Zapfen gar nicht mehr gereizt (skotopisches Sehen). Weil in der Fovea nur Zapfen sind, kommt es dann zu einem physiologischen Zentralskotom.

Die Fotorezeptoren müssen sich an die Raumbeleuchtung anpassen und können nur nach einer abgeschlossenen Adaptation maximal erregt werden. Das nennt man Adaptationszustand.

Kontrast der Sehzeichen
Der Kontrast sollte immer so hoch wie möglich sein. Das bedeutet, dass die Raumbeleuchtung bei gedruckten Sehzeichentafeln hell aber blendfrei sein muss. Bei projizierten Optotypen muss der Raum etwas abgedunkelt werden, damit ausreichend Kontrast vorhanden ist. Bei LCD-Bildschirmen wird der Kontrast automatisch eingestellt.

Für die Untersuchung der Kontrastempfindlichkeit werden separate Tests verwendet. ▶ Abschn. 2.4.2

Prüfdistanz
Der Fernvisus sollte möglichst ohne Akkommodationsforderung geprüft werden, dies ist

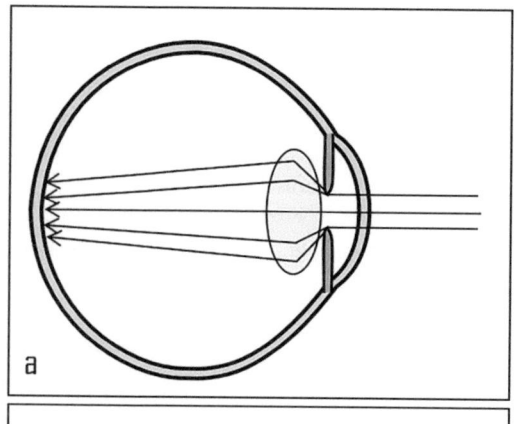
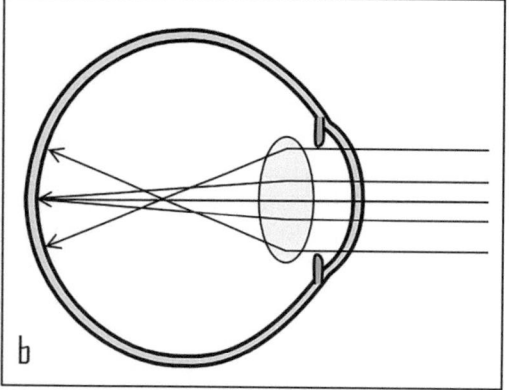

◘ **Abb. 2.7** Der Einfluss der Pupillengröße auf die retinale Abbildungsqualität. **a** Ist die Pupille zu eng, kommt es am Rand der Iris zu einer störenden Beugung. **b** Ist die Pupille zu weit, kommt es durch die stärkere Brechung am Linsenrand vermehrt zu einer Streuung (sphärische Aberration). ▶ Abschn. 4.1

2.2 · Sehschärfe

in einer Entfernung von mindestens 4 m der Fall. (Wesemann et al. 2010)

Der Nahvisus wird je nach Test in 30–40 cm geprüft, z. B.:
— C-Test nach Haase: 40 cm
— Leseproben: meist 33 cm

Der Vergleich des Einzelvisus in der Ferne mit dem Einzelvisus in der Nähe kann einen Hinweis auf die Ursache einer Visusminderung geben.

Nice to know
Wenn die Sehschärfe in Ferne und Nähe unterschiedlich ist, kommen verschiedene Ursachen in Frage. Der Fernvisus ist schlechter als der Nahvisus:
– un- oder unterkorrigierte Myopie
– überkorrigierte Hyperopie

Der Nahvisus ist schlechter als der Fernvisus:
– Akkommodationsinsuffizienz
– (beginnende) Presbyopie
– un- oder unterkorrigierte Hyperopie

Der Nah- und der Fernvisus sind schlecht:
– un- oder fehlkorrigierter Astigmatismus
– organisch bedingte Visusminderung, (z. B. Netzhauterkrankung)
– Amblyopie (mit typischerweise schlechterem Reihenvisus)

Um eine Amblyopie zu diagnostizieren oder auszuschließen, muss der Reihenvisus mit dem Einzelvisus in derselben Entfernung verglichen werden. ▶ Abschn. 7.3.2.

2.2.4.5 Optotypen

Die Form und die Struktur eines Sehzeichens haben einen Einfluss auf die Erkennung. Um Visusergebnisse besser miteinander vergleichen zu können (z. B. bei Gutachten), wurde auf einer internationalen Tagung 1909 der Landoltring als Normsehzeichen festgelegt. In Deutschland ist er seit 1967 als standardisierte Optotype für Gutachten vorgeschrieben. (EN ISO 8596:2018)

Landoltring (Normsehzeichen)
Der Landoltring wurde nach dem Schweizer Augenarzt Edmund Landolt benannt. Es wurde festgelegt, dass der Landoltring bei einem Visus von 1,0 ◘ Abb. 2.8:
— eine Öffnung von 1' hat (kritisches Detail)
— eine Größe von 5' hat
— eine Balkendicke von 1' hat

Wie gut ist eine normale Sehschärfe?
1,0 (früher 100 %) wurde als Normsehschärfe willkürlich festgelegt. Die bestmögliche Sehschärfe kann aber weitaus höher liegen. Deshalb ist die Ausdrucksweise in Prozent irreführend und soll vermieden werden.

Die Vorteile von Landoltringen sind:
— Sie sind leicht verständlich, es ist keine Lesefähigkeit notwendig.
— Sie sind einfache geometrische Figuren, es wird keine Formerkennung gefordert.

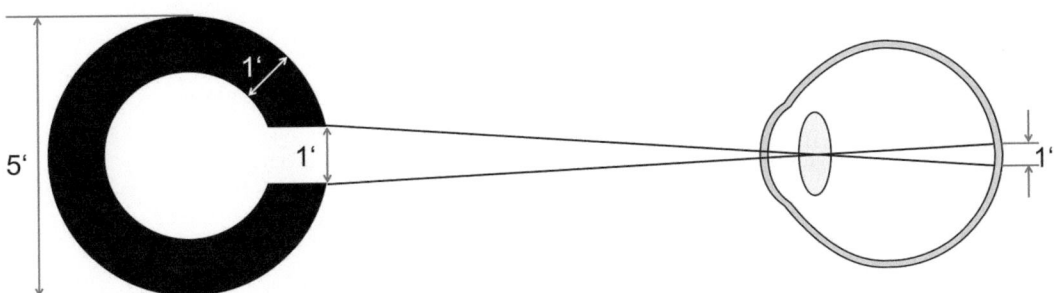

◘ Abb. 2.8 Der Landoltring. Das Verhältnis zwischen der Größe des Rings, seiner Liniendicke und der Öffnung ist in allen Visusstufen gleich. Der Ring ist 5× so groß wie die Lücke und die Liniendicke. Die Öffnung des Landoltrings in der Netzhautabbildung entspricht dem aufgelösten Sehwinkel (hier von 1 Bogenminute, d. h. entsprechend eines Visus von 1,0)

- Die gleichen Optotypen werden für alle Visusstufen benutzt, nur die Orientierung ändert sich.
- Sie können in 8 Orientierungen angeboten werden.
- Sie können auch non-verbal getestet werden, z. B. durch Zeigen der Richtung.

■■ E- Haken

Man unterscheidet Snellen-Haken und Pflüger-Haken. Beim Pflüger-Haken ist der Mittelstrich etwas kürzer, dadurch ist die Richtung leichter zu erkennen.
Vorteile:
- Sie sind leicht verständlich, es ist keine Lesefähigkeit notwendig.
- Die gleiche Optotype wird für alle Visusstufen benutzt, nur die Orientierung ändert sich.
- Sie können auch non-verbal getestet werden, z. B. durch Zeigen der Richtung.

Nachteile:
- Sie sind nur in 4 Richtungen prüfbar.
- Durch die 3 parallelen Streifen entsteht ein Gittermuster. Bei einer Amblyopie kann der Visus für Einzelsehzeichen dadurch besser sein als mit Landoltringen. (Haase und Rassow 2003, S. 84)

■■ Zahlen/Buchstaben

Zahlen und Buchstaben werden häufig verwendet, um bei Erwachsenen oder älteren Kindern und Jugendlichen den Visus zu prüfen. Das Testergebnis kann durch leicht oder schwer erkennbare Buchstaben und Zahlen verfälscht werden.

Ein in wissenschaftlichen Studien häufig verwendeter Test mit Buchstaben ist der ETDRS-Test. Die Abkürzung leitet sich vom Namen einer Studie ab, der „Early Treatment Diabetic Retinopathy Study", die sich mit der Behandlung von diabetesbedingten Augenerkrankungen befasst hat.

■■ Lea-Optotypen

Diese 4 Bildoptotypen wurden von Lea Hyvärinen, einer finnischen Augenärztin, nach den gleichen Kriterien entwickelt wie der Landoltring. Das Verhältnis zwischen der Optotypengröße und der Balkenbreite beträgt etwa 5:1. Außerdem sind sich die Bilder sehr ähnlich, damit sie an der Visusschwelle nahezu rund erscheinen und nicht mehr voneinander unterschieden werden können.

■■ Kinderbilder

Kinderbilder sollen nicht mehr benutzt werden. Sie sprechen mehr die Formerkennung an als das Auflösungsvermögen. Damit wird nicht nur die Sehschärfe, sondern auch die Kenntnisse über das Kinderbild und das Sprachvermögen des Kindes getestet.

2.2.5 Visusprüfung

Bei der Dokumentation der Visusprüfung sind verschiedene Abkürzungen gebräuchlich. ◘ Tab. 2.7

■■ Allgemeine Hinweise zur Visusprüfung
- Der Test und die Durchführung werden den Patientinnen zu Beginn kurz erklärt. Wenn nötig, kann eine kurze Beispielrunde mit großen Sehzeichen und binokular durchgeführt werden.

◘ **Tab. 2.7** Gebräuchliche Abkürzungen in der Dokumentation der Visusprüfung

sc	sine correctione, d. h. ohne (Brillen-) Korrektur
cc	cum correctione, d. h. mit (Brillen-) Korrektur
cCL	mit Kontaktlinse korrigiert
LRe	Landoltringe einzeln
LR2,6'	Landoltringe Reihe, Optotypenabstand 2,6 Winkelminuten
EH	E-Haken
stenop	mit stenopäischer Lücke
Gl. b. n	Gläser bessern nicht
PL	Preferential looking
TAC	Teller Acuity Cards
CC	Cardiff Cards

- Kleinere Kinder können mithilfe einer Papierschablone die Richtung der Optotype zeigen.
- Wenn kein Hinweis auf eine Sehschwäche vorliegt, wird mit dem rechten Auge begonnen.
- Besteht der Verdacht auf ein schlechteres Auge, z. B. bei einem strengem Führungsverhalten, wird mit diesem Auge begonnen.
- Die Kopfhaltung wird während der Visusprüfung beurteilt und ggf. ausgemessen. ▶ Abschn. 9.1.1

> **Tipp für die Praxis**
>
> Gerade während der Ausbildung sollte bei der monokularen Visusprüfung das nicht geprüfte Auge mit einem Pflaster abgedeckt werden. Untersucherinnen mit weniger Erfahrung können oft nicht beurteilen, ob z. B. eine Kopfzwangshaltung eingenommen oder an einem Vorhalter vorbeigeschaut wird.

Neben der monokularen Visusprüfung kann auch der binokulare Visus wichtig sein. Der binokulare Visus wird geprüft bei:
- Nystagmus
- Kopfzwangshaltung
- Divergenter Augenstellung, die ggf. über die akkommodative Konvergenz kompensiert wird. Dann wäre der binokulare Fernvisus schlechter als der monokulare.
- Gutachten

2.2.5.1 Teststrategien

Forced choice-Schwellenbestimmung mithilfe der psychometrischen Funktion

Die Visusschwelle kennzeichnet, wann die Patientin von „ich bin mir sicher" zu „da muss ich raten" übergeht. Man kann die Antworten während der Visusprüfung in einer Kurve darstellen, die die abnehmende Sicherheit der Angaben zeigt. Diese Kurve nennt man psychometrische Funktion. An ihrem Wendepunkt liegt die Schwelle.

Wenn Landoltringe mit 8 Orientierungen angeboten werden, liegt die Ratewahrscheinlichkeit bei 12,5 %. Der Wendepunkt der psychometrischen Funktion liegt deshalb genau zwischen 100 % und 12,5 %, also bei 56,25 %. Daraus ergibt sich, dass mindestens 3 von 5 Optotypen richtig erkannt werden müssen. Werden Landoltringe mit 4 Orientierungen angeboten, liegt die Ratewahrscheinlichkeit bei 25 % und der Wendepunkt bei 62,5 %. Hier müssen 4 von 6 Optotypen richtig erkannt werden. ◘ Abb. 2.9

Weil die psychometrische Funktion die Ratewahrscheinlichkeit berücksichtigt, müssen die Patientinnen immer eine Antwort geben. Wenn sie angeben, die Optotype nicht mehr erkennen zu können, werden sie zum Raten aufgefordert. Das nennt man „forced choice", also erzwungene Antwort. Wird ein Sehzeichen falsch benannt, wird nicht nochmal nachgefragt. Dieses Sehzeichen gilt als nicht erkannt.

Es gibt verschiedene Strategien, die Schwelle zu bestimmen. Computergestützte Visustests verwenden zum Beispiel die „best-PEST-Strategie", bei der die Größe der nächsten Optotype von der vorherigen Ant-

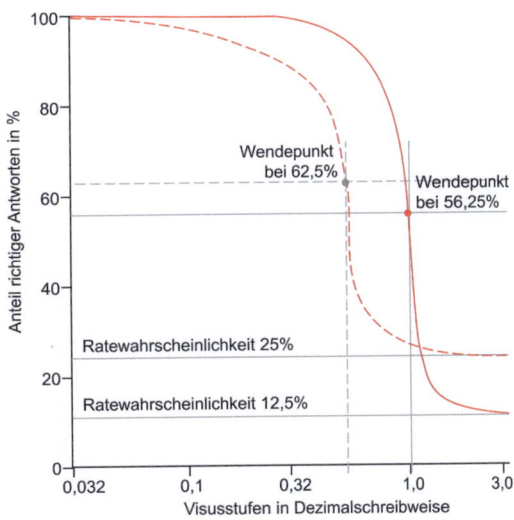

◘ **Abb. 2.9** Die psychometrische Funktion der Visusbestimmung. Werden Landoltringe in 8 Orientierungen angeboten (rote Linie), liegt die Ratewahrscheinlichkeit bei 12,5 %. Der Wendepunkt der psychometrischen Funktion liegt deshalb genau zwischen 100 % und 12,5 %, also bei 56,25 %. Werden z. B. bei einem Kind Landoltringe nur in 4 Orientierungen angeboten (rote gestrichelte Linie), liegt die Ratewahrscheinlichkeit bei 25 % und der Wendepunkt bei 62,5 %

wort der Patientinnen abhängt. (Bach und Kommerell 1998)

■■ Was mache ich, wenn der ermittelte Visus in der Ferne schlechter ist als 1,0?

Visusprüfung mit stenopäischer Lücke
— Bei einer optischen Ursache für die Visusminderung verbessert sich der Visus mit der stenopäischen Lücke. Dieses kleine, runde Loch blendet störende Randstrahlen aus. Nur noch die zentralen Strahlen passieren die brechenden Medien und ermöglichen ggf. eine schärfere Netzhautabbildung. Diesen Effekt nutzen z. B. auch myope Menschen, wenn Sie unterkorrigiert sind, indem sie die Augen kneifen und so die „Blende" verkleinern.

Visusprüfung mit Zusatzglas
— Wenn der Verdacht auf eine Myopie oder eine Hyperopieüberkorrektur besteht, kann die Untersucherin versuchen, den reduzierten Fernvisus mit Minusgläsern zu bessern. Bei älteren Menschen mit einer Hyperopieunterkorrektur können Plusgläser den Fernvisus verbessern.

■■ Wie gehe ich mit schwankenden oder unsicheren Angaben um?
— Es wird immer die Visusstufe notiert, die sicher erkannt wurde (Schwellenbestimmung s. o.)
— Bei Kindern kann beispielsweise eine Visusstufe sicher angegeben werden, danach schaut das Kind nicht mehr richtig hin, rät nur noch oder hat keine Lust mehr. Auch dann wird der Visus dokumentiert, der sicher erkannt wird.
— Zusätze wie 1,0 p (=partiell) sind nicht erlaubt. Sie zeigen, dass die Schwelle nicht korrekt bestimmt wurde.
— Es kann sinnvoll sein, die Mitarbeit der Patientinnen zu dokumentieren, um das Ergebnis besser einordnen zu können, z. B. mit Kommentaren wie: zögernde Angaben, nachlassende Konzentration, keine Lust mehr o. ä.

> **Tipp für die Praxis**
>
> In der Praxis muss die Visusprüfung möglichst schnell gehen. Deshalb kann man sich bei sicheren Angaben schnell der Schwelle anzunähern. Wenn die Antworten länger dauern oder wenn falsche Antworten gegeben werden, wird ab hier die Schwelle geprüft. Das ist besonders wichtig bei Kindern, die nur eine kurze Aufmerksamkeitsspanne haben.

■■ Was mache ich, wenn auch das größte Sehzeichen nicht erkannt wird?

Bei den meisten Visustests entspricht das größte Sehzeichen der Visusstufe 0,05 oder 0,1. Wird dieses nicht erkannt, gibt es folgende Möglichkeiten, den Visus zu ermitteln:
— die Prüfentfernung wird reduziert
— Finger zählen lassen vor weißem Hintergrund in 1 m oder 50 cm
— die Richtung von Handbewegungen vor einem weißem Hintergrund angeben lassen
— die Lichtscheinwahrnehmung prüfen: Dafür wird das Auge aus verschiedenen Richtungen mit der Taschenlampe beleuchtet. Die Patientinnen geben an, aus welcher Richtung das Licht kommt bzw. ob sie das Licht überhaupt wahrnehmen.

Wenn für die Visusprüfung mit Optotypen die Prüfentfernung reduziert wurde, wird der Visus mit folgender Formel berechnet:

$$\frac{Ist - Entfernung}{Soll - Entfernung} \times erreichter\ Visusstufe = Fernvisus\ in\ der\ Sollentfernung$$

▶ **Beispiel für die Berechnung des Visus bei kürzerer Untersuchungsentfernung**

Fernvisus in 5 m: Die Visusstufe 0,1 wird nicht erkannt.
Erkannte Visusstufe bei Annäherung der Tafel auf 1 m: 0,2

$$\frac{1m}{5m} \times 0,2 = 0,04\ in\ 5m$$

2.2 · Sehschärfe

Der errechnete Visus wird folgendermaßen in der Akte notiert: 0,2 in 1 m = 0,04 in 5 m. ◄

2.2.5.2 Durchführung der Visusprüfung in der Nähe

Für die Prüfung des Nahvisus wird der Test je nach Fragestellung ausgewählt. Bei Erwachsenen werden zur Prüfung der Lesefähigkeit bzw. zur Anpassung einer Nahkorrektur Lesetafeln verwendet. Bei Kindern wird zum Ausschluss, zur Bestätigung oder zur Verlaufskontrolle bei einer Amblyopie der C-Test nach Hohmann und Haase oder der Lea-Nahtest verwendet.

▪▪ C-Test nach Hohmann und Haase

Hohmann und Haase haben 1982 einen Test entwickelt, der Einzelsehzeichen mit einem Abstand von 35' und Reihenoptotypen mit einem Abstand von 2,6' in der gleichen Entfernung anbietet. (Haase und Hohmann 1982)

Diesen Test gibt es für die Ferne und die Nähe, gebräuchlicher ist der Nahtest.

Durchführung des C-Tests in der Nähe:
— Untersuchungsentfernung: 40 cm, der Abstand muss während der Untersuchung immer wieder überprüft werden. Kinder versuchen, bei der Schwellenbestimmung dichter heranzukommen. Patientinnen mit einer Akkommodationsinsuffizienz gehen eher weiter weg.
— Die Prüfung erfolgt monokular mit der eigenen Korrektur, falls nötig, mit einer Nahaddition.
— Ein Auge wird mit einem Pflaster abgedeckt.
— Die Erkennungsschwelle liegt bei 4 von 6 Optotypen. Dabei ist zu beachten, dass eine Kontureninteraktion bei engstehenden Sehzeichen erst ab der zweiten Optotype in der Zeile auftritt.
— Mit dem Zeigestab wird die zu prüfende Optotype von unten gezeigt. Ist der Zeigestab zu dicht an der Optotype, verursacht er selbst Kontureninteraktion. Ist er zu weit von der Optotype entfernt, bleibt unklar, welche gemeint ist. ◘ Abb. 2.10

▪▪ Nahvisus und Mehrstärkenbrillen

Bei einer Prüfentfernung von 40 cm muss das Nahteil bei fehlender Akkommodation eine Addition von +2,5D haben. Bei stärkerer Addition in der Brille muss diese mit einem Minusglas auf 2,5D abgeschwächt werden.

> **Passt die Stärke des Nahteils zur Prüfentfernung?**
> Vor der Prüfung des Nahvisus muss immer die Brille gemessen werden, damit die Stärke des Nahteils bekannt ist und diese ggf. auf die Prüfentfernung angepasst werden kann.

Bifokalbrille bei Konvergenzexzess Tragen Kinder eine Bifokalbrille bei einem nicht- oder normakkommodativen Konvergenzexzess, ► Abschn. 8.1.8 wird der Nahvisus durch das Fernteil geprüft.

Bifokalbrille bei Aphakie Bei einer Aphakie wurde die Augenlinse entfernt und die Akkommodation ist nicht mehr möglich. Der Nahvisus muss deshalb immer mit einer Addition von +2,5dpt geprüft werden. Trägt die Patientin eine Addition von +3,0dpt in der Brille, muss diese mit einem Zusatzglas von -0,5dpt abgeschwächt werden, oder +2,5dpt zum Fernteil gegeben werden.

Bifokalbrille bei Akkommodationsinsuffizienz/ bei Presbyopie Diese Patientinnen können nicht ausreichend akkommodieren. Sie benötigen für die Testentfernung eine Addition, um scharf zu sehen. Bei beginnender Presbyopie sollte die Addition nicht zu stark gewählt werden.

2.2.5.3 Preferential looking Methoden (PL)

Der Begriff Preferential looking bedeutet bevorzugtes Hinschauen.

Für die Visusprüfung bei Säuglingen und Kleinkindern eignet sich besonders die non-verbale Preferential looking Methode. Im 1. Lebensjahr wird die Fixation von strukturierten visuellen Reizen im Vergleich zu ei-

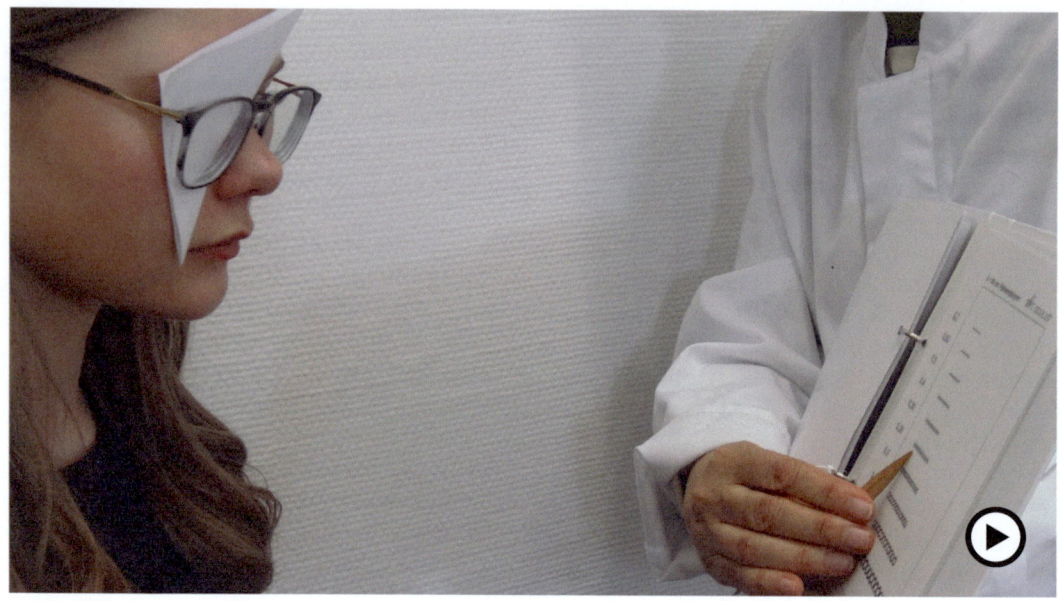

Abb. 2.10 C-Test. Bei der Durchführung ist durchgängig auf den korrekten Testabstand von 40 cm zu achten. Der Zeigestab muss so auf die geprüfte Optotype zeigen, dass kein zusätzliches Crowding entsteht (► https://doi.org/10.1007/000-gya)

ner homogenen unstrukturierten Fläche bevorzugt.

▪▪ Visusäquivalent

Mit der Preferential looking Methode wird nicht die zentrale Sehschärfe ermittelt. Durch die große Testfläche wird nicht nur die Fovea, sondern auch ein peripherer Netzhautbereich gereizt. Deshalb ist das Ergebnis nicht gleichwertig zu einem Visuswert, der mit einer Standardoptotype ermittelt wurde. Man spricht von einem Visusäquivalent, obwohl der Begriff Äquivalent Gleichwertigkeit suggeriert. (Gräf 2021)

> **Gittermuster und Amblyopie**
>
> Gittermuster werden bei einer Strabismus- oder Anisometropieamblyopie leichter erkannt als andere Optotypen. Für ein Amblyopiescreening oder die Entscheidung, ob eine Okklusionstherapie notwendig ist, ist das Ergebnis einer Preferential looking-Methode deshalb oft nicht aussagekräftig. Stattdessen müssen das Führungs- und Abwehrverhalten berücksichtigt werden.

▪▪ Gittersehschärfe

Die Gittersehschärfe ist definiert durch die Anzahl der schwarz-weißen Streifen, d. h. der Perioden pro Fläche in cm (cycles/cm) oder in Grad (cycles/degree). Beide Einheiten beschreiben die Ortsfrequenz der Streifenmuster.

Die höchste Ortsfrequenz, also die meisten Streifen pro Fläche, die noch erkannt wird, entspricht der Gittersehschärfe.

▪ Teller Acuity Cards (TAC)

Die Amerikaner Teller und Dobson haben die Teller Acuity Cards entwickelt, mit denen auch im klinischen Alltag bei einem angemessenen Zeitaufwand (ca. 5 Min. pro Auge) das Visusäquivalent bestimmt werden kann.

Ein TAC-Satz besteht aus 15 grauen Pappkarten. Auf jeder Karte befindet sich ein 12,5 × 12,5 cm großes Feld mit schwarz-weißen Streifen rechts oder links von der Mitte. Der mittlere Grauwert der Streifen ist mit dem Grauwert des Hintergrundes identisch. In der Mitte der Karte befindet sich ein Beobachtungsloch.

2.2 · Sehschärfe

Testdurchführung:
- Untersuchungsentfernung: je nach Alter der Kinder wird die Untersuchung in 38 cm, 55 cm oder 84 cm durchgeführt
- Wenn möglich sollten die Karten in einer Stellwand wie bei einem „Kasperle-Theater" angeboten werden, die von anderen Reizen abschirmen soll. Dabei entspricht die Farbe der Stellwand dem Grauwert der Karten.
- Die Untersucherin nimmt Blickkontakt mit dem Kind auf und hält dann die Karte vor.
- Solange das Kind die Streifenmuster noch von der grauen Fläche auf der anderen Seite der Pappkarte unterscheiden kann, fixiert es lieber die Streifen. ◘ Abb. 2.11
- Die Untersucherin beobachtet die spontane Blickbewegung durch das kleine Loch in der Kartenmitte. Für eine objektive Beurteilung sollte ihr möglichst nicht bekannt sein, auf welcher Seite sich die Streifen befinden.
- Werden die Streifen nicht mehr erkannt, schaut das Kind hin und her. Aus der zuletzt erkannten Gittersehschärfe wird das Visusäquivalent errechnet und dokumentiert.

■ **Cardiff Acuity Cards**

Die Cardiff Acuity Cards nutzen ebenfalls die Preferential looking Methode. Sie sind gut für die Praxis geeignet, weil sie weniger Platz benötigen als die TAC.

Auf den vertikal angeordneten Tafeln mit grauem Hintergrund befindet sich oben oder unten eine Testfigur. Diese besteht aus einer weißen Linie, die auf beiden Seiten von einer schwarzen Linie begrenzt ist. Die schwarze Linienbreite beträgt 50 % der weißen Linienbreite. Damit entspricht die mittlere Leuchtdichte der Testfigur der des Hintergrundes. Von Visusstufe zu Visusstufe verringert sich die Linienbreite, die Größe des Bildes bleibt unverändert. Werden die Linien nicht mehr erkannt, verschmelzen sie mit dem Hintergrund.

Durch die vertikale Anordnung kann man die Blickbewegungen des Kindes auch bei einem horizontalen Nystagmus oder frei alternierendem Schielen gut beurteilen.

Testdurchführung:
- Untersuchungsentfernung: 1 m (Visusäquivalent von 0,1 bis 1,0 möglich) oder 50 cm (0,05–0,5)
- pro Visusstufe gibt es 3 Karten, die in beliebiger Reihenfolge vorgehalten werden
- Die Untersucherin beobachtet die spontane Blickbewegung über die Karte hinweg. Für eine objektive Beurteilung soll der Untersucherin möglichst nicht bekannt sein, an welcher Stelle sich die Testfigur befindet.

Die Ergebnisse des Cardiff-Tests sind häufig etwas besser als die mit den TAC ermittelten Werte. Genauso wie bei den TAC ist das Ergebnis bei Strabismus- und Anisometropieamblyopie nur eingeschränkt verwertbar.

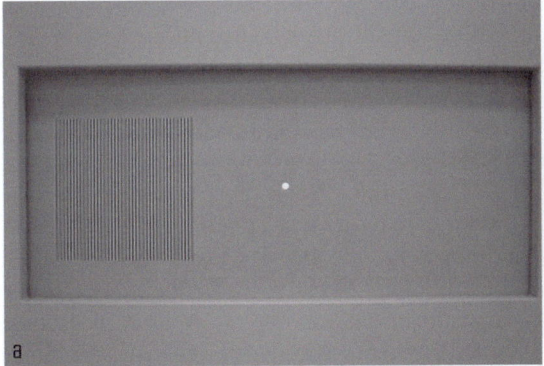 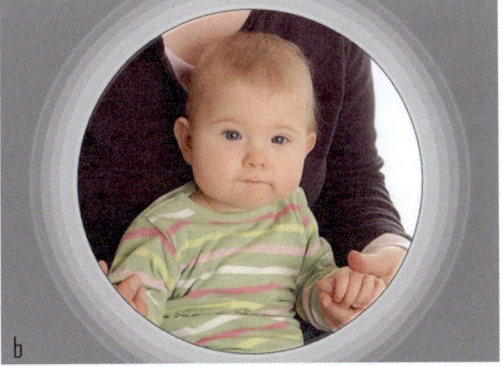

◘ **Abb. 2.11** Untersuchung mit den Teller Acuity Cards. **a** Auf der TAC-Karte werden die Streifen links angeboten. **b** Durch das Loch in der Mitte der Karte sieht die Untersucherin, dass das Kind nach links schaut

> **Tipp für die Praxis**
>
> Die Aufmerksamkeitsspanne bei Säuglingen und Kleinkindern ist oft sehr kurz. Deshalb muss notiert werden, mit welchem Auge die Untersuchung begonnen wurde und wie gut die Mitarbeit war.

2.2.5.4 Besondere Methoden bei Verdacht auf eine hochgradige Visusminderung

Wenn mit normalen Sehreizen keine Aussage über die Sehfähigkeit getroffen werden kann, gibt es andere Methoden:
- Kann die Fixation monokular oder binokular aufgenommen werden?
- Können Folgebewegungen, z. B. mittels optokinetischem Nystagmus (OKN) oder Spiegelraumbewegungen ausgelöst werden?
- Kann eine VECP-Antwort abgeleitet werden?

▪▪ Fixationsaufnahme

Ab dem 3. Lebensmonat ist eine gezielte Fixation zu erwarten. Für die Überprüfung der Fixationsaufnahme wird ein helles Licht, ein größeres Spielzeug oder ein stilisiertes Gesicht angeboten. Die Lichtfixation entspricht dabei einer schlechteren Sehleistung als die Fixation von kleinen Objekten.

Säuglinge reagieren ab dem 3. Lebensmonat reflexartig mit einem Lächeln auf ein lächelndes Gesicht. (Hyvärinen et al. 2014) Eine Ansprache oder Geräusche sollen dabei vermieden werden, da sonst die Reaktion auch auf den akustische Reiz erfolgt sein kann.

▪▪ Auslösen von Folgebewegungen

Ob ein Kind das Objekt wirklich fixiert oder es nur so aussieht, kann man ggf. differenzieren, in dem man die Folgebewegungen prüft. Ab dem 6. Lebensmonat sind glatte Folgebewegungen zu erwarten. (Pieh et al. 2012) Ein interessantes Objekt wird dafür langsam bewegt. Das kann das Bild des Kindes in einem Spiegel sein, der verkippt wird (Spiegelraumbewegungen). Auch mit einem OKN-Band können Folgebewegungen ausgelöst werden.

▪▪ Visuell evozierte kortikale Potentiale (VECP)

Bei einem Verdacht auf eine hochgradige Visusminderung oder Blindheit kann man durch eine elektrophysiologische Ableitung mittels VECP überprüfen, ob ein Sehreiz, z. B. ein Lichtblitz, überhaupt in der Sehrinde ankommt und wie lange dies dauert.

2.2.5.5 Visusprüfung bei Nystagmus

Bei einem Nystagmus sollte der Visus immer auch binokular geprüft werden, weil dieser oft besser ist als der monokulare. Bei der monokularen Visusprüfung wird deshalb das nicht geprüfte Auge nicht lichtdicht mit einem Pflaster abgedeckt, sondern mit einem Spielmann-Cover, mit Mattfolien oder Plusgläsern vernebelt. Die Glasstärke darf beim Fernvisus nicht zu stark gewählt werden (ca. +4dpt) und beim Nahvisus nicht zu schwach (ca. +7dpt). Die Sehschärfe des nicht zu prüfenden Auges muss soweit reduziert sein, dass sie unter der des geprüften Auges liegt.

> **Schaut die Patientin auch sicher nicht an der Vernebelung vorbei?**
>
> Unabhängig von der Art der Vernebelung muss darauf geachtet werden, dass die Patientinnen nicht an der Vernebelung vorbeischauen. Dies ist manchmal schwer zu beurteilen, wenn z. B. zusätzlich auch noch eine Kopfzwangshaltung besteht.

2.2.5.6 Retinale Sehschärfe

Unter der retinalen Sehschärfe versteht man das neuronale Auflösungsvermögen. Es wird das Auflösungsvermögen der Fotorezeptoren ohne den Einfluss der brechenden Medien geprüft.

Die retinale Sehschärfe spielt hauptsächlich bei Medientrübungen mit einer Visusminderung eine Rolle. Man kann feststellen, mit welchem Visus z. B. nach einer Kataraktextraktion zu rechnen ist. Dies ist besonders wichtig, wenn durch die Trübung der Linse die Beurteilung der zentralen Netzhaut nicht möglich ist. Die Methode ist bei kleineren

Kindern nicht möglich, da die Angaben subjektiv erfolgen müssen.

Gemessen wird die retinale Sehschärfe mit dem Retinometer.

Methode
- Über eine Lasertechnik wird ein Streifenmuster auf der Netzhaut abgebildet.
- Die Laserbündel sind sehr dünn und liegen im langwelligen Frequenzbereich, sodass an den brechenden Medien kaum eine Streuung entsteht.
- Die Streifen sind in der Ausrichtung und der Streifenbreite veränderbar.
- Die höchste aufgelöste Ortsfrequenz entspricht der retinalen Sehschärfe.
- Prüfbereich: von 0,03 bis 1,0

2.2.5.7 Untersuchungsstrategien bei Verdacht auf eine funktionelle Sehstörung

Als funktionelle Sehstörungen werden Einschränkungen des Sehvermögens bezeichnet, bei denen sich keine organische Ursache nachweisen lässt und eine Amblyopie ausgeschlossen wurde. Dies kann sich als Visusminderung oder sogar Angabe von Blindheit ausdrücken. Die Patientinnen sind sich oft nicht bewusst, dass ihre Symptome Ausdruck einer seelischen Belastung sind, die sich nur körperlich manifestieren. Der Begriff psychosomatische Störung beschreibt diesen Konflikt.

Dem gegenüber steht die Simulation, bei der Patientinnen bewusst eine Störung angeben, um einen Vorteil zu erlangen. Die Aggravation ist die simulierte Verstärkung einer bereits bestehenden organischen Störung.

Der Nachweis einer funktionellen Sehstörung erfordert viel Erfahrung. Einige Strategien bieten sich auch bei Kindern an:
- Mit den kleinsten Optotypen beginnen: Man prüft bewusst über oder an der Visusschwelle. Patientinnen geben an, diese nicht erkennen zu können. Dann werden die Optotypen Stufe für Stufe vergrößert bis sie erkannt werden. Damit liegt man dann oft in einem höheren Visusbereich, als wenn man mit großen Optotypen beginnt.
- Die Testentfernung halbieren: Bei halber Entfernung müsste das Visusergebnis doppelt so gut sein. Meist ist es bei einer funktionellen Visusminderung aber deutlich schlechter.
- Ein Planglas oder Gläser mit sehr geringen Werten vorgeben: Kinder mit einem Brillenwunsch erreichen damit häufig eine volle Sehschärfe.
- Mojon-Karte: Diese stellt verschieden große Testfiguren auf einem gleichbleibend dünn gestreiften Hintergrund dar. Patientinnen wird damit suggeriert, dass es auf die Größe der Testfiguren ankommt. Sie benennen oft die große Testfigur richtig, geben aber an, die kleinere nicht zu erkennen. Tatsächlich ist der Visus aber immer gut, wenn überhaupt Testfiguren entdeckt werden, da die Streifen erkannt werden.
- Der OKN: Der OKN kann nicht unterdrückt werden, nicht einmal, wenn die Sehschärfe sehr schlecht ist. Deshalb kann man mit dem OKN die fälschliche Angabe von Blindheit aufdecken.

2.3 Akkommodation

> **Akkommodation**
>
> Akkommodation bedeutet die Veränderung der Linsenbrechkraft mit dem Ziel, Objekte in allen Entfernungen scharf auf der Netzhaut abzubilden. Der spezifische Reiz für das Auslösen von Akkommodation ist die Bildunschärfe. ◘ Abb. 2.12

Das Akkommodationsergebnis ist abhängig von folgenden Faktoren:
- Konturenreichtum: Je mehr Konturen vorhanden sind, desto genauer wird die Akkommodation geregelt. Ein Konturenmangel kann hingegen zu einer ungenauen Akkommodation führen, meist wird dann zu viel akkommodiert.
- Eine funktionierende Fovea: Bei einer Störung des zentralen Sehens kann es zu einer ungenauen oder unzureichenden Akkommodation kommen.

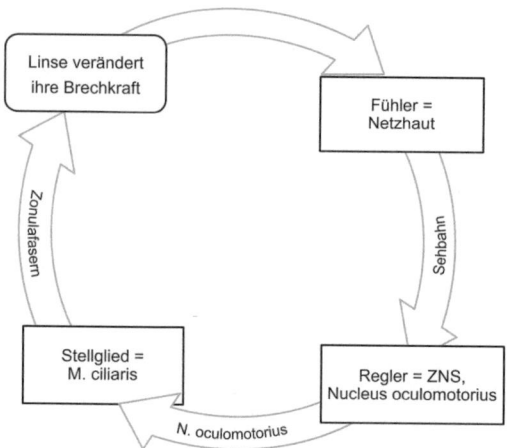

Abb. 2.12 Der Regelkreis der Akkommodation. Die unscharfe Netzhautabbildung wird an das Gehirn übermittelt. Von dort wird eine Akkommodationsinnervation an den M. ciliaris ausgesendet, der daraufhin kontrahiert. Die Zonulafasern erschlaffen und die Linse erhöht ihre Brechkraft

2.3.1 Akkommodationsentwicklung

Säuglinge im 1. Lebensmonat sind auf ca. 20 cm fokussiert und können die Akkommodation noch nicht auf andere Entfernungen einstellen. (Haynes et al. 1965) Ab dem 2. Lebensmonat ist eine flexible Akkommodation möglich, ab dem 4. Lebensmonat kann nahezu normales, also entfernungsentsprechendes Fokussieren beobachtet werden. Bis zum 6. Lebensmonat hat sich die Fähigkeit zur Akkommodationsregelung voll entwickelt.

Neuere Studien zeigen, dass die Akkommodationsentwicklung vorprogrammiert ist. Auch Frühgeborene entwickeln bei intakter Fovea ein normales Akkommodationsvermögen, wenn das korrigierte Alter berücksichtigt wird. (Horwood et al. 2015)

> **Nice to know**
> Das korrigierte Alter bei Frühgeborenen meint nicht das tatsächliche Alter seit der Geburt, sondern das Alter nach dem eigentlich errechneten Geburtstermin.
> Beispiel: Ein Kind wird 6 Wochen vor dem errechneten Termin geboren. Am Tag des errechneten Geburtstermins ist das korrigierte Alter 0 Wochen.

Presbyopie

Die Fähigkeit zur Akkommodation lässt im Laufe des Lebens nach, denn die Verformbarkeit der Linse nimmt im Alter ab. Der Linsenkern verhärtet sich und es kommt zu einem Elastizitätsverlust. Der Ziliarmuskel kontrahiert zwar weiterhin, aber die Linse kann ihre Form nicht mehr ändern. ▶ Abschn. 2.1.1

Die Akkommodationskurve nach Duane zeigt den Verlust der Akkommodationsfähigkeit mit zunehmendem Alter. Neuere Studien haben die Gültigkeit der Duane-Kurve bestätigt. ◘ Abb. 2.13 ◘ Tab. 2.8

Man unterscheidet zwischen dem Akkommodationsaufwand und dem Akkommodationserfolg. Der Akkommodationsaufwand entspricht der Brechwertänderung der Linse. Der Akkommodationserfolg wird durch den Refraktionsfehler und die Art der Korrektur beeinflusst.

— Bei emmetropen Augen entspricht der Akkommodationsaufwand dem Akkommodationserfolg.
— Bei hyperopen Augen mit einer Brillenkorrektur muss für den gleichen Erfolg mehr Akkommodationsaufwand geleistet werden.
— Bei myopen Augen mit einer Brillenkorrektur muss für den gleichen Erfolg weniger Akkommodationsaufwand geleistet werden.

In der Praxis tritt die Akkommodation nie isoliert auf. Sie ist Teil eines Reflexes, der sogenannten Naheinstellungstrias: Konvergenz, Akkommodation und Miosis treten gleichzeitig auf, wenn in der Nähe fixiert wird. Dieser Reflex ist auch willkürlich auslösbar. Er ist so locker gekoppelt, dass die Anteile der Konvergenz und der Akkommodation unterschiedlich stark eingesetzt werden können.

2.3.2 Untersuchung der Akkommodation

Es gibt 2 Möglichkeiten, die Akkommodation zu messen:

2.3 · Akkommodation

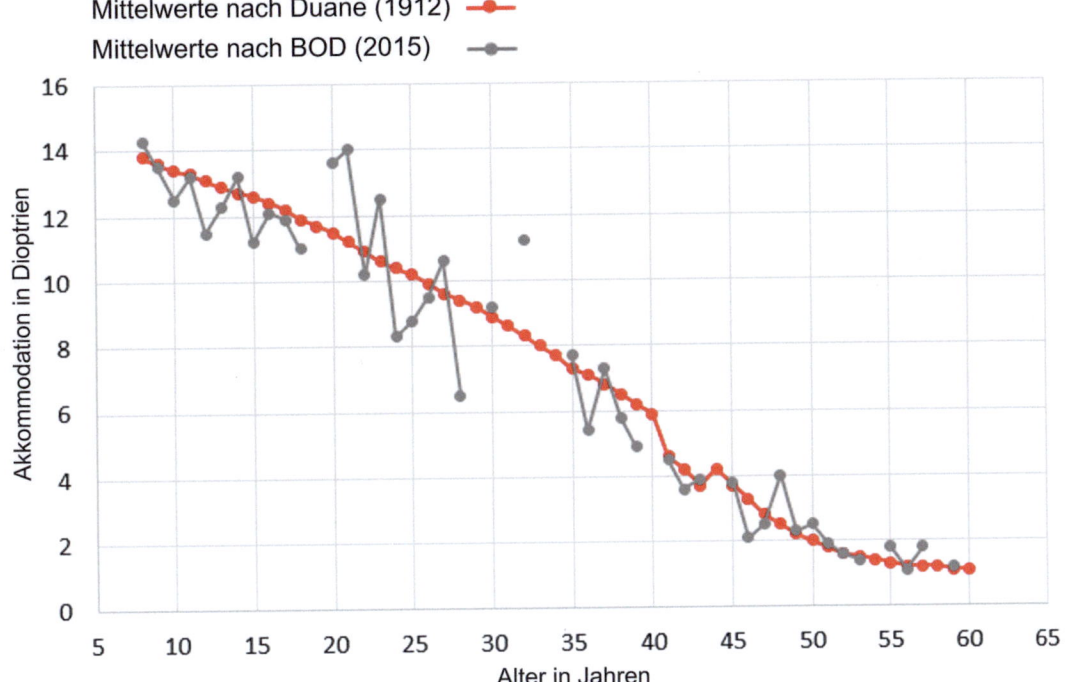

Abb. 2.13 Die Normkurve der Akkommodation. Die Duane-Kurve zeigt die Akkommodationsfähigkeit in Abhängigkeit vom Alter. (Duane 1912) Diese wurde durch die Forschungsgruppe des BOD überprüft und konnte bestätigt werden. (Bendzmierowski et al. 2019) Beide Kurven zeigen die Mittelwerte der jeweiligen Studien

Tab. 2.8 Altersentsprechende Akkommodation beim korrigierten Auge

Alter in Jahren	Akkommodation in dpt	Nahpunkt in cm
10	14	7–8
20	10	10
30	7	14
40	4–5	20–25
50	1–2	ca. 50
60	1	1 m
70	0,5	2 m

- die Messung des Akkommodationsnahpunkts in Zentimeter
- die Messung der Akkommodationsbreite in Dioptrien

2.3.2.1 Messung des Akkommodationsnahpunktes

- Die Patientin trägt die Fernkorrektur.
- Die Messung beginnt im scharfen Bereich. Dafür wird ein kleines Objekt, z. B. eine Zahl, langsam angenähert, bis es unscharf gesehen wird.
- Nun folgt die Messung aus dem unscharfen Bereich. Dafür wird das Objekt aus der Nähe immer weiter weggeführt, bis es wieder dauerhaft scharf gesehen wird. Man entfernt das Objekt nochmals etwas weiter, um sicher zu stellen, dass es nicht noch schärfer wird.

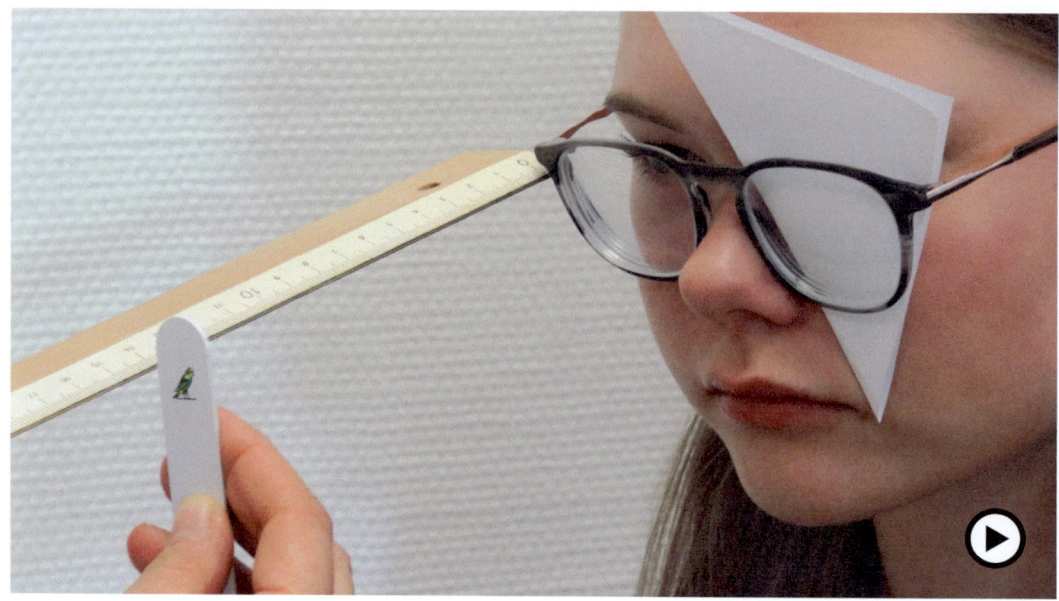

Abb. 2.14 Die Messung des Akkommodationsnahpunkts (► https://doi.org/10.1007/000-gy9)

- Dieser Vorgang wird ggf. in beide Richtungen einige Male wiederholt, um die Reproduzierbarkeit einschätzen zu können. ◘ Abb. 2.14
- Der Mittelwert der Messungen entspricht dem Akkommodationsnahpunkt in Zentimetern (cm). Der Kehrwert entspricht dem maximalen Akkommodationsvermögen in Dioptrien (dpt).
- Bei Kindern im non-verbalen Alter kann die Akkommodation mit dem Skiaskop objektiv überprüft werden. Das Skiaskop wird zusammen mit dem Objekt angenähert. Solange noch akkommodiert wird, ist der Flackerpunkt sichtbar. ► Abschn. 4.2.2

Die Umrechnung vom Akkommodationsnahpunkt in die Akkommodationsleistung erfolgt mit der Formel: 1/m = dpt (Akkommodationsleistung).

> ► Beispiel zur Errechnung der Akkommodationsleistung
>
> Es wird ein Nahpunkt von 25 cm ermittelt. 1/0,25 m = 100/25 cm = 4 dpt Akkommodationsleistung ◄

Durch wiederholte Messungen kann auch eine Ermüdbarkeit der Akkommodation auffallen. Der Nahpunkt wird dann von Messung zu Messung schlechter.

2.3.2.2 Messung der Akkommodationsbreite

- Die Patientin trägt ihre Fernkorrektur.
- Es wird eine visusentsprechende Optotype in der Ferne fixiert und dabei Minusgläser vorgegeben. Durch Akkommodation kann die Optotype wieder scharf gestellt werden.
- Die Minusgläser werden verstärkt und die Patientin wird aufgefordert, das Bild immer wieder „scharf zu stellen".
- Wenn dies nicht mehr gelingt, entspricht die Akkommodationsleistung in Dioptrien dem letzten Glas, mit dem gerade noch scharf gesehen wurde.

Die Ergebnisse der Akkommodationsprüfung in der Nähe sind besser als die in der Ferne, da die Akkommodation in der Nähe physiologisch ist.

2.4 Kontrastsehen

Unter Kontrast versteht man die Differenz zwischen der Leuchtdichte eines Objekts und der mittleren Leuchtdichte des Hintergrunds.

Das Kontrastsehen ist die Fähigkeit, Leuchtdichteunterschiede wahrzunehmen, z. B. bei weißen Streifen auf einem schwarzen Hintergrund. Die Anzahl der Streifen auf einer definierten Fläche ist die Ortsfrequenz. Sie hat einen Einfluss darauf, wie gut der Kontrast wahrgenommen wird. Eine niedrige Ortsfrequenz besteht bei wenigen breiten Streifen pro Fläche. Eine hohe Ortsfrequenz besteht bei vielen dünnen Streifen pro Fläche.

Das Kontrastsehen entwickelt sich erst nach der Geburt. Muster mit einer niedrigen Ortsfrequenz werden schon sehr früh wahrgenommen, weil sie die periphere Netzhaut reizen, die schon fast vollständig ausgereift ist. Die Zapfen der Fovea verdichten sich noch innerhalb der ersten 8 Lebensmonate, sodass sich in dieser Zeit die Wahrnehmung von Mustern mit hoher Ortsfrequenz stark verbessert. Es ist noch umstritten, wann das Kontrastsehen voll ausgereift ist. Verschiedene Forschungen zu diesem Thema sind sich jedoch einig, dass dies nicht in den ersten Lebensjahren erreicht wird.

Auf der Netzhaut sind die Übergänge wegen der Abbildungsfehler durch die brechenden Medien immer fließend. ◘ Abb. 2.15 Fehlkorrekturen können eine Abbildung zusätzlich verschlechtern. Bei einer Amblyopie kann es durch das Verschmelzen von Streifen zur Wahrnehmung dickerer Streifen kommen. Das entspricht dann einer niedrigeren Ortsfrequenz. Das gemessene Visusäquivalent kann in diesem Fall bis zu einer Oktave besser ausfallen aus es tatsächlich ist. Eine Oktave repräsentiert die Halbierung oder Verdopplung einer Frequenz. ▶ Abschn. 7.4.1.

Die Wahrnehmung einer Linie hängt davon ab, ob der Kontrast hoch genug ist und wie dick die Linie ist. Die Abbildung der Linie reizt einen Netzhautbereich, dessen Fotorezeptoren auf ein rezeptives Feld geschaltet sind. ▶ Abschn. 2.1.4 Je nachdem wie stark oder schwach das rezeptive Feld gereizt wird, desto besser oder schlechter kann die Linie wahrgenommen werden. ◘ Abb. 2.16

Aus dieser Feststellung heraus erklärt sich auch die Form der sogenannten Kontrastempfindlichkeitskurve, engl. Contrast sensitivity function (CSF).

2.4.1 Funktion der Kontrastempfindlichkeit

Die Kontrastempfindlichkeit beschreibt die Wahrnehmung von Mustern bei einer gleichbleibenden Ortsfrequenz mit abnehmendem Kontrast: Wie lange kann bei einem abnehmendem Kontrast ein Muster noch erkannt werden? Testet man dies mit verschiedenen Ortsfrequenzen, entsteht die Kontrastempfindlichkeitskurve (CSF). ◘ Abb. 2.17

2.4.1.1 Krankheitsbilder mit reduziertem Kontrastsehen

Es gibt viele Krankheitsbilder, bei denen das Kontrastsehen reduziert ist:
- eine Katarakt
- Optikuserkrankungen, z. B. eine Optikusneuritis oder eine endokrine Orbitopathie
- refraktive Ursachen, z. B. eine nicht- oder fehlkorrigierte Ametropie, multifokale Kontaktlinsen
- eine Lese-Rechtschreib-Schwäche (Teilleistungsschwäche)
- eine Amblyopie

Für die Diagnostik der Krankheitsbilder wird die Messung der Kontrastempfindlichkeit oft gar nicht durchgeführt. Dennoch korreliert die reduzierte Kontrastempfindlichkeit oft mit den subjektiven Beschwerden der Patientinnen, wie eine Sehverschlechterung in der Dämmerung. Bei einigen Diagnosen kann es hilfreich sein, die Kontrastempfindlichkeit im Verlauf zu beobachten. Eine Verschlechterung des Kontrastsehens bei einer endokrinen Orbitopathie deutet z. B. auf eine zunehmende Optikusbeteiligung hin.

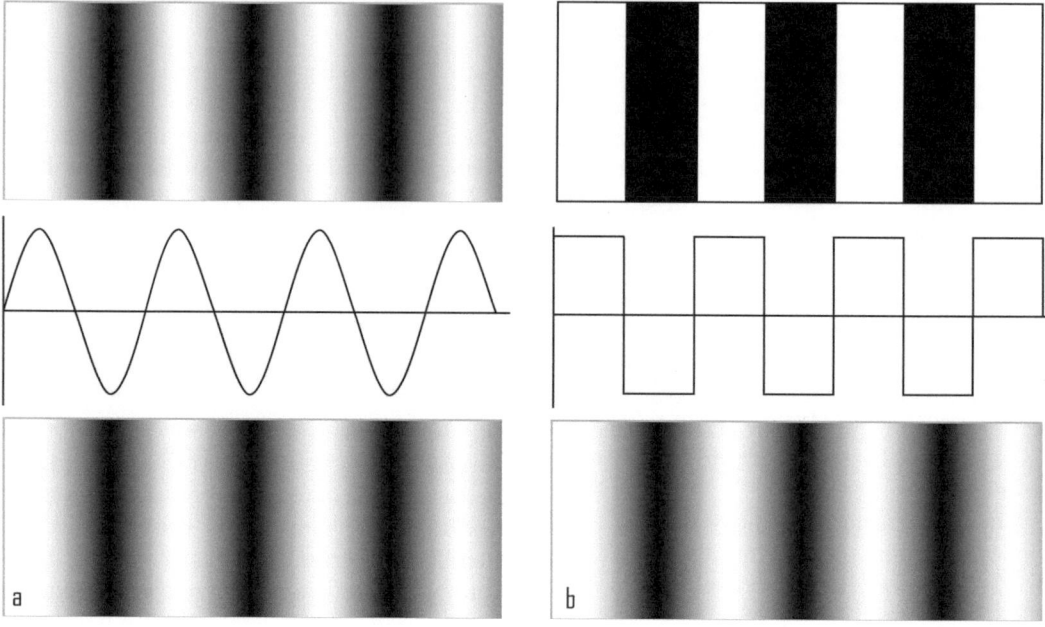

Abb. 2.15 Die Netzhautabbildung bei einem kontrastreichen Streifenmuster. Der Übergang von Hell zu Dunkel im Muster kann fließend (a) oder abrupt (b) sein. Auf der Netzhaut sind die Übergänge wegen der Abbildungsfehler durch die brechenden Medien immer fließend

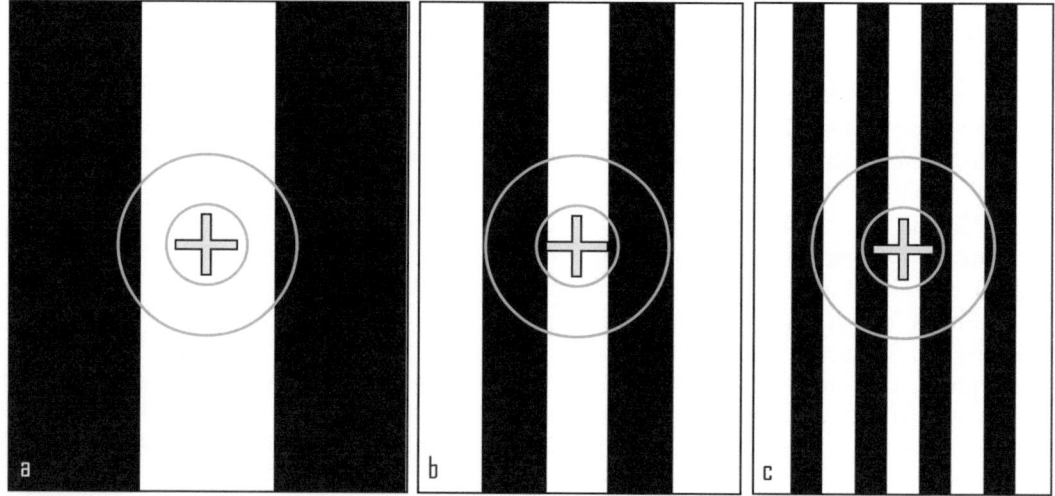

Abb. 2.16 Die Abhängigkeit der Reizantwort von der Ortsfrequenz. **a** Die breite weiße Linie beleuchtet das gesamte rezeptive Feld. Die Erregung, die durch das beleuchtete Zentrum entsteht, wird durch die Hemmung ausgeglichen, die durch die beleuchtete Peripherie entsteht. Deshalb wird die niedrige Ortsfrequenz schlechter erkannt. **b** Die weiße Linie beleuchtet das Zentrum des rezeptiven Feldes deutlich mehr als die Peripherie. Deshalb tritt kein hemmender Einfluss auf. Es kommt zu einer nahezu optimalen Erregung. Diese Ortsfrequenz wird am besten wahrgenommen. **c** Trotz einer viel höheren Ortsfrequenz ist die Reizantwort ähnlich wie bei **a**. Das Zentrum wird nicht optimal erregt, deshalb wird die hohe Ortsfrequenz etwas schlechter wahrgenommen

2.4 · Kontrastsehen

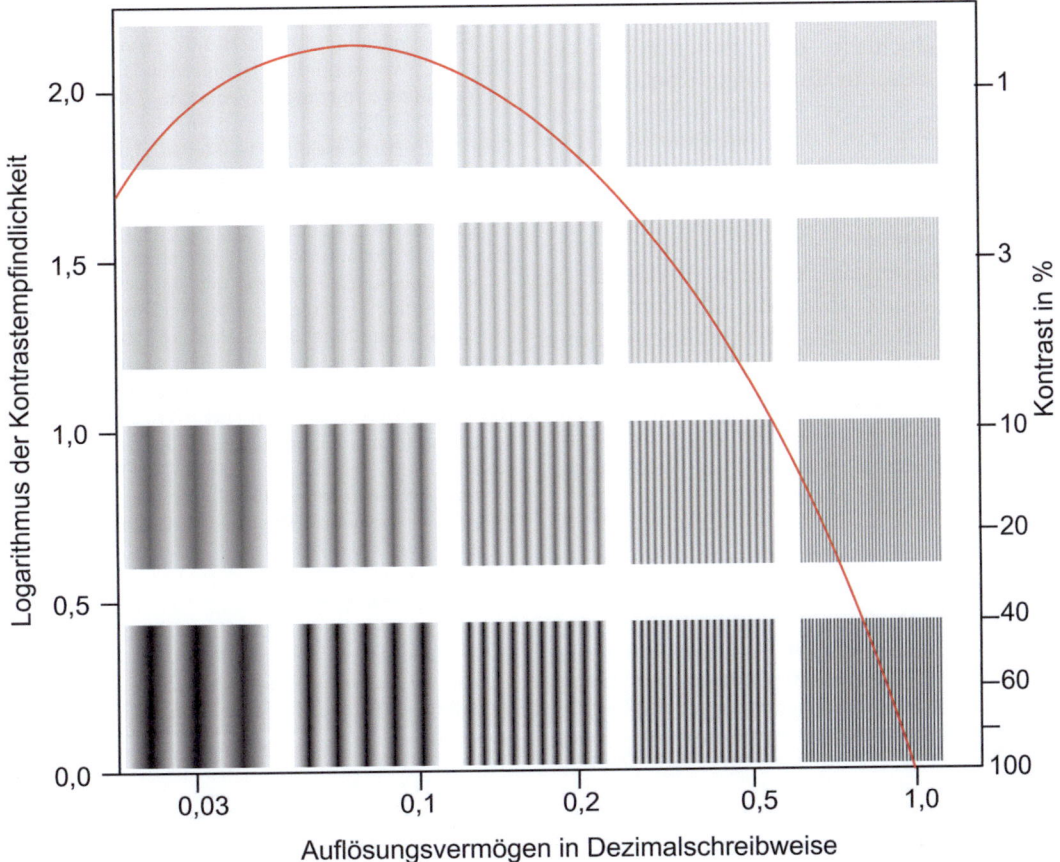

Abb. 2.17 Kontrastempfindlichkeitskurve (CSF). Die x-Achse zeigt das Auflösungsvermögen. Die Ortsfrequenz des Streifenmusters nimmt von links nach rechts zu, d. h. die Linien sind dichter und dünner. Die y-Achse zeigt den Kontrast. Dieser nimmt von unten nach oben ab, die Linien werden grauer. Die CSF eines Erwachsenen (rote Linie) zeigt eine typische Kurvenform. Sehr grobe Muster werden auch bei einem reduziertem Kontrast noch recht gut erkannt. Muster mit mittlerer Ortsfrequenz werden am besten erkannt und sehr feine Muster am schlechtesten. Die Stelle, an der die Kurve die x-Achse schneidet gibt das Visusäquivalent dieser Person an. Denn hier ist der Punkt abgebildet, an dem bei bestem Kontrast ein Streifenmuster gerade noch als Streifenmuster erkannt wird und noch nicht zu einer grauen Fläche verschmolzen ist

2.4.2 Tests zur Messung der Kontrastempfindlichkeit

■■ Vistech

Der Test zeigt Streifenmuster mit verschiedenen Ortsfrequenzen und Orientierungen. Die Patientin muss monokular aus einer Entfernung von 1 m angeben, ob und in welche Richtung die Streifen der Testflächen geneigt sind. Die Ergebnisse werden als CSF dargestellt und dokumentiert.

■■ Pelli-Robson-Chart

Der Test nutzt gleichgroße Buchstaben in verschiedenen Kontrastabstufungen. Hier kommt es nicht auf eine normierte Form des Optotypen an, sondern vielmehr auf deren Kontrast. Es ist wichtig, die Tafel in blendfreiem aber hellem Licht zu betrachten. Die Patientin muss aus einem Abstand von 1 m monokular die Buchstaben vorlesen. Sollte sie presbyop sein, wird +0,75 bis +1dpt als Additiv dazu gegeben. Auf einem Auswertungsformular lässt sich dann die Kontrast-empfindlichkeit der Patientin dokumentieren. Beachte: Ein hoher Kontrast entspricht einer geringen Empfindlichkeit, die in einer kleineren Zahl ausgedrückt wird (0,0 ist das schlechteste Ergebnis).

▪▪ Mesoptometer
Mit dem Mesoptometer wird das Sehen in der Dämmerung sowie die Blendungsempfindlichkeit überprüft. Diese Untersuchung ist notwendig bei Führerscheingutachten und bei Menschen, die unter einer verminderten Sehfähigkeit in der Dämmerung und in der Nacht berichten und dadurch z. B. Probleme beim Autofahren haben.

Literatur

Bach M, Kommerell G (1998) Sehschärfebestimmung nach Europäischer Norm: wissenschaftliche Grundlagen und Möglichkeiten der automatischen Messung. Klin Monatsbl Augenheilkd 212:190–195

Bear MF, Connors BW, Paradiso MA (2018) Das zentrale visuelle System. In: Engel A (Hrsg) Neurowissenschaften. Springer Spektrum, Berlin, Heidelberg. ▶ https://doi.org/10.1007/978-3-662-57263-4_10

Bendzmierowski K, Heins R, Waeselmann G et al. (2019) Liefert die Akkommodationskurve nach Duane auch heute noch Normwerte? orthoptik pleoptik 42:6–16

Duane A (1912) Normal values of the accommodation at all ages. JAMA LIX(12):1010–1013

EN ISO 8596:2018 + A1:2020

Eysel U (2019) Sehbahn und Sehrinde. In: Brandes R, Lang F, Schmidt RF (Hrsg) Physiologie des Menschen. Springer-Lehrbuch. Springer, Berlin, Heidelberg, S 748. ▶ https://doi.org/10.1007/978-3-662-56468-4_58

Flom MC, Weymouth FW, Kahnemann D (1963) Visual resolution and contour interaction. J Opt Soc Amer 53:1026–1032

Gräf M (2020) Sehschärfe. In: Steffen H, Kaufmann H (Hrsg) Strabismus, 5. Aufl. Thieme, Stuttgart, S 59

Gräf M (2021) Klinische Visusbestimmung. Z prakt Augenheilkd 42:513–524

Haase W, Hohmann A (1982) Ein neuer Test (C-Test) zur quantitativen Prüfung der Trennschwierigkeiten („crowding") – Ergebnisse bei Amblyopie und Ametropie. Klin Monatsbl Augenheilkd 180:210–215

Haase W, Rassow B (2003) Sehschärfe. In: Kaufmann H (Hrsg) Strabismus, 3. Aufl., Thieme, Stuttgart

Haynes H, White BL, Held R (1965) Visual accommodation in human infants. Science 148:528

Horwood AM, Toor SS, Riddell PM (2015) Convergence and Accommodation Development is Preprogrammed in Premature Infants. Invest Ophthalmol Vis Sci 56(9):5370–5380

Hubel D, Wiesel T (1979) Die Verarbeitung visueller Informationen. Spektrum

Hubel D, Wiesel T (1987) Die Verarbeitung visueller Informationen. in: Wahrnehmung und visuelles System. Spektrum der Wissenschaft, S 36–47

Hyvärinen L, Walthes R, Jacob N et al (2014) Current understanding of what infants see. Curr Ophthalmol Rep 2(4):142–149

Lalor SJ, Formankiewicz MA, Waugh S (2016) Crowding and visual acuity measured in adults using paediatric test letters, pictures and symbols. J Vis Res 121:31–38

Pieh C, Proudlock F, Gottlob I (2012) Smooth pursuit in infants: maturation and the influence of stimulation. Br J Ophthalmol 96:73–77

Schulz E (1984) Binocular micromovements in normal persons. Graefe's Archive for clinical and experimental Ophthalmology 222:95–100

Wesemann W, Schiefer U, Bach M (2010) Neue DIN-Normen zur Sehschärfebestimmung. Ophthalmologe 107:821–826

Binokularsehen

Inhaltsverzeichnis

3.1 Physiologie des Binokularsehens – 46
3.1.1 Das monokulare Sehen – 46
3.1.2 Das binokulare Sehen – 47
3.1.3 Korrespondenz – 54

3.2 Untersuchung des Binokularsehens – 58
3.2.1 Untersuchung des Simultansehens – 58
3.2.2 Untersuchung der Fusion – 58
3.2.3 Untersuchung des Stereosehens – 62

3.3 Untersuchung der Korrespondenz – 66
3.3.1 Prinzipien der Korrespondenzprüfung – 67
3.3.2 Korrespondenz-Untersuchungsmethoden – 67

Literatur 69

Ergänzende Information Die elektronische Version dieses Kapitels enthält Zusatzmaterial, auf das über folgenden Link zugegriffen werden kann ▶ https://doi.org/10.1007/978-3-662-71354-9_3. Die Videos lassen sich durch Anklicken des DOI Links in der Legende einer entsprechenden Abbildung abspielen, oder indem Sie diesen Link mit der SN More Media App scannen.

© Der/die Autor(en), exklusiv lizenziert an Springer-Verlag GmbH, DE, ein Teil von Springer Nature 2025
C. Schöffler and B. Wahl, *Lehrbuch für die Orthoptik*,
https://doi.org/10.1007/978-3-662-71354-9_3

3.1 Physiologie des Binokularsehens

Die Augen sind hauptsächlich für die Reizaufnahme zuständig, die visuelle Verarbeitung findet im Gehirn statt. Es ist aber leichter, die Vorgänge des Sehens und der Lokalisation auf der Netzhaut darzustellen. Deshalb tut man so, als fänden diese Vorgänge auf der Netzhaut statt.

3.1.1 Das monokulare Sehen

Die Aufgabe des Auges ist die optische Orientierung im Raum. Immer wenn die Netzhaut durch einfallendes Licht oder bestimmte Bilder gereizt wird, wird der Lichtstrahl nicht nur in seiner Helligkeit oder Farbe wahrgenommen, sondern auch immer in eine bestimmte Richtung lokalisiert.

> Jede Netzhautstelle hat einen bestimmten Raumwert.

Jedes Bild aus dem Außenraum kann mithilfe des Knotenpunktes auf die Netzhaut übertragen werden. Der Knotenpunkt ist ein fiktiver Punkt im optischen System des Auges, durch den alle in das Auge einfallenden Strahlen verlaufen müssen, um auf die Netzhaut zu gelangen. ▶ Abschn. 4.1 Das Bild auf der Netzhaut ist:
— seitenverkehrt
— umgekehrt (auf den Kopf gestellt)
— verkleinert

■■ Hauptsehrichtung
Bei der Konstruktion eines Bildes auf der Netzhaut gibt es immer eine Verbindung zwischen dem Fixierobjekt und der Fovea. Diese Verbindungslinie nennt man Hauptsehrichtung oder Gesichtslinie. Mit der Abbildung des Fixierobjekts auf der Fovea ist das Gefühl verbunden, dieses Objekt direkt anzusehen, also „zu fixieren".
— Ein Objekt links vom Fixierobjekt trifft auf der Netzhaut des rechten Auges auf eine Netzhautstelle (NHS) temporal von der Fovea.
— Ein Objekt rechts vom Fixierobjekt trifft im rechten Auge auf eine Netzhautstelle nasal von der Fovea.

■■ Nebensehrichtung
Die Verbindungslinie zwischen einer peripheren Netzhautstelle (Peripherie = Umgebung) und einem entsprechenden Objekt im Außenraum nennt man Nebensehrichtung. Alle Netzhautstellen lokalisieren entsprechend ihrer Lage auf der Netzhaut:
— nasale NHS lokalisieren nach temporal
— temporale NHS lokalisieren nach nasal
— obere NHS lokalisieren nach unten
— untere NHS lokalisieren nach oben

■■ Lokalisationsarten
Folgende Arten werden unterschieden:

- **Relative Lokalisation**

Unter relativer Lokalisation versteht man die Zuordnung der Objekte im Außenraum zum Fixierobjekt. Sie beschreibt das Verhältnis von der Hauptsehrichtung zur Nebensehrichtung. Die Nebensehrichtungen lokalisieren relativ zur Fovea, die den Mittelpunkt bildet. Wie weit entfernt vom Fixierobjekt ist ein weiteres Objekt z. B. rechts oder links davon? Die relative Lokalisation ändert sich mit jeder Blickbewegung.

- **Egozentrische Lokalisation**

Unter egozentrischer Lokalisation versteht man die Zuordnung der Objekte im Außenraum zum eigenen Körper. Die Person selbst bildet den Mittelpunkt. Wenn sich nur die Blickrichtung ändert, verändert sich die Anordnung von Objekten im Raum zum eigenen Körper nicht. Die egozentrische Lokalisation hängt also nicht nur von der Hauptsehrichtung ab. Wenn sich die Hauptsehrichtung ändert, muss sich die egozentrische Lokalisation nicht ändern.

- **Absolute Lokalisation**

Unter absoluter Lokalisation versteht man die Fähigkeit des Auges bzw. der visuellen Sensorik, eine subjektiv klare Vorstellung von horizontal und vertikal zu vermitteln. Dies funktioniert auch bei Dunkelheit. Ohne Vergleichskonturen sind wir bei aufrechter Kopfhaltung in der Lage, z. B. drehbare Leuchtlinien genau senkrecht oder waagerecht einzustellen.

3.1 · Physiologie des Binokularsehens

▪▪ Fixationseinstellreflex

Objekte in unserer Umgebung reizen ständig periphere Netzhautstellen. Dies führt nicht zwangsläufig jedes Mal zu Fixationsänderungen. Wenn ein peripheres Objekt unsere Aufmerksamkeit erregt, führen die Augen eine reflexartige Bewegung aus, um dieses nun foveolar zu fixieren. Durch diesen Fixationseinstellreflex ändert sich häufig die Blickrichtung, z. B. beim Gehen auf der Straße. Trotzdem ist nicht immer dort "geradeaus", wohin wir gerade blicken, d. h. die egozentrische Lokalisation ändert sich nicht automatisch.

Bei den Lokalisationsbeispielen sind wir immer vom monokularen (einäugigen) Sehen ausgegangen. Tatsächlich aber sehen wir im Normalfall mit beiden Augen gleichzeitig, also binokular.

3.1.2 Das binokulare Sehen

Binokulares Sehen bedeutet, dass Seheindrücke beider Augen gleichzeitig wahrgenommen werden. Wenn beide Augen einen Punkt im Außenraum fixieren, richten sich beide Foveae auf diesen Punkt aus. Beide Foveae haben nun gemeinsam die Hauptsehrichtung. Das nennt man normale Korrespondenz.

Binokulares Einfachsehen (BES) besteht, wenn beide Augen Seheindrücke erhalten, die im Gehirn zu einem Seheindruck zusammengesetzt werden.

Voraussetzungen für normales binokulares Einfachsehen sind:
- eine normale motorische Koordination (Parallelstand der Augen)
- die monokularen Gesichtsfelder beider Augen müssen sich überlappen
- eine beidseits foveolare Fixation
- eine beidseits scharfe Abbildung auf der Retina durch klare brechende Medien
- Es muss eine Ähnlichkeit der Bilder in Form, Größe und Intensität bestehen.
- eine normale Korrespondenz
- eine normale sensorische Koordination, normale nervale Reizweiterleitung und Verarbeitung im Gehirn

▪▪ Einteilung des Binokularsehens

Man unterscheidet drei verschiedene Qualitäten von Binokularsehen ◘ Tab. 3.1:
1. Das Simultansehen
2. Die Fusion
3. Die Stereopsis

Zur grafischen Darstellung der binokularen Sehweise wird auch das sogenannte Zyklopenauge genutzt. ◘ Abb. 3.1

◘ Tab. 3.1	Die drei Qualitäten von Binokularsehen
Simultansehen	Die Seheindrücke des rechten und linken Auges werden gleichzeitig wahrgenommen. Dadurch kann Folgendes beobachtet werden: – Binokulares Einfachsehen: Die Seheindrücke beider Augen ergeben ein Bild. Die Seheindrücke können auch unterschiedlich sein – Doppelbilder: Die Seheindrücke beider Augen sind gleich, aber sie werden an unterschiedlichen Orten lokalisiert – Konfusion: Zwei verschiedene Seheindrücke werden am gleichen Ort gesehen – Dominanz: Der Seheindruck eines Auges wird stärker wahrgenommen – Wettstreit: Die Seheindrücke beider Augen rivalisieren und werden in Anteilen abwechselnd wahrgenommen
Fusion	Die Seheindrücke des rechten und linken Auges werden zu einem Bild verschmolzen. Die Grundlage dafür ist das Simultansehen. Die Bilder müssen gleich oder ähnlich sein in Hinsicht auf: die Form, die Farbe, die Größe und die Intensität – Die motorische Fusion: beide Gesichtslinien werden auf das Fixierobjekt eingestellt – Die sensorische Fusion: beide Bildeindrücke werden im Gehirn zu einem Seheindruck verschmolzen/fusioniert
Stereopsis	Die Seheindrücke des rechten und linken Auges werden zu einem räumlichen, dreidimensionalen Seheindruck verrechnet. Die Grundlage dafür ist Fusion

Während beide Foveae die Hauptsehrichtung repräsentieren, nehmen periphere Nebensehrichtungen ein. Auch diese liegen im Zyklopenauge übereinander.

Korrespondierende Netzhautstellen

Netzhautstellen, die in dieselbe Richtung lokalisieren, nennt man korrespondierende Netzhautstellen. Sie bilden Sehrichtungsgemeinschaften, die im gleichen Abstand und in der gleichen Richtung von der Fovea entfernt liegen. Sie haben den gleichen Raumwert. ◘ Abb. 3.2

Normale Korrespondenz

Beide Foveae bilden die Hauptsehrichtung und den Mittelpunkt. Sie haben denselben Raumwert, deshalb lokalisieren sie in dieselbe Richtung. Sie sind korrespondierende Netzhautstellen. Auch in der Peripherie gibt es korrespondierende Netzhautstellen.

Alle Bilder, die in beiden Augen auf korrespondierende Netzhautstellen treffen, werden als gleich weit vom Körper weg wie das Fixierobjekt wahrgenommen. Auch sie haben denselben Raumwert und werden zerebral zu einem Bild verschmolzen. Eine normale Korrespondenz ist die Voraussetzung für normales Binokularsehen.

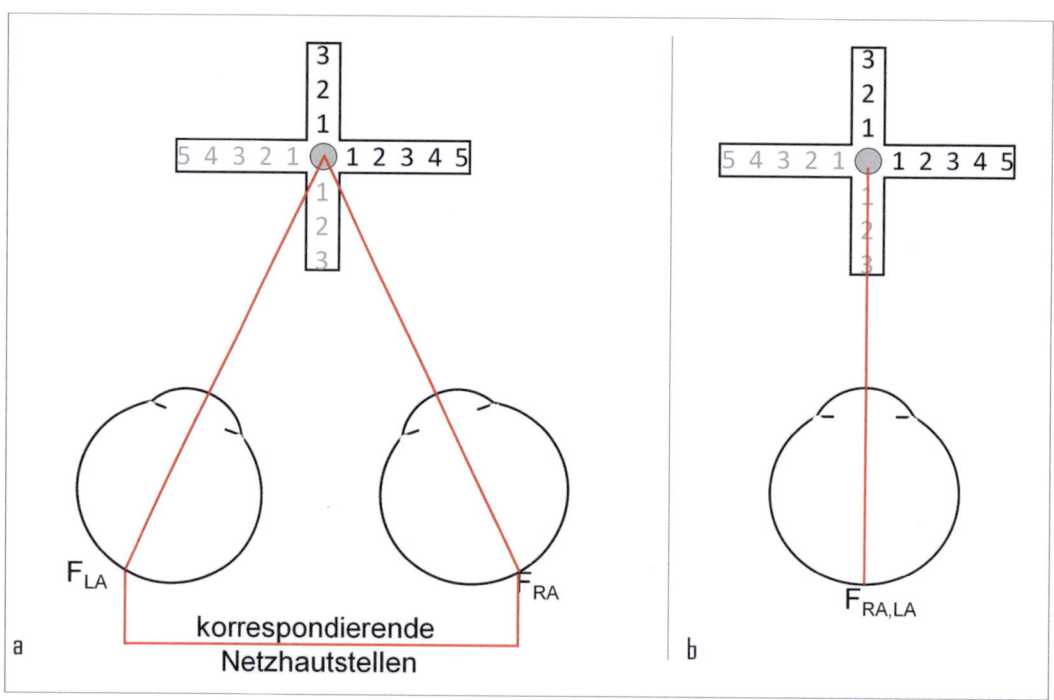

◘ **Abb. 3.1** Darstellung der binokularen Sehweise.
a Binokulare Sehweise mit korrespondierenden Foveae des linken Auges (F_{LA}) und des rechten Auges (F_{RA}).
b Darstellung als Zyklopenauge: die Foveae sind deckungsgleich platziert ($F_{RA,LA}$), sodass die Hauptsehrichtungen beider Augen übereinander liegen

3.1 · Physiologie des Binokularsehens

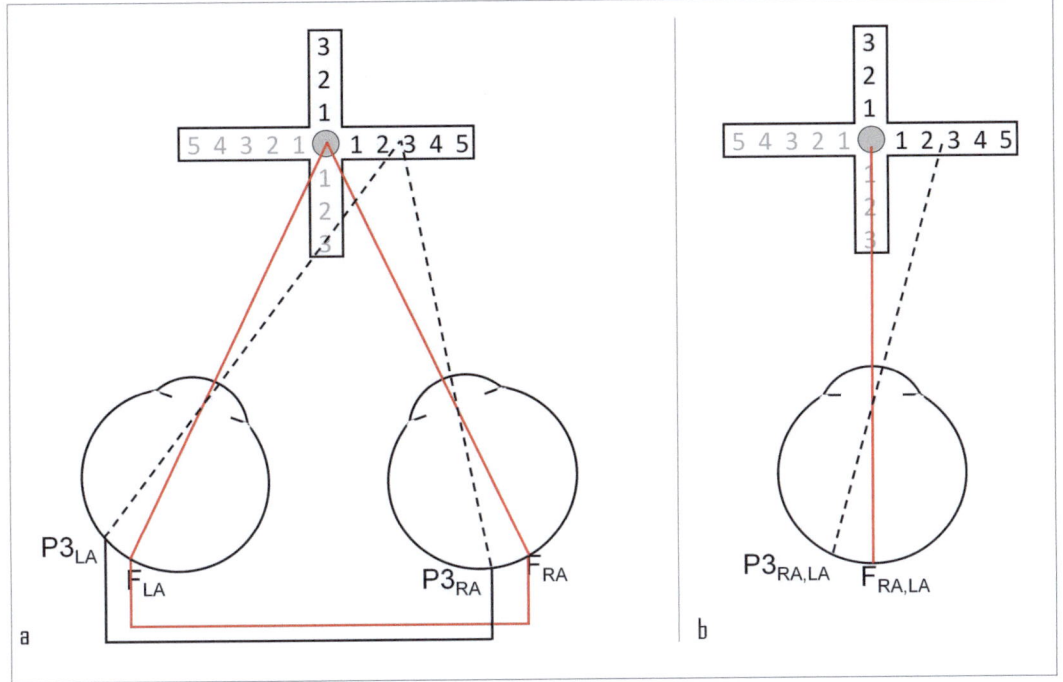

Abb. 3.2 **a** Korrespondierende Netzhautstellen: die Foveae (F_{RA} und F_{LA}) korrespondieren miteinander, die peripheren Netzhautstellen ($P3_{RA}$ und $P3_{LA}$) korrespondieren miteinander. Im linken Auge wird die NHS 3° temporal der Fovea gereizt ($P3_{LA}$), im rechten Auge wird die NHS 3° nasal der Fovea gereizt ($P3_{RA}$). **b** Auch die korrespondierenden peripheren NHS liegen im Zyklopenauge übereinander ($P3_{RA,LA}$)

Nicht alle Objekte im Außenraum reizen korrespondierende Netzhautstellen.

Nur Objekte, die auf einer imaginären Fläche im Außenraum liegen, auf der das Fixierobjekt liegt, reizen korrespondierende Netzhautstellen. Diese Fläche wird Horopter genannt.

■■ Horopter

Horopter bedeutet so viel wie Sehgrenze, abgeleitet von *horos* = Grenze, Ziel und *optos* = Wortwurzel für Vorgänge des Sehens.

Alle Objekte, die auf dem Horopter liegen, werden binokular einfach gesehen. Sie werden zu einem Bild fusioniert. Sie werden in die gleiche Richtung lokalisiert und in gleicher Entfernung wie das Fixierobjekt wahrgenommen. Das Fixierobjekt bildet den Mittelpunkt des Horopters. Mit jedem Blickwechsel ändert sich die Lage des Horopters, in der Ferne ist er größer und flacher als in der Nähe. Man unterscheidet zwei Arten des Horopters, den geometrischen und den empirischen.

Geometrischer Horopter Der geometrische, auch mathematischer Horopter oder Vieth-Müller-Kreis genannt, wurde errechnet. Die Berechnung beruht auf der Annahme, dass korrespondierende Netzhautstellen immer den gleichen Abstand zur Fovea haben. So fanden Vieth und Müller einen imaginären Kreis, der durch die Knotenpunkte beider Augen und das Fixierobjekt verläuft. (Herzau et al. 2020)

Empirischer Horopter Der empirische Horopter wurde in Experimenten ermittelt und entspricht dem subjektiven Empfinden. Er verläuft flacher als der geometrische Horopter.

Das liegt daran, dass der tatsächliche Abstand der korrespondierenden Netzhautstellen zur Fovea in beiden Augen nicht exakt gleich ist. Die nasalen Netzhautstellen haben beim empirischen Horopter einen größeren Abstand zur Fovea als die temporal liegenden korrespondierenden Netzhautstellen im Gegenauge. ◘ Abb. 3.3

▪▪ Physiologische Doppelbilder
Objekte, die nicht auf dem Horopter liegen und nicht in einem kleinen Raum vor und hinter dem Horopter (Panumraum), werden physiologisch doppelt gesehen.

Objekte, die vor dem Horopter liegen, reizen beidseits temporale Netzhautstellen. Diese lokalisieren nach nasal in den Außenraum, deshalb entstehen gekreuzte/heteronyme Doppelbilder.

Objekte, die hinter dem Horopter liegen, reizen beidseits nasale Netzhautstellen. Diese lokalisieren nach temporal in den Außenraum, deshalb entstehen ungekreuzte/homonyme Doppelbilder. ◘ Abb. 3.4

> **Definition**
>
> **homonym**: ungekreuzt/gleichsinnig, d. h. das Bild vom rechten Auge wird nach rechts lokalisiert, das Bild vom linken Auge nach links.
> **heteronym**: gekreuzt/gegensinnig, d. h. das Bild vom rechten Auge wird nach links lokalisiert, das Bild vom linken Auge nach rechts.

Je weiter etwas vom Fixierobjekt entfernt gesehen wird, desto unschärfer wird es. Deshalb werden die physiologischen Doppelbilder im täglichen Leben meist nicht wahrgenommen.

Klinische Bedeutung der physiologischen Doppelbilder Es gibt Patientinnen, die diese physiologischen Doppelbilder zufällig bemerken und besorgt zur Augenärztin gehen. Durch genaue Befragung kann zwischen pathologischen und physiologischen Doppelbildern unterschieden werden. Pathologische Doppel-

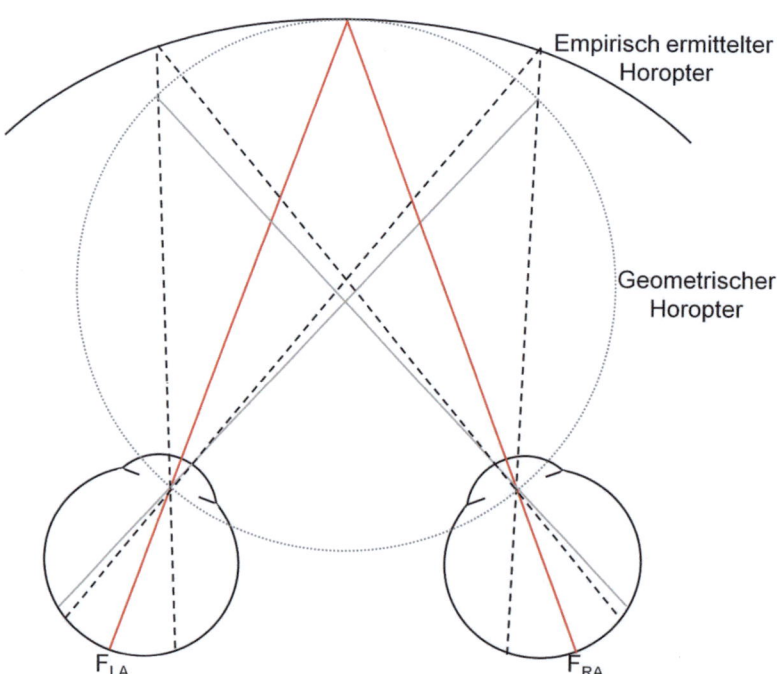

◘ **Abb. 3.3** Geometrischer und empirischer Horopter. Die nasal liegenden NHS haben beim empirischen Horopter jeweils einen größeren Abstand zur Fovea (F_{RA}, F_{LA}) als die temporal liegenden korrespondierenden NHS

3.1 · Physiologie des Binokularsehens

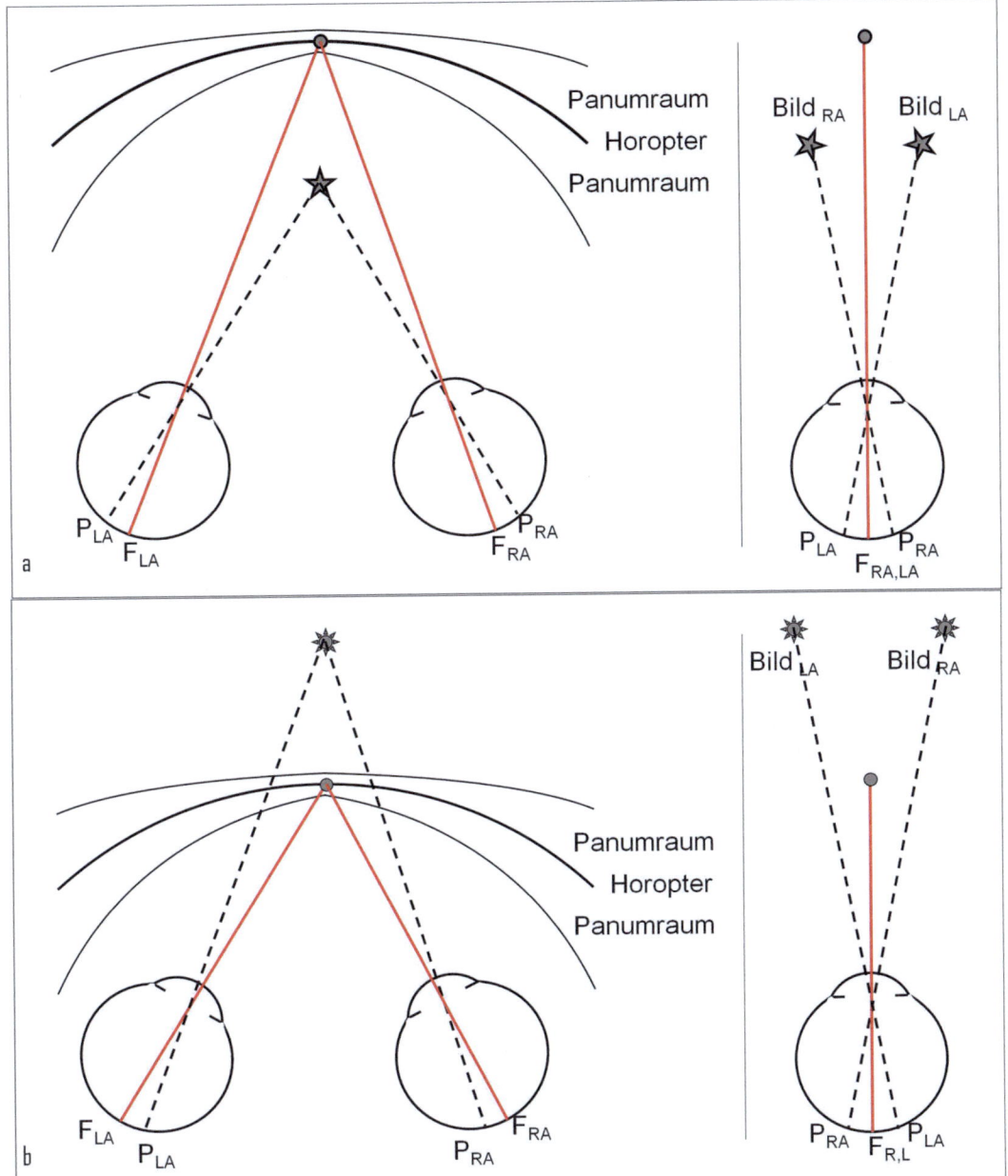

Abb. 3.4 Physiologische Doppelbilder
a heteronyme Doppelbilder. Das vor dem Horopter und außerhalb des Panumraums liegende Objekt (Stern) wird in beiden Augen auf temporal liegenden NHS (P_{RA}, P_{LA}) abgebildet, die nach nasal lokalisieren. In der Darstellung mit dem Zyklopenauge sind die Foveae beider Augen (F_{RA}, F_{LA}) übereinandergelegt, es wird zwischen den Doppelbildern hindurchgeschaut. Das Bild des rechten Auges wird links vom Fixierobjekt wahrgenommen, das Bild vom linken Auge wird rechts vom Fixierobjekt wahrgenommen.
b homonyme Doppelbilder. Das hinter dem Horopter und außerhalb des Panumraums liegende Objekt (Stern) wird in beiden Augen auf nasal liegenden NHS (P_{RA}, P_{LA}) abgebildet, die nach temporal lokalisieren. Das Bild des rechten Auges wird rechts vom Fixierobjekt wahrgenommen, das Bild vom linken Auge wird links vom Fixierobjekt wahrgenommen

bilder betreffen das Fixierobjekt. Nur Objekte, die nicht fixiert werden und vor oder hinter dem Fixierobjekt liegen, werden physiologisch doppelt gesehen.

Man kann die Wahrnehmung physiologischer Doppelbilder auch diagnostisch und therapeutisch nutzen. Sie zeigen, dass eine Patientin beide Augen benutzt und können für bestimmte Schulungen genutzt werden (z. B. Perlenschnur).

▪▪ Stereosehen

Nach der Definition des Horopters müsste man schlussfolgern, dass nur Objekte, die auf dem Horopter liegen, binokular einfach gesehen werden. Es gibt aber einen kleinen Bereich um den Horopter herum, in dem man auch binokular einfach sieht. Dieser Bereich im Außenraum liegt vor und hinter dem Horopter und wird Panumraum genannt.

Der Panumraum ist in der Peripherie deutlich größer als im Zentrum um die Fovea herum.

Objekte, die im Panumraum liegen, also vor und hinter dem Horopter, reizen querdisparate Netzhautstellen. ◘ Abb. 3.5

> **Querdisparate Netzhautstellen**
>
> Querdisparate Netzhautstellen liegen seitlich verschoben zur eigentlich korrespondierenden Netzhautstelle.

Die Querdisparation löst keine physiologischen Doppelbilder aus, sondern wird zerebral in Stereosehen umgerechnet. Es entsteht ein räumliches Empfinden nach vorne oder hinten.
- Temporale Querdisparation: Tiefensehen nach vorne
- Nasale Querdisparation: Tiefensehen nach hinten

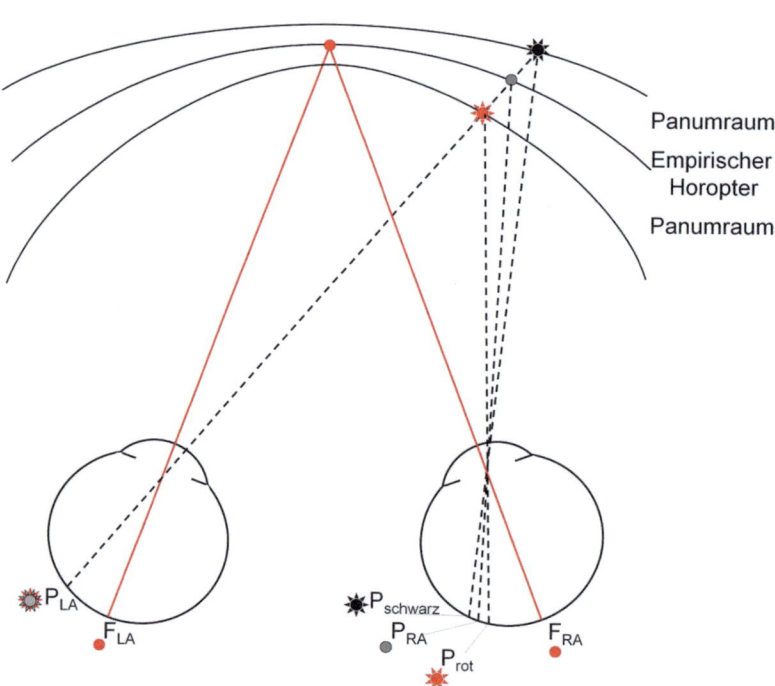

◘ **Abb. 3.5** Querdisparation im Panumraum.
Der Fixierpunkt (roter Punkt) wird auf beiden Foveae (F_{RA}, F_{LA}) abgebildet. Seitlich liegt auf dem Horopter ein Objekt (grauer Punkt), welches auf korrespondierenden peripheren Netzhautstellen (P_{RA}, P_{LA}) in beiden Augen abgebildet wird. Im Panumraum liegende Objekte, die sich vor (roter Stern) und hinter (schwarzer Stern) dem Objekt befinden, werden im linken Auge deckungsgleich auf einer peripheren Netzhautstelle abgebildet (P_{LA}). Im rechten Auge werden sie jedoch auf leicht querdisparaten peripheren Netzhautstellen abgebildet: das näher liegende Objekt (roter Stern) auf einer nasal von P_{RA} liegenden Netzhautstelle (P_{rot}), das entfernter liegende Objekt (schwarzer Stern) auf einer temporal von P_{RA} liegenden Netzhautstelle ($P_{schwarz}$)

3.1 · Physiologie des Binokularsehens

Stellt man sich eine Netzhautstelle im linken Auge vor, auf die Objekte vom Horopter und aus dem Panumraum treffen, so gibt es im rechten Auge mehrere Netzhautorte, die mit dieser NHS im linken Auge zusammenarbeiten:
- eine korrespondierende NHS
- eine nasal querdisparate NHS löst räumliches Sehen nach hinten aus
- eine temporal querdisparate NHS löst räumliches Sehen nach vorn aus

In der Peripherie kann die querdisparate Netzhautstelle wesentlich weiter von der korrespondierenden Netzhautstelle entfernt liegen als im Zentrum. Dies führt dann zu einer intensiven räumlichen Wahrnehmung. Im Zentrum liegen die querdisparaten Netzhautstellen dichter an der korrespondierenden Netzhautstelle. Deshalb kann man hier auch sehr kleine räumliche Unterschiede wahrnehmen. Dies entspricht einer höheren Qualität des Stereosehens.

Die Verschaltung der Sinneszellen und der ableitenden Nervenfasern führt dazu, dass der Panumraum in der Peripherie größer ist als im Zentrum.
- Im Zentrum, also im Bereich der Fovea, liegt eine 1:1 Schaltung vor, d. h. ein Photorezeptor wird auf eine Bipolarzelle und dann auf eine Ganglienzelle geschaltet.
  ▶ Abschn. 2.1.1
- In der Peripherie kommt es zur Konvergenz der Erregung, d. h. mehrere Photorezeptoren werden auf eine Bipolarzelle geschaltet und mehrere Bipolarzellen auf eine Ganglienzelle.

Trotz physiologischer Doppelbilder werden Objekte außerhalb des Panumraums auch räumlich gesehen. Hierbei unterscheidet man:
- Quantitative Stereopsis: ein Areal vor und hinter dem Panumraum, in dem zwar schon doppelt gesehen wird, aber noch eine exakte räumliche Wahrnehmung möglich ist.
- Qualitative Stereopsis: Das Doppelbildpaar kann noch als näher oder ferner als das Fixierobjekt wahrgenommen werden, aber eine genaue räumliche Wahrnehmung ist nicht mehr möglich. Es ist nur noch die Angabe möglich, dass sich das Objekt in einer sehr weiten Entfernung befindet.

▪▪ Diplopie und Konfusion

Weicht ein Auge aus dem Parallelstand ab, reizt das Fixierobjekt in diesem Auge nicht mehr die Fovea. Es wird eine periphere Netzhautstelle gereizt.
- Beim Abweichen des Auges nach innen reizt das Fixierobjekt eine nasale Netzhautstelle. Diese lokalisiert nach temporal in den Außenraum. Es kommt zu homonymen Doppelbildern.
- Beim Abweichen des Auges nach außen reizt das Fixierobjekt eine temporale Netzhautstelle. Diese lokalisiert nach nasal in den Außenraum. Es kommt zu heteronymen Doppelbildern.

> **Diplopie**
>
> Ein Objekt im Außenraum reizt in beiden Augen unterschiedliche Netzhautstellen, die nicht denselben Raumwert besitzen. Man sieht dasselbe Objekt gleichzeitig an zwei verschiedenen Orten.

Weicht ein Auge aus dem Parallelstand ab, reizen unterschiedliche Objekte die Foveae beider Augen. Das Fixierobjekt reizt die Fovea des fixierenden Auges. Die Fovea des abgewichenen Auges wird von einem peripher gelegenen Objekt gereizt. Da beide Foveae den gleichen Raumwert besitzen, werden beide Objekte am gleichen Ort gesehen (Konfusion).

> **Konfusion**
>
> Die Foveae beider Augen werden durch unterschiedliche Objekte gereizt, lokalisieren aber an denselben Ort im Außenraum. Man sieht zwei verschiedene Objekte am selben Ort.

3.1.3 Korrespondenz

Bei einer normalen Korrespondenz nehmen die Foveae beider Augen gemeinsam die Hauptsehrichtung ein. Beide haben den Raumwert ‚geradeaus'. Dies gilt auch dann, wenn kein Parallelstand mehr besteht, sondern ein Auge in eine Schielstellung abweicht.
◘ Abb. 3.6

3.1.3.1 Anpassmechanismen bei erworbenem Schielen

Bei einem Schielbeginn im frühen Kindesalter setzen schnell sensorische Anpassmechanismen ein. Sie bewirken, dass die Diplopie und die Konfusion nicht mehr wahrgenommen werden. Das Binokularsehen wird aufgegeben, um störungsfrei sehen zu können.

▪▪ Ausbildung von Skotomen (Hemmzonen)
— Das Fixierpunktskotom: Das Fixierpunktskotom nach Harms bildet sich aus, um Diplopie zu vermeiden. Das Skotom liegt im abgewichenen Auge dort, wo das Fixierobjekt abgebildet wird (Stelle P).
— Das Zentralskotom: Das Zentralskotom entsteht, um Konfusion zu vermeiden. Da die Fovea des abgewichenen Auges trotz Schielstellung immer noch die Stelle des schärfsten Sehens ist, wird sie besonders stark supprimiert. Bei monokularer Fixation besteht das Skotom nicht mehr und die Fovea fixiert wieder.

> **Skotom**
>
> Unter Skotomen versteht man inselförmige Gesichtsfeldbereiche, in denen der Seheindruck gehemmt wird. Dies geschieht nur, wenn beidäugig geschaut wird. Monokular bestehen die Skotome nicht mehr und unterscheiden sich deshalb von echten Gesichtsfeldausfällen mit organischer Ursache, die auch Skotome genannt werden.

Die Größe, die Intensität und die Tiefe der Skotome hängen vom Zeitpunkt des Schielbeginns ab. Das Zentral- und das Fixierpunktskotom können dann bei kleinen Schielwinkeln auch ineinander übergehen. Bei einem alternierenden Strabismus können die Skotome auch vom einen zum anderen Auge wechseln.

▪▪ Ausbildung von Suppression
Der Seheindruck eines Auges wird ständig unterdrückt. Das kann streng einseitig sein, z. B. bei einem großem Schielwinkel mit einer Amblyopie oder einer Anisometropie. Die Suppression kann aber auch alternierend auftreten, z. B. bei einem großen Schielwinkel ohne eine Amblyopie. Das Fixierpunkt- und das Zentralskotom können sich ausdehnen.

▪▪ Ausbildung einer anomalen Korrespondenz
Bei einer anomalen Korrespondenz wird die Fovea-zu-Fovea-Korrespondenz aufgegeben. Es bilden sich neue Sehrichtungsgemeinschaften. Die Fovea des Führungsauges korrespondiert mit einer peripheren Netzhautstelle des geführten Auges, dem sogenannten anomalen Lokalisationszentrum (ALZ) oder kurz Anomaliezentrum. Diese Netzhautstelle lokalisiert gemeinsam mit der Fovea des Führungsauges an einen Ort im Außenraum und erhält den Raumwert ‚geradeaus'.

Die Fovea des geführten Auges übernimmt den Raumwert einer peripheren Netzhautstelle. Sie wird binokular zu einer Nebensehrichtung. Auch alle anderen Netzhautstellen erhalten nun andere Raumwerte entsprechend der Differenz, die das neue Korrespondenzzentrum ALZ zur Fovea hat.

> **Anomale Korrespondenz**
>
> Es bilden sich neue binokulare Sehrichtungsgemeinschaften aus, um eine motorische Anomalie (Strabismus) teilweise oder auch vollständig sensorisch zu kompensieren. Die Ausbildung einer anomalen Korrespondenz ist der Versuch, trotz Schielstellung Binokularsehen zu ermöglichen.

Es wird hier von der Vorstellung ausgegangen, dass sich die anomale Korrespondenz aus einer normalen Korrespondenz entwickelt. Es gibt aber auch Schielformen, bei denen vermutlich primär ein sensorischer Defekt vorliegt,

3.1 · Physiologie des Binokularsehens

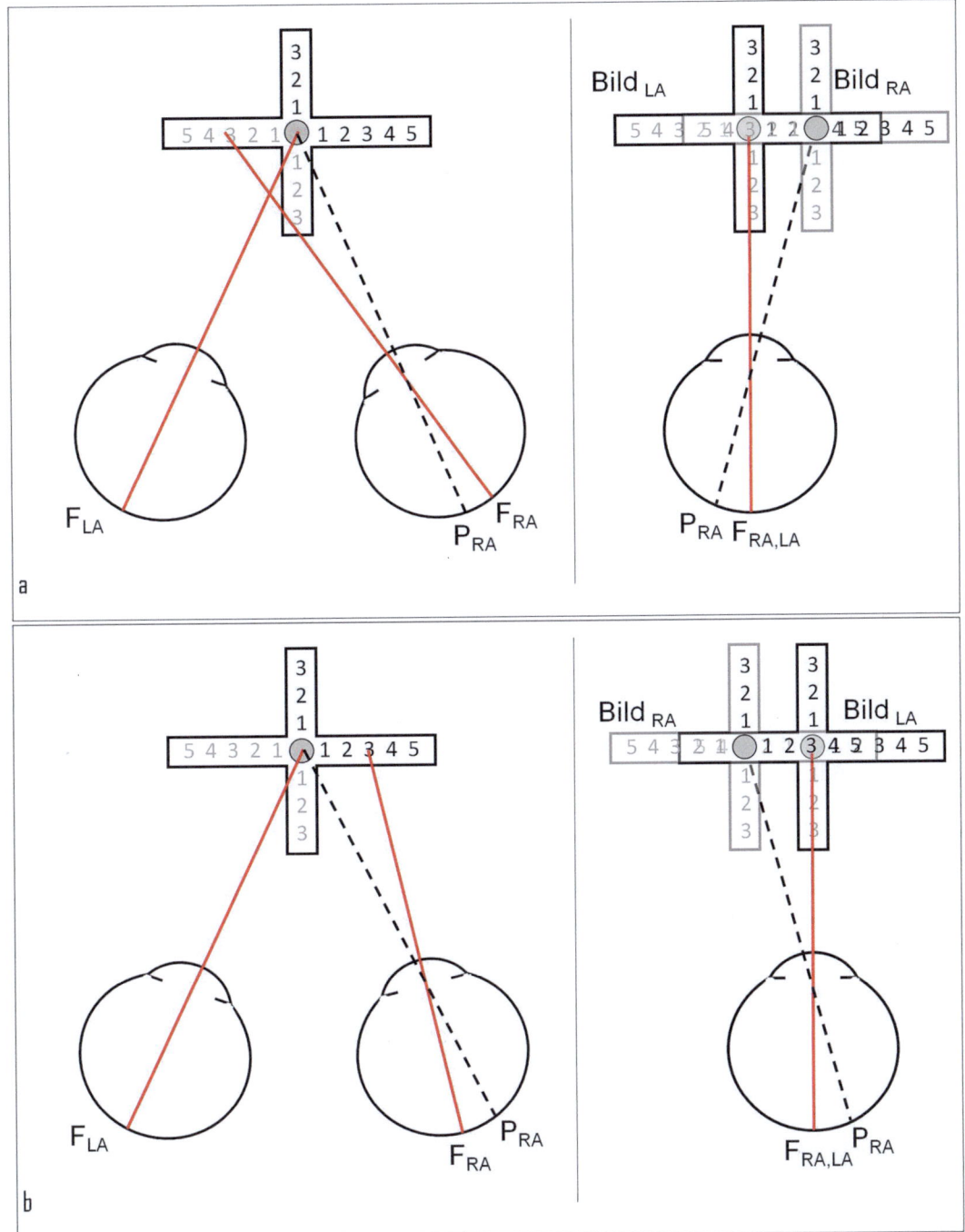

Abb. 3.6 Doppelbilder bei manifestem Schielen.
a Esotropie des rechten Auges. Im rechten Auge reizt das Fixierobjekt eine Netzhautstelle (P_{RA}), die nasal der Fovea (F_{RA}) liegt. Diese lokalisiert nach temporal, also nach rechts in den Außenraum. Es kommt zu homonymen Doppelbildern.
b Exotropie des rechten Auges. Im rechten Auge reizt das Fixierobjekt eine Netzhautstelle (P_{RA}), die temporal der Fovea (F_{RA}) liegt. Diese lokalisiert nach nasal, also nach links in den Außenraum. Es kommt zu heteronymen Doppelbildern

der keine normale Korrespondenz ermöglicht. Dann bildet sich wahrscheinlich direkt eine anomale Korrespondenz aus, z. B. beim Mikrostrabismus. ▶ Abschn. 8.1.5

3.1.3.2 Formen der anomalen Korrespondenz

Um die verschiedenen Korrespondenzarten unterscheiden zu können, müssen verschiedene Aspekte berücksichtigt werden.
- Wie groß ist der objektive Schielwinkel? Er entspricht auf der Netzhaut des abgewichenen Auges dem Abstand zwischen der Fovea und der Stelle P. Der objektive Winkel beschreibt das gesamte Ausmaß der Stellungsabweichung.
- Wie groß ist der subjektiv empfundene Schielwinkel? Das ist abhängig davon, in welchem Abstand von der Fovea sich das Anomaliezentrum ausgebildet hat.
    - Bei einer normalen Korrespondenz entspricht der subjektive Winkel dem Abstand zwischen der Fovea und der Stelle P.
    - Bei einer anomalen Korrespondenz entspricht der subjektive Winkel dem Abstand zwischen dem Anomaliezentrum und der Stelle P.
- Wie weit von der Fovea entfernt hat sich das Anomaliezentrum entwickelt? Der Anomaliewinkel entspricht der Differenz zwischen der Fovea und dem Anomaliezentrum.

Daraus leitet sich ab: Anomaliewinkel = objektiver Winkel minus subjektiver Winkel.

Das Anomaliezentrum bildet sich immer entsprechend der Schielstellung aus: bei einer Esotropie liegt es nasal der Fovea und bei einer Exotropie temporal der Fovea.

▪▪ Harmonisch anomale Korrespondenz (HAK)

Bei einer harmonisch anomalen Korrespondenz bildet sich das Anomaliezentrum im abgewichenen Auge auf der Stelle aus, auf die das Fixierobjekt trifft. Die Stelle P und das Anomaliezentrum sind identisch. Diese Stelle übernimmt unter binokularen Bedingungen die Hauptsehrichtung. Sie korrespondiert mit der Fovea des Führungsauges, beide Netzhautstellen lokalisieren an den gleichen Ort in den Außenraum.

Auf der Fovea des abgewichenen Auges liegt ein Zentralskotom. Auf der Stelle P (= ALZ) liegt das Fixierpunktskotom. Beide sind nur bei binokularer Sehweise vorhanden.

Weil das ALZ auf der Stelle P liegt, wird subjektiv kein Schielen empfunden. Aufgrund der Skotome ist zentral zwar kein Binokularsehen möglich, peripher besteht aber Fusion auf anomaler Basis mit grober Stereopsis. ◘ Abb. 3.7

Das häufigste Krankheitsbild mit einer HAK ist der Mikrostrabismus.

▪▪ Disharmonisch anomale Korrespondenz (DHAK)

Bei einer disharmonisch anomalen Korrespondenz liegt das Anomaliezentrum zwischen der Fovea und der Stelle P. ◘ Abb. 3.8 Deshalb ist kein peripheres Binokularsehen möglich. Eine DHAK tritt meist bei großen Schielwinkeln auf, z. B. bei der Dekompensation eines Mikrostrabismus.

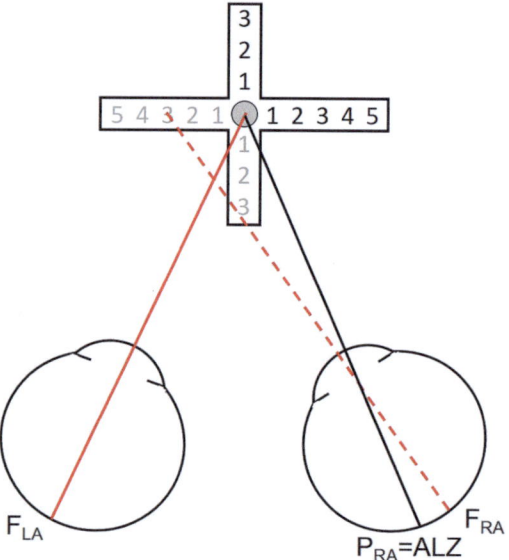

◘ Abb. 3.7 Harmonisch anomale Korrespondenz. Die Fovea des linken Auges (F_{LA}) korrespondiert mit dem Anomaliezentrum (ALZ) des rechten Auges. Harmonisch ist die Korrespondenz, wenn die periphere Netzhautstelle (P_{RA}) im abgewichenen Auge mit dem ALZ identisch ist. Der objektive Schielwinkel von 3° entspricht hier dem Anomaliewinkel. Der subjektive Schielwinkel ist 0°

3.1 · Physiologie des Binokularsehens

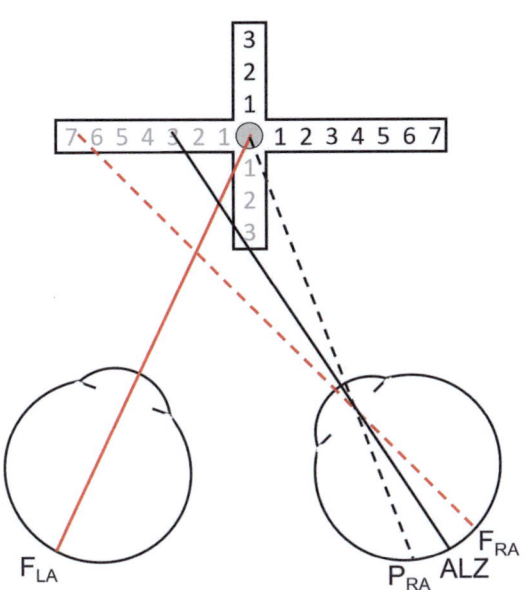

Abb. 3.8 Disharmonisch anomale Korrespondenz. Die Fovea des linken Auges (F_{LA}) korrespondiert mit dem Anomaliezentrum (ALZ) des rechten Auges. Disharmonisch ist die Korrespondenz, wenn die periphere Netzhautstelle (P_{RA}) im abgewichenen Auge nicht mit dem ALZ identisch ist. Der objektive Schielwinkel ist 7°. Der subjektive Winkel ist der Abstand zwischen P_{RA} und ALZ (4°). Der Anomaliewinkel ist der Abstand zwischen F_{RA} und ALZ (3°)

> **Winkelverhältnisse bei den Korrespondenzformen**
> — NK: objektiver Winkel = subjektiver Winkel, Anomaliewinkel = 0°
> — HAK: objektiver Winkel = Anomaliewinkel, subjektiver Winkel = 0°
> — DHAK: subjektiver Winkel + Anomaliewinkel = objektiver Winkel

■■ Paradoxe Korrespondenz

Die paradoxe Korrespondenz ist eine Sonderform der DHAK. Sie kann entstehen durch:
— eine Winkelverkleinerung: der objektive Winkel ist dann kleiner als der subjektive Winkel. Das ALZ liegt zwischen der Fovea und der Stelle P.
— einen Wechsel der Schielrichtung: Dies kann spontan oder nach einer Operation auftreten. Die Stelle P liegt dann auf der anderen Seite der Fovea. Dadurch ist der

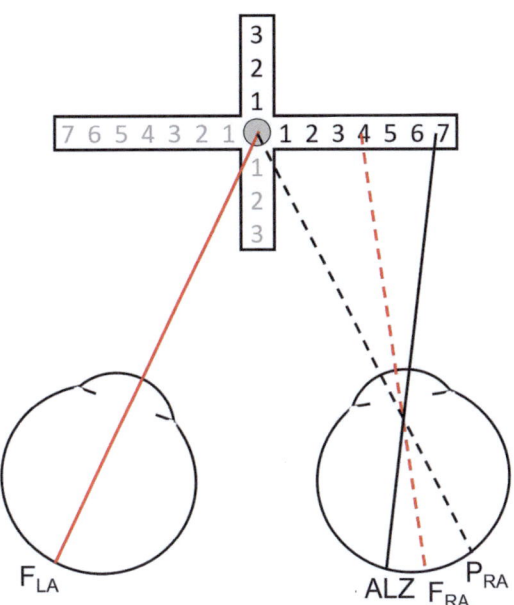

Abb. 3.9 Paradoxe Korrespondenz. Es besteht eine anomale Korrespondenz auf der Basis einer früheren Esotropie rechts. Bei einer konsekutiven Exotropie reizt das Fixierobjekt nun eine temporale Netzhautstelle (P_{RA}). Die Fovea des linken Auges (F_{LA}) korrespondiert aber weiterhin mit dem Anomaliezentrum (ALZ) des rechten Auges, welches nasal der Fovea liegt. Paradox ist eine disharmonische Korrespondenz, wenn der subjektive Schielwinkel größer als der objektive Schielwinkel ist. Der objektive Schielwinkel ist der Abstand zwischen der F_{RA} und P_{RA} (4° divergent). Der subjektive Winkel ist der Abstand zwischen P_{RA} und ALZ (7° divergent). Der Anomaliewinkel ist der Abstand zwischen F_{RA} und ALZ (3°)

subjektive Winkel größer als der objektive Winkel. ◘ Abb. 3.9

■■ Unscharfe Korrespondenz

Nicht immer ist das Ergebnis der Korrespondenzprüfung eindeutig. Es gibt auch Fälle, in denen zwischen normaler und anomaler Korrespondenz gewechselt wird. Das Ergebnis der Korrespondenzprüfung kann davon abhängig sein, ob natürliche oder unnatürliche Testbedingungen bestehen. Außerdem haben äußere Bedingungen wie die Beleuchtung einen Einfluss auf das Ergebnis. Man spricht dann von einem subnormalen Binokularsehen. ► Abschn. 8.1.6

3.2 Untersuchung des Binokularsehens

Um das Binokularsehen zu prüfen, müssen die Seheindrücke des rechten und linken Auges unterschieden werden können. Das nennt man Bildtrennung oder Dissoziation. Es gibt unterschiedlich starke Dissoziationsmethoden. Eine starke Dissoziation führt zu unnatürlichen Testbedingungen, eine schwache Dissoziation kommt natürlichen Bedingungen nahe.

Möglichkeiten der Bildtrennung:
- Lichtschweifgläser, z. B. die Bagolini-Brille
- Farbgläser, z. B. ein Hellrotfilter
- Polarisationsfilter, z. B. beim Titmus-Test
- ein Vertikalprisma
- Haploskope, z. B. am Synoptophor
- Nachbilder, z. B. nach de Decker

3.2.1 Untersuchung des Simultansehens

▪▪ Bagolini-Lichtschweiftest

Bei der Bagolini-Brille sind in die Gläser feine Streifen eingearbeitet. Dadurch kommt es zu einer Streuung, sodass eine punktförmige Lichtquelle als Streifen wahrgenommen wird. Die Streifen des rechten und linken Auges stehen üblicherweise diagonal in einem Winkel von 90° zueinander. Es besteht nur eine geringe Dissoziation. Das gewährleistet nahezu natürliche Sehbedingungen.

Durchführung
- Die Patientin fixiert ein Licht bei gerader Kopfhaltung oder/und in Kopfzwangshaltung.
- Die Raumbeleuchtung wird so gewählt, dass die Lichtstreifen gut zu sehen sind.
- Der Test kann in der Ferne und in der Nähe durchgeführt werden.

Je nach Alter und Mitarbeit der Patientin erfolgt die Abfrage der Wahrnehmung durch offene Fragen oder Alternativfragen, z. B.:
- Wie viele Lichter sehen Sie? Sehen Sie ein oder zwei Lichter?
- Wie viele Strahlen sehen Sie? Sind die Strahlen gleichzeitig oder abwechselnd zu sehen?
- Wo treffen sich die Strahlen?
- Wie verlaufen die Strahlen? Male die Streifen in der Luft nach!

Mögliche Angaben der Patientinnen und deren Interpretation ◘ Abb. 3.10

Weitere Simultanteste sind z. B.:
- der Worth-Test
- der Schober-Test
- das Simultansehen am Synoptophor

> **Tipps zur Formulierung von Fragen am Beispiel des Bagolini-Tests**
>
> Die Fragen müssen immer so gestellt werden, dass sie keinen Hinweis auf die mögliche Antwort enthalten. Also nicht: „Kreuzen sich die Streifen im Licht?" sondern „Wo kreuzen sich die Streifen?"
> Besonders bei kleinen Kindern sollten offene Fragen vermieden werden. Auch Alternativfragen können noch zu schwierig sein. Dann können Kinder die Streifen zählen, nacheinander zeigen oder in die Luft malen.

3.2.2 Untersuchung der Fusion

Die Fusion übernimmt bei kleinen Stellungsabweichungen und bei jeder Blickbewegung eine Kontrollfunktion. Beide Foveae müssen immer wieder neu auf ein Fixierobjekt ausgerichtet werden. So bleibt in den meisten Fällen die Augenstellung kompensiert. Die Fusion wird über den Fusionsregelkreislauf geregelt. ◘ Abb. 3.11

Bei Blickbewegungen müssen immer wieder auch kleine latente Stellungsabweichungen fusioniert werden. Dafür müssen beide Augen gegensinnig bewegt werden. Eine ausreichende Fusionsbreite nach innen, außen, vertikal und rotatorisch gewährleistet, dass dies beschwerdefrei möglich ist. Es gibt verschiedene Normwerte, die aber bei einzelnen Krankheitsbildern verändert sein können.

3.2 · Untersuchung des Binokularsehens

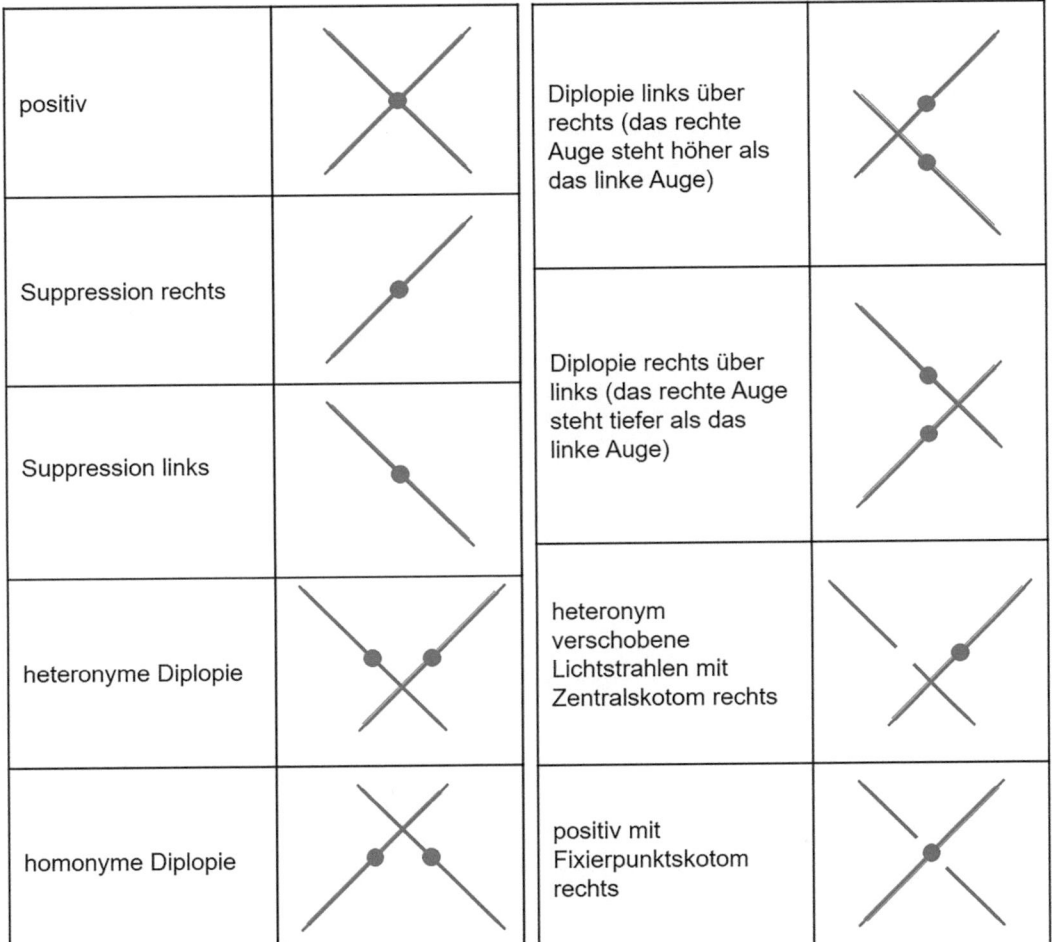

Abb. 3.10 Angaben am Bagolini. Der vom rechten Auge gesehene Lichtstrahl verläuft von rechts unten nach links oben. Der vom linken Auge gesehene Lichtstrahl verläuft von links unten nach rechts oben.
Einige Angaben können während des Tests auch abwechseln, z. B. Suppression rechts und links (alternierende Suppression) oder Suppression und Diplopie

3.2.2.1 Prismenfusion im freien Raum

Zum Nachweis von binokularer Zusammenarbeit bei Säuglingen und Kleinkindern kann unter der Vorgabe eines Prismas die Fusionsfähigkeit geprüft werden. Man wählt ein Prisma mit einer Stärke zwischen 10 und 20 cm/m Basis außen. Das Kind fixiert dafür ein interessantes Objekt in der Nähe.

Bei einem intakten Binokularsehen nimmt das Kind kurz Doppelbilder wahr und es ist eine Refusionsbewegung von außen nach innen zu sehen. Beim Wegnehmen des Prismas ist wieder eine Refusionsbewegung zu sehen, diesmal von innen nach außen. **Abb. 3.12**

Wird das Prisma vor das dominante Auge gehalten, kann es zu einer Blickbewegung kommen. Dann ist die Refusionsbewegung am anderen Auge zu sehen.

Findet keine Bewegung statt oder bleibt die Refusion nach der Blickbewegung aus, kann keine Fusion nachgewiesen werden. Dies kann ein Hinweis auf eine Störung des Binokularsehens sein.

Zum Nachweis eines Zentralskotoms bei Mikrostrabismus wählt man ein Prisma mit der Stärke 4 cm/m Basis außen. ▶ Abschn. 8.1.5

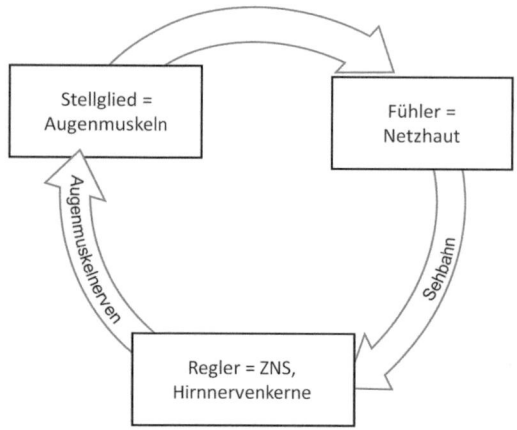

Abb. 3.11 Fusionsregelkreislauf. Die Netzhaut ist der Fühler. Nach einer Augenbewegung „fühlt" sie, ob beidseits korrespondierende Netzhautstellen gereizt werden, um ein Objekt bifoveolar zu fixieren. Informationen darüber werden über die Sehbahn an das ZNS geleitet. Dieses ist der Regler. Im ZNS wird die Information an Hirnnervenkerne weitergeleitet, welche ggf. eine Änderung der Augenmuskelinnervation veranlassen. Die Augenmuskeln agieren als Stellglied und die Sehachsen richten sich ggf. erneut auf das Fixierobjekt aus

3.2.2.2 Fusionsbreitenmessung im freien Raum

Die horizontale und vertikale Fusionsbreite kann mit Prismenleisten im freien Raum gemessen werden. Es wird entweder ein Objekt fixiert oder das Fixierlicht unter der Bagolini-Brille. Die Fusionsbreite kann in der Ferne und in der Nähe gemessen werden. Dies ist z. B. abhängig davon, in welcher Entfernung die Beschwerden bestehen.

■■ **Fusionsbreitenmessung mit Prismenleiste auf ein Objekt**

Diese Methode wird genutzt, wenn die Patientin verlässlich Doppelbilder angibt.

Durchführung der Messung der horizontalen Fusionsbreite:
- Das kleinste Prisma wird mit der Basis innen vor ein Auge gehalten.
- Die Prismenstärke wird solange gesteigert bis die Patientin dauerhaft Doppelbilder angibt (Doppelbildpunkt).
- Die Prismenstärke kann ggf. langsam wieder reduziert werden, bis das Objekt wieder einfach gesehen wird (Refusionspunkt).
- Danach wird das kleinste Prisma mit der Basis außen vor ein Auge gehalten.
- Die Prismenstärke wird solange gesteigert bis die Patientin verschwommen sieht (Unschärfepunkt). Hier ist die motorische Konvergenz aufgebraucht. Die weitere Fusion ist nur durch die Nutzung der akkommodativen Konvergenz möglich.
- Setzt kein Unschärfepunkt ein, wird die Prismenstärke solange weiter gesteigert, bis die Patientin dauerhaft Doppelbilder angibt.
- Die Prismenstärke kann ggf. danach wieder reduziert werden, um auch hier den Refusionspunkt zu ermitteln.

Die vertikale Fusionsbreite kann nach dem gleichen Prinzip mit der vertikalen Prismenleiste gemessen werden. Bei der Dokumentation muss beachtet werden, dass das Auge, vor das das Vertikalprisma gehalten wird, auch notiert wird.

■■ **Fusionsbreitenmessung mit Prismenleiste und Bagolini auf Licht**

Diese Methode wird genutzt, wenn bereits Suppressionstendenzen bestehen. Der Bagolini muss aber zu Beginn der Untersuchung positiv sein.

Durchführung der Messung der horizontalen Fusionsbreite:
- Das kleinste Prisma mit der Basis innen wird vor ein Auge gegeben.
- Die Prismenstärke wird solange gesteigert bis:
  - die Patientin dauerhaft Doppelbilder angibt (Doppelbildpunkt),
  - ein Bagolini-Streifen verschwindet (Suppression)
  - ein Bagolini-Streifen aus dem Licht rutscht (Doppelbildangabe mit zentraler Suppression)
- Die Prismenstärke kann ggf. langsam wieder reduziert werden, bis der Bagolini wieder positiv ist (Refusionspunkt).
- Danach wird die Messung mit der Basis außen fortgesetzt wie bei der Objektfixation.

3.2 · Untersuchung des Binokularsehens

> **Tipp für die Praxis**
>
> Es empfiehlt sich, bei jedem Prismenwechsel nachzufragen, ob noch einfach gesehen wird bzw. ob der Bagolini noch positiv ist. Das motiviert zur Mitarbeit und dient der Kontrolle, dass die Patientin wirklich noch fusioniert.
> Auch objektiv kann die Untersucherin an der Augenbewegung sehen, ob noch fusioniert wird. Am Doppelbildpunkt kommt es zur Dekompensation hinter dem Prisma. Es wird dann oft alternierend fixiert.
> Bei der Untersuchung der konvergenten Fusionsbreite kann ggf. auch beobachtet werden, dass sich die Pupille während der Konvergenzbewegung verengt und am Doppelbildpunkt plötzlich wieder weit wird.

Man findet unterschiedliche Angaben zu den Normwerten. ◘ Tab. 3.2 Die Behandlungsbedürftigkeit richtet sich nicht nach den Normwerten, sondern danach, ob eine Patientin Beschwerden hat oder nicht.

Bei der Fusionsbreitenmessung im freien Raum sind die Sehbedingungen sehr natürlich und wenig dissoziierend.

3.2.2.3 Fusionsbreitenmessung am Synoptophor

Die Dissoziation am Synoptophor ist stärker als bei der Fusionsbreitenmessung im freien Raum. Die Messung am Synoptophor hat aber den Vorteil, dass hier die Zyklofusion gut bestimmt oder ausgeglichen werden kann.

Durchführung der Messung der horizontalen Fusionsbreite:
– Der Schielwinkel wird mit Simultanobjekten subjektiv ausgeglichen, z. B. kann der Vogel in den Käfig geschoben werden.
– Dann werden Fusionsbilder im subjektiven Winkel angeboten. Diese sind bis auf wenige Details gleich, z. B. ein Clown mit einem Reifen in der einen und einem Spazierstock in der anderen Hand. Der Reifen wird nur mit einem Auge gesehen, der Spazierstock nur mit dem anderen Auge. Der Clown ist mit beiden Augen zu sehen.
– Im Fusionswinkel wird ein Clown mit Reifen und Stock in den Händen gesehen.

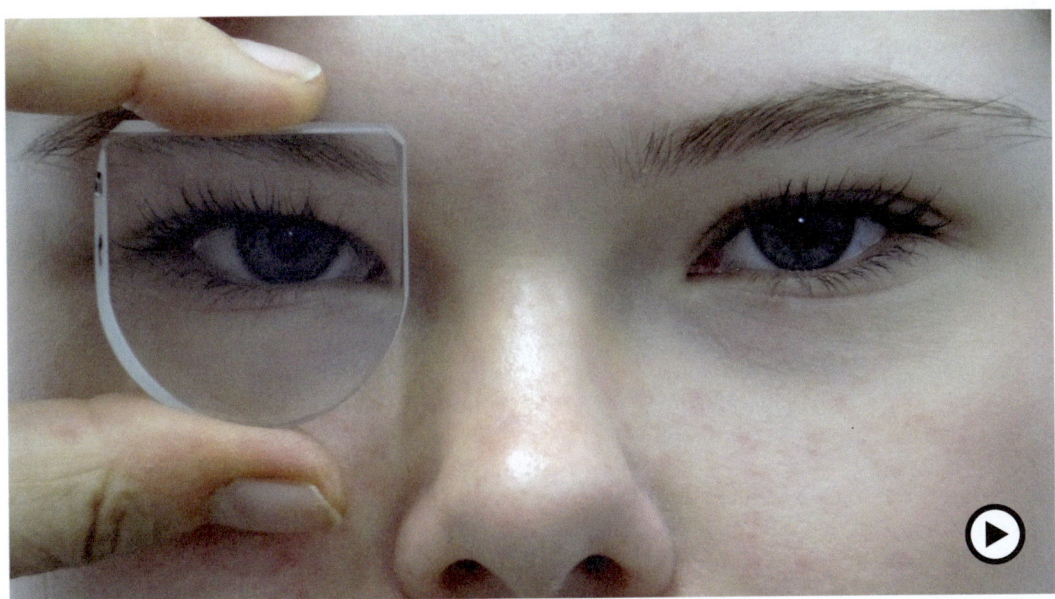

◘ **Abb. 3.12** Prismenfusion im freien Raum. Das Prisma Basis außen wird zunächst vor das rechte Auge gehalten. Man beobachtet eine Fusionsbewegung nach innen beobachten. Wird das Prisma wieder entfernt, beobachtet man eine Refusionsbewegung nach außen. Bei der Durchführung am linken Auge ist entsprechend das Gleiche zu sehen (▶ https://doi.org/10.1007/000-gyc)

◘ Tab. 3.2 Normwerte für die Fusionsbreitenmessung im freien Raum (Ansons & Davis 2000)	
Horizontal in der Ferne	ca. 15 cm/m Basis außen bis 7 cm/m Basis innen
Horizontal in der Nähe	ca. 40 cm/m Basis außen bis 15 cm/m Basis innen
Vertikal	ca. 3 cm/m Basis unten bis 3 cm/m Basis oben (in der Praxis oft auch deutlich geringer)
Zyklorotatorisch	ca. 3° Exzyklo bis 3° Inzyklo (motorisch, ggf. noch größere sensorische Fusionsbreite möglich)

— Die divergente Fusionsbreite wird durch das Verschieben der Okulare nach außen bis zum Doppelbildpunkt gemessen.
— Im Anschluss wird wieder der Fusionswinkel eingestellt. Die konvergente Fusionsbreite wird nun durch das Verschieben der Okulare nach innen bis zum Doppelbildpunkt gemessen. Hier muss wieder auf den Unschärfepunkt geachtet werden. Es kann auch zu einer physiologischen Bildverkleinerung kommen.
— Bei Verdacht auf Fusionsstörungen sollte nicht nur mit großen, sondern auch mit kleinen Objekten geprüft werden, da diese nur die Fovea reizen.

Die Fusionsbreite kann ebenso vertikal und zyklorotatorisch gemessen werden.
Weitere Fusionstests sind z. B.:
— Der Worth-Test
— Das Phasendifferenzhaploskop nach Aulhorn (PDH). Am PDH kann man auch Bildgrößenunterschiede ausgleichen.

▪▪ Faktoren, die das Fusionsvermögen beeinflussen können
— Die Fusionsbreite im ausgeruhten Zustand ist besser als bei Müdigkeit.
— Eine scharfe Abbildung ermöglicht eine bessere Fusion als eine unscharfe.
— Bei schlechter Beleuchtung sind die Konturen unscharf und bieten weniger Fusionsanreiz.
— Ein konturenreiches Objekt regt die Fusion an, weil viele korrespondierende Netzhautstellen gereizt werden.
— Je natürlicher die Untersuchungsbedingungen sind, desto besser kann die Fusion eingesetzt werden.

3.2.3 Untersuchung des Stereosehens

Das räumliche Sehen wird in der Regel in der Nähe geprüft. Es gibt aber auch Tests für die Ferne, z. B. den Pola-Test.

▪▪ Treffversuch nach Lang
Mit dem Treffversuch nach Lang kann man in einer natürlichen Untersuchungsumgebung überprüfen, ob grobes Stereosehen vorhanden ist. Eine genaue Angabe über die Querdisparation ist nicht möglich.

Durchführung Während der Prüfung soll die Patientin mit einem Stift von oben wiederholt einen zweiten Stift treffen, den die Untersucherin senkrecht in der Hand hält. Dies wird monokular und binokular durchgeführt. Die Untersucherin achtet darauf, dass der Stift zügig von oben und nicht langsam von der Seite her angenähert wird. ◘ Abb. 3.13

Interpretation des Treffversuchs nach Lang Bei vorhandener Stereopsis wird der Stift unter binokularen Bedingungen problemlos getroffen. Monokular wird das Ziel häufiger verfehlt. Dies funktioniert aufgrund der natürlichen Prüfbedingungen evtl. auch dann, wenn bei anderen Stereotests kein räumliches Sehen nachweisbar war.
Wenn keine Stereopsis vorhanden ist, fällt der Test monokular und binokular gleich aus.

> **Querdisparation**
>
> Das Ausmaß der Querdisparation bestimmt die Qualität des Stereosehens. Es wird in Bogensekunden angegeben: 1° = 60' (Bogenminuten) = 3600" (Bogensekunden).

3.2 · Untersuchung des Binokularsehens

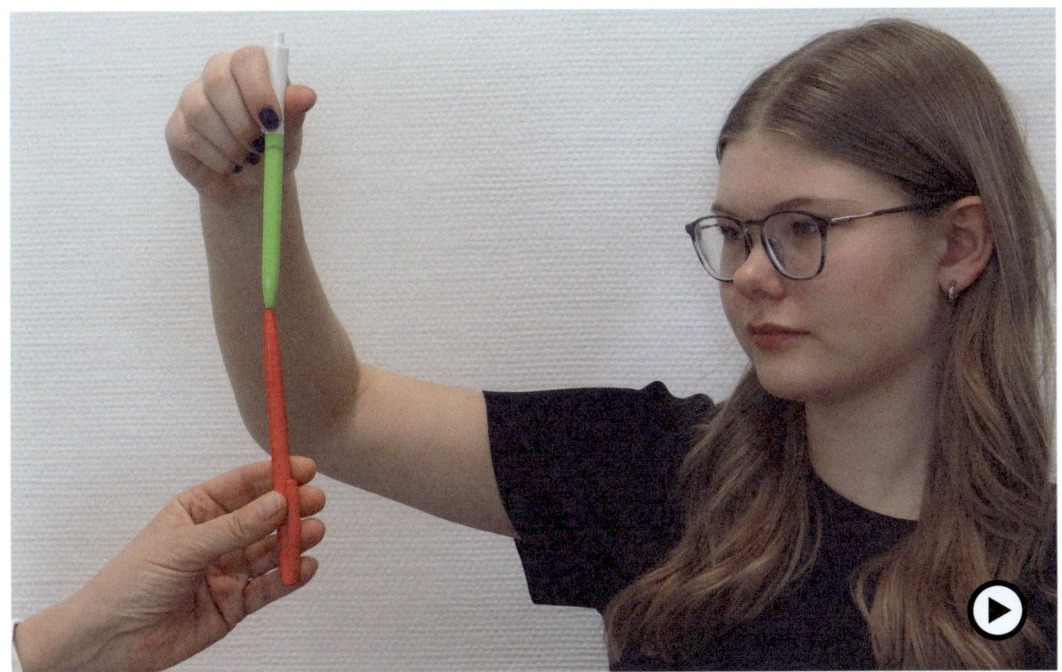

◘ Abb. 3.13   Der Treffversuch nach Lang (▶ https://doi.org/10.1007/000-gyb)

Am häufigsten wird die Stereoschwelle geprüft. Hier geht es um die kleinste Querdisparation, die gerade noch zu einer räumlichen Wahrnehmung führt. Die Objekte sind meist klein und reizen querdisparate Netzhautstellen um die Fovea herum.

Man kann auch die größte Querdisparation prüfen, die gerade noch sensorisch kompensiert werden kann und zu einer intensiven räumlichen Wahrnehmung führt. Bei noch größerer Verschiebung würden physiologische Doppelbilder entstehen. Die Objekte sind meist größer, damit sie periphere Netzhautstellen reizen. Ein Beispiel ist die Titmus-Fliege.

Es gibt verschiedene Arten der Dissoziation. Außerdem können verschiedene Qualitäten des Stereosehens geprüft werden: Flächenstereopsis und Random-dot-Stereopsis.

3.2.3.1 Flächentests

Bei den Flächentests sind die Testfiguren bereits sichtbar, nur der räumliche Effekt muss noch wahrgenommen werden.

■■ Titmus-Test

Die Dissoziation erfolgt beim Titmus-Test mit einer Polarisationsbrille. Einfallendes Licht wird so gefiltert, dass nur Licht einer bestimmten Ausdehnungsrichtung in jedes Auge fällt. Die Polarisationsfilter sind in der Brille so eingebaut, dass die Polarisationsebenen einen Winkel von 90° bilden. Auch die Testfigur besteht aus zwei überlagerten polarisierten Bildern. Jedes Auge sieht nur eines der beiden Testbilder, das Umfeld wird mit beiden Augen gesehen. Es entsteht ein räumliches Empfinden von Bildanteilen nach vorne, weil beidseits temporal querdisparate Netzhautstellen gereizt werden (◘ Abb. 3.14).

Dreht man den Titmus-Test oder die Brille um, werden beidseits nasal querdisparate Netzhautstellen gereizt, die Tiefensehen nach hinten auslösen.

Spezielle Angaben beim Titmus-Test

— Suppression: Der erste Ring wird nicht räumlich wahrgenommen, sondern ist zu einer Seite verschoben.

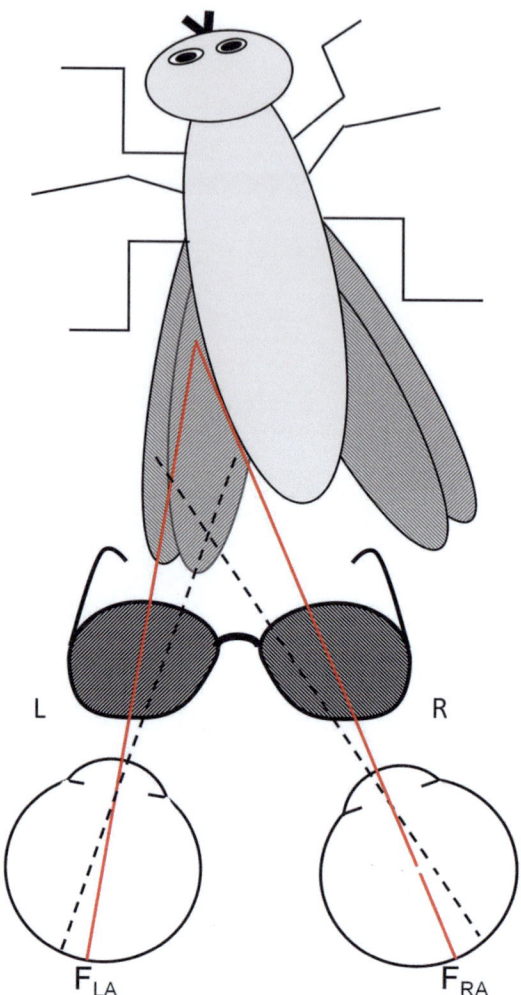

Abb. 3.14 Bildtrennung mittels Polarisation beim Titmus-Test. Beide Foveae fixieren auf der Ebene des Horopters die Fliege. Dabei erhalten die Augen dissoziierte Bildeindrücke. Die Polarisation der Abbildung und der Brille sind so aufeinander abgestimmt, dass die Abbildung der monokular sichtbaren Bildanteile (Flügel der Fliege) jeweils auf temporal querdisparaten Netzhautstellen abgebildet werden. Ein Anteil des linken Flügels ist durch Polarisation nur für das rechte Auge sichtbar (schraffiert nach links oben geneigt), der anderen Teil des Flügels ist nur für das linke Auge sichtbar (schraffiert nach rechts oben geneigt). Durch die temporale Querdisparation entsteht ein räumliches Empfinden nach vorne (◘ Abb. 3.4).

- Ring nach links verschoben = Suppression des linken Auges
- Ring nach rechts verschoben = Suppression des rechten Auges
— Lateralisation: Der Ring ist verschoben, er kommt aber auch etwas nach vorne. Monokular ist der Ring nur noch seitlich verschoben. Dazu kann es bei einer besonderen Dominanz eines Auges kommen, z. B. bei einer Amblyopie oder einem Mikrostrabismus.

3.2.3.2 Random-dot-Tests

Am Beispiel der Rot-Grün-Dissoziation lässt sich das Random-dot-Prinzip (Zufallspunktverteilung) einfach erklären. Auf einer Testfläche werden rote und grüne Punkte angeboten. Ein Auge sieht nur die roten Punkte, das andere Auge sieht nur die grünen Punkte. Liegen rote und grüne Punkte an derselben Stelle, werden korrespondierende Netzhautstellen gereizt und es entsteht kein Stereoeindruck. In einem Testbereich werden die

3.2 · Untersuchung des Binokularsehens

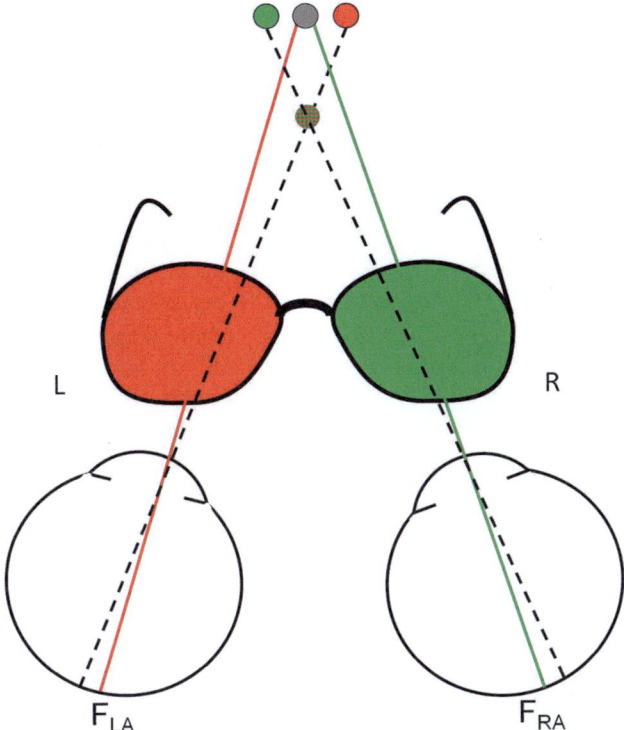

Abb. 3.15 Rot-Grün-Dissoziation. Die Foveae beider Augen fixieren einen Punkt auf dem Horopter (grauer Punkt). Der grüne und der rote Punkt werden verschoben angeboten und reizen jeweils temporal querdisparate Netzhautstellen. Temporal querdisparate Netzhautstellen vermitteln ein räumliches Empfinden nach vorne (grün-roter Punkt)

Punkte einer Farbe etwas seitlich verschoben angeboten, sodass es zu einer querdisparaten Abbildung kommt. Dieser Testbereich wird nun räumlich gesehen. **◘** Abb. 3.15

Bevor das querdisparate Bild erkannt wird, muss jeder einzelne Punkt bezüglich seiner Querdisparation im Gehirn verrechnet werden. Erst durch die Summation der Ergebnisse wird dann das gesamte Bild erkannt oder nicht. Deshalb sind Random-dot-Muster schwieriger zu erkennen als Flächentests.

Man unterscheidet folgende Angaben:
— Global Stereopsis: Die Summe der Punktverrechnung ermöglicht die Erkennung des Objekts.
— Local Stereopsis: Einzelne Bereiche werden räumlich wahrgenommen, die Bilder werden aber nicht erkannt
— Negativ: Es entsteht kein räumlicher Eindruck. Es werden nur Punkte gesehen.

■■ Lang-Stereotest

Der Lang-Test beruht auf dem Prinzip des Zylinderrasterverfahrens. Die Kartenoberfläche ist nicht glatt. Sie besteht aus vielen nebeneinanderliegenden Halbzylindern. Das Testbild besteht aus zwei Bildern, die in abwechselnden Streifen angeboten werden. Ein Bild ist durch die Konvergenz der Augen nur für das rechte Auge, und ein Bild nur für das linken Auge sichtbar. Betrachtet man die Bildebene seitlich, ist nur ein Bild zu erkennen.

Der Seheindruck beider Augen wird ohne eine zusätzliche Brille dissoziiert. Dadurch kann man den Test gut bei Kindern im nonverbalen Alter einsetzen. (Lang 1983).

Es gibt verschiedene Varianten des Lang-Stereotests:
— Lang I: Diese Testkarte wird in der Praxis am häufigsten benutzt.
— Lang II: Diese Testkarte enthält ein Bild, das auch monokular sichtbar ist. Die

anderen Bilder sind aber auch leichter monokular zu entdecken als die Bilder auf dem Lang I.
- Lang Stereopad: Diese Testversion besteht aus einzelnen Testkärtchen, die variabel auf einer Magnetplatte angeboten werden.

Durchführung des Lang I Stereotests
- Die Untersucherin hält die Karte frontoparallel vor die Patientin.
- Die Patientin soll die Testfiguren benennen und zeigen.
- Bei Kindern im nonverbalen Alter wird beobachtet, wohin das Kind greift oder schaut.
- Die Karte darf der Patientin nicht in die Hand gegeben werden, da man die Bilder durch das Hin-und-Herkippen der Karte auch monokular erkennen kann.

> **Tipp für die Praxis**
>
> - Begleitpersonen der Kinder dürfen keine Hinweise geben, z. B. was macht Miau?
> - Viele Patientinnen kennen den Test von regelmäßigen Praxisbesuchen. Dann genügt das Benennen der Bilder nicht. Es muss nach Details gefragt werden, z. B. wie viele Zacken der Stern hat.

■■ TNO
Beim TNO Test erfolgt die Bildtrennung mit einer Rot-Grün-Brille. Der Test besteht aus 7 Seiten. Die ersten drei Seiten sind sogenannte Screening-Tafeln. Sie bieten eine große Querdisparation und z. T. auch monokular sichtbare Bilder. Sollte keine Stereopsis nachweisbar sein, kann mit der Tafel IV überprüft werden, welches Auge supprimiert wird. Auf den Tafeln V bis VII wird immer das gleiche Bild in unterschiedlichen Richtungen angeboten. Die Querdisparation nimmt immer weiter ab bis 15".

■■ Was ist noch zu berücksichtigen
- Die Kopfzwangshaltung (KZH): Eine KZH dient meistens der Aufrechterhaltung des Binokularsehens. Deshalb werden Binokulartest in der Regel in KZH geprüft.
- Eine Nahkorrektur: Die meistens Binokulartest werden in der Nähe geprüft. Dabei muss eine Nahkorrektur genutzt werden:
  - bei einer Presbyopie
  - bei einer Akkommodationsinsuffizienz
  - bei einer Aphakie oder Pseudophakie
  - bei einem akkommodativen Konvergenzexzess, ggf. muss zusätzlich auch durch das Fernteil geprüft werden
- Eine Prismenbrille: Prismen dienen der Wiederherstellung oder Stabilisierung des Binokularsehens. Je nach Fragestellung ist es sinnvoll, mit oder ohne Prismen zu prüfen:
  - Helfen die Prismen, das Binokularsehen wiederherzustellen? Welche Prismenstärke ist die beste?
  - Wie gut kommt die Patientin ohne Prismen zurecht?
  - Prismenfolien können das Binokularsehen aufgrund der reduzierten Abbildungsqualität auch verschlechtern, obwohl der Schielwinkel damit gut ausgeglichen ist.

> **Tipp für die Praxis**
>
> Die Binokularfunktionen müssen am Anfang der Untersuchung geprüft werden. Später, z. B. nach längerer Dissoziation während der Visusprüfung, kann die Fusion erschwert oder unmöglich sein. Außerdem ist die orthoptische Untersuchung für die Patientin ermüdend. Deshalb können die Ergebnisse am Ende der Untersuchung schlechter ausfallen.

3.3 Untersuchung der Korrespondenz

Bei der Untersuchung der Korrespondenz werden folgende Winkel ermittelt:
- Der objektive Winkel
- Der subjektive Winkel
- Der Anomaliewinkel

3.3 · Untersuchung der Korrespondenz

Dies sind keine unveränderbaren Größen. Die Winkel können schwanken und sich mit der Zeit verändern. Folgende Faktoren spielen dabei eine Rolle:
— in welchem Alter das Schielen angefangen hat
— wie lange das Schielen schon besteht
— ob ein intermittierendes Schielen vorliegt
— ob sich der objektive Winkel verändert hat, z. B. durch eine Augenmuskeloperation

Das Ergebnis der Korrespondenzprüfung kann dadurch beeinflusst werden:
— ob in der Ferne oder der Nähe geprüft wurde
— wie dissoziiert wird:
 – Eine HAK kann man am besten mit geringer Dissoziation nachweisen.
 – Eine starke Dissoziation bewirkt oft eine Winkelvergrößerung, dann ist eine DHAK nachweisbar.
 – Eine normale Korrespondenz ist in der Regel unter allen Bedingungen nachweisbar.

3.3.1 Prinzipien der Korrespondenzprüfung

■■ Konfusionsprinzip
Beide Foveae erhalten jeweils einen Seheindruck. Dafür ist eine Bildtrennung erforderlich. Es wird geprüft, ob beide Seheindrücke an einem Ort im Außenraum wahrgenommen werden. Zum Beispiel können in beide Augen unterschiedliche Nachbilder geblitzt werden. Dann wird gefragt, ob diese an einem Ort gesehen werden oder nicht.

■■ Diplopieprinzip
Es wird geprüft, welche Netzhautstelle im abgewichenen Auge mit der Fovea des anderen Auges korrespondiert. Das ist bei einer normalen Korrespondenz die Fovea. Bei einer anomalen Korrespondenz ist dies eine periphere Netzhautstelle. Meist wird diese Stelle dadurch bestimmt, dass die Patientin den subjektiven Winkel selbst einstellt.

Die Korrespondenz kann mit vielen Methoden geprüft werden. Es werden aber nicht mehr alle Geräte hergestellt und in Zukunft nicht mehr verfügbar sein. Hier werden exemplarisch drei Methoden besprochen. Die Methode der Wahl variiert von Untersucherin zu Untersucherin.

3.3.2 Korrespondenz-Untersuchungsmethoden

■■ Synoptophor
Mit dem Synoptophor wird jedem Auge getrennt ein Bild angeboten. Die Bilder sind über einen Umlenkspiegel durch eine Okularlinse sichtbar, sodass der Eindruck der Ferne entsteht. Trotzdem wird durch die Nähe der Augen zum Gerät bei vielen Patienten der Nahreflex ausgelöst. Durch diese „Geräteakkommodation" kann es zu Veränderungen des objektiven Winkels kommen: konvergente Winkel werden größer, divergente Winkel werden kleiner.

Durchführung
— es werden Simultanbilder verwendet, z. B. ein Vogel und ein Käfig
— der objektive Schielwinkel wird durch alternierendes Abblinken der Bilder ermittelt
— ist der objektive Winkel eingestellt, wird die Wahrnehmung der Patientin erfragt:
 – Bei einer normalen Korrespondenz ist der Vogel im Käfig. Der objektive Winkel entspricht dem subjektiven Winkel.
 – Bei einer anomalen Korrespondenz ist der Vogel nicht im Käfig. Die Patientin schiebt den Vogel in den Käfig und stellt so den subjektiven Winkel ein. Diese Differenz zwischen dem objektiven Winkel und dem subjektiven Winkel entspricht dem Anomaliewinkel.
 – Das Einstellen des subjektiven Winkels gelingt nicht, wenn ein Bild zwischenzeitlich verschwindet, weil ein Fixierpunktskotom vorliegt. Das Bild taucht bei Austritt aus dem Fixierpunktskotom auf der anderen Seite wieder auf.

Dies bezeichnet man als Kreuzen der Bilder.
- Bei einer Suppression sieht die Patientin nur eins der Bilder. Es ist keine Angabe über den subjektiven Winkel möglich.
— Entspricht der subjektive Winkel nicht dem objektiven Winkel, werden das rechte und linke Okular noch einmal monokular abgeblinkt. Wenn auf einer Seite eine kleine manifeste Einstellbewegung sichtbar ist, besteht eine AK. Ist keine Einstellbewegung zu sehen, war die objektive Winkelmessung ungenau oder der Winkel schwankt und es liegt eine normale Korrespondenz vor.
— Bei einer harmonisch anomalen Korrespondenz läge der subjektive Winkel bei 0°. Dies wird am Synoptophor in der Praxis wegen der Geräteakkommodation so gut wie nie angegeben.

▪▪ Bagolini-Lichtschweif-Test
Mit dem Bagolini-Lichtschweif-Test kann man auch eine Aussage über die Korrespondenz erhalten.

Interpretation verschiedener Angaben Bei einem positiven Bagolini-Ergebnis ◘ Abb. 3.16 wird der einseitige Covertest durchgeführt.
— Bei normaler Korrespondenz erfolgt keine Einstellbewegung (EB). ◘ Abb. 3.16a
— Bei harmonisch anomaler Korrespondenz erfolgt rechts oder links eine kleine manifeste EB.
— Der Bagolini ist dann positiv mit EB. ◘ Abb. 3.16b

▪▪ Bagolini mit Prismenausgleich
— Der objektive Schielwinkel wird durch den alternierenden Prismencovertest ausgemessen.
— Der Bagolini wird zusätzlich zum Prisma vorgehalten und die Wahrnehmung abgefragt:
  - Bei einer normalen Korrespondenz kreuzen sich beide Streifen im Licht.
  - Bei einer Suppression wird nur ein Streifen gesehen.
  - Bei einer anomalen Korrespondenz kreuzen sich beide Streifen nicht im Licht. Nun kann durch ein Abschwächen des Prismas der zweite Streifen solange verschoben werden, bis sich beide im Licht kreuzen. Damit ermittelt man den subjektiven Winkel, die Differenz zum objektiven Winkel entspricht dem Anomaliewinkel.

> Bei den genannten Methoden muss beidseits eine foveolare Fixation vorliegen.

Bei einer exzentrischen Fixation kann die Korrespondenz mit dem Haidinger Büschel, einem Nachbild und einem Objekt geprüft werden.

▪▪ Haidinger Büschel mit Nachbild und Objekt
Mit dieser Methode kann am Synoptophor auch ein Mikrostrabismus mit Identität ▶ Abschn. 8.1.5 nachgewiesen werden.

Durchführung bei einer exzentrischen Fixation am linken Auge
— der objektive Schielwinkel wird orientierend eingestellt, z. B. nach Hornhautreflexen
— das linke Auge schaut auf ein reales Objekt auf einem durchsichtigen Bildträger, z. B. einen Kreis
— das linke Auge erhält auch das Haidinger Büschel
— beide Augen erhalten für die bessere Wahrnehmung des Haidinger Büschels einen Blaufilter
— das rechte Auge bekommt ein Nachbild auf die Fovea geblitzt oder im Synoptophor eingeblendet, durch das Einschalten des Flackerlichts wird dieses länger wahrgenommen
— die Patientin wird aufgefordert das reale Objekt anzuschauen und die Lokalisation der einzelnen Objekte zueinander anzugeben oder aufzuzeichnen.

Interpretation
— Bei einer foveolaren Fixation werden das Haidinger Büschel und das Objekt an einem Ort gesehen.

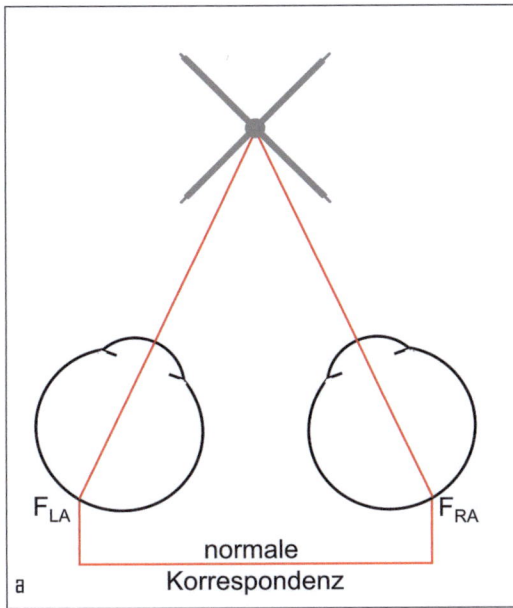 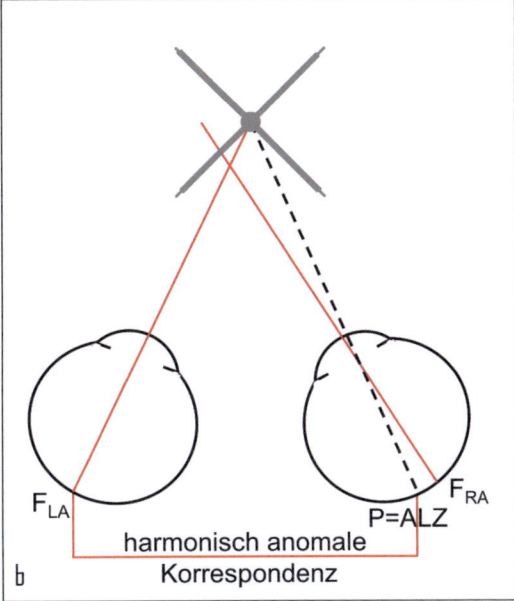

Abb. 3.16 Korrespondenzprüfung mit dem Bagolini. **a** Der Bagolini ist positiv. Der Lichtpunkt reizt in beiden Augen die Fovea (F_{RA} und F_{LA}), deshalb erfolgt beim einseitigen Abdecktest keine Einstellbewegung. Es liegt eine normale Korrespondenz vor. **b** Der Bagolini ist positiv. Der Lichtpunkt reizt im linken Auge die Fovea F_{LA} und im rechten Auge die periphere Netzhautstelle P, die gleichzeitig das Anomaliezentrum ALZ ist. Deshalb erfolgt beim Abdecken des linken Auges eine Einstellbewegung des rechten Auges von innen, um mit der Fovea F_{RA} die Fixation aufzunehmen. Es liegt eine harmonisch anomale Korrespondenz vor wie bei einem konvergenten Mikrostrabismus rechts.

- Bei einer exzentrischen Fixation wird das Haidinger Büschel neben dem Objekt gesehen.
- Bei einem Mikrostrabismus mit Identität wird das Nachbild auf dem Objekt gesehen. Die rechte Fovea korrespondiert mit der exzentrischen Fixationsstelle, auf der auch das Anomaliezentrum liegt.
- Bei einem Mikrostrabismus ohne Identität werden das Nachbild, das Objekt und das Haidinger Büschel an verschiedenen Orten gesehen.

Literatur

Ansons AM, Davis H (2000) Diagnosis and Management of Ocular Motility Disorders 3. Auflage, Wiley-Blackwell S. 128

Herzau V, Besch D, Jägle H (2020) Sensorik des Binokularsehens. in: Steffen H, Kaufmann H (Hrsg) Strabismus. 5. Aufl. S. 77

Lang J (1983) Ein neuer Stereotest. Klin Monatsbl Augenheilk 182:373–375

Physiologische Optik und Brillenlehre

Inhaltsverzeichnis

4.1 Physiologische Optik des Auges – 72

4.2 Refraktionsfehler – 74
4.2.1 Subjektive Untersuchung der Refraktion – 78
4.2.2 Objektive Untersuchung der Refraktion – 81

4.3 Brillenkunde – 83
4.3.1 Optik von Einstärkengläsern – 83
4.3.2 Mehrstärkengläser/Gleitsichtgläser – 87
4.3.3 Probleme mit Brillen – 87
4.3.4 Angaben auf dem Brillenrezept – 88

4.4 Prismen – 88

Literatur – 89

© Der/die Autor(en), exklusiv lizenziert an Springer-Verlag GmbH, DE, ein Teil von Springer Nature 2025
C. Schöffler and B. Wahl, *Lehrbuch für die Orthoptik*,
https://doi.org/10.1007/978-3-662-71354-9_4

4.1 Physiologische Optik des Auges

Das Auge ist ein zusammengesetztes optisches System. Das Licht fällt ins Auge und wird an verschiedenen Flächen gebrochen. Die Krümmung dieser Flächen und die dazwischen liegenden optischen Medien bestimmen, ob die Lichtstrahlen gebündelt oder gestreut werden. Wichtige Begriffe sind:

- Die optische Linse: Eine Linse ist ein lichtdurchlässiger Körper mit mindestens einer gekrümmten Fläche. Man unterscheidet Sammel- und Zerstreuungslinsen. Es ist nicht nur die Augenlinse damit gemeint, sondern auch die Hornhaut und ggf. vor das Auge geschaltete Linsen zur Korrektur.
- Die optische Achse: Sie verläuft senkrecht auf die brechenden Flächen eines optischen Systems zu. Sie ist eine fiktive Linie, auf der ein Lichtstrahl ungebrochen durch das optische System verläuft.
- Die Brechkraft: Diese gibt an, wie stark in das optische System einfallende Strahlen gebrochen werden.
- Der Brennpunkt: Hier treffen sich alle Strahlen, die parallel in ein optisches System eingefallen sind. Im Auge liegt der Brennpunkt idealerweise auf der Netzhaut.
- Die Hauptebene: Diese ist eine fiktive Ebene, an der die Brechung bei dünnen Linsen angenommen werden kann. Bei dicken Linsen oder zusammengesetzten optischen Systemen gibt es zwei Hauptebenen. Zwischen diesen geht man von einem brechungsfreien Strahlenverlauf aus. Deshalb vereinfacht man bei Bildkonstruktionen den Strahlengang, indem man annimmt, dass eine Lichtbrechung nur einmal stattfindet.
- Der Knotenpunkt: Er liegt auf der optischen Achse. Durch ihn verlaufen alle in das Auge einfallende Strahlen. Er liegt in der Hauptebene, wenn sich vor und hinter der Linse das gleiche brechende Medium befindet. Das ist beim Auge aber nicht der Fall. Vor der ersten brechenden Fläche befindet sich Luft und hinter der zweiten brechenden Fläche und bei den weiteren Brechungen das Kammerwasser. Deshalb entstehen zwei Knotenpunkte, die hinter den Hauptebenen liegen. Diese werden der Einfachheit halber als ein Knotenpunkt abgebildet (◘ Abb. 4.1).
- Die Brennweite: Sie beschreibt den Abstand zwischen der Hauptebene und dem Brennpunkt.
- Brechende Flächen: An einer brechenden Fläche wird ein Lichtstrahl, der nicht senkrecht auf diese trifft, immer gebrochen. Die Richtung der Brechung hängt von ihrer Krümmung ab und davon, welche optischen Medien sich vor und hinter der Fläche befinden.

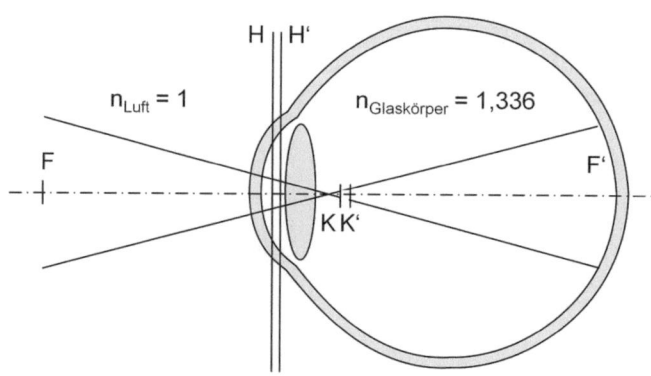

◘ Abb. 4.1 Lage der Hauptebenen und Knotenpunkte im menschlichen Auge. F, F': vorderer und hinterer Brennpunkt; H, H': Hauptebenen; K, K': Knotenpunkte

4.1 · Physiologische Optik des Auges

- Die optischen Medien/der Brechungsindex: Der Brechungsindex eines optischen Mediums hängt von der optischen Dichte des Mediums ab. Ein dichtes Medium, z. B. die Hornhaut, bricht das Licht stärker als ein dünnes Medium, z. B. die Luft.

Sämtliche Zahlenangaben beim Auge, ob in mm oder dpt, sind immer auf das Gullstrand-Normalauge bezogen. Der Schwedische Mediziner Allvar Gullstrand hat umfangreiche Messungen an Augen durchgeführt und zur Vereinfachung das Gullstrand-Normalauge berechnet. Später wurde daraus das vereinfachte, schematische Auge nach Gullstrand (DIN 5340) hergeleitet. Die Zahlenangaben können aber individuell sehr unterschiedlich sein. Deshalb wird hier auf diese Angaben verzichtet.

Die Gesamtbrechkraft des Auges setzt sich aus den optischen Brechungen der Hornhaut, des Kammerwassers, der Linse und des Glaskörpers zusammen. Dabei werden sämtliche brechende Flächen an den Übergängen dieser Medien berücksichtigt.

- Der Übergang von der Luft zur Hornhaut: Die Brechung erfolgt an der Hornhautvorderfläche.
- Der Übergang von der Hornhaut zum Kammerwasser der Vorderkammer: Die Brechung erfolgt an der Hornhautrückfläche.
- Der Übergang von Kammerwasser zu Linse: Die Brechung erfolgt an der Linsenvorderfläche.
- Übergang von der Linse zum Kammerwasser der Hinterkammer: Die Brechung erfolgt an der Linsenrückfläche.
- Der Übergang vom Kammerwasser zum Glaskörper: Hier findet fast keine Brechung statt, weil diese beiden optischen Medien sehr ähnlich sind.

Im akkommodationsfreien Zustand beträgt die Brechkraft der Linse ca. 20dpt. Die Brechkraft der Hornhaut beträgt ca. 43dpt. die Gesamtbrechkraft beträgt 60dpt. Sie ist also etwas geringer, als die Summe der Teilbrechkräfte. Der Abstand zwischen der Hornhaut und der Linse verändert die Gesamtbrechkraft. Diese wird nach der Gullstrand-Formel berechnet.

Neben der Brechkraft des Auges ist auch seine Baulänge relevant. Nur wenn die Gesamtbrechkraft des Auges und die Baulänge aufeinander abgestimmt sind, kommt es zu einer scharfen Abbildung auf der Netzhaut. Die Baulänge des Gullstrand-Normalauges beträgt 24 mm.

Emmetropie

Sind die Baulänge und die Brechkraft des Auges optimal aufeinander abgestimmt, spricht man von einer Normalsichtigkeit oder einer Emmetropie. Dabei wird ein Objekt in der Ferne ohne Akkommodationsaufwand scharf auf der Netzhaut abgebildet. ◘ Abb. 4.2

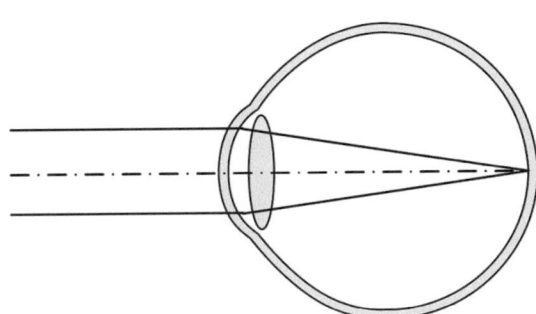

◘ Abb. 4.2 Emmetropie. Die parallel einfallenden Lichtstrahlen werden genauso stark gebrochen, dass sie sich auf der Netzhaut treffen

Die Rolle der Iris als Blende im optischen System Die Iris funktioniert wie eine Blende. Die normal weite Pupille lässt nur Lichtstrahlen durch, die nahe an der optischen Achse verlaufen. Sie blendet Randstrahlen aus, die stärker als die zentralen Lichtstrahlen gebrochen werden. Das ermöglicht eine scharfe Netzhautabbildung. Bei einer weiten Pupille gelangen auch Randstrahlen auf die Netzhaut, die sich dort nicht im Brennpunkt treffen. Dies führt dann zu einer Bildunschärfe. Man spricht von einer sphärischen Aberration.

An den Rändern der Iris kommt es zu einer Beugung. Das bedeutet, dass das Licht so abgelenkt wird, als würde es zerstreut. Auch das führt zu einer Bildunschärfe, diese aber meistens nicht bemerkt wird. Nur wenn die Pupille sehr klein ist, kann die Beugung störend sein. Daher stellt sich die Pupille in der Regel auf eine optimale Zwischengröße ein.

Wird die Pupillenform pathologisch oder pharmakologisch beeinflusst, kann es zu störenden Abbildungsfehlern kommen.

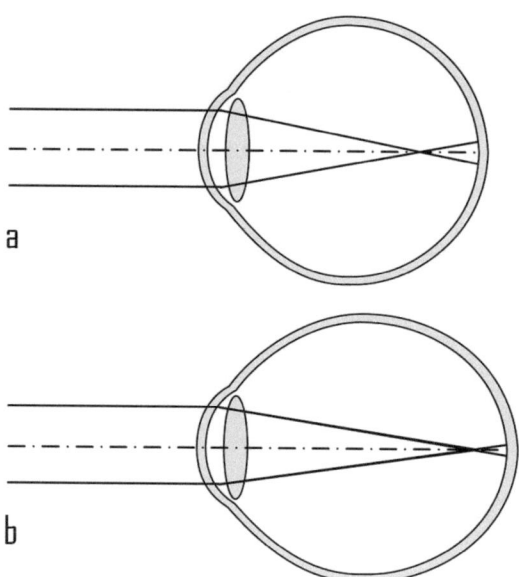

Abb. 4.3 a Brechungsmyopie. Die parallel einfallenden Lichtstrahlen werden zu stark gebrochen, sodass sie sich vor der Netzhaut treffen. **b** Achsenmyopie. Der Bulbus ist zu lang, sodass sich die parallel einfallenden Strahlen vor der Netzhaut treffen

4.2 Refraktionsfehler

Bei einem Refraktionsfehler sind die Baulänge und die Brechkraft des Auges nicht optimal aufeinander abgestimmt. Der Brennpunkt des optischen Systems Auge liegt dann nicht auf der Netzhaut. Ein Korrekturglas verändert die Brechkraft so, dass der Brennpunkt wieder auf der Netzhaut liegt. Wenn die Brechkraft in allen Meridianen gleich ist, handelt es sich um ein sphärisches Glas.

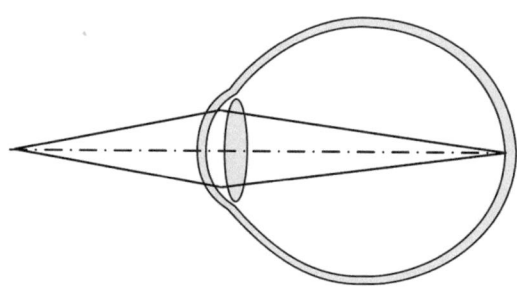

Abb. 4.4 Blick in die Nähe bei Myopie. Die divergent einfallenden Lichtstrahlen werden so gebrochen, dass sie sich auf der Netzhaut treffen

▪▪ Myopie

Das Auge ist zu lang für die vorliegende Brechkraft (Achsenmyopie) oder die Brechkraft ist zu stark für die vorliegende Bulbuslänge (Brechungsmyopie). ◘ Abb. 4.3

Wenn Lichtstrahlen aus der Ferne kommen, verlaufen sie parallel. Der Brennpunkt liegt bei der Myopie vor der Netzhaut und die Abbildung auf der Netzhaut ist unscharf. Um die zu hohe Brechkraft zu korrigieren, muss dem Auge eine sphärische Zerstreuungslinse (konkav) vorgegeben werden. Damit verschiebt sich der Brennpunkt auf die Netzhaut. ◘ Abb. 4.4

Wenn Lichtstrahlen aus der Nähe kommen, verlaufen sie divergent. Bei einer Myopie von 3dpt liegt der Fernpunkt 33 cm vor dem Auge. Befindet sich ein Objekt in dieser Entfernung, liegt der Brennpunkt der Strahlen auf der Netzhaut und die Abbildung ist ohne Korrektur und Akkommodation scharf. ◘ Abb. 4.5

4.2 · Refraktionsfehler

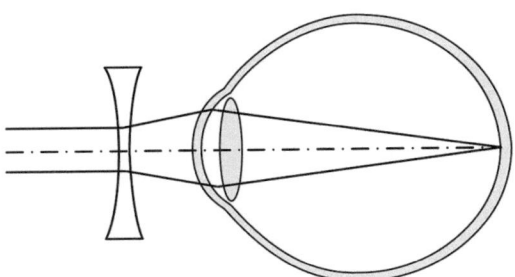

Abb. 4.5 Korrigierte Myopie. Die parallel einfallenden Lichtstrahlen verlaufen nach der Brechung an einer Zerstreuungslinse divergent und werden im Auge so gebrochen, dass sie sich auf der Netzhaut treffen

Weil Menschen mit einer Myopie in der Nähe ohne Korrektur scharf sehen, bezeichnet man die Myopie auch als Kurzsichtigkeit.

Hyperopie

Das Auge ist zu kurz für die vorliegende Brechkraft (Achsenhyperopie) oder die Brechkraft ist zu schwach für die vorliegende Bulbuslänge (Brechungshyperopie). ◘ Abb. 4.6

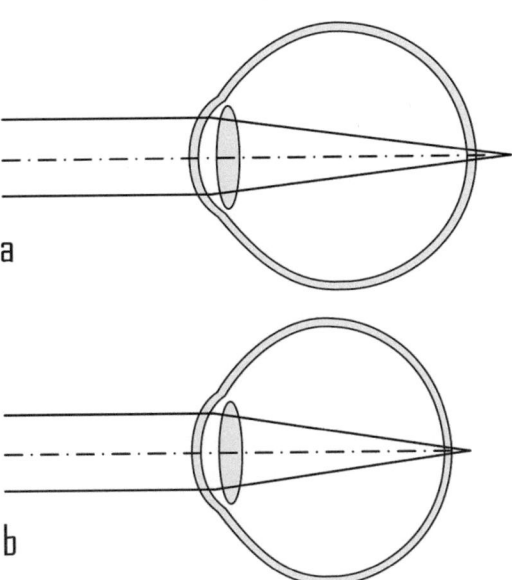

Abb. 4.6 a Brechungshyperopie. Die parallel einfallenden Lichtstrahlen werden zu schwach gebrochen, sodass sie sich hinter der Netzhaut treffen. **b** Achsenhyperopie. Der Bulbus ist zu kurz, sodass sich die parallel einfallenden Strahlen hinter der Netzhaut treffen

Wenn Lichtstrahlen aus der Ferne kommen, verlaufen sie parallel. Der Brennpunkt liegt bei der Hyperopie hinter der Netzhaut und die Abbildung auf der Netzhaut ist unscharf. Um die schwächere Brechkraft zu korrigieren, muss dem Auge eine sphärische Sammellinse (konvex) vorgegeben werden. Damit verschiebt sich der Brennpunkt auf die Netzhaut. ◘ Abb. 4.7

Das Auge kann durch Akkommodation ▶ Abschn. 2.1.1 bis zu einem gewissen Maß selbst die Brechkraft erhöhen, damit es zu einer scharfen Netzhautabbildung kommt. ◘ Abb. 4.8

Weil Menschen mit einer Hyperopie in der Ferne meist auch ohne Korrektur scharf sehen können, bezeichnet man die Hyperopie auch als Weitsichtigkeit. Die scharfe Abbildung in der Ferne ist abhängig vom Akkommodationsvermögen.

Anisometropie

Unterschiedliche Refraktionsfehler beider Augen nennt man eine Anisometropie. Die Anisometropie kann durch eine unterschiedlich starke Brechkraft der Linse und/oder der Hornhaut entstehen (Brechungsanisometropie). Sie kann aber auch durch die unterschiedliche Baulänge der Augen verursacht werden (Achsenanisometropie). Dann sieht das eine Auge schärfer als das andere. Dieser Unterschied kann sich in verschiedenen Entfernungen auch umkehren.

Presbyopie

Die Presbyopie wird auch als Alterssichtigkeit bezeichnet. ▶ Abschn. 2.3.1 Die Fähigkeit zur Akkommodation lässt im Laufe des Lebens nach, egal, ob eine Emmetropie, eine Myopie oder eine Hyperopie vorliegen.

Emmetropie: Beim Blick in die Ferne verändert sich durch die Presbyopie nichts. Beim Blick in die Nähe kann die benötigte Akkommodation nicht mehr geleistet werden. Deshalb liegt der Brennpunkt hinter der Netzhaut, die Netzhautabbildung ist unscharf. Damit der Brennpunkt wieder auf der Netzhaut liegt, muss dem Auge eine Sammellinse

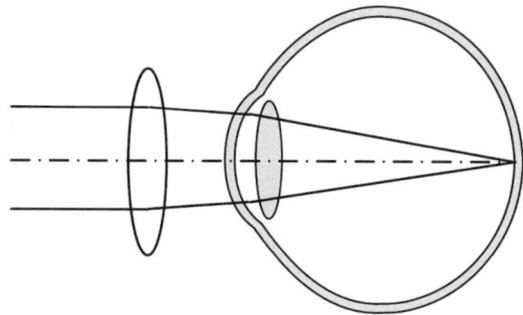

Abb. 4.7 Korrigierte Hyperopie. Die parallel einfallenden Lichtstrahlen verlaufen nach der Brechung an einer Sammellinse konvergent und werden im Auge genauso stark gebrochen, dass sie sich auf der Netzhaut treffen

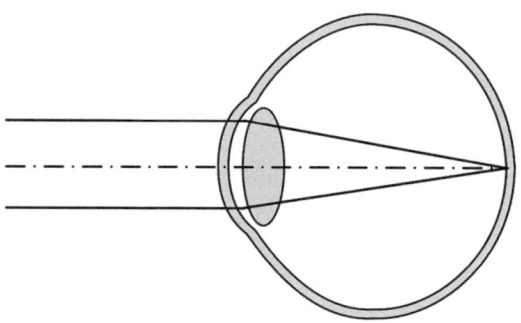

Abb. 4.8 Akkommodation bei einer Hyperopie. Die parallel einfallenden Lichtstrahlen werden durch die erhöhte Brechkraft der Linse genauso stark gebrochen, dass sie sich auf der Netzhaut treffen

vorgegeben werden. Menschen mit einer Emmetropie tragen dann eine Nahbrille.

Hyperopie: Bereits beim Blick in die Ferne kann ohne Korrektur die benötigte Akkommodation nicht mehr aufgebracht werden. Beim Blick in die Nähe verstärkt sich dies noch. Der Brennpunkt liegt für alle Sehentfernungen hinter der Netzhaut, die Netzhautabbildung ist unscharf. Damit der Brennpunkt wieder auf der Netzhaut liegt, muss dem Auge eine Sammellinse vorgegeben werden. Menschen mit einer Hyperopie tragen dann meist eine Mehrstärkenbrille, damit sie wieder in allen Entfernungen scharf sehen können.

Myopie: Beim Blick in die Ferne verändert sich mit der Korrektur nichts. Beim Blick in die Nähe mit der Korrektur kann die benötigte Akkommodation nicht mehr geleistet werden. Deshalb liegt der Brennpunkt hinter der Netzhaut, die Netzhautabbildung ist unscharf. Damit der Brennpunkt wieder auf der Netzhaut liegt, muss dem Auge für die Nähe eine schwächere Zerstreuungslinse vorgegeben werden. Menschen mit einer Myopie tragen dann meist eine Mehrstärkenbrille oder lesen ohne Brille.

Astigmatismus

Bei einem Astigmatismus haben nicht alle Meridiane der Hornhaut die gleiche Brechkraft. Dadurch entsteht kein Brennpunkt, sondern es entstehen Brennlinien. Ein Punkt wird nicht punktförmig, sondern verzerrt wahrgenommen. Man spricht deshalb auch von einer Stabsichtigkeit. Genau auf halber Strecke zwischen den beiden Brennlinien liegt der Kreis kleinster Verwirrung. Er kommt einem Brennpunkt am nächsten, aber es handelt sich immer noch um eine unscharfe Abbildung. Abb. 4.9 Selten kann es auch einen Astigmatismus der Linse geben.

Der Meridian mit der stärksten Brechkraft steht dabei in einem Winkel von 90° zum Meridian mit der schwächsten Brechkraft. Der Astigmatismus wird mit einer Kombination einer sphärischen Linse und eines Zylinderglases (sphärozylindrisches Glas) korrigiert. Die Wirkung eines Zylinderglases entsteht senkrecht zu seiner Achse. Abb. 4.10 In der Richtung der Achse wirkt das sphärozylindrische Glas nur sphärisch.

4.2 · Refraktionsfehler

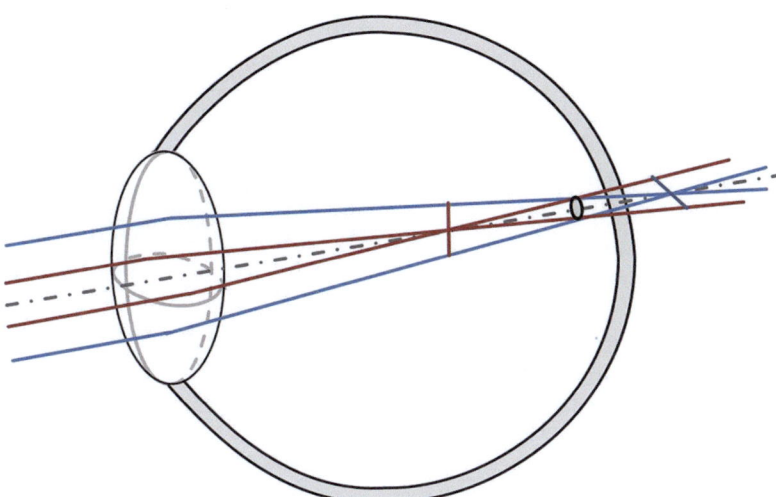

Abb. 4.9 Astigmatismus. Die parallel einfallenden Lichtstrahlen werden in senkrecht aufeinander stehenden Meridianen unterschiedlich stark gebrochen. Für den stärker brechenden Meridian (Achse 0°) entsteht eine Brennlinie vor der Netzhaut (rot), für den schwächer brechenden Meridian entsteht eine Brennlinie hinter der Netzhaut (blau). Dazwischen liegt der Kreis kleinster Verwirrung, in dem die Abbildung immer noch unscharf ist, aber einem Brennpunkt am ähnlichsten ist

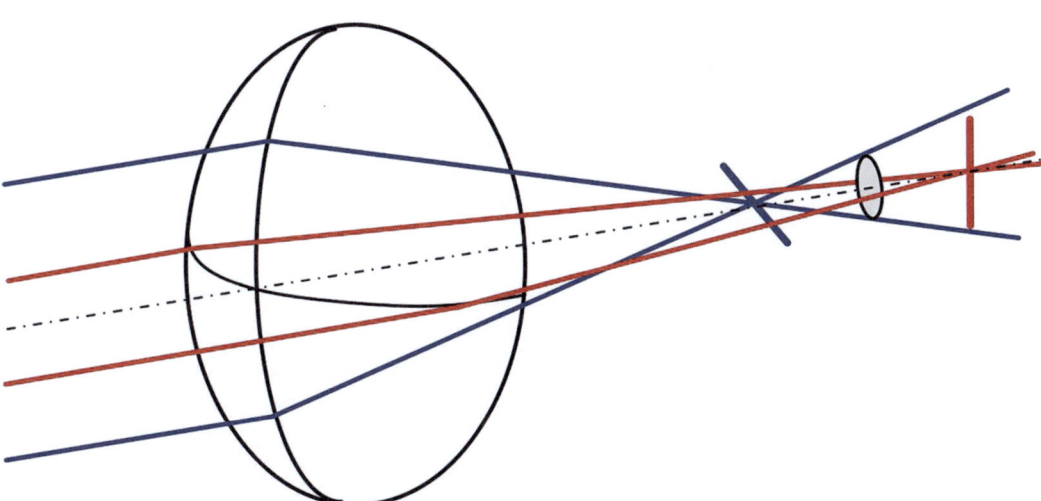

Abb. 4.10 Zylinderglas. Die parallel einfallenden Lichtstrahlen werden in senkrecht aufeinander stehenden Meridianen unterschiedlich stark gebrochen. Die Lage des stärker brechenden Meridians ist genau um 90° gedreht, um einen Astigmatismus wie in **Abb. 4.9** zu korrigieren

Man kann den Astigmatismus nach der Lage der Meridiane einteilen:

Der Astigmatismus rectus (nach der Regel): Der Hornhautmeridian ist bei 90° am stärksten gekrümmt und bei 0° am schwächsten. Es ist der häufigste Astigmatismus. Den Astigmatismus rectus korrigiert man mit einem Minuszylinder in der Achse 0°.

Der Astigmatismus inversus (gegen die Regel): Der Hornhautmeridian ist bei 0° am stärksten gekrümmt und bei 90° am schwächsten. Den Astigmatismus inversus korrigiert man mit einem Minuszylinder in der Achse 90°.

Astigmatismus obliquus (schräger Astigmatismus): Die Hauptschnitte haben schräge

Achsen. Auch die Achse des korrigierenden Zylinderglases liegt schräg.

> Bei höheren Astigmatismusstärken in einer schrägen Achse besteht eine erhöhte Amblyopiegefahr. ► Abschn. 7.2.3

Man kann den Astigmatismus auch nach der Lage der Brennlinien einteilen (Reiner 1982, S. 90):

Der Astigmatismus mixtus (gemischter Astigmatismus): Eine Brennlinie liegt vor der Netzhaut und eine Brennlinie liegt hinter der Netzhaut.

Der Astigmatismus myopicus (kurzsichtiger Astigmatismus): Beide Brennlinien liegen vor der Netzhaut (compositus) oder eine Brennlinie liegt vor der Netzhaut und eine Brennlinie liegt auf der Netzhaut (simplex).

Der Astigmatismus hyperopicus (weitsichtiger Astigmatismus): Beide Brennlinien liegen hinter der Netzhaut (compositus) oder eine Brennlinie liegt hinter der Netzhaut und eine Brennlinie liegt auf der Netzhaut (simplex).

Die Augenärztinnen verordnen die Brillen in der Regel mit einem Minuszylinder, in der optischen Industrie wird dagegen mit Pluszylindern gearbeitet.

Bei der Umrechnung muss beachtet werden:
— der sphärische Wert ändert sich um den Betrag des Zylinders
  – die Umrechnung von Pluszylinder in Minuszylinder: Die Zylinderstärke wird zum sphärischen Wert addiert.
  – Die Umrechnung von Minuszylinder in Pluszylinder: Die Zylinderstärke wird vom sphärischen Wert subtrahiert.
— die Zylinderstärke ändert sich nicht, es ändert sich nur das Vorzeichen
— die Lage der Achse dreht sich um 90°

► **Beispiele zur Umrechnung von Pluszylinder in Minuszylinder und umgekehrt**

+4,0 / -2,0 A0° wird zu +2,0 / +2,0 A90°
-3,0 / +1,0 A30° wird zu -2,0 / -1,0 A120° ◄

In die Richtung der Zylinderachse wirkt nur die Sphäre, senkrecht dazu wirken die Sphäre und der Zylinder zusammen. Das sphärische Äquivalent (entspricht dem Kreis kleinster Verwirrung) wird errechnet, indem man den halben Zylinderwert zum sphärischen Wert hinzuaddiert.

► **Beispiel zur Berechnung des sphärischen Äquivalents**

+4,0 / -2,0 A0° → das sphärische Äquivalent beträgt +3,0
-3,0 / +1,0 A30° → das sphärische Äquivalent beträgt -2,5 ◄

4.2.1 Subjektive Untersuchung der Refraktion

Bei der subjektiven Refraktionsbestimmung muss die Korrektur gefunden werden, mit der in der Ferne ohne Akkommodation scharf gesehen wird. Dann liegt der Fernpunkt im Unendlichen.

Bei myopen Augen liegt der Fernpunkt ohne Korrektur vor dem Auge. Beim hyperopen Auge liegt der Fernpunkt ohne Korrektur virtuell hinter dem Auge.

- **Wozu ist ein subjektiver Abgleich notwendig/sinnvoll?**

Bei einigen Patientinnen kann es sinnvoll sein, die objektiv ermittelten Werte subjektiv zu überprüfen. Gründe dafür können sein:
— das Auge hat während der objektiven Messung akkommodiert, sodass höhere Minuswerte oder geringere Pluswerte gemessen wurden
— die Pupille war bei der Messung besonders groß oder klein, sodass es zu Abbildungsfehlern gekommen ist
— das Auge hat Abbildungsfehler, die bei der objektiven Messung nicht ermittelt werden können, z. B. einen Keratokonus
— wegen eingeschränkter Mitarbeit der Patientin war die objektive Messung ungenau

Durchführung
1. Die Bestimmung des besten sphärischen Glases
   Ein geringes Plusglas z. B. +0,5sph wird vorgegeben und gefragt: „Wird es besser oder schlechter oder bleibt es gleich?"

4.2 · Refraktionsfehler

- Besser oder gleich: Die Patientin ist hyperop. Die Plusgläser werden verstärkt bis das Sehen schlechter wird. Das letzte Glas, mit dem es besser oder gleich war, ist das beste sphärische Glas.
- Schlechter: Die Patientin ist emmetrop oder myop. Nun werden Minusgläser vorgegeben.
  Bei einer Emmetropie verbessert auch ein Minusglas das Sehen nicht, es bleibt gleich. Das Bild wird als schwärzer oder kleiner empfunden, aber nicht schärfer gesehen.
  Bei einer Myopie werden die Minusgläser so lange verstärkt bis sich das Sehen nicht weiter verbessert. Die Minusgläser werden nun wieder abgeschwächt, bis eine Sehverschlechterung eintritt. Das letzte Glas, mit dem es gleich war, ist das beste sphärische Glas.

Liegt ein Astigmatismus vor, ist mit dem besten sphärischen Glas der Zustand des Astigmatismus mixtus erreicht. Der Kreis kleinster Verwirrung liegt jetzt auf der Netzhaut.

2. Die Bestimmung der Achslage eines Astigmatismus mit dem Kreuzzylinder
   ◘ Abb. 4.11
   Es gibt zwei Arten der Befragung mit dem Kreuzzylinder:
   - Die Vorhaltebefragung dient der Bestimmung der groben Achslage.
   - Der Kreuzzylinder wird zuerst in den Achslagen 0° und 90° vorgehalten und gefragt: „Wird es besser oder schlechter?"
   - Wenn eine der beiden Achslagen besser ist, wird ein Minuszylinderglas in dieser Achse in das Probiergestell gesteckt.
   - Wenn beide Achslagen gleich schlecht sind, wird der Kreuzzylinder als nächstes in den Achslagen 45° und 135° vorgehalten und gefragt: „Wird es besser oder schlechter?"
   - Wenn eine der beiden Achslagen besser ist, wird ein Minuszylinderglas in dieser Achse in das Probiergestell gesteckt.
   - Wenn beide Achslagen gleich schlecht sind, hat die Patientin keinen oder einen Astigmatismus kleiner als 0,5dpt.
   - Die Wendebefragung dient der Bestimmung der genauen Achslage.
   - Der Stiel des Kreuzzylinders wird in der eingestellten Achslage des Minuszylinderglases im Probiergestell vorgehalten und dann gewendet. Die Minusachse des Kreuzzylinders liegt nun 45° von der vorher ermittelten Achse entfernt. Die Patientin wird gefragt: „Welches Glas ist besser, das erste oder das zweite?"

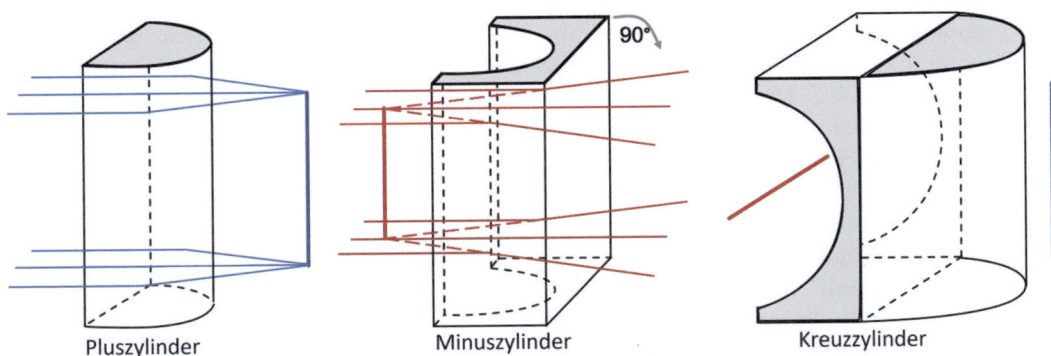

◘ **Abb. 4.11** Kreuzzylinder. Ein Pluszylinder und ein Minuszylinder gleicher Stärke werden mit um 90° gedrehten Achsen kombiniert, um einen Kreuzzylinder zu erhalten. Die Brennlinie des Minuszylinders liegt hier horizontal vor dem Kreuzzylinder und die Brennlinie des Pluszylinders liegt vertikal hinter dem Kreuzzylinder

- Die Achslage des Minuszylinderglases im Probiergestell wird immer in die Richtung korrigiert, in der die Abbildung besser war. Anfangs erfolgt eine Achslagenkorrektur um z. B. 10°, im Verlauf wird die Achslagenkorrektur immer kleiner.
- Diese Wendebefragung wird wiederholt, wobei der Stiel des Kreuzzylinders immer in der neuen Achslage des Minuszylinderglases im Probiergestell gehalten wird. Die korrekte Zylinderachse wurde gefunden, wenn es keinen Unterschied mehr zwischen den beiden Wendelagen gibt.

> **Tipp für die Praxis**
>
> Die Vorhaltebefragung und die erste Wendebefragung zur Ermittlung der Zylinderachse kann durch die Verwendung der sogenannten Strahlenfigur ersetzt werden. Die Patientin soll angeben, in welcher Richtung die Strahlen am deutlichsten sind. Die Richtung der schärfsten Strahlen entspricht der Achse des Pluszylinders bzw. die Richtung der unschärfsten Strahlen der Achslage des Minuszylinders.

3. Die Bestimmung der Zylinderstärke mit dem Kreuzzylinder
   Mit der zweiten Wendebefragung wird die Stärke des Zylinders ermittelt.
   - Auf die Achse des gesteckten Zylinderglases im Probiergestell werden abwechselnd die Achsen des Kreuzzylinders gestellt. Die Verstärkung des Minuszylinders wird mit der Abschwächung vergleichen. Die Patientin wird gefragt: „Welches Glas ist besser, das erste oder das zweite?"
   - Je nach Antwort wird der gesteckte Zylinder dann verstärkt oder abgeschwächt. Die korrekte Zylinderstärke wurde gefunden, wenn es keinen Unterschied mehr zwischen den beiden Wendelagen gibt.
4. Der monokulare Feinabgleich
   - Durch das langsame Drehen an der Zylinderachse kann diese von der Patientin selbst auf die beste Achse eingestellt werden.
   - Durch das erneute Vorgeben eines Kreuzzylinders mit $\pm 0{,}25$cyl kann die Stärke des Zylinders feinabgeglichen werden.
   - Am Ende kann durch das Vorhalten von $\pm 0{,}25$sph die Stärke des sphärischen Glases nochmals fein abgeglichen werden.
5. Der Rot-Grün-Abgleich der sphärischen Korrektur
   Der Rot-Grün-Abgleich ist eine weitere Methode des Feinabgleichs des sphärischen Glases. Er beruht darauf, dass grünes Licht stärker gebrochen wird als rotes Licht (die sogenannte chromatische Aberration).
   Ist ein Auge noch hyperop, liegt der Brennpunkt für grünes Licht näher an oder auf der Netzhaut. Die Zahl im grünen Feld wird kontrastreicher gesehen.
   Ist ein Auge noch myop, liegt der Brennpunkt für rotes Licht näher an oder auf der Netzhaut. Die Zahl im roten Feld wird kontrastreicher gesehen.
6. Der Binokularabgleich
   Mit dem Binokularabgleich wird der subjektive Abgleich abgeschlossen. Damit wird sichergestellt, dass beide Augen gleich gut korrigiert sind. Das ist nur sinnvoll, wenn Simultansehen vorliegt und beide Augen eine etwa gleich gute korrigierte Sehschärfe erreichen. Das beidäugige Sehen wird mit einem Vertikalprisma oder einer Polarisation getrennt und die Seheindrücke beider Augen miteinander vergleichen. Die Korrektur muss dann ggf. nochmal fein abgeglichen werden.

> **Tipp für die Praxis**
>
> Wenn die Werte einer objektiven Refraktionsbestimmung vorliegen, können diese als Ausgangswerte für die subjektive Refraktionsbestimmung genutzt werden. Das kann den Untersuchungsvorgang deutlich verkürzen.

4.2.2 Objektive Untersuchung der Refraktion

Die am häufigsten angewendete Methode der objektiven Refraktionsbestimmung bei Kindern ist die Strichskiaskopie. Sie liefert auch bei Säuglingen und Kleinkindern gute Ergebnisse.

Man benötigt ein Skiaskop sowie Probiergläser oder Skia-Leisten. Im Folgenden wird die Methode mit Probiergläsern beschrieben.

Durchführung In einem Abstand von 50 cm wird ein Lichtstrich auf die Netzhaut der Patientin projiziert. Diese schaut dabei in die Ferne, damit die Akkommodation ausgeschaltet wird. Bei Kindern ist eine Zykloplegie sinnvoll. Vor das Auge wird eine +2,0 dpt Linse (Skiaskopierlinse) gehalten. Es ist darauf zu achten, dass die Korrekturgläser im gleichen Abstand zur Hornhaut gehalten werden wie das spätere Brillenglas. Dieser Abstand beträgt üblicherweise 12–16 mm und wird Hornhautscheitelabstand (HSA) genannt. Der Lichtstrich wird nun in kleinen langsamen Bewegungen über die Pupille hin und her bewegt. Die Untersucherin beobachtet den Reflex des Lichtstrichs in der Pupille. (Kommerell 1994).

Sphärische Refraktionsfehler

Wird der Lichtstrich nach unten bewegt und der Strich in der Pupille bewegt sich auch nach unten, spricht man von Mitläufigkeit. Dann liegt eine Hyperopie vor und man muss Plusgläser vorgeben. ◘ Abb. 4.12a.

Wird der Lichtstrich nach unten bewegt und der Strich in der Pupille bewegt sich nach oben, spricht man von Gegenläufigkeit. Dann liegt eine Myopie vor oder die Patientin akkommodiert und man muss Minusgläser vorgeben. ◘ Abb. 4.12b.

Wenn die gesamte Pupille aufleuchtet, sobald sie vom Lichtstrich getroffen wird, spricht man vom Flackerpunkt. Dann liegt eine Emmetropie vor. ◘ Abb. 4.12c.

Bei einem ametropen Auge wird der Flackerpunkt erreicht, wenn die Ametropie durch das vorgehaltene Korrekturglas ausgeglichen ist.

Astigmatismus

Durch eine Bewegung des Lichtstrichs in verschiedenen Achsen kann man erkennen, ob ein Astigmatismus vorliegt. Dann hat der Strich in der Pupille eine andere Ausrichtung als der projizierte Lichtstrich. ◘ Abb. 4.13

Bestimmung der Achslage des Astigmatismus

Zuerst wird die Achslage des Astigmatismus bestimmt. Dafür muss der projizierte Lichtstrich so gedreht werden, dass er in der gleichen Achse liegt wie der Lichtstrich in der Pupille. Diese Achse wird in Grad angegeben und kann im Tabo-Schema abgelesen werden. ◘ Abb. 4.14

Bestimmung der Stärke des Astigmatismus

Es wird so viel Plus oder so wenig Minus vorgegeben, bis in der vorher bestimmten Achse der Flackerpunkt aufleuchtet. In der senkrecht dazu stehenden Achse sollte nun eine Gegenläufigkeit zu sehen sein. Ist das nicht der Fall, ist dies die hyperopere Achse. Es muss in der hyperoperen Achse weiter Plus vorgegeben werden bis hier der Flackerpunkt aufleuchtet. Dieses Glas entspricht dem sphärischen Wert.

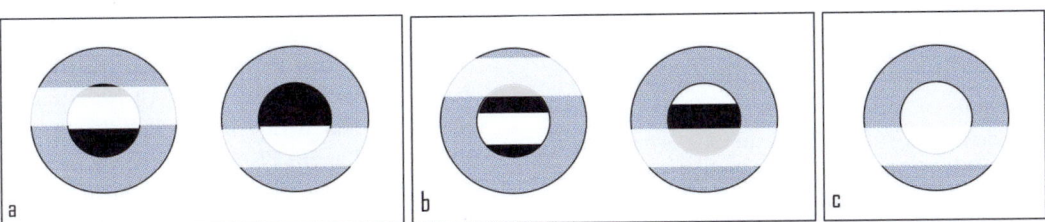

◘ **Abb. 4.12** a Mitläufigkeit b Gegenläufigkeit c Flackerpunkt

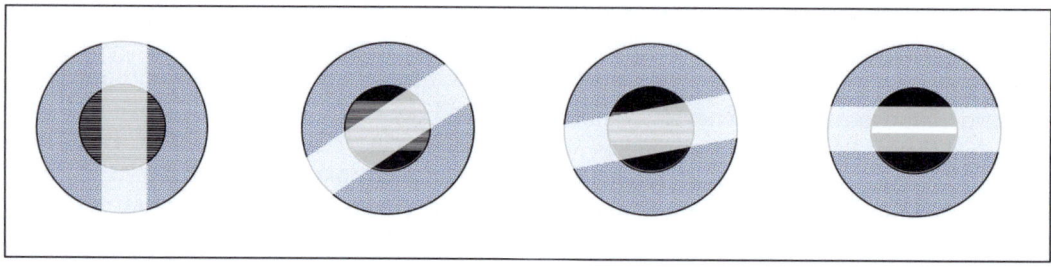

Abb. 4.13 Abbildung des Skiaskopiereflexes bei einem Astigmatismus. Liegt der Strich nicht in der Achse des Astigmatismus, ist der Reflex unscharf und verdreht. Er wird scharf, sobald der Lichtstrich in der Achse des Astigmatismus liegt

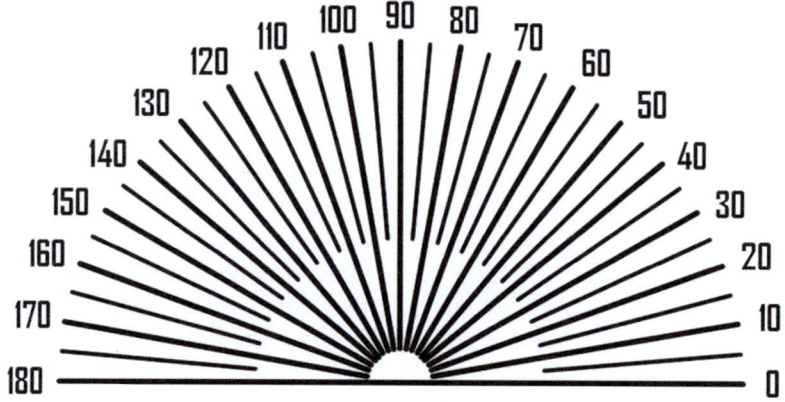

Abb. 4.14 Tabo-Schema für die Bestimmung der Achslage des Astigmatismus. Das Schema ist für beide Augen gleich, d. h. am linken Auge liegt 0° lateral, am rechten Auge nasal

In der myoperen Achse ist nun noch Gegenläufigkeit zu sehen. Es werden jetzt solange Minuszylindergläser vorgegeben bis auch hier ein Flackerpunkt zu sehen ist. Dabei sollte die Achse des Probierglases genau in der Achse des Astigmatismus liegen.

Hat man in allen Achsen einen Flackerpunkt erreicht, kann das Skiaskopierglas entfernt werden. Die verbleibenden Gläser entsprechen der Fernrefraktion des Auges.

Tipp für die Praxis

Die Skiaskopie mit Skiaskopierleisten wird nach demselben Prinzip durchgeführt, allerdings kann man nicht in allen Achsen gleichzeitig den Flackerpunkt erreichen. Ein Vorteil ist jedoch der schnelle Wechsel der Korrekturgläser. Bei Kindern werden oft Probiergläser vorgezogen, da sie tendenziell weniger Abwehr auslösen.

▪▪ Brillenverordnung

In der Orthoptik wird in der Regel die ermittelte Refraktion ohne einen Abzug verordnet, wenn die Refraktion in Miosis oder unter Mydriatikum® ermittelt wurde. Wenn die Refraktionsbestimmung in Zykloplegie erfolgt ist, zieht man 0,5dpt ab. Die Hyperopiewerte werden dadurch geringer, die Myopiewerte werden stärker.

▶ Beispiel Skiaskopie

Das Skiaskopierglas wird vor das Auge gehalten. Das Auge ist mit Cyclopentolat weitgestellt. Wird der Lichtstrich horizontal eingestellt und von oben nach unten bewegt, ist Mitläufigkeit zu sehen. Der Strich in der Pupille ist breit, weil er dichter am Flackerpunkt liegt.
Wird der Lichtstrich vertikal eingestellt und von rechts nach links bewegt, ist Mitläufigkeit zu sehen. Der Strich in der Pupille ist schmal.

Schlussfolgerung: Es liegt eine Hyperopie vor. Diese ist stärker in der Achse 90°.
Es werden Plusgläser (zusätzlich zum Skiaskopierglas) vorgehalten. Dabei wird der Lichtstrich vertikal eingestellt und von rechts nach links bewegt. Die Plusgläser werden gesteigert. Bei einem Wert von +3,00dpt ist der Flackerpunkt zu sehen.
Der Lichtstrich wird horizontal gestellt und von oben nach unten bewegt. Jetzt ist Gegenläufigkeit zu sehen.
Schlussfolgerung: Die Hyperopie in Achse 90° ist ausgeglichen. In Achse 0° liegt ein Astigmatismus vor, der mit einem Minuszylinder ausgeglichen werden muss.
Es werden Minuszylindergläser (zusätzlich zum Skiaskopierglas und dem +3,00dpt-Glas) vorgehalten. Bei einem Minuszylinder von -1,50dpt ist der Flackerpunkt zu sehen.
Nun ist in allen Achsen der Flackerpunkt zu sehen.
Schlussfolgerung: Die Refraktion ist voll ausgeglichen. Nach Abzug der Stärke des Skiaskopierglases wurde folgende Refraktion ermittelt: +3,00 / -1,00 Achse 0°.
Verordnung: +2,50 / -1,00 Achse 0° ◄

4.3 Brillenkunde

Refraktionsfehler können optisch mit Brillengläsern oder Kontaktlinsen korrigiert werden. Bei den Brillengläsern unterscheidet man zwischen Einstärkengläsern und Mehrstärkengläsern.

4.3.1 Optik von Einstärkengläsern

Plusgläser Synonym: Konvexlinsen, Sammellinsen
Plusgläser korrigieren eine Hyperopie. Sie sammeln parallel einfallende Strahlen. Damit verstärken sie die Brechkraft des optischen Systems Auge-Brille. Der Brennpunkt eines Plusglases liegt in endlicher Entfernung hinter dem Glas und lässt sich berechnen mit der Formel.
Brennweite $f = 1/dpt$

> ▶ **Beispiel Brennpunkt bei einem Plusglas**
> Der Brennpunkt eines +2,00dpt-Glases liegt bei 1/2 m, also 50 cm hinter dem Glas. ◄

Die Hyperopie ist voll korrigiert, wenn der Brennpunkt des Plusglases im Fernpunkt des hyperopen Auges liegt, also hinter dem Auge.

Minusgläser Synonym: Konkavlinsen, Zerstreuungslinsen
Minusgläser korrigieren eine Myopie. Sie zerstreuen parallel einfallende Strahlen. Damit schwächen sie die Brechkraft des optischen Systems Auge-Brille. Der virtuelle Brennpunkt eines Minusglases liegt in endlicher Entfernung vor dem Glas und lässt sich berechnen mit der Formel
Brennweite $f = 1/dpt$

> ▶ **Beispiel Brennpunkt bei einem Minusglas**
> Der Brennpunkt eines -2,00dpt-Glases liegt bei -1/2 m, also 50 cm vor dem Glas. ◄

Die Myopie ist voll korrigiert, wenn der virtuelle Brennpunkt des Minusglases im Fernpunkt des myopen Auges liegt.

Zylindergläser Zylindergläser korrigieren einen Astigmatismus. Sie sammeln oder zerstreuen parallel einfallende Strahlen nur in einer Achse. Es entsteht kein Brennpunkt, sondern eine Brennlinie. Diese steht in einem Winkel von 90° zur Achse des Zylinderglases. Die Entfernung der Brennlinie zum Glas lässt sich wie bei Plus- und Minusgläsern durch die Stärke des Plus- oder Minuszylinders errechnen. ▶ Abschn. 4.2

■■ **Eigenschaften von Einstärkengläsern**
Bei Zylindergläsern kommt es zu einer Verzerrung des Bildes. Die weiteren Eigenschaften hängen davon ab, ob es ein Plus- oder ein Minuszylinder ist. ◘ Tab. 4.1

Tab. 4.1 Eigenschaften von sphärischen Einstärkengläsern

Plusgläser	Minusgläser
– Vergrößerung des Bildes	– Verkleinerung des Bildes
– Mitläufigkeit des Bildes	– Gegenläufigkeit des Bildes
– Glasrandskotom	– Diplopie am Glasrand

Bildvergrößerung bei einer Hyperopiekorrektur Das hyperope Auge kann man sich als Kombination aus einem emmetropen Auge mit einer Zerstreuungslinse vorstellen. Der Brennpunkt dieses Systems liegt nicht mehr auf der Netzhaut, sondern dahinter.

Das durch ein Brillenglas korrigierte hyperope Auge kann mit einem Galilei-Fernrohr verglichen werden. Es wirkt vergrößernd, weil die Sammellinse den Brennpunkt näher an das optische System heranbringt. (Reiner 1982, S. 87).

▶ **Beispiel Bildvergrößerung bei der Hyperopiekorrektur**

Bei einem hyperopen Auge von +3,00dpt beträgt die Bildgröße mit der Brillenkorrektur ca. 105 % der Originalgröße (bei einem Hornhautscheitelabstand von 15 mm). ◀

Bildverkleinerung bei einer Myopiekorrektur Das myope Auge kann man sich als Kombination aus einem emmetropen Auge mit einer Sammellinse vorstellen. Der Brennpunkt dieses Systems liegt nicht mehr auf der Netzhaut, sondern davor.

Das durch ein Brillenglas korrigierte myope Auge kann mit einem umgekehrten Galilei-Fernrohr verglichen werden. Es wirkt verkleinernd.

▶ **Beispiel Bildverkleinerung bei der Myopiekorrektur**

Bei einem myopen Auge von -3,00dpt beträgt die Bildgröße mit der Brillenkorrektur nur ca. 95 % der Originalgröße (mit einem Hornhautscheitelabstand von 15 mm). ◀

Gegenbewegung bei einem Plusglas An Plusgläsern kommt es zu einer gegenläufigen Scheinbewegung. Wenn man die Linse in eine Richtung bewegt, verschiebt sich der Bildausschnitt im Brillenglas in die andere Richtung.

Mitbewegung bei einem Minusglas An Minusgläsern kommt es zu einer mitläufigen Scheinbewegung. Wenn man die Linse in eine Richtung bewegt, verschiebt sich der Bildausschnitt im Brillenglas in die gleiche Richtung.

Brillenrandskotom bei einem Plusglas Das Plusglas vergrößert das Bild. Deshalb sind durch die Linse weniger Anteile des Bildes sichtbar. Am Glasrand fehlen Bildanteile. Das nennt man Brillenrandskotom. ◘ Abb. 4.15

Diplopie am Rand eines Minusglases Das Minusglas verkleinert das Bild. Deshalb werden die peripheren Anteile des Bildes zweimal sichtbar. Die Lichtstrahlen am Rand des Bildes laufen einmal ungebrochen außerhalb am Minusglas vorbei. Der gleiche periphere Bildanteil wird aber auch durch Lichtstrahlen abgebildet, die durch die Minuslinse gebrochen werden. Am Glasrand kommt es deshalb zur Diplopie. ◘ Abb. 4.16

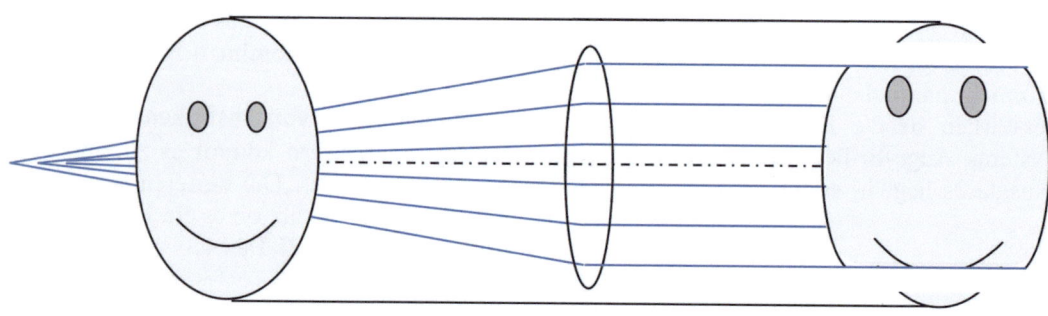

◘ **Abb. 4.15** Brillenrandskotom bei Plusgläsern

4.3 · Brillenkunde

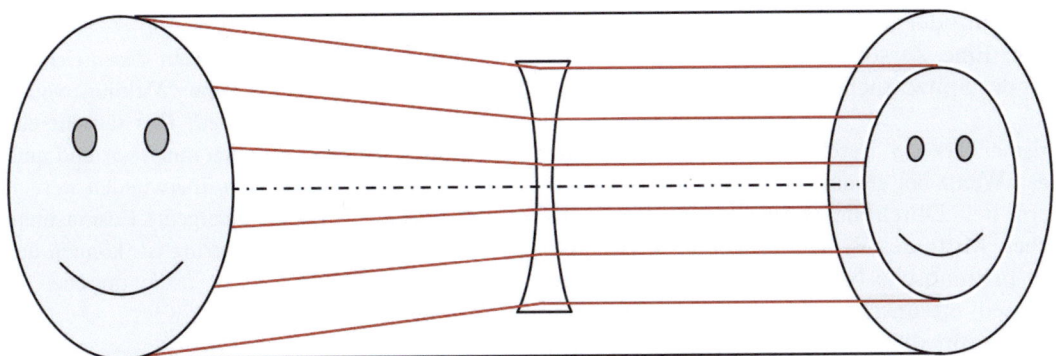

Abb. 4.16 Diplopie am Glasrand bei Minusgläsern

Gründe für die Korrektur mit Kontaktlinsen
Die Korrektur von Refraktionsfehlern mit Kontaktlinsen kann aus optischer Sicht Vor- und Nachteile haben. Außerdem tragen einige Menschen aus kosmetischen, praktischen oder beruflichen Gründen lieber Kontaktlinsen, z. B. Sportler.

Der Hornhautscheitelabstand einer Kontaktlinse liegt bei 0. Deshalb treten keine Scheinbewegungen und Brillenrandstörungen auf. Das Bild wird nicht wesentlich verkleinert oder vergrößert.

Menschen mit einer Myopie bevorzugen oft die Korrektur mit Kontaktlinsen, weil:
- das Bild mit Kontaktlinsen nicht verkleinert ist
- es mit Kontaktlinsen nicht zur Diplopie am Glasrand kommt
- die Augen durch die Brille verkleinert aussehen

Die Myopiekorrektur ist mit Kontaktlinsen geringer als mit Brille. Bei der Hyperopie verhält es sich umgekehrt.

Anisometropie und Aniseikonie Korrigiert man eine Anisometropie mit einer Brille kann es bei einer Brechungsametropie zu Bildgrößenunterschieden (Aniseikonie) beider Augen kommen. Dies kann zu Störungen des Binokularsehens führen. Mit Kontaktlinsen wird weniger Aniseikonie verursacht.

Keratokonus und irregulärer Hornhautastigmatismus Ein Keratokonus ist eine kegelförmige Vorwölbung der Hornhaut, die zu einem hohen irregulären Astigmatismus führt. Auch durch Hornhautveränderungen, z. B. Narben, bricht die Hornhaut unregelmäßig und es kann zu einem irregulären Astigmatismus kommen.

Solche speziellen Brechungsfehler können mit Brillengläsern nicht ausreichend korrigiert werden. Bei der Korrektur mit harten Kontaktlinsen gleicht der Tränenfilm zwischen der Hornhaut und der Kontaktlinse diese irreguläre Brechung aus. Liegt die Ursache der Irregularität an der Linse, bringt die Kontaktlinse keinen Vorteil.

Aphakie Eine Aphakie bezeichnet den Zustand der Linsenlosigkeit. Dazu kommt es, wenn die Augenlinse aufgrund einer Trübung oder einer Verletzung entfernt werden muss und keine Kunstlinse eingesetzt wird. Um die Linsenbrechkraft zu ersetzen, ist ein starkes Plusglas nötig. Um die damit verbundene starke Vergrößerung und die anderen oben beschriebenen Nebenwirkungen zu vermeiden, wird die Aphakie möglichst mit Intraokularlinsen oder Kontaktlinsen ausgeglichen.

Prismatische Nebenwirkungen von Brillengläsern
Sammel- und Zerstreuungslinsen kann man sich wie zwei aneinandergelegte Prismen vorstellen. Lichtstrahlen werden durch ein Prisma so abgelenkt, dass sie das Bild in Richtung der Spitze des Prismas verschieben. ▶ Abschn. 4.4 Eine Sammellinse wirkt wie

zwei mit der Basis aneinandergelegte Prismen. Eine Zerstreuungslinse wirkt wie zwei mit der Spitze aneinandergelegte Prismen.

Prismenwirkung durch dezentrierte Brillengläser Wenn bei einem oder beiden Brillengläsern der Durchblickspunkt nicht der optischen Mitte des Brillenglases entspricht, treten prismatische Nebenwirkungen auf. Diese können erwünscht oder unerwünscht sein. Man kann die Dezentrierung der optischen Mitte gezielt einsetzen, um einen kleinen Schielwinkel zu korrigieren. Zu einer unbeabsichtigten Dezentrierung kann es durch eine ungenaue Brillenanpassung kommen. Dann kann eine Stellungsabweichung auch ausgelöst werden und ggf. Beschwerden verursachen. ◘ Abb. 4.17.

Die prismatische Wirkung der Dezentrierung kann mit der Prentice-Formel berechnet werden. Dabei steht P für die prismatische Wirkung in cm/m, d für die Dezentrierung in cm und S' für die Stärke des Glases in Dioptrien.

$$P = d \times S\prime$$

> ▶ **Beispiel für eine Brillendezentrierung**
>
> Bei einer Brille mit R/L + 5,00dpt ist das rechte Brillenglas um 1 cm dezentriert nach innen.
>
> $P = 1\,cm \times 5{,}00dpt = 5\,cm/m$.
>
> Weil das Plusglas nach innen dezentriert ist, entsteht eine prismatische Wirkung von 5 cm/m mit der Basis innen. Das täuscht eine Stellungsabweichung nach innen vor und muss durch divergente Fusion überwunden werden. ◘ Abb. 4.17b Da die divergente Fusionsbreite physiologisch nur sehr gering ist, können deshalb Doppelbilder oder asthenopische Beschwerden auftreten. ◀

Vergenzen durch Brillengläser Beim Blick in die Nähe muss neben der Akkommodation auch ein entsprechendes Maß an Konvergenz geleistet werden (Nahtrias). Dabei wird nicht mehr durch die optische Mitte geschaut, sondern durch die nasalen Anteile beider Brillengläser. Es treten prismatische Nebenwirkungen auf.

Bei einer Minusbrille kommt es in der Nähe beidseits zu einer Wirkung mit der Basis innen. Deshalb muss damit weniger konvergiert werden.

Bei einer Plusbrille kommt es in der Nähe beidseits zu einer Wirkung mit der Basis außen. Deshalb muss damit mehr konvergiert werden.

Mit Kontaktlinsen entstehen keine prismatischen Nebenwirkungen, da sich die Kontaktlinsen mit dem Auge mitbewegen und

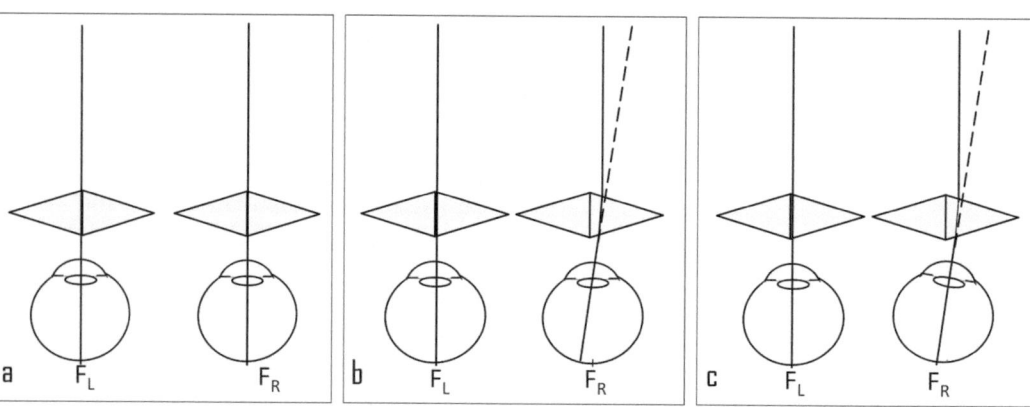

◘ **Abb. 4.17** **a** Richtig zentrierte Korrektur mit Plusgläsern. **b** Die Dezentrierung des rechten Glases nach innen führt zu einer Umlenkung des Strahlengangs in die Richtung der Basis des Prismas. Die Netzhautabbildung wird nach nasal verschoben, also nicht mehr auf der Fovea des rechten Auges F_R abgebildet. Diese Netzhautstelle lokalisiert das Bild nach temporal (gestrichelte Linie). **c** Um das Fixierobjekt in beiden Augen wieder foveolar (auf F_R und F_L) abzubilden, wird eine Fusionsbewegung des rechten Auges nach außen ausgeführt.

deshalb immer durch die optische Mitte geschaut wird.

Prüfung der Zentrierung von Brillengläsern Die Zentrierung von Brillengläsern kann mit dem Scheitelbrechwertmesser oder mit dem Augenspiegel geprüft werden.

Die optische Mitte des Brillenglases kann man mit der getragenen Brille prüfen. Mit dem Augenspiegel wird ein Glas beleuchtet. Die Reflexe von der Vorder- und Rückfläche werden bei monokularer Betrachtung solange verschoben, bis sie genau aufeinander liegen. Dort liegt die optische Mitte des Brillenglases. Wenn die Pupille der Patientin genau an der gleichen Stelle liegt, besteht keine Dezentrierung.

In der Regel ist der Durchblickspunkt etwas höher als die optische Mitte. Die Höhenverschiebung sollte seitengleich sein, sonst treten vertikale prismatische Nebenwirkungen auf. Ungewollte Vertikalprismen sind leicht zu erkennen, wenn man die Brille in die Hand nimmt und durch beide Gläser gleichzeitig eine horizontale Linie betrachtet.

Um das Ausmaß einer Dezentrierung zu bestimmen, markiert man die Durchblickspunkte mit einem abwischbaren Stift auf den Brillengläsern. Unter dem Scheitelbrechwertmesser kann dann die optische Wirkung inklusive der prismatischen Nebenwirkungen abgelesen werden.

4.3.2 Mehrstärkengläser/ Gleitsichtgläser

Es gibt verschiedene Arten von Mehrstärkengläsern:
- Bifokalgläser: Das Glas besteht aus einem Fernteil im oberen Bereich und einem Nahteil im unteren Bereich. Das Nahteil kann eingeschliffen sein oder über die ganze Breite des Brillenglases verlaufen (Exekutivtyp).
- Trifokalgläser: Das Glas besteht aus einem Fernteil, einem Bereich für die mittlere Entfernung und einem Nahteil. Die Größe und die Stärke der einzelnen Bereiche können auf den Brillenträger abgestimmt werden.
- Gleitsichtgläser: Das Glas hat einen fließenden Übergang vom Fernteil zum Nahteil, der Progressionszone genannt wird. Dadurch wird eine scharfe Abbildung in allen benötigten Entfernungen gewährleistet.

Nicht für jeden sind Mehrstärkengläser geeignet oder angenehm. Einige Menschen bevorzugen das Wechseln zwischen einer Fernbrille und einer Nahbrille.

> **Tipp für die Praxis**
>
> Das Ausmessen von Gleitsichtgläsern am Scheitelbrechwertmesser ist oft schwierig und ungenau. Der Aufbau eines Gleitsichtglases ist je nach Hersteller unterschiedlich und man benötigt für die Messung verschiedene spezielle Schablonen. Einfacher und genauer ist es, die Werte dem Brillenpass zu entnehmen.

Defokusgläser bei progredienter Myopie

Die Myopie nimmt im jugendlichen Alter durch das Bulbuswachstum häufig stark zu. Einige Glashersteller haben spezielle Gläser entwickelt, um diesem Wachstum entgegenzuwirken. Dabei entspricht die Glasmitte der benötigten Refraktion. In der Peripherie des Glases gibt es aber je nach Hersteller unterschiedlich angeordnete Zonen, in denen die Abbildung durch gezielte myope Defokussierung unscharf bleibt. Studien zeigen, dass dies hemmend auf das Längenwachstum des Bulbus wirkt. (Kaymak et al. 2021).

4.3.3 Probleme mit Brillen

Brillenunverträglichkeiten

In den ersten Tagen nach dem Tragen einer neuen Brillenkorrektur oder Verstärkung der Gläser bemerken Brillenträgerinnen manchmal Scheinbewegungen. Nach wenigen Stunden oder Tagen kompensiert das Gehirn diese Scheinbewegungen, indem es die Augenbewegungen entsprechend anpasst.

Bei Gleitsichtgläsern bemerken die Trägerinnen zu Beginn eine Verzerrung beim Blick durch die seitlichen Glasanteile. Dadurch kann es zu Schwindel und Orientierungsstörungen kommen. Auch hier tritt ein Gewöhnungseffekt ein. Dieser ist umso schneller abgeschlossen, je konsequenter die neue Brille getragen wird.

▪▪ Brillenbedingte Kopffehlhaltungen
Ist bei einem Astigmatismus die Lage der Achse nicht richtig korrigiert, kann dies zu einer Kopfneigung führen. Patientinnen neigen den Kopf in die Gegenrichtung der eingeschliffenen Achslage, weil sie die physiologische Gegenrollung der Augen nutzen. Die Achslage muss dann in die Richtung der Kopfneigung verändert werden.

Presbyope Patientinnen nehmen bei einer unterkorrigierten Hyperopie eine Kinnhebung ein, um das Nahteil bereits für die Ferne zu nutzen.

Bei einer Dezentrierung des Brillenglases kann es je nach Richtung der Verschiebung zu unterschiedlichen Kopffehlhaltungen kommen.

4.3.4 Angaben auf dem Brillenrezept

Neben den Pflichtangaben auf dem Brillenrezept können Zusatzinformationen über die Art der Gläser und der Fassung in den Freitextzeilen übermittelt werden:
- Glasmaterial:
  - Kunststoffgläser bei Kindern
  - hochbrechende Gläser bei hohen Ametropien
- kleine Rohglasdurchmesser bei hoher Hyperopie zur Reduktion des Glasgewichts
- Bifokalbrillen bei Kindern
  - Exekutiv-Glas
  - Die Lage der Trennlinie bei Patientinnen mit einem Konvergenzexzess
    - bei Vorschulkindern und einem normakkommodativem Konvergenzexzess auf Höhe der Pupillenmitte
    - bei Schulkindern und einem hypoakkommodativen Konvergenzexzess auf Höhe des unteren Pupillenrands
- Spezialgläser:
  - Lichtschutzgläser
  - Kantenfiltergläser
  - Defokusgläser
- Brillenfassung bei Kindern
  - Sportbügel
  - Nasensteg für den flachen, breiten Nasenrücken

4.4 Prismen

Geometrisch betrachtet ist ein Prisma ein Körper, dessen Seitenkanten in der Regel ein gleichschenkliges Dreieck bilden. Die kürzeste Seite des Prismas nennt man die Basis. Der Winkel zwischen den Seitenkanten bestimmt das Ausmaß der Ablenkung von Lichtstrahlen, wenn sie durch das Prisma laufen. Diese Ablenkung wird in Prismendioptrien (pdpt) angegeben. Eine Prismendioptrie entspricht der Ablenkung des Lichtstrahls um 1 cm in 1 m Entfernung (cm/m).

▪▪ Minimum der Ablenkung
Wenn der Eintritts- und der Austrittswinkel eines Lichtstrahls gleich sind, erreicht die Ablenkung des Lichtstrahls durch das Prisma ihren kleinsten Wert. Der Lichtstrahl im Prisma verläuft parallel zur Basis des Prismas. ◘ Abb. 4.18

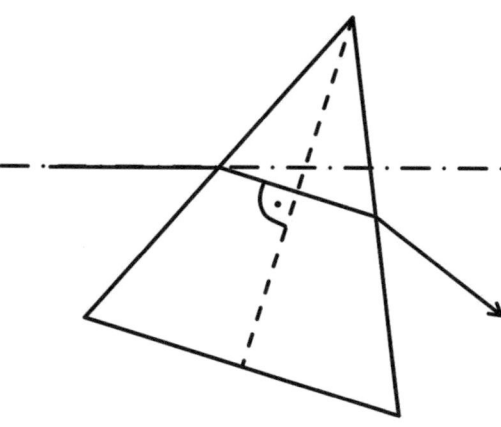

◘ **Abb. 4.18** Darstellung der minimalen Ablenkung beim Strahlengang durch ein Prisma

Wird das Prisma in die eine oder andere Richtung verkippt, vergrößert sich der Betrag der Ablenkung des Lichtstrahls und die Brechkraft verstärkt sich.

> **Korrektionsstellung**
> Ein Prisma muss immer mit der Rückfläche frontoparallel zum einfallenden Lichtstrahl gehalten werden, also in der Regel frontoparallel zum Auge. Diese Position nennt man die Korrektionsstellung oder Position der Frontalebene. Das gilt für fast alle Prismen aus Plastik und Plexiglas.
>
> Durch die falsche Positionierung eines Prismas vor allem bei hohen Prismenstärken kann ein deutlich kleinerer Schielwinkel gemessen werden, als tatsächlich vorhanden ist. Das schwächere Prisma gleicht dann durch die stärkere Ablenkung einen größeren Schielwinkel aus.

Einige Prismen (in der Regel Glasprismen) sind vom Hersteller auf eine andere Position kalibriert, die sogenannte „Prentice Position" oder Scheitelmessstellung. In dieser Position fällt das Licht senkrecht auf die erste Fläche (Übergang Luft/Glas), wodurch der Lichtstrahl erst an der zweiten Fläche des Prismas (Übergang Glas/Luft) gebrochen wird. Bei diesen Prismen muss die Vorderfläche des Prismas frontoparallel zum Auge gehalten werden.

Die meisten Prismenleisten sind für die Anwendung in der Korrektionsstellung kalibriert. Wenn horizontale und vertikale Prismenleisten kombiniert werden, kann es durch Verkippung der Leisten zu Messfehlern kommen.

- **Kombination von Prismenklötzen**
- **Kombination mit gleicher Prismenbasis:** Bei großen Schielwinkeln reicht das größte Prisma für die Bestimmung des objektiven Schielwinkels häufig nicht aus. Wenn man ein zweites Prisma mit der gleichen Basis dazu nimmt, ist die Gesamtwirkung beider Prismen nicht identisch mit der Summe ihrer Einzelwirkungen, sondern immer größer. (Bendzmierowski et al. 2014).

Genauer ist es, wenn man die Prismen auf beide Augen verteilt. Dann fixiert aber keines der beiden Augen mehr in der Primärposition. Außerdem ist bei Augenbewegungsstörungen der ermittelte Schielwinkel eine Mischung aus dem Primär- und dem Sekundärwinkel. Die Messung großer Schielwinkel am Synoptophor ist wegen der Gerätekonvergenz keine gute Alternative.

- **Kombination mit unterschiedlicher Prismenbasis:** Die Kombination von horizontalen und vertikalen Prismen vor einem Auge verursacht auch Abweichungen. Diese sind aber geringer und können bei kleinen bis mittelgroßen Schielwinkeln vernachlässigt werden. Sind Horizontal- und Vertikalwinkel groß, müssen ggf. auch hier die Prismen verteilt werden.

Literatur

Bendzmierowski K, Heins R, Waeselmann G, Wahl B (2014) Messfehler in der Anwendung von Prismen in der Orthoptik. orthoptik pleoptik 37:5–24

Kaymak H, Graff B, Neller K et al (2021) Myopietherapie und Prophylaxe mit „Defocus Incorporated Multiple Segments"-Brillengläsern. Ophthalmologe 118:1280–1286

Kommerell G (1994) Was bringt die Skiaskopie ohne Zykloplegie im Kindesalter? orthoptik-pleoptik 18:36–44

Reiner J (1982) Grundlagen der ophthalmologischen Optik. Enke

Augenstellung

Inhaltsverzeichnis

5.1 Schielformen – 92
5.1.1 Heterotropie – 92
5.1.2 Heterophorie – 92

5.2 Untersuchung der Augenstellung – 93
5.2.1 Hornhautreflexbilder – 93
5.2.2 Covertest – 94

5.3 Methoden zur Schielwinkelmessung – 96
5.3.1 Winkelbestimmung mit Hornhautreflexbildern – 96
5.3.2 Prismencovertest – 97
5.3.3 Subjektive Methoden der Schielwinkelmessung – 101

Literatur – 102

Ergänzende Information Die elektronische Version dieses Kapitels enthält Zusatzmaterial, auf das über folgenden Link zugegriffen werden kann ▶ https://doi.org/10.1007/978-3-662-71354-9_5. Die Videos lassen sich durch Anklicken des DOI Links in der Legende einer entsprechenden Abbildung abspielen, oder indem Sie diesen Link mit der SN More Media App scannen.

© Der/die Autor(en), exklusiv lizenziert an Springer-Verlag GmbH, DE, ein Teil von Springer Nature 2025
C. Schöffler and B. Wahl, *Lehrbuch für die Orthoptik*,
https://doi.org/10.1007/978-3-662-71354-9_5

5.1 Schielformen

Stehen die Augen nicht parallel zueinander, liegt ein Schielen (Strabismus) vor. Ein Auge ist auf das Fixierobjekt gerichtet, das andere Auge weicht ab. Man kann das Schielen nach unterschiedlichen Kriterien einteilen, z. B. nach der Richtung oder der Häufigkeit.

5.1.1 Heterotropie

Weicht ein Auge ständig von der Sehachse ab, spricht man von einer Heterotropie. Die Vorsilbe ‚hetero' kommt aus dem Griechischen und bedeutet ‚verschieden'. Dabei handelt es sich um ein manifestes Schielen. Die Richtung der Abweichung ist aus dem Begriff noch nicht abzuleiten.

▪▪ Esotropie
Synonym: Strabismus convergens, Einwärtsschielen oder Innenschielen.
Ist das schielende Auge nach innen abgewichen, besteht eine Esotropie.

▪▪ Exotropie
Synonym: Strabismus divergens, Auswärtsschielen oder Außenschielen.
Ist das schielende Auge nach außen abgewichen, besteht eine Exotropie.

▪▪ Vertikaltropie
Synonym: Strabismus verticalis, Vertikaldeviation (VD), Vertikaldivergenz oder Vertikalabweichung.
Ist ein Auge nach oben oder unten abgewichen, spricht man von einer Vertikaltropie.
Steht das rechte Auge höher als das linke, liegt eine positive Vertikaldeviation (+VD) vor. Fixiert das linke Auge und das rechte Auge weicht nach oben ab, besteht eine Hypertropie rechts. Fixiert das rechte Auge und das linke Auge weicht nach unten ab, besteht eine Hypotropie links.
Steht das linke Auge höher als das rechte, liegt eine negative Vertikaldeviation (−VD) vor. Fixiert das linke Auge und das rechte Auge weicht nach unten ab, besteht eine Hypotropie rechts. Fixiert das rechte Auge und das linke Auge weicht nach oben ab, besteht eine Hypertropie links.
Höhenschielen kann isoliert oder kombiniert mit einer Esotropie oder Exotropie vorkommen.

▪▪ Zyklotropie
Synonym: Zyklodeviation.
Ist das schielende Auge nach innen oder außen verrollt, spricht man von einer Zyklotropie.
Ist das schielende Auge nach innen verrollt, liegt eine Inzyklotropie vor. Ist es nach außen verrollt, liegt eine Exzyklotropie vor.

▪▪ Orthotropie
Synonym: Parallelstand.
Liegt keine manifeste Abweichung vor, besteht eine Orthotropie. Das Vorliegen einer latenten Abweichung ist damit aber nicht ausgeschlossen.

▪▪ Fixationsverhalten
Fixiert immer dasselbe Auge, während das andere abweicht, spricht man von einem einseitigen oder monolateralen Schielen. Schielt abwechselnd mal das eine, mal das andere Auge, spricht man von einem wechselseitigen oder alternierenden Schielen.

▪▪ Häufigkeit des manifesten Schielens
Weicht das schielende Auge immer und unter allen Bedingungen ab, liegt ein konstantes Schielen vor. Weicht das Auge nur zeitweise ab und stehen die Augen zwischendurch auch parallel, liegt ein intermittierendes Schielen vor.

5.1.2 Heterophorie

Synonyme: latentes Schielen, verstecktes Schielen.
Wird eine Schielstellung nur sichtbar, wenn man die Zusammenarbeit beider Augen

unterbricht, liegt eine Heterophorie vor. Dabei handelt es sich um ein latentes Schielen. Die Richtung der Abweichung ist aus dem Begriff noch nicht abzuleiten.

Wird die Zusammenarbeit beider Augen wieder ermöglicht, stellen sich beide Augen erneut auf das Fixierobjekt ein. Es erfolgt eine Refusion.

▪▪ Esophorie
Weicht das schielende Auge bei einer Unterbrechung des Binokularsehens nach innen ab, besteht eine Esophorie.

▪▪ Exophorie
Weicht das schielende Auge bei einer Unterbrechung des Binokularsehens nach außen ab, besteht eine Exophorie.

▪▪ Vertikalphorie
Weicht ein Auge bei einer Unterbrechung des Binokularsehens nach oben oder unten ab, spricht man von einer Vertikalphorie.

Hyperphorie und Hypophorie werden hier nicht benutzt, weil es davon abhängig ist, welches Auge abgedeckt ist.

▪▪ Zyklophorie
Verrollt sich bei einer Unterbrechung des Binokularsehens ein Auge nach innen oder außen, spricht man von einer Zyklophorie.

Ist das schielende Auge nach innen verrollt, liegt eine Inzyklophorie vor. Ist es nach außen verrollt, liegt eine Exzyklophorie vor.

▪▪ Orthophorie
Liegt keine manifeste Abweichung vor und ist auch nach einer Unterbrechung des Binokularsehens keine Abweichung sichtbar, besteht eine Orthophorie.

▪▪ Konkomitanz und Inkomitanz
Ist die Augenstellung in allen Blickrichtungen gleich, spricht man von einem Begleitschielen oder konkomitantem Schielen. Ändert sich die Augenstellung in den verschiedenen Blickrichtungen, spricht man von einem inkomitanten Schielen. Dabei ist es nicht relevant, ob es sich um ein manifestes oder ein latentes Schielen handelt.

5.2 Untersuchung der Augenstellung

5.2.1 Hornhautreflexbilder

Treffen Lichtstrahlen das Auge, werden an allen Flächen des optischen Systems Anteile des Lichts reflektiert. Ein anderer Teil des Lichts durchdringt die brechenden Medien. Die reflektierten Anteile sind als Lichtpunkte sichtbar. Man nennt sie die 4 Purkinje-Spiegelbilder. Für die Stellungsbeurteilung ist nur das 1. Purkinje-Spiegelbild wichtig. Es entsteht an der Hornhautvorderfläche. Deshalb nennt man es auch Hornhautreflexbild (HHRB).

Hirschberg (1886) beschrieb eine Methode, mit der man anhand der Hornhautreflexbilder den Schielwinkel orientierend bestimmen kann.

Physiologisch liegt das Hornhautreflexbild gering nasal von der Pupillenmitte. Diese Verschiebung nennt man Winkel Kappa (κ). Er entsteht, weil die Fovea nicht genau in der Mitte des hinteren Augenpols liegt, sondern etwas nach temporal verschoben.

Liegt ein manifestes Schielen vor, verschiebt sich auch das Hornhautreflexbild.

Eine Verschiebung:
- nach innen entsteht bei einer Exotropie
- nach außen entsteht bei einer Esotropie
- nach oben entsteht bei einem Tieferstand des Auges
- nach unten entsteht bei einem Höherstand des Auges

Eine Zyklotropie erkennt man nicht am Hornhautreflexbild.

Liegen die Hornhautreflexbilder auf beiden Augen symmetrisch, besteht wahrscheinlich kein manifestes Schielen. Ein Mikrostrabismus Abschn. 5.3.1 ist nach Hornhautreflexbildern aber nicht sicher auszuschließen.

5.2.2 Covertest

Der Covertest (auch Abdecktest) wird zur genauen Stellungsbeurteilung benutzt. Dieser besteht aus mehreren Anteilen:
- einseitiger Covertest
- Aufdecktest
- alternierender Covertest

Folgende Voraussetzungen müssen erfüllt sein:
- ausreichende Sehschärfe
- ausreichende Beweglichkeit, um die Fixation in Primärposition aufzunehmen
- monokular fixieren beiden Augen foveolar
- ausreichende Mitarbeit der Patientinnen

5.2.2.1 Einseitiger Covertest

Mit dem einseitigen Covertest kann ein manifestes Schielen entdeckt werden. Dabei fixieren beide Augen nicht dasselbe Objekt. Beim Abdecken des Führungsauges ist am geführten Auge eine Einstellbewegung zu sehen, damit dieses Auge mit der Fovea das Objekt fixieren kann.

Durchführung
- Mit der Brille, falls vorhanden,
- in der Ferne wird meist ein Licht fixiert, in der Nähe meist ein Objekt
- zuerst wird ein Auge zügig abgedeckt, dabei wird das freibleibende Auge beobachtet,
- ist das Führungsauge bekannt, wird dieses zuerst abgedeckt,
- die Untersucherin achtet auf eine Einstellbewegung zur Fixationsaufnahme,
- dann wird das abgedeckte Auge wieder freigegeben und das andere Auge abgedeckt.

Interpretation der Einstellbewegung (EB)
- Besteht ein manifestes Schielen?
  - Sind keine Einstellbewegungen sichtbar, liegt wahrscheinlich kein manifestes Schielen vor.
  - Ist eine Einstellbewegung sichtbar, liegt sicher ein manifestes Schielen vor.
- Aus welcher Richtung kommt die Einstellbewegung?
  - Bei einer EB von innen stand das abgewichene Auge innen, es liegt eine Esotropie vor.
  - Bei einer EB von außen stand das abgewichene Auge außen, es liegt eine Exotropie vor.
  - Bei einer EB von oben stand das abgewichene Auge oben, es liegt ein Höherstand vor.
  - Bei einer EB von unten stand das abgewichene Auge unten, es liegt ein Tieferstand vor.
  - Eine Zyklotropie erkennt man nicht an den Einstellbewegungen.
- Wie groß ist die Abweichung?
  - Kleine, mittlere oder große EB sprechen für eine geringe, mittlere oder deutliche Abweichung.
- Wie sicher wird die Fixation aufgenommen?
  - Bei einer zügigen EB kann die Fixation gut aufgenommen werden, das spricht für eine foveolare Fixation.
  - Bei einer zögerlichen oder suchenden EB kann die Fixation nicht gut aufgenommen werden, dies kann z. B. für eine Amblyopie ▶ Abschn. 7.4.2 sprechen.
  - Ist keine EB sichtbar obwohl das Auge in einer Schielstellung steht, könnte
    – eine exzentrische Fixation vorliegen
    – das Auge sich nicht ausreichend gut bewegen, um die Fixation aufzunehmen
    – das Auge blind sein
    – kein Interesse am Fixierobjekt bestehen, z. B. bei kleinen Kindern

> **Tipp für die Praxis**
>
> Erst wenn Patientinnen das Fixierobjekt sicher fixieren, ist das Abdecken eines Auges sinnvoll. Solange sie nicht aufmerksam sind, kann die Untersucherin bei einer Bewegung des Auges nicht zwischen einer Einstellbewegung und einer Blickbewegung unterscheiden. Bei kleinen Kindern sind die Auswahl eines interessanten Fixierobjekts und die permanente Ansprache hilfreich, um die Aufmerksamkeit für das Objekt längerfristig zu binden.

5.2.2.2 Aufdecktest

Synonym: Uncovertest
Nach jedem einseitigen Abdecken wird im Anschluss dieses Auge beim Aufdecken beobachtet. ◘ Abb. 5.1 Die Untersucherin achtet auf eine mögliche Bewegung. Wurde ein manifestes Schielen gefunden, achtet sie nun auf das Führungsverhalten:
— Wird die Fixation über den Lidschlag gehalten?
— Wird die Fixation kurz gehalten?
— Wird die Fixation nicht gehalten und es wird immer zur gleichen Führung zurückgewechselt?

Wurde kein manifestes Schielen gefunden, achtet die Untersucherin auf eine mögliche Refusionsbewegung.

> **Tipp für die Praxis**
>
> Für Ungeübte kann es hilfreich sein, den einseitigen Covertest und den Aufdecktest getrennt durchzuführen. Die Untersucherin kann sich so besser auf die Beobachtung eines Auges konzentrieren.

5.2.2.3 Alternierender Covertest

Mit dem alternierenden Covertest kann ein latentes Schielen entdeckt werden. Durch die Unterbrechung der Fusion zeigt sich jede latente Abweichung, weil zwischendurch kein beidäugiges Sehen möglich ist.

Der alternierende Abdecktest wird immer durchgeführt, auch wenn beim Aufdecktest bereits eine Heterophorie beobachtet wurde. Durch die intensive Dissoziation vergrößert sich eventuell die Abweichung oder wird überhaupt erst sichtbar. Dafür muss manchmal relativ lange alternierend abgedeckt werden. Dies ist der Fall, wenn eine Heterophorie sehr gut kompensiert wird und die Fusion nur zögerlich aufgegeben wird.

Durchführung
— Die Augen werden abwechselnd abgedeckt ohne sie zwischendurch freizugeben.
— Dabei muss die Patientin das Fixationsobjekt gut und ausreichend lange fixieren.
— Beim Seitenwechsel des Covers wird auf Einstellbewegungen am freiwerdenden Auge geachtet.

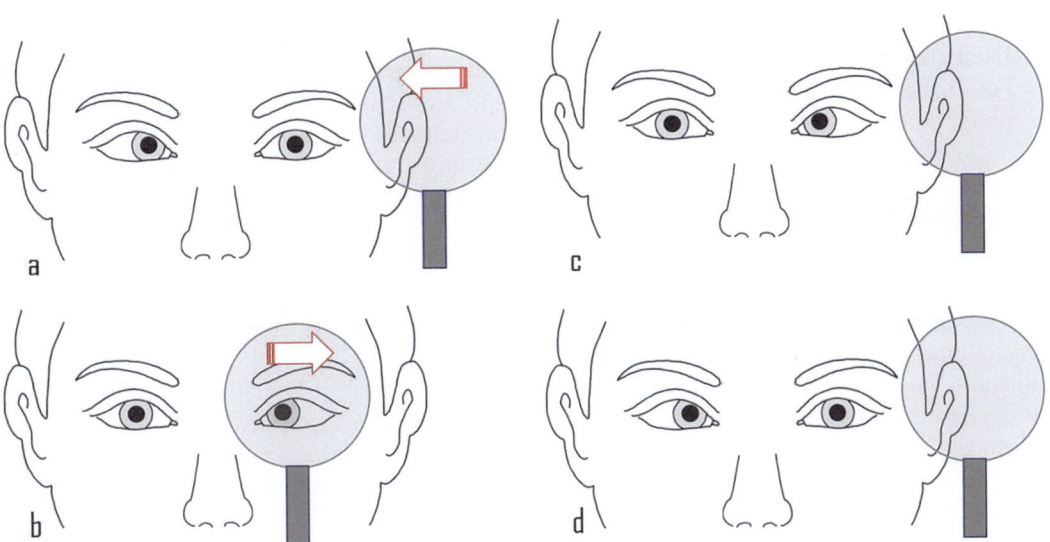

◘ **Abb. 5.1** Darstellung des Führungsverhaltens beim Uncovertest: **a** Es besteht ein Einwärtsschielen des rechten Auges. Das linke Auge wird nun abgedeckt. **b** Beim Abdecken des linken Auges hat das rechte Auge die Fixation aufgenommen. Das linke Auge wird nun wieder aufgedeckt. **c** Nach dem Aufdecken wird die Rechtsfixation gehalten. **d** Nach dem Aufdecken wird die Linksfixation sofort wieder aufgenommen. Die Rechtsfixation wird nicht gehalten

– Aus welcher Richtung kommt das Auge?
– Wie groß ist die EB?

Interpretation der Einstellbewegung
- Sind keine EB sichtbar, liegt kein latentes Schielen vor.
- Ist beim alternierenden Abdecktest eine EB zu sehen, nachdem beim einseitigen Abdecktest ein manifestes Schielen ausgeschlossen wurde, liegt eine Heterophorie vor.
- Ist die EB beim alternierende Abdecktest größer als die EB beim einseitigen Abdecktest, liegt zusätzlich zum manifesten Schielen eine latente Komponente vor.

Der alternierende Abdecktest endet immer mit dem Aufdecktest.
- Die Untersucherin achtet nun auf eine Refusionsbewegung. Liegt eine Heterophorie vor, gibt die Refusionsbewegung Aufschluss über die Kompensationsfähigkeit.
  – Bei zügiger Refusion kann die Heterophorie gut kompensiert werden.
  – Bei zögernder oder verlangsamter Refusion kann die Heterophorie nicht gut kompensiert werden.
  – Bei ausbleibender Refusion ist die Heterophorie dekompensiert.
- Die Patientin wird nach der Freigabe über bestehende Doppelbilder in der Abweichphase befragt.

5.3 Methoden zur Schielwinkelmessung

Bei der orientierenden Beurteilung der Augenstellung im Raum können verschiedene Faktoren einen Strabismus vortäuschen:
- eine große oder kleine Pupillardistanz
- ein Epikanthus

Epikanthus

Bei einem Epikanthus handelt sich meist um eine angeborene Besonderheit des Oberlides. Im nasalen Bereich des Oberlides zieht in einer sichelförmigen Hautfalte nach unten und überdeckt den inneren Lidwinkel. Dadurch ist nasal weniger Skleraweiß sichtbar. Dies kann ein Einwärtsschielen vortäuschen.

Der Schielwinkel wird immer mit vorhandener Brille gemessen. Dabei geht man davon aus, dass vorhandene Refraktionsfehler damit bestmöglich korrigiert sind. In manchen Fällen ist aber auch der Schielwinkel ohne Korrektur interessant, z. B. wenn eine geringe Hyperopiekorrektur bei einer Esotropie nicht mehr getragen wird.

5.3.1 Winkelbestimmung mit Hornhautreflexbildern

5.3.1.1 Schätzen des Schielwinkels nach Hornhautreflexbildern

Der Schielwinkel kann anhand der Lage des Hornhautreflexes geschätzt werden. Das Schätzen nach HHRB ermöglicht, den kleinsten manifesten Schielwinkel zu ermitteln. Das ist bei eingeschränkt untersuchbaren Patientinnen oder bei Patientinnen mit einer schlechten Sehschärfe sinnvoll.

Hirschberg hat diese Methode erstmals beschrieben. Er nahm an, dass 1 mm Dezentrierung etwa einem Schielwinkel von 7° entspricht. Später wurde nachgewiesen, dass der tatsächliche Schielwinkel bei 1 mm Dezentrierung etwa 12° entspricht. (Barry 2000).

Physiologisch liegt das Hornhautreflexbild ca. 3–4° nasal von der Pupillenmitte (Winkel Kappa). Er kann physiologisch auch etwas größer oder kleiner sein. Verschiedene Faktoren können den Winkel Kappa zusätzlich beeinflussen, z. B. eine gedehnte Netzhaut bei einer ehemaligen Frühgeborenenretinopathie. Bei Betrachtung der Hornhautreflexbilder kann es deshalb auch zu einem vorgetäuschten Strabismus kommen:
- Ein vergrößerter oder positiver Winkel Kappa täuscht eine Exotropie vor.
- Ein verkleinerter oder negativer Winkel Kappa täuscht eine Esotropie vor.

5.3 · Methoden zur Schielwinkelmessung

Ein vorgetäuschtes Schielen nennt man auch Pseudostrabismus.

Es braucht etwas Übung, um den Schielwinkel mit dieser Methode gut einzuschätzen. Die Genauigkeit liegt bei etwa ± 5°. Deshalb kann ein Mikrostrabismus ▶ Abschn. 8.1.5 mit dieser Methode auch nicht sicher ausgeschlossen werden.

Durchführung
- Die Beurteilung der HHRB erfolgt parallaxenfrei über eine Lichtquelle hinweg. Das heißt, die Untersucherin befindet sich in der Verlängerung der Gesichtslinie (Verbindung von Fixierlicht und Foveola der Patientin).
- Die Patientin fixiert das Licht, sodass die HHRB an beiden Augen entstehen.
- Die Untersucherin schätzt anhand der Lage des Reflexes die Größe des Schielwinkels. Monokular müsste der Reflex wieder physiologisch liegen. Ist das nicht der Fall, liegt entweder eine exzentrische Fixation vor oder ein großer Winkel Kappa.

Nice to know
Eine Parallaxe entsteht, wenn das Auge von zwei verschiedenen Standorten aus betrachtet wird. Wenn die Untersucherin aus einer anderen Richtung auf die Augen schaut als die Richtung, aus der das Licht kommt, erscheint der Hornhautreflex verschoben. Aus dieser Position würde ein falscher Schielwinkel bestimmt werden.

5.3.1.2 Schielwinkelmessung nach Krimsky und Prismenreflextest

Mit der Schielwinkelmessung nach Krimsky oder dem Prismenreflextest können manifeste Schielwinkel gemessen werden, wenn der alternierende Covertest nicht durchgeführt werden kann. Dies kann vorkommen bei:
- exzentrischer Fixation
- Patientinnen, die die Fixation nicht aufnehmen können, z. B. bei einer hochgradigen Visusminderung oder Bewegungseinschränkung
- Patientinnen, die beim alternierenden Prismencovertest nicht lange genug fixieren können, z. B. Kleinkinder

Bei beiden Methoden wird die Dezentrierung des HHRB mit Prismen ausgeglichen. Die Prismenstärke gibt dann die Größe des Schielwinkels an.

Durchführung der Schielwinkelmessung nach Krimsky Bei der Schielwinkelmessung nach Krimsky wird das Prisma vor das fixierende Auge gehalten. Dadurch verschiebt sich hier das Fixierobjekt, sodass eine Refixationsbewegung ausgeführt werden muss. Diese überträgt sich nach dem Hering-Gesetz ▶ Abschn. 6.2.1 auf das geführte Auge. Das Prisma wird so lange verändert, bis die Lage des HHRB im geführten Auge der des Führungsauges ohne Prisma entspricht.

Durchführung des Prismenreflextests Beim Prismenreflextest wird das Prisma vor das abgewichene Auge gehalten. Dadurch verschiebt sich das HHRB unter dem Prisma. Das Prisma wird solange verändert, bis die Lage des HHRB im abgewichenen Auge der des Führungsauges entspricht.

> Die Messung nach Krimsky darf nur angewendet werden, wenn beide Augen frei beweglich sind. Beim Prismenreflextest gibt es keine Einschränkungen.

5.3.2 Prismencovertest

Mit dem Prismencovertest (PCT) kann man den Schielwinkel sehr genau bestimmen. Voraussetzung dafür ist eine sichere und foveolare Fixation beider Augen.

Bei manchen Patientinnen kann oder sollte der Covertest nicht durchgeführt werden:
- bei Patientinnen, die nicht lange genug fixieren können, z. B. Kleinkinder
- bei Patientinnen, bei denen beide Augen die Primärposition nicht erreichen können
- bei exzentrischer Fixation
- bei hochgradiger Visusminderung eines Auges mit zögernder oder fehlender Fixationsaufnahme

5.3.2.1 Simultaner Prismencovertest

Mit dem simultanen Prismencovertest (SPCT) kann der kleinste manifeste Schielwinkel ermittelt werden. ◘ Abb. 5.2

Durchführung
- Der Schielwinkel wird grob nach HHRB geschätzt.
- Das Prisma wird vor das abgewichene Auge gehalten und gleichzeitig wird das Führungsauge mit dem Cover abgedeckt.
- Die Bewegungen werden schnell, gleichzeitig und unter guter Beobachtung durchgeführt.
- Ist noch eine Bewegung des abgewichenen Auges sichtbar, wird das Prisma entsprechend angepasst.
- Ist keine Einstellbewegung sichtbar, hat man den kleinsten manifesten Schielwinkel ermittelt.

Alternativ können auch beide Schritte getrennt voneinander durchgeführt werden. Das Prisma wird zuerst vor das abgewichene Auge gehalten, dann wird das Führungsauge abgedeckt. Der Nachteil dieser Variante ist, dass sich die Patientin an das vorgehaltene Prisma gewöhnen kann, z. B. wenn bei einem Mikrostrabismus der Schielwinkel nachgestellt wird.

5.3.2.2 Alternierender Prismencovertest

Mit dem alternierenden Prismencovertest (APCT) kann der größte Schielwinkel genau ermittelt werden. Das alternierende Abdecken führt zu einer starken Dissoziation, sodass auch eine latente Komponente gemessen werden kann.

Die Einstellbewegungen beim alternierenden Covertest werden mit Prismen ausgeglichen. Durch das Prisma wird der Lichtstrahl so umgelenkt, dass er auf die Fovea fällt, obwohl das Auge weiterhin in seiner Schielstellung bleibt. Dann ist beim erneuten Covern keine Einstellbewegung mehr sichtbar. ◘ Abb. 5.3

Durchführung in Primärposition (PP)
- In der Ferne wird meist ein Licht fixiert, in der Nähe meist ein Objekt.
- Das Fixierobjekt wird entsprechend des Alters und der Fähigkeiten der Patientin gewählt.
- In mindestens einer Entfernung sollte der Schielwinkel bei beiden Fixationen ge-

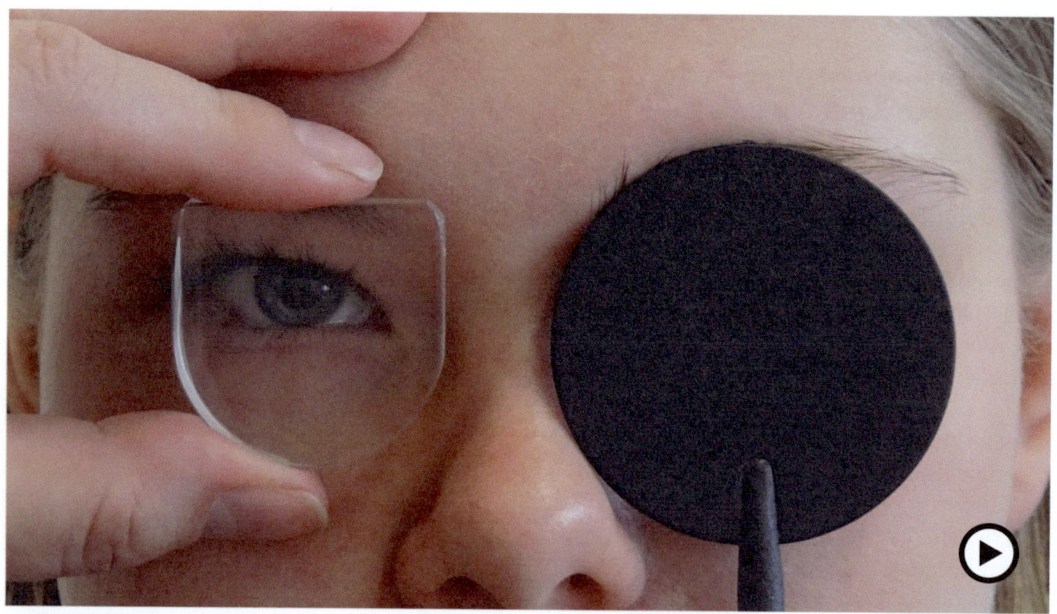

◘ Abb. 5.2 Der simultane Prismencovertest (▶ https://doi.org/10.1007/000-gye)

5.3 · Methoden zur Schielwinkelmessung

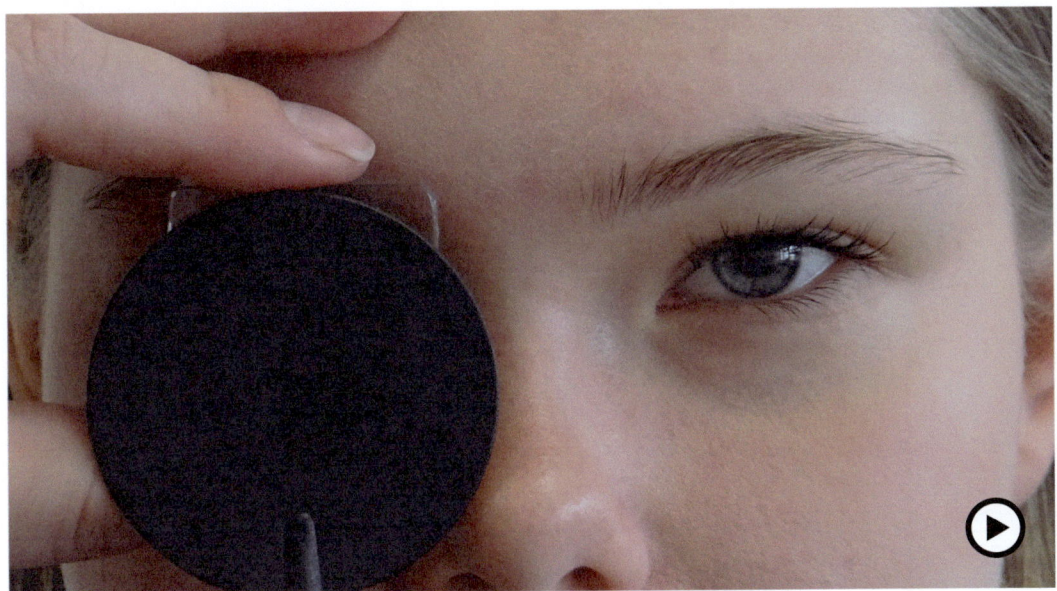

◐ Abb. 5.3 Der alternierende Prismencovertest (▶ https://doi.org/10.1007/000-gyd)

messen werden, um eine Abhängigkeit der Schielwinkelgröße von der Fixation aufzudecken.
- Rechtsfixation bedeutet, dass das Prisma vor das linke Auge gehalten wird,
- Linksfixation bedeutet, dass das Prisma vor das rechte Auge gehalten wird.
— Das Prisma wird so gehalten, dass die augenseitige Fläche frontoparallel zur Patientin ausgerichtet ist. ▶ Abschn. 4.4
— Das Prisma darf nicht verdreht sein, da sonst eine unerwünschte Prismenwirkung auftreten kann. Bei Kopfneigung muss das Prisma aber entsprechend mitgeneigt werden.
— Das Umdecken vom einem auf das andere Auge muss schnell erfolgen, damit nicht beide Augen gleichzeitig sehen können, während der Cover über der Nasenwurzel steht.
— Das Zudecken muss lang genug sein, damit die Patientin die Fixation aufnehmen kann.

Besonderheiten
— Kopfzwangshaltung (KZH)
  - Nimmt die Patientin eine KZH ein, muss bewusst zwischen der Messung in PP und der Messung in KZH unterschieden werden.
  - Bei der Messung in PP muss der Kopf gerade gehalten und ggf. ständig korrigiert werden.
— Prismenbrille
  - Trägt die Patientin eine Prismenfolie oder sind Prismen in die Brille eingearbeitet, sollte der Schielwinkel auch einmal damit gemessen werden. Damit kann beurteilt werden, ob das getragene Prisma die Stellungsabweichung gut ausgleicht.
  - Im Anschluss wird die Prismenfolie abgenommen. Bei eingeschliffenen Prismen muss eine Brille mit den Refraktionswerten ohne Prisma gesteckt werden, um den Schielwinkel ohne Prismen zu messen.
— Nahkorrektur
  - Die Akkommodation beeinflusst den Schielwinkel in der Nähe besonders, deshalb muss vor der Messung entschieden werden, ob diese durch das Fernteil oder das Nahteil oder beides erfolgen soll. ▶ Abschn. 2.2.5
  - Bei einem akkommodativ beeinflusstem Schielen wird durch das Fernteil und das Nahteil gemessen, um den

Einfluss der Akkommodation auf den Schielwinkel zu beurteilen.
- Bei einer eingeschränkten Akkommodationsfähigkeit, z. B. bei einer Presbyopie oder einer Aphakie wird nur durch das Nahteil gemessen, damit die Patientin das Fixierobjekt scharf sehen kann.

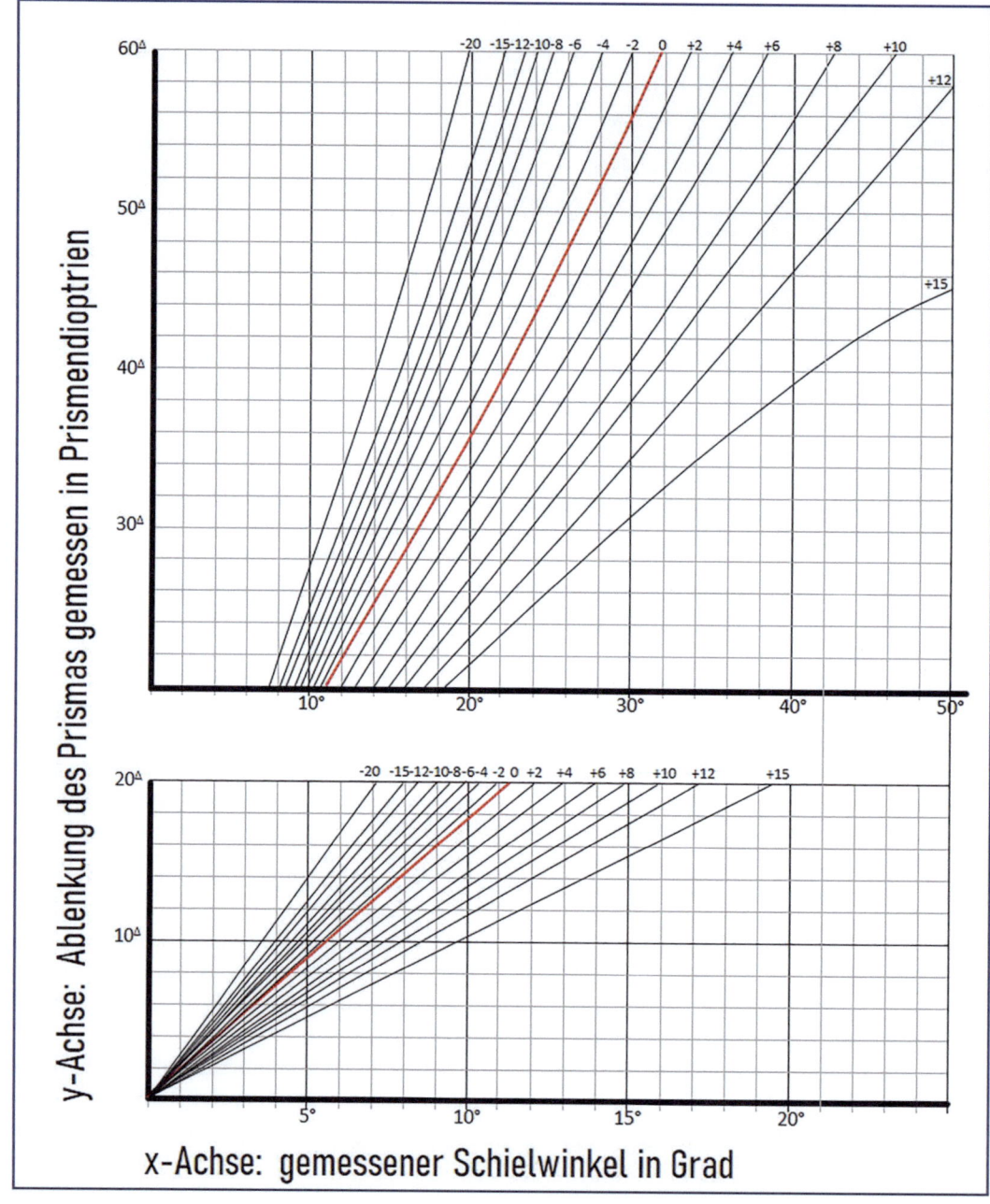

Abb. 5.4 Verrechnung der mit Prismen gemessenen Schielwinkel mit den Brillengläsern. Der in Grad gemessene Schielwinkel kann auf der x-Achse gefunden werden. Verfolgt man diesen Punkt von der x-Achse nach oben, stößt man auf die Nulllinie (rot). Vom Kreuzungspunkt aus kann man nach rechts (das Prisma wurde vor ein Plusglas gehalten) oder links (Minusglas) die Linie finden, die die getragene Korrektur der Patientin repräsentiert. Von dort aus kann man wiederum auf der x-Achse den verrechneten Schielwinkel ablesen. (Guilino 1971)

5.3 · Methoden zur Schielwinkelmessung

Tipp für die Praxis

Bei komplexen Fragestellungen fällt es oft schwer zu entscheiden, welche Winkel wichtig sind. Dann genügt häufig der Vergleich verschiedener Aspekte in einer Fixationsentfernung, z. B. ist die Messung in Kopfzwangshaltung bei einer Fixation in der Ferne ausreichend, um das Ergebnis mit der Messung in Primärposition zu vergleichen. Die gleiche Überlegung kann auf fixationsabhängige Winkel oder Prismen übertragen werden.

Einfluss der Brille auf die Größe des gemessenen Schielwinkels

Bei Plusgläsern ist der tatsächliche Schielwinkel größer als der mit Prismen gemessene, da ein Teil des Winkels bereits durch die prismatische Nebenwirkung ausgeglichen wird. Bei Minusgläsern ist es umgekehrt. ► Abschn. 4.3

Der Effekt ist bei Plusgläsern stärker als bei Minusgläsern, weil das Auge größere Blickexkursionen macht als es ohne Brille der Fall wäre. Wird dies nicht beachtet, kann z. B. eine Operation falsch dosiert werden.

Man verrechnet deshalb die Schielwinkel mit den Brillengläsern. Dazu benutzt man eine Grafik. ◘ Abb. 5.4

Man muss jeweils den Hauptschnitt zugrunde legen, der der Schielrichtung entspricht. In Richtung der Zylinderachse wirkt nur die Sphäre. Bei horizontalen Schielwinkeln muss man auf die Wirkung in 0° achten, bei vertikalen Schielwinkeln auf die Wirkung in 90°.

5.3.3 Subjektive Methoden der Schielwinkelmessung

5.3.3.1 Tangentenskala nach Harms

Die Tangentenskala wird vor allem dann verwendet, wenn die Schielwinkel in verschiede-

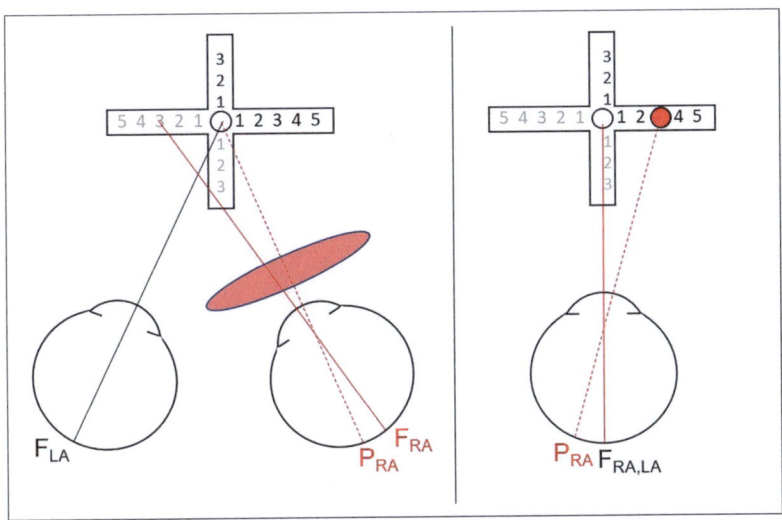

◘ **Abb. 5.5** Doppelbildlokalisation bei Esotropie rechts. Das fixierende Auge schaut auf das weiße Fixierlicht am Maddox-Kreuz (linke Fovea: FLA). Vor das abgewichene Auge wird ein Hellrotglas gehalten. Das Fixierlicht (jetzt rot angefärbt) reizt im abgewichenen Auge eine periphere Netzhautstelle (PRA). Diese lokalisiert nach temporal in den Außenraum. Die Schielwinkelgröße kann an der Maddox-Skala anhand der Lokalisation des roten Lichts abgelesen werden. Die Patientin nennt die Zahl oder zeigt mit einem Laserpointer, wo sie das rote Licht sieht

nen Blickrichtungen ermittelt werden sollen.
► Abschn. 6.3.3

5.3.3.2 Subjektive Messung mit Hellrotglas am Maddox-Kreuz

Eine schnelle und einfache Methode für die Praxis stellt die subjektive Winkelabfrage dar. Nimmt die Patientin Doppelbilder wahr und besteht eine normale Korrespondenz, kann die Abfrage der Doppelbildlokalisation zur Winkelmessung genutzt werden. Dabei wird ein Bild mit einem Farbfilter angefärbt.
◘ Abb. 5.5

Die Abfrage funktioniert nach der Konfusionsmethode. Sie ist auch geeignet, um eine orientierende Inkomitanzmessung durchzuführen.

Literatur

Hirschberg J (1886) Beiträge zur Lehre vom Schielen und von der Schieloperation. Zentralblatt Praktische Augenheilkunde 10:5–9

Barry JC (2000) Hirschbergs Irrtum: 12° ist der richtige Faktor für die Messung der Augenstellung mit dem Hornhautreflex – Betrachtungen zur Genauigkeit der Schätzung der Schielstellung. Orthoptik-pleoptik 24:5–10

Guilino G (1971) Die Ablenkung starker prismatischer Probier- und Brillengläser, Definition und Anwendung. in: Berufsverband der Augenärzte Deutschlands e. V. (Hrsg.) Arbeitskreis Schielbehandlung 2:99–106

Augenbewegungen

Inhaltsverzeichnis

6.1 Anatomie und Physiologie des okulären Bewegungsapparates – 104
6.1.1 Anatomie und Physiologie der Augenmuskeln – 104
6.1.2 Anatomie des Bandapparates – 109
6.1.3 Bewegungsmechanik der Augenmuskeln – 110

6.2 Spezielle Anatomie und Physiologie der Augenbewegungen – 115
6.2.1 Gesetzmäßigkeiten der Augenbewegungen – 115
6.2.2 Anatomie und Physiologie der Augenmuskelinnervation – 117

6.3 Untersuchung der Augenbewegungen und des Blickfelds – 128
6.3.1 Motilitätsprüfung – 128
6.3.2 Untersuchung der monokularen Exkursion – 132
6.3.3 Inkomitanzmessung – 134

Literatur – 138

Ergänzende Information Die elektronische Version dieses Kapitels enthält Zusatzmaterial, auf das über folgenden Link zugegriffen werden kann ▶ https://doi.org/10.1007/978-3-662-71354-9_6. Die Videos lassen sich durch Anklicken des DOI Links in der Legende einer entsprechenden Abbildung abspielen, oder indem Sie diesen Link mit der SN More Media App scannen.

© Der/die Autor(en), exklusiv lizenziert an Springer-Verlag GmbH, DE, ein Teil von Springer Nature 2025
C. Schöffler and B. Wahl, *Lehrbuch für die Orthoptik*,
https://doi.org/10.1007/978-3-662-71354-9_6

In diesem Kapitel wird der Aufbau, die Lage und der Verlauf der äußeren Augenmuskeln erklärt, ebenso ihre Innervation und ihre Funktionen. Es werden weitere Strukturen besprochen, die zum Bewegungs- und Halteapparat des Auges gehören sowie die Hirnstrukturen, welche die Augenbewegungen steuern. Der letzte Teil des Kapitels widmet sich der Untersuchung von Störungen der Augenbeweglichkeit.

6.1 Anatomie und Physiologie des okulären Bewegungsapparates

Der Augapfel (Bulbus) liegt in der knöchernen Augenhöhle (Orbita), die trichterförmig zum Kopfinneren hin zuläuft. Die beiden Innenwände der Orbitae verlaufen etwa parallel zueinander, während die äußeren Wände einen Winkel von 45° zur inneren Orbitawand bilden.

Die Augenbewegungen werden hauptsächlich durch die Augenmuskeln ausgeführt. Aber auch die Anordnung der Gefäße, Nerven, Haltebänder, Binde- und Fettgewebe hat einen Einfluss auf die Beweglichkeit des Bulbus. Diese Strukturen können eine Bewegung einerseits ermöglichen, andererseits aber auch eingrenzen.

Über die physiologischen Daten der Augenmuskeln gibt es viele Veröffentlichungen, die teilweise stark voneinander abweichen. Dies kann zum einen daran liegen, dass einige Autorinnen die Daten an Leichen erhoben haben, andere intraoperativ an lebenden Personen. Zum anderen sind einige Strukturen der Augenmuskeln nicht sehr scharf und eindeutig begrenzt, sodass auch dadurch unterschiedliche Messwerte zu erklären sind. Die Funktion der Augenmuskeln ergibt sich hauptsächlich aus dem Verlauf eines Muskels und weniger aus seiner Länge oder Breite. Deshalb sind Millimeterangaben oft wenig hilfreich. Im Folgenden werden vor allem der Aufbau und die Verhältnisse von Strukturen zueinander dargestellt.

6.1.1 Anatomie und Physiologie der Augenmuskeln

6.1.1.1 Aufbau der Augenmuskeln

Die Muskeln bestehen hauptsächlich aus quergestreiftem Muskelgewebe und teilweise am Ansatz aus Sehnengewebe. Das Muskelgewebe besteht aus verschiedenen Muskelfasertypen. Diese können zwei Gruppen zugeordnet werden:
— Bulbäre Faserschicht: die Schicht, die zum Augapfel hin gelegen ist und vom Ursprung bis zum Ansatz jedes Muskels zu finden ist
— Orbitale Faserschicht: die Schicht, die zur knöchernen Orbita hin gelegen ist. Sie beginnt auch am Ursprung, endet aber dort, wo die Muskeln mit dem Halteapparat verbunden sind.

Für das Verständnis der Augenbewegungen sind zwei Typen von Muskelfasern besonders wichtig:
— A-Fasern sind sogenannte Fasern vom Fibrillenstrukturtyp (Synonym: fast twitch fibres). Diese Fasern:
    – sind strukturell eher dicke Muskelfasern,
    – sie befinden sich in der Peripherie des Muskels,
    – sie werden einfach innerviert durch sogenannte hochschwellige Neurone,
    – sie weisen große motorische Endplatten auf,
    – sie dienen der schnellen phasischen Bewegung.
— B-Fasern sind sogenannte Fasern vom Feldstrukturtyp. Diese Fasern:
    – sind strukturell eher dünne Muskelfasern,
    – sie werden von dünnen Nerven (niederschwellige Neurone) mehrfach innerviert (en grappe),
    – sie leisten die tonische Bewegungsarbeit und üben eine Haltefunktion aus,
    – sie befinden sich eher im Inneren des Muskels.

Die Nervenfasern für beide Muskelfasertypen verlaufen nebeneinander im gleichen Nervenstrang. Bereits in den Kerngebieten werden die Nervenfasern für die beiden Muskelfasertypen differenziert. (Demer 2015).

Die Augenmuskeln arbeiten ermüdungsfrei und sind deshalb auch nicht trainierbar.

6.1.1.2 Lage und Verlauf der Augenmuskeln

Der Augapfel wird von 6 Muskeln bewegt. Man spricht von den äußeren Augenmuskeln. Diese werden unterteilt in
- 4 gerade Augenmuskeln (rectus)
  - Musculus rectus medialis
  - Musculus rectus lateralis
  - Musculus rectus inferior
  - Musculus rectus superior
- 2 schräge Augenmuskeln (obliquus)
  - Musculus obliquus inferior
  - Musculus obliquus superior

Der Verlauf der Augenmuskeln wird vom Ursprung bis zum Ansatz an den Bulbus beschrieben.

Der Ursprung der Augenmuskeln liegt bei allen Muskeln mit Ausnahme des M. obl. inferior hinten in der Orbitaspitze. Dort liegt ein Sehnenring, der Zinn-Ring (synonym: Anulus tendineus communis), aus dem diese 5 Muskeln entspringen. Direkt in der Orbitaspitze ist der Sehnenring eng um die Sehnervenscheide geschlossen und teilweise mit ihr verwachsen. Nach vorne hin verbreitert er sich.

Die Muskeln bilden in ihrem Verlauf nach vorne einen Trichter, auch Muskelkonus genannt. Sie setzen mit einem sehnigen Anteil einige Millimeter vom Limbus entfernt an der Lederhaut an.

Zusätzlich sind alle Augenmuskeln durch die bindegewebige Intermuskulärmembran (Membrana intermuscularis) miteinander verbunden.

Der M. obl. inferior ist der einzige Muskel, der einen anderen Ursprung hat. Dieser liegt in der Orbita unmittelbar seitlich des Tränennasenganges, also im nasalen, unteren und vorderen Teil der Orbita.

Beim Menschen beträgt die durchschnittliche Breite der geraden Augenmuskeln im mittleren Drittel 6–9 mm und die Dicke etwa 3 mm. Die Gesamtlängen der äußeren Augenmuskeln sind sehr unterschiedlich. Das liegt vor allem an den unterschiedlichen Längen der sehnigen Anteile. Die längste Sehne hat der M. obl. superior mit ca. 30 mm.

Der Abstand der Augenmuskeln von den Orbitawänden variiert und beträgt zum Teil nur 1 mm. Er kann so gering sein, dass Brüche der Orbitawände oder Entzündungen in angrenzenden Hohlräumen die äußeren Augenmuskeln schädigen können.

Die Ansatzstellen der 4 geraden Augenmuskeln am vorderen Auge befinden sich zwischen 5,5 mm und 8 mm vom Limbus entfernt. Vor dem Ansatz an den Bulbus, auch Insertion genannt, geht der Muskel in eine Sehne über. Um die Muskelansätze genau zu beschreiben, hat man die Quadrantenbeschreibung gewählt. Man teilt den Bulbus in 8 Quadranten auf, jeweils 4 vordere und 4 hintere, aber auch 4 obere und 4 untere sowie 4 mediale und 4 temporale ◘ Tab. 6.1.

◘ Tab. 6.1 Die Ansatzstellen der äußeren Augenmuskeln am Auge

M. rect. medialis	Vorderer, medialer, unterer und oberer Quadrant
M. rect. lateralis	Vorderer, temporaler, unterer und oberer Quadrant
M. rect. inferior	Vorderer, unterer, temporaler mehr als medialer Quadrant
M. rect. superior	Vorderer, oberer, temporaler mehr als medialer Quadrant
M. obl. inferior	Hinterer, unterer, temporaler Quadrant
M. obl. superior	Hinterer, oberer, temporaler und gering medialer Quadrant

Über die sehnigen Ansätze der geraden äußeren Augenmuskeln erfolgt außerdem die arterielle Blutversorgung der vorderen Augenabschnitte. Das versorgende Gefäß ist die A. ophthalmica. ▶ Abschn. 2.1.1

Die embryonale Entwicklung der Augenmuskeln ist an eine normale Entwicklung der Orbita gebunden. Fehlbildungen der Orbita können auch dazu führen, dass Augenmuskeln komplett fehlen (Aplasie) oder Fehlbildungen (Dysplasie) von Augenmuskeln auftreten.

Anatomie und Physiologie der geraden Augenmuskeln

Die Anatomie und Physiologie der vier geraden Augenmuskeln sind tabellarisch dargestellt. ◘ Tab. 6.2, ◘ Tab. 6.3, ◘ Tab. 6.4, ◘ Tab. 6.5

Anatomie und Physiologie der schrägen Augenmuskeln

Musculus obliquus inferior ◘ Tab. 6.6.

Eine besondere Bedeutung hat die anatomische Lage des M. obl. inferior bei Augenmuskeloperationen:

- Der Ansatz befindet sich nahe der Makula. Hier ist die Sklera sehr dünn, deshalb besteht bei einer Augenmuskeloperation an diesem Muskels die Gefahr der Perforation des Bulbus mit einer Sehverschlechterung als Folge.
- Der M. obl. inferior liegt sehr nahe am M. rect. inferior und überdeckt zum Teil seine Sehne.
- Der innervierende Nerv tritt ca. 7 mm vor dem Ansatz in den Muskel ein. Dies muss besonders bei verkürzenden Operationen berücksichtigt werden.

◘ **Tab. 6.2** Anatomie und Physiologie des Musculus rectus medialis

Ursprung	Im oberen inneren Anteil des Anulus tendineus communis, direkt neben dem Durchtritt des Nervus opticus
Verlauf	An der medialen Orbitawand entlang nach vorne Der obere Teil ist eng benachbart mit dem M. obl. superior und der A. ophthalmica Verläuft medial von hinten nach vorne an den Bulbus heran
Ansatz	In einer fast senkrechten Linie am medialen vorderen Bulbus, zur Hälfte jeweils oben und unten
Besonderheit	Im mittleren Querschnitt und im Muskelgewicht der kräftigste Augenmuskel
Innervation	Nervus oculomotorius (NIII)
Funktion	Aus seiner Zugrichtung ergibt sich, dass er bei Kontraktion den Bulbus nach innen zieht. Diese rein horizontale Bewegung des Auges zur Nase hin nennt man Adduktion

◘ **Tab. 6.3** Anatomie und Physiologie des Musculus rectus lateralis

Ursprung	Im äußeren Anteil des Anulus tendineus communis, der an dieser Stelle die Fissura orbitalis superior kreuzt
Verlauf	An der temporalen Orbitawand entlang nach vorne Am oberen Rand von A. lacrimalis und N. lacrimalis begleitet Im vorderen Teil dicht an der Tränendrüse Verläuft temporal von hinten nach vorne an den Bulbus heran
Ansatz	In einer fast senkrechten Linie am äußeren vorderen Bulbus, zur Hälfte jeweils oben und unten
Besonderheit	Weist selten Anomalien auf, allerdings kann eine Aplasie des Muskels oder des versorgenden Nerven vorkommen
Innervation	Nervus abducens (NVI)
Funktion	Aus seiner Zugrichtung ergibt sich, dass er bei Kontraktion den Bulbus nach außen zieht. Diese rein horizontale Bewegung des Auges zur Schläfe hin nennt man Abduktion

6.1 · Anatomie und Physiologie des okulären Bewegungsapparates

Tab. 6.4 Anatomie und Physiologie des Musculus rectus inferior

Ursprung	Am unteren, etwas inneren Anteil des Anulus tendineus communis
Verlauf	– Auf dem Orbitaboden entlang nach vorne und etwas nach außen – Bildet einen Winkel von 22,5° zur Sagittalachse des Bulbus ▶ Abschn. 6.1.3 – Auf der Oberseite des Muskels läuft der untere Ast des N. oculomotorius mit. Unterhalb zwischen Muskel und Orbitaboden verläuft der N. infraorbitalis – Kurz vor dem Ansatz läuft der M. rect. inferior zwischen dem sehnigen Ansatz des M. obl. inferior und dem Bulbus hindurch (der M. obl. inferior liegt bulbusferner als der M. rect. inferior)
Ansatz	Schräg am unteren vorderen Bulbus, 2/3 temporal und 1/3 medial Am äußeren Ansatz ist der Abstand zur Hornhautgrenze (Limbus) am größten
Besonderheit	Insgesamt kommt es eher selten zu Fehlbildungen, aber von den geraden Augenmuskel ist er am häufigsten betroffen von: – Aplasie – Ansatzanomalien
Innervation	Nervus oculomotorius (NIII)
Funktion	Aus dem Muskelverlauf und –ansatz ergeben sich folgende Funktionen: Hauptfunktion: Senkung Nebenfunktionen: – Exzyklorotation – Geringe adduktorische Wirkung

Tab. 6.5 Anatomie und Physiologie des Musculus rectus superior

Ursprung	Am oberen, etwas außen gelegenen Anteil des Anulus tendineus communis, unterhalb des Ursprungs des M. levator palpebrae
Verlauf	– Unter dem Orbitadach entlang nach vorne und etwas nach temporal – Bildet einen Winkel von 22,5° zur Sagittalachse des Bulbus – An der Unterseite des Muskels liegen die A. ophthalmica und V. ophthalmica, temporal die A. lacrimalis und V. lacrimalis – Kurz vor dem Ansatz läuft der M. rect. superior über den sehnigen Ansatz des M. obl. superior. (der M. rect. superior liegt bulbusferner als der M. obl. superior)
Ansatz	Schräg am oberen vorderen Bulbus, mehr temporal als medial Am äußeren Ansatz ist der Abstand zum Limbus am größten bzw. medial am kleinsten
Besonderheit	Der M. rect. sup. und der M. levator palpebrae teilen sich eine gemeinsame Sehnenscheide
Innervation	Nervus oculomotorius (NIII)
Funktion	Aus dem Muskelverlauf und –ansatz ergeben sich folgende Funktionen: Hauptfunktion: Hebung Nebenfunktionen: – Inzyklorotation – Geringe adduktorische Wirkung

Tab. 6.6 Anatomie und Physiologie des Musculus obliquus inferior

Ursprung	Entspringt als einziger nicht in der Orbitaspitze, sondern mit einer kurzen runden Sehne an der Orbita, direkt neben dem Eingang des Tränennasenganges
Verlauf	– Der Muskel liegt am Ursprung dem Orbitaboden dicht an und zieht nach hinten und außen – Im weiteren Verlauf wird er durch eine Fettschicht von der Orbitawand getrennt – Er unterkreuzt den M. rect. inferior. Beide Muskeln bilden hier zusammen einen Teil des Lockwood-Ligamentes, welches auch als „Hängematte des Auges" bezeichnet wird – Die Zugrichtung des Muskels bildet einen Winkel von 51° zur Sagittalachse des Bulbus
Ansatz	Unten temporal schräg am hinteren Pol des Bulbus, etwa 2 mm von der Makula entfernt
Besonderheit	Kürzester äußerer Augenmuskel Anomalien des Ursprungs und der Insertion sind häufig, ebenso Aplasien
Innervation	Nervus oculomotorius (NIII)
Funktion	Durch den Muskelverlauf und –ansatz ergeben sich folgende Funktionen: Hauptfunktion: Exzyklorotation Nebenfunktionen: – Hebung – Geringe abduzierende Wirkung

Musculus obliquus superior ◘ Tab. 6.7.

Nice to know
Die Trochlea ist eine 3 mm dicke knorpelige Bindegewebsschlinge, die mit festem Bindegewebe am Stirnbein verankert ist. Die Innenseite ist mit einer Membran ausgekleidet, sodass die darin verlaufende Sehne des M. obl. superior gut durch die Trochlea gleiten kann. Sie wirkt als sog. Hypomochlion. Darunter versteht man einen Punkt, an dem ein Hebel seine Wirkungsrichtung ändert. In diesem Fall ändert der Muskel seine Verlaufsrichtung.

Tab. 6.7 Anatomie und Physiologie des Musculus obliquus superior

Ursprung	Man unterscheidet den anatomischen und den funktionellen Ursprung. Der Muskel entspringt im oberen, etwas innen gelegenen Anteil des Anulus tendineus communis (anatomischer Ursprung). Sein funktioneller Ursprung liegt in der Trochlea, wo der Muskel seine Zugrichtung ändert und damit die Wirkung auf den Bulbus bestimmt
Verlauf	Am medialen Orbitadach entlang nach vorne In seinem hinteren oberen Teil wird er vom N. trochlearis begleitet. An seiner Unterseite befindet sich die A. ophthalmica Vom Ursprung nach vorn geht der Muskel ca. 10 mm vor der Trochlea in eine Sehne über. Diese läuft durch die Trochlea hindurch und ändert dabei ihre Richtung, um in einem Winkel von 54° zur Sagittalachse am Bulbus anzusetzen
Ansatz	Schräg am oberen hinteren Bulbus, überwiegend temporal, gering medial
Besonderheit	Der Muskel zeigt von allen Augenmuskeln am häufigsten Anomalien: – Aplasie oder Teilaplasie – Fehlbildung der Trochlea – Variationen der Insertionsausbreitung
Innervation	Nervus trochlearis (NIV)
Funktion	Durch den Muskelverlauf und –ansatz ergeben sich folgende Funktionen: Hauptfunktion: Inzyklorotation Nebenfunktionen: – Senkung – Geringe abduzierende Wirkung

6.1.2 Anatomie des Bandapparates

Der Augapfel ist in einem System von Bändern aufgehängt. Dieses System bildet mit der Muskulatur eine funktionelle Einheit. Der Aufhänge-, Halte- und Bandapparat ist ein kompliziert verflochtenes Netzwerk elastischer und straffer Bindegewebsstrukturen:
- Tenon-Kapsel mit Tenon-Pforten
- Intermuskulärmembranen
- Muskelscheiden
- Haltebänder
- Ligamente

> Ist der Bandapparat in seiner Elastizität bzw. Beweglichkeit behindert, z. B. durch eine Entzündung, eine Degeneration oder eine Orbitafraktur, können daraus Augenbewegungsstörungen entstehen.

▪▪ Tenon-Kapsel

Die Tenon-Kapsel ist eine lockere Faszienhülle. Faszien sind Bindegewebe, die Muskeln und Organe umhüllen. Die Tenon-Kapsel trennt die Sklera vom orbitalen Fettgewebe. Sie beginnt ca. 2 mm hinter dem Limbus und umgibt den Bulbus bis zum N. opticus. Alle Nerven, Gefäße und Muskeln treten auf ihrem Weg zum Bulbus durch die Tenon-Kapsel. Die Durchtrittsstellen der Augenmuskeln liegen ca. 10 mm hinter der Insertionsstelle. Dort sind Tenon-Pforten ausgebildet, die die Muskeln gegen eine Querverschiebung bei Augenbewegungen stabilisieren.

Die Tenon-Pforten werden auch „Pulleys" genannt. Als Pulleys werden in der Mechanik Umlenkrollen bezeichnet. Lediglich der vordere Teil der Sehne eines Augenmuskels bewegt sich bei Augenbewegungen mit; der hintere Anteil der Augenmuskeln bleibt unbewegt.

▪▪ Intermuskulärmembran

Alle Augenmuskeln sind vom Anulus tendineus communis ausgehend durch eine Bindegewebsschicht miteinander verbunden. Diese nennt man Membrana intermuscularis. Durch sie bleibt der Abstand zwischen zwei Augenmuskeln bei Augenbewegungen immer gleich.

▪▪ Muskelscheiden

Die geraden Augenmuskeln und der M. obliquus superior sind von bindegewebigen Hüllen umgeben, die sich im mittleren Muskelteil zu einer Muskelscheide (Fascia muscularis) verdichten. Die Muskelscheiden des M. rect. superior und des M. levator palpebrae sind miteinander verschmolzen, sodass sich das Lid bei vertikalen Augenbewegungen entsprechend mitbewegt.

Der M. obl. inferior ist über seine gesamte Länge von einer Muskelscheide umhüllt. Es besteht eine dichte bindegewebige Verbindung zwischen dem M. obl. inferior und dem M. rect. inferior. Dies erklärt, warum eine Durchtrennung des M. obl. inferior keinen völligen Funktionsausfall dieses Muskels bewirkt.

Von der Muskelscheide des M. rect. inferior strahlen Fasern zum Unterlid aus und enden an der Vorderfläche des Tarsus. Dadurch kann es bei einer operativen Rücklagerung des M. rect. inferior zu einem Unterlidtieferstand kommen.

▪▪ Haltebänder

Im Bereich des Bulbusäquators ist die Tenonkapsel über Haltebänder (Retinacula bulbi) mit der Periorbita verbunden. (Lang 1979).

▪▪ Ligamente

Das Ligament von Lockwood gleicht einer „Hängematte", in der der Augapfel ruht. Sie besteht aus:
- den horizontalen Haltebändern
- dem unteren Teil des Ringbandes der Tenon-Kapsel
- dem Ligamentum palpebrae
- der Membrana intermuscularis im Bereich der unteren Augenmuskeln

Das Ligament dient der Stabilisierung des Auges und des Orbitainhalts und wird von medialen und lateralen Hemmbändern, sogenannten Check-Ligamenten, unterstützt. Bei einer Orbitabodenfraktur sind z. B. häufig Anteile des Lockwood-Ligaments betroffen.

Check-Ligamente sind Faszienverbindungen der Muskelscheiden mit der Orbitawand. Sie bremsen größere Exkursionen der Augenmuskeln. Deshalb werden sie auch „Hemmbänder" genannt. ◘ Abb. 6.1

6.1.3 Bewegungsmechanik der Augenmuskeln

Alle Bewegungen des Auges kann man sich um einen fiktiven Punkt vorstellen, der sich selbst nicht bewegt. Diesen Punkt nennt man den Drehpunkt. Der Drehpunkt liegt beim emmetropen Auge etwa auf der Gesichtslinie ca. 13,5 mm hinter dem Hornhautscheitel und 10,5 mm vor dem hinteren Pol. Durch diesen Punkt kann man sich 3 Achsen vorstellen, um die sich das Auge wie in einem Kugelgelenk dreht. Man bezeichnet dies auch als „Kardanische Aufhängung". Durch den Drehpunkt verläuft eine Ebene, die frontoparallel zur Hornhaut steht, die Listing-Ebene. ◘ Abb. 6.2

Duktionen

Drehbewegungen eines Auges werden Duktionen genannt.

Die horizontale X-Achse verläuft waagerecht in der Listing-Ebene. Drehbewegungen um die X-Achse sind Vertikalduktionen:
- Die Hebung
- Die Senkung

Die vertikale Z-Achse verläuft senkrecht in der Listing-Ebene. Drehbewegungen um die Z-Achse sind Horizontalduktionen:
- Die Adduktion, d. h. eine Bewegung zur Nase hin
- Die Abduktion, d. h. eine Bewegung zur Schläfe hin

Die Y-Achse, auch Sagittalachse genannt, steht senkrecht auf der Listing-Ebene. Drehbewegungen um die Y-Achse nennt man Zykloduktionen:
- Die Inzykloduktion, synonym Inzyklorotation, d. h. eine Verrollung nach innen
- Die Exzykloduktion, synonym Exzyklorotation, d. h. eine Verrollung nach außen

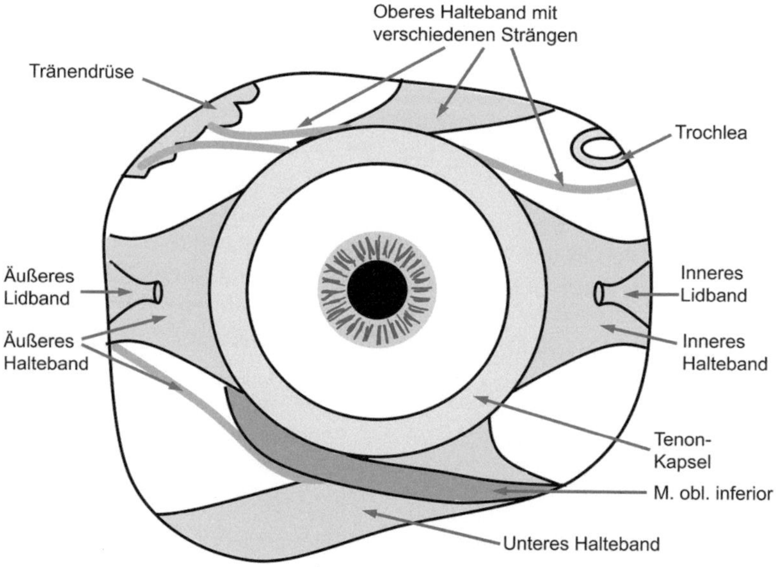

◘ **Abb. 6.1** Schematische Darstellung des Halteapparates des rechten Auges von vorn betrachtet. Dargestellt sind die bindegewebigen Verbindungen von der Periorbita zur Tenon-Kapsel und zu den Lidern. Die unter dem Auge liegenden Strukturen (unteres Halteband, M. obl. inferior und Teile des inneren und äußeren Haltebandes bilden das Lockwood-Ligament. Nicht dargestellt sind die Muskelfaszien und Intermuskulärmembranen

6.1 · Anatomie und Physiologie des okulären Bewegungsapparates

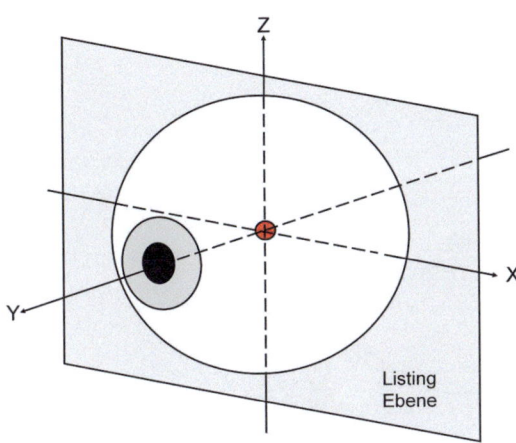

Abb. 6.2 Die Drehachsen des Auges. Die X-Achse und die Z-Achse liegen in der Listing-Ebene. Die Y-Achse (Sagittalachse) steht senkrecht auf der Listing-Ebene. Die Achsen schneiden sich im Drehpunkt

Man kann die Augenmuskeln entsprechend ihrer Zugrichtungen in drei Paare aufteilen:
- Die Horizontalmotoren: M. rect. medialis und M. rect. lateralis
- Die geraden Vertikalmotoren: M. rect. inferior und M. rect. superior
- Die schrägen Vertikalmotoren / Rotatoren: M. obl. inferior und M. obl. superior

Die Zugrichtung eines Augenmuskels wird durch den Ursprung und den Ansatz bestimmt. Der Drehpunkt ist der Kreuzungspunkt aller Drehachsen im Auge. Er liegt rechnerisch nicht ganz genau auf der Gesichtslinie.

Ein Muskel liegt an der Ansatzstelle am Bulbus an. Die Stelle, ab welcher der Muskel nicht mehr am Bulbus anliegt, nennt man Tangentialpunkt. Die Strecke zwischen der Ansatzstelle und dem Tangentialpunkt nennt man Abrollstrecke.

Der Hebelarm, an dem eine Muskelkraft wirksam wird, ist die Verbindung zwischen dem Drehpunkt und dem Tangentialpunkt. Er entspricht also im Normalfall annähernd dem Radius r. Der Hebelarm hat einen wesentlichen Einfluss auf das Drehmoment. Ist der Hebelarm verkürzt, muss eine größere Kraft vom Muskel ausgehen, um den Bulbus in seine Zugrichtung zu bewegen. Dies ist z. B. der Fall, wenn der Bulbus soweit in Richtung des Muskels gedreht ist, dass keine Abrollstrecke mehr vorhanden ist. ◘ Abb. 6.3

Es gibt zwei Kräfte, die am Bulbus wirken:
- Die aktive Muskelkraft entspricht der Zugkraft des kontrahierten Muskels (Agonist).
- Die passiven Kräfte setzen sich zusammen aus:
  – der Trägheit des Bulbus
  – der Elastizität des Antagonisten und der umgebenden Gewebe.

Wenn ein Muskel kontrahiert, dreht er den Bulbus in seine sogenannte Zugrichtung. Gleichzeitig wird der Antagonist ▶ Abschn. 6.2.1 gedehnt. Die Dehnung ermöglicht einerseits die Bewegung. Andererseits hemmt die Dehnung auch passiv die Bulbusbewegung wie ein Gummiband. Diese passive Kraft des Antagonisten wird größer, je mehr der Bulbus in die Richtung des Agonisten gezogen wird.

Darüber hinaus wird auch anderes Gewebe gedehnt oder gestaucht. Die Bindehaut, der Bandapparat, Nerven und Gefäße werden deshalb auch unter dem Begriff passives orbitales Gewebe zusamm stand, bei dem keine Kräfte engefasst. Auch von ihnen geht ein elastischer Widerstand gegen die Drehbewegung des Bulbus aus.

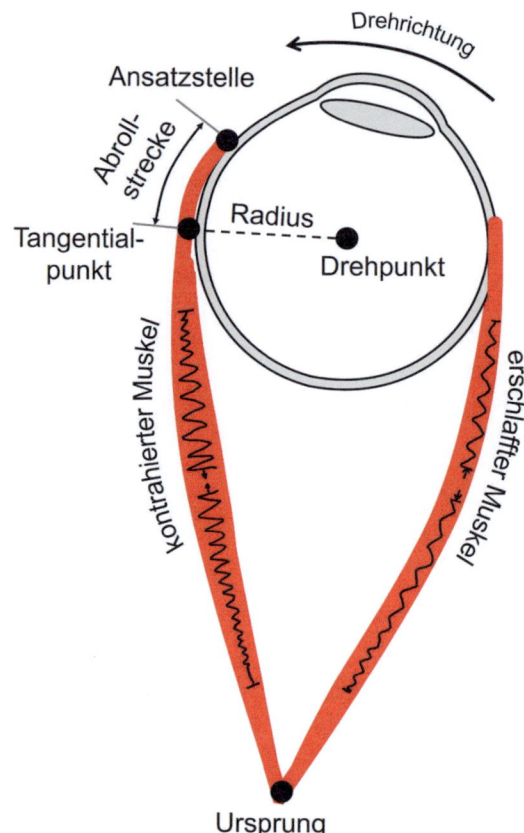

Abb. 6.3 Das Auge dreht sich in Richtung des kontrahierten Muskels. Diese wird bestimmt durch die Lage des Ursprungs und der Ansatzstelle am Auge. Der Hebelarm, an dem die Muskelkraft wirksam wird, ist die gedachte Verbindung zwischen dem Drehpunkt und dem Tangentialpunkt und entspricht etwa dem Radius des Augapfels

Wenn man unbewegt geradeaus schaut, besteht ein Gleichgewicht der am Bulbus angreifenden Kräfte. Die Muskeln haben in dieser Situation einen Grundtonus und die umgebenden Strukturen befinden sich in der Regel in einem Zustand ohne wesentliche Stauchung oder Dehnung. Es gibt keinen Zustand, bei dem keine Kräfte auf das Auge wirken.

Nice to know
Der Musculus levator palpebrae (superioris) ist der Lidhebermuskel.
Ursprung: Anulus tendineus communis (Zinn-Sehnenring).
Verlauf: Er läuft oberhalb des M. rectus superior nach vorne. Seine Sehne fächert sich in eine Bindegewebsplatte auf, die Levatoraponeurose genannt wird. Die Sehne teilt außerdem die Tränendrüse in zwei Teile.
Ansatz: Die Levatoraponeurose setzt am Tarsus an. Dies ist eine Knorpelplatte des Oberlides, die bis zum Lidrand verläuft. Ein weiterer Teil der Sehne setzt am Septum orbitale an.
Innervation: Nervus oculomotorius (NIII).
Funktion: Hebung des Oberlids ▶ Abschn. 12.1.1

6.1.3.1 Hauptfunktionen und Nebenfunktionen der äußeren Augenmuskeln

Die Zugkräfte der äußeren Augenmuskeln sind gut aufeinander abgestimmt. Alle Muskeln können mehr als eine Funktion haben.

Je nachdem, in welcher Position das Auge steht, können Muskeln unterschiedliche Zugrichtungen haben.

M. rect. medialis

Der M. rect. medialis hat aufgrund seines Verlaufs und seinem Ansatz vorne medial hauptsächlich eine adduzierende Wirkung. Wenn das Auge bereits nach oben gedreht ist, kann er eine sehr geringe hebende Wirkung haben. Wenn das Auge bereits nach unten gedreht ist, kann er eine sehr geringe senkende Wirkung haben. Diese vertikalen Wirkungen fallen aber normalerweise nicht ins Gewicht. Ist der Verlauf des M. rect. medialis aber pathologisch verändert, z. B. weil die mediale Orbitawand zerstört ist ▶ Abschn. 9.5.3, können solche vertikalen Wirkungen verstärkt werden, die adduzierende Wirkung wird dadurch abgeschwächt.

M. rect. lateralis

Der M. rect. lateralis hat aufgrund seines Verlaufs und seinem Ansatz vorne temporal hauptsächlich eine abduzierende Wirkung. Wenn das Auge bereits nach oben gedreht ist, kann er eine sehr geringe hebende Wirkung haben. Wenn das Auge bereits nach unten gedreht ist, kann er eine sehr geringe senkende Wirkung haben. Diese vertikalen Wirkungen fallen aber normalerweise nicht ins Gewicht. Ist der Verlauf des M. rect. lateralis aber pathologisch verändert, z. B. beim sogenannten Sagging eye Syndrom ▶ Abschn. 8.3.4, können solche vertikalen Wirkungen verstärkt werden, die abduzierende Wirkung wird dadurch abgeschwächt.

M. rect. superior

Der M. rect. superior hat aufgrund seines Verlaufs und seinem Ansatz vorne oben eine starke hebende Wirkung. Dies ist seine Hauptfunktion, da sie überwiegt, wenn das Auge in der Mittelposition steht. Allerdings hat der Muskel einen leicht schrägen Verlauf von hinten nach vorne. Er setzt in einem Winkel von 22,5° zur Sagittalachse an. ◘ Abb. 6.4a Ist der Bulbus 22,5° abduziert, verläuft der Muskel direkt über der Sagittalachse. Es kommt zu einer reinen Hebung ohne Nebenfunktionen. ◘ Abb. 6.4b.

Bei maximaler Adduktion verläuft die Zugrichtung fast senkrecht zur Sagittalachse, sodass seine inzyklorotatorische Wirkung deutlich zunimmt.

Der Winkel von 22,5° zur Sagittalachse bewirkt auch, dass der M. rect. superior nasal des Drehpunkts vorbeiläuft. Deshalb hat er eine geringe adduktorische Nebenwirkung, solange der Bulbus nicht weiter als 22.5° abduziert ist. Bei weiterer Abduktion verläuft der Muskel dann temporal am Drehpunkt vorbei und kann eine abduktorische Nebenwirkung bekommen.

M. rect. inferior

Der M. rect. inferior hat aufgrund seines Verlaufs und seinem Ansatz vorne unten eine starke senkende Wirkung. Dies ist seine Hauptfunktion, da sie überwiegt, wenn das Auge in der Mittelposition steht. Allerdings hat der Muskel einen leicht schrägen Verlauf von hinten nach vorne. Er setzt in einem Winkel von 22,5° zur Sagittalachse an. Ist der Bulbus 22,5° abduziert, verläuft der Muskel direkt unter der Sagittalachse. Es kommt zu einer reinen Senkung ohne Nebenfunktionen.

Bei einer maximalen Adduktion verläuft die Zugrichtung fast senkrecht zur Sagittalachse, sodass seine exzyklorotatorische Wirkung deutlich zunimmt.

Der Winkel von 22,5° zur Sagittalachse bewirkt auch, dass der M. rect. inferior nasal des Drehpunkts vorbeiläuft. Deshalb hat er eine geringe adduktorische Nebenwirkung, solange der Bulbus nicht weiter als 22.5° abduziert ist. Bei weiterer Abduktion verläuft der Muskel dann temporal am Drehpunkt vorbei und kann eine abduktorische Nebenwirkung bekommen.

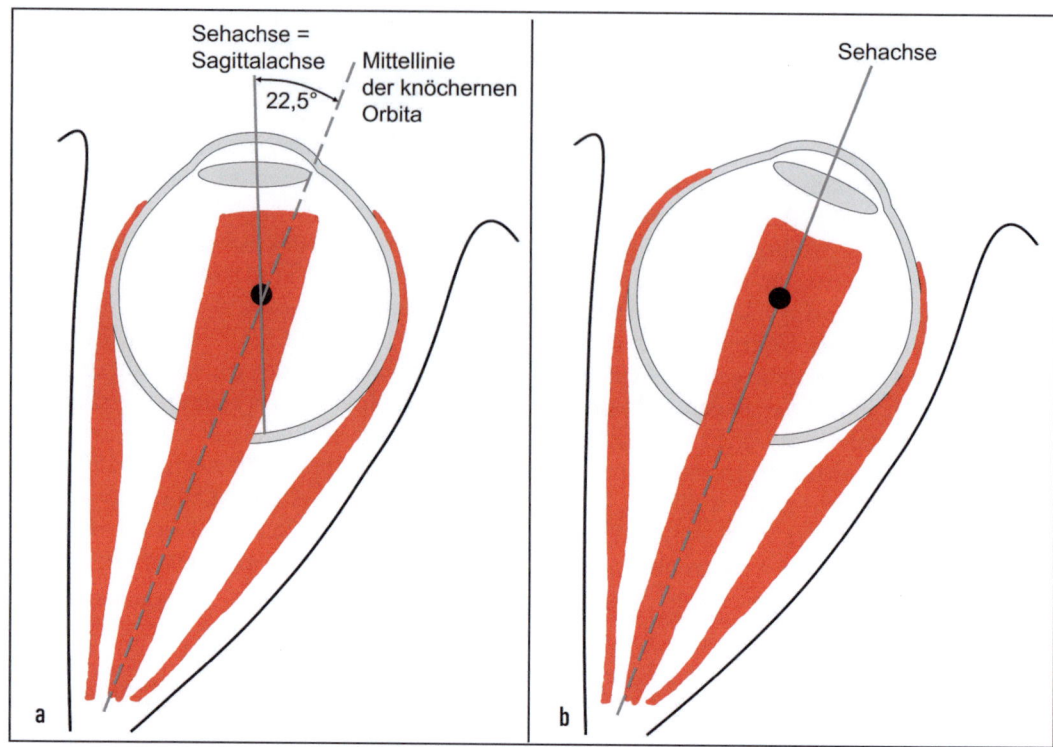

Abb. 6.4 **a** Der M. rect. superior setzt in einem Winkel von 22,5° zur Sagittalachse am Bulbus an. **b** Der Bulbus ist um 22,5° abduziert. Dort hat der M. rect. superior ausschließlich eine hebende Funktion.

M. obl. inferior

Der M. obl. inferior hat aufgrund seines Verlaufs mit einem Ansatz hinten außen und unten eine starke exzyklorotatorische Wirkung. Dies ist seine Hauptfunktion, da sie überwiegt, wenn das Auge in der Mittelposition steht. Der Muskel hat einen schrägen Verlauf von vorne nach hinten. Er setzt in einem Winkel von 51° zur Sagittalachse an. Ist der Bulbus 39° abduziert, verläuft der Muskel senkrecht zur Sagittalachse. Es kommt zur reinen Exzyklorotation ohne Nebenfunktionen.

Bei einer Adduktion verläuft der Muskel unter der Sagittalachse, sodass eine hebende Wirkung entsteht.

Weil der M. obl. inferior weit am hinteren Pol ansetzt, verläuft er hinter dem Drehpunkt des Auges. Deshalb hat er eine geringe abduktorische Nebenwirkung.

M. obl. superior

Der M. obl. superior hat aufgrund seines Verlaufs und einem Ansatz hinten außen und oben eine starke inzyklorotatorische Wirkung. Dies ist seine Hauptfunktion, da sie überwiegt, wenn das Auge in der Mittelposition steht. Der Muskel hat einen schrägen Verlauf von vorne nach hinten. Er setzt in einem Winkel von 54° zur Sagittalachse an ◘ Abb. 6.5a. Ist der Bulbus 36° abduziert, verläuft der Muskel senkrecht zur Sagittalachse. Es kommt zur reinen Inzyklorotation ohne Nebenfunktionen ◘ Abb. 6.5c.

Bei einer Adduktion verläuft der Muskel über der Sagittalachse, sodass eine senkende Wirkung entsteht ◘ Abb. 6.5b.

Weil der M. obl. superior so weit hinten ansetzt, zum Teil sogar medial, verläuft er hinter dem Drehpunkt des Auges. Deshalb hat er eine geringe abduktorische Nebenwirkung.

6.2 · Spezielle Anatomie und Physiologie der Augenbewegungen

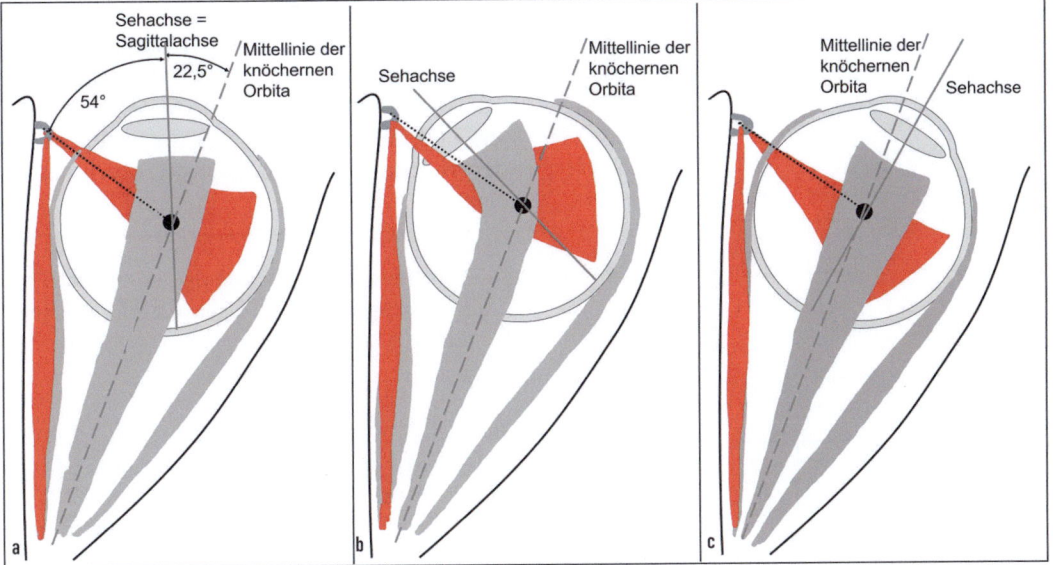

Abb. 6.5 Der M. obl. superior setzt in einem Winkel von 54° zur Sagittalachse am Bulbus an. Er verläuft also von der Trochlea aus nach hinten außen

6.2 Spezielle Anatomie und Physiologie der Augenbewegungen

6.2.1 Gesetzmäßigkeiten der Augenbewegungen

Bei der Betrachtung des Auges von vorne liegen die waagerechten und senkrechten Netzhautmeridiane auch dann weiterhin waagerecht und senkrecht, wenn das Auge sich um die Z- oder die X-Achse dreht. D. h. senkrechte oder waagerechte Objekte im Raum werden auf senkrechten oder waagerechten Meridianen der Netzhaut abgebildet und auch so wahrgenommen. Durch jede Drehung, die um die Z-Achse oder die X-Achse stattfindet, werden Sekundärpositionen erreicht.

In den Sekundärpositionen stimmt die objektive Senkrechte (objektive Vertikale) mit dem vertikalen Netzhautmeridian überein. Das stimmt nicht mehr, wenn das Auge gleichzeitig oder nacheinander eine Horizontal- und eine Vertikalduktion durchführt. Bei schrägen Augenbewegungen findet eine Duktion um eine schräge Achse statt. Durch diese Drehungen um schräge Achsen in der Listing-Ebene werden Tertiärpositionen erreicht. Bei Augenbewegungen in eine Tertiärposition kommt es auch immer zu einer Tertiärneigung. ◘ Abb. 6.6

> **Gesetz nach Donders**
>
> Zu jeder Blickrichtung gehört eine bestimmte Stellung des Augapfels mit einem bestimmten Innervationsmuster der äußeren Augenmuskeln. Damit ist auch eine bestimmte Ausrichtung der Netzhautmeridiane im Raum verbunden. Es ist gleichgültig, wie das Auge diese Blickrichtung erreicht hat.

Nice to know
Um eine Tertiärstellung zu erreichen, dreht sich das Auge um eine schräge Achse, z. B. 45°. Während dieser Drehung nehmen jedoch die horizontalen und vertikalen Netzhautmeridiane eine schräge Lage ein. Der in Primärposition senkrechte Netzhautmeridian erscheint bei Betrachtung in einer Tertiärposition nicht mehr senkrecht, sondern verkippt. ◘ Abb. 6.6
Dieses Phänomen lässt sich mit folgendem Experiment nachweisen:

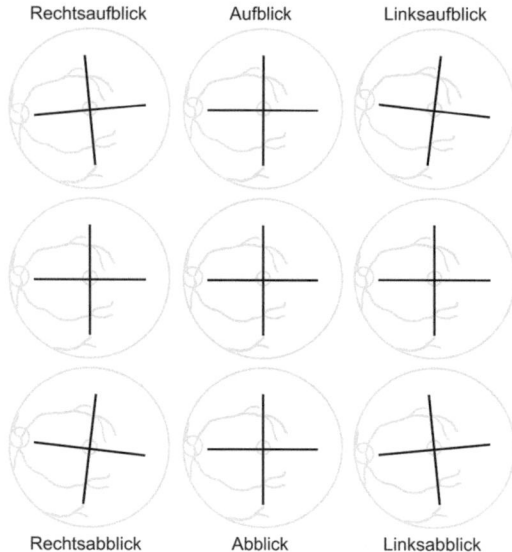

◘ **Abb. 6.6** Der vertikale und horizontale Netzhautmeridian stehen im rechten Winkel zueinander. Im Geradeausblick und in den Sekundärpositionen stehen sie genau senkrecht bzw. waagerecht. In den Tertiärpositionen kommt es aber zu einer Verkippung der Netzhautmeridiane (Tertiärneigung)

Durch das Einblitzen eines senkrechten Lichtstriches im Geradeausblick kann man durch das Nachbild die subjektive Vertikale sichtbar machen. In Primärposition und in den Sekundärpositionen ist das Nachbild immer noch gerade. Schaut man jedoch in eine schräge Blickrichtung, stellt man eine Verkippung des Nachbildes fest, welche der Tertiärneigung der subjektiven Vertikalen entspricht. Betrachtet man das Nachbild innerhalb einer Kugelfläche, z. B. im Goldmann-Perimeter, ist die Tertiärneigung nur noch gering oder gar nicht mehr sichtbar. Das liegt daran, dass die Krümmung der Kugelfläche der Krümmung des Bulbus entspricht. Die Tertiärneigung ist also ein rein geometrisches Phänomen. Dies tritt auf, wenn man die Netzhautmeridiane aus einer Tertiärstellung des Auges auf eine plane Fläche projiziert.

■ ■ **Synergisten**
Synergisten sind Muskelpaare gleicher Zugrichtung. In der Regel nehmen beide Augen die gleiche Blickrichtung ein. Dabei gibt es Muskelpaare, die in der gleichen Richtung kontrahiert sind. Dies bezieht sich immer auf Muskelpaare beider Augen, weshalb man auch von kontralateralen Synergisten spricht.

Es gibt auch ipsilaterale Synergisten. Dies sind zwei Muskeln an einem Auge, die die gleiche Zugrichtung haben, z. B. die beiden Heber: der M. rect. superior und der M. obl. inferior.

> **Versionen**
>
> Versionen sind gleichsinnige (konjugierte) Bewegungen beider Augen um die gleiche Achse.

Bei der Kontraktion eines Muskels an einem Auge wird gleichzeitig der Synergist am anderen Auge kontrahiert. Dadurch sind bei Bewegungen beide Augen genau aufeinander abgestimmt.

> ▶ **Beispiel: Synergisten im Rechtsblick**
>
> Die Augen sollen nach rechts schauen.
> Am rechten Auge wird daher der M. rect. lateralis kontrahiert, um das rechte Auge zu abduzieren. Im gleichen Maße wird gleichzeitig der M. rect. medialis am linken Auge kontrahiert, um das linke Auge zu adduzieren.
> Es bewegen sich also beide Augen gleichzeitig und mit gleicher Geschwindigkeit in den Rechtsblick. ◀

> **Gesetz nach Hering**
>
> Bei gleichsinnigen Augenbewegungen (Versionen) werden Muskelpaare gleicher Zugrichtung (kontralaterale Synergisten) immer in gleichem Maße innerviert.

Dieses Gesetz ist von besonderer Bedeutung, wenn man die Auswirkungen von Augenmuskellähmungen verstehen möchte.

Die Kontraktionen der Synergisten können nur wirksam sein, wenn die Gegenspieler lockerlassen.

Antagonisten

Antagonisten sind Muskelpaare entgegengesetzter Zugrichtung. Wenn ein Muskel kontrahiert, nennt man ihn Agonist. Sein Gegenspieler, der Antagonist, muss erschlaffen. Dieses Gegenspiel kann sich auch nur auf eine Teilfunktion beziehen. Bezüglich einer anderen Funktion können die gleichen Muskeln Synergisten sein.

> ▶ Beispiel
>
> Der M. rect. superior ist ein Heber und der M. obl. superior ist ein Senker. Das macht sie zu Antagonisten.
> In Bezug auf ihre rotatorische Wirkung jedoch sind sie Synergisten, da sie beide Inzyklorotatoren sind. ◀

Die Augenmuskeln folgen wie die Skelettmuskeln dem Gesetz der reziproken Innervation nach Sherrington.

> **Gesetz nach Sherrington**
>
> Bei der Kontraktion eines Agonisten erschlafft sein Antagonist.

Wenn ein Augenmuskel innerviert wird, wird sein ipsilateraler Antagonist in gleichem Maße gehemmt. Dadurch wird eine Bewegung ermöglicht. Kontrahieren beide gleichzeitig, dreht sich das Auge in keine Richtung, sondern wird nach hinten gezogen. Dies ist z. B. beim Retraktionssyndrom der Fall.

> ▶ Beispiel
>
> Das Auge soll adduzieren.
> Der Musculus rectus medialis kontrahiert und zieht damit das Auge in die Adduktion.
> Der Musculus rectus lateralis muss gleichzeitig und im gleichen Maße erschlaffen um die Adduktion zuzulassen. ◀

6.2.2 Anatomie und Physiologie der Augenmuskelinnervation

Die Augenmuskeln können willkürlich und unwillkürlich innerviert werden. Zu den willkürlichen Augenbewegungen gehören die Blickbewegungen. Zu den unwillkürlichen Augenbewegungen gehört z. B. die Gegenrollung der Augen bei einer Kopfneigung.

Es gibt 12 Hirnnerven, von denen 3 für die Innervation der Augenmuskeln zuständig sind. Alle Hirnnerven sind paarig angelegt.
◘ Tab. 6.8

6.2.2.1 Hirnstamm

Der Hirnstamm befindet sich wie ein Baumstamm unter den Großhirnhälften. Diese liegen wie eine Baumkrone darüber. Hinten, wie an zwei großen Ästen befinden sich die Kleinhirnhälften. Der Hirnstamm ist zusammen mit dem darüber liegenden Zwischenhirn nicht nur die Verbindung zwischen dem Großhirn und dem Rückenmark. Er enthält auch die Kerngebiete der sensorischen und motorischen Hirnnerven und zahlreiche Nervenbahnen. Diese verbinden die Kerngebiete untereinander und mit dem Großhirn. Alle Verbindungen des Rückenmarks mit dem Großhirn durchlaufen ebenfalls den Hirnstamm.

Der Hirnstamm ◘ Abb. 6.7 ist von oben nach unten anatomisch unterteilt in:
- das Mittelhirn, lat. Mesencephalon
- die Brücke, lat. Pons
- das verlängerte Mark, lat. Medulla oblongata

Wie im Großhirn und im Rückenmark gibt es auch im Hirnstamm einen Hohlraum, in dem sich Nervenwasser, der sogenannte Liquor, befindet. Der Liquor läuft in einem Kanal, dem Aquaeductus, im hinteren Teil des Hirnstamms mittig von oben nach unten. Eine Ausweitung dieses Kanals befindet sich auf der Höhe der Pons und der Medulla oblongata. Dies ist der 4. Ventrikel.
◘ Abb. 6.7

Hinter dem Hirnstamm liegt das Kleinhirn, welches wie das Großhirn von den Hirnhäuten umgeben ist. Die Hirnhäute stülpen sich in die Zwischenräume. Sie strukturieren und stützen damit das Gehirn im Schädelinneren. Die Einstülpung zwischen den Großhirn- und Kleinhirnhälften nennt man Tentorium cerebelli (Kleinhirnzelt).

Tab. 6.8 Die Hirnnerven

N I	N. olfactorius	Riechnerv
N II	N. opticus	Sehnverv
N III	N. oculomotorius	Motorische Innervation von M. rectus medialis M. rectus superior M. rectus inferior M. obliquus inferior
N IV	N. trochlearis	Motorische Innervation des M. obliquus superior
N V	N. trigeminus	Hauptsächlich sensible Versorgung des Gesichts
N VI	N. abducens	Motorische Innervation des M. rectus lateralis
N VII	N. facialis	Hauptsächlich motorische Versorgung des Gesichts, auch für die Geschmackswahrnehmung und die Sekretion verschiedener Drüsen im Kopfbereich zuständig
N VIII	N. vestibulocochlearis synonym: N. statoacusticus	Gleichgewichts- und Hörnerv
N IX	N. glossopharyngeus	Schluck- und Speichelnerv
N X	N. vagus	Hauptnerv des Parasympathikus
N XI	N. accessorius	Hals- und Schultergürtelmuskulatur
N XII	N. hypoglossus	Motorische Versorgung der Zungenmuskulatur

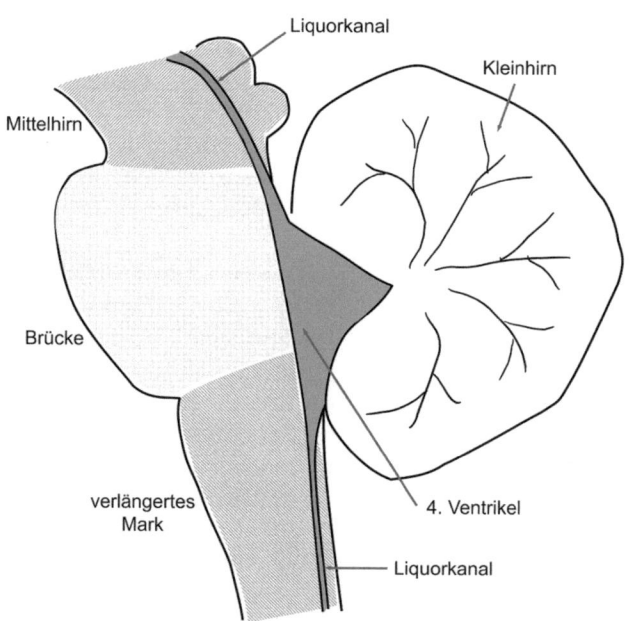

Abb. 6.7 Schematische Darstellung des Hirnstamms, gesehen von links im Mittelschnitt. Der Hirnstamm wird in drei Abschnitte unterteilt: Mittelhirn, Brücke und verlängertes Mark. Der Liquorkanal führt Nervenwasser von den Ventrikeln des Großhirns nach unten zum Rückenmark. Auf dem Weg weitet er sich in den 4. Ventrikel. Dahinter liegt das Kleinhirn

6.2.2.2 Verlauf der Augenmuskelnerven

Der Verlauf der Augenmuskelnerven wird immer vom Kerngebiet ausgehend beschrieben.

Ein Kern, lateinisch Nucleus, ist eine Ansammlung von Nervenzellkörpern. Deren Fortsätze, die Axone, bilden zusammen einen Hirnnerv. Dabei ist es egal, ob es sich um motorische Nerven (Bsp. Nervus oculomotorius) oder vorwiegend sensorische Nerven (Bsp. Nervus trigeminus) handelt.

Die Axone innerhalb des Hirnstamms werden als Faszikulus bezeichnet. Außerhalb des Hirnstamms spricht man vom peripheren Nerven.

▪▪ N. oculomotorius
— Das Kerngebiet
  – liegt im hinteren Mittelhirn, nahe am Aquädukt
  – teilt sich in folgende kleinere Kerne (Subnuclei) auf:
    – dem Subnucleus für den M. rect. superior, der nahe der Mittellinie im unteren Teil des Kerngebiets liegt. Die Axone kreuzen im Kerngebiet zur Gegenseite. Der M. rect. superior ist der einzige Muskel, dessen Subnucleus kontralateral liegt.
    – Dem Subnucleus für den M. rect. medialis, der etwas oberhalb und weiter von der Mittellinie entfernt liegt.
    – Dem Subnucleus für den M. rect. inferior, der am weitesten oben und hinten liegt.
    – Dem Subnucleus für den M. obl. inferior, der im mittleren Teil des Kerngebietes liegt.
    – Dem Subnucleus für den M. sphincter pupillae (präganglionärer Edinger-Westphal-Kern (EWpg)), der etwas dorsal des eigentlichen Edinger-Westphal-Kerns liegt. (Zeeh und Horn 2012)
    – Dem Subnucleus für den M. levator palpebrae, der Nucleus centralis caudalis. Dieser Subnucleus ist unpaarig und liegt genau auf der Mittellinie, etwas separat hinten unten. Er enthält Fasern für beide Lidheber.
    – Dem Nucleus Perlia, der sich unpaarig auf der Mittellinie befindet und dessen Funktion umstritten ist.
— Der Faszikulus
  – die faszikulären Fasern verlaufen breit gefächert aus den Subnuclei nach vorne und durchlaufen dabei
  – den Nucleus ruber. Dieser steuert den Muskeltonus und die Körperhaltung.
  – die Pyramidenbahn. Sie steuert feine Einzelbewegungen des Körpers.
    – er verlässt den Hirnstamm an der Fossa interpeduncularis
    – erst hier vereinigen sich die Nervenfasern zu einem Nervenbündel
— Der periphere Nerv
  – er verläuft im Subarachnoidalraum in Nachbarschaft der A. communicans posterior
  – durchtritt die Dura mater an der Klivuskante
  – durchläuft den Sinus cavernosus in Nachbarschaft von
    – Arteria carotis interna
    – Nervus trochlearis
    – Nervus trigeminus 1. und 2. Ast
    – Nervus abducens
  – tritt durch die Fissura orbitalis superior in die Orbita ein
  – durchtritt den Anulus tendineus communis
  – der Nerv teil sich in zwei Äste, den Ramus inferior (unterer Ast) und den Ramus superior (oberer Ast).
— Die Aufteilung in den oberen und unteren Ast findet individuell bereits im Sinus cavernosus, in der Fissura orbitalis superior oder erst nach Durchtritt durch den Anulus tendineus communis statt.
— Der Ramus superior versorgt:
  – M. rect. superior
  – M. levator palpebrae
— Der Ramus inferior versorgt:
  – M. rect. inferior
  – M. obl. inferior
  – M. rect. medialis

- M. ciliaris
- M. sphincter pupillae
- Die Anteile für die inneren Augenmuskeln ziehen zum Ganglion ciliare. Hier werden die Fasern auf die Nervi ciliares breves umgeschaltet.

Die einzelnen Nervenfasern münden alle jeweils in das hintere Drittel des versorgten Muskels. Eine Ausnahme bilden die Fasern des M. obl. inferior, die ca. 7 mm vom Ansatz entfernt in den Muskel münden.

N. trochlearis

Der N. trochlearis ist der längste und dünnste Hirnnerv. Er tritt als einziger Hirnnerv hinten aus dem Hirnstamm aus, also nach dorsal. ◘ Abb. 6.8
- Das Kerngebiet
  - liegt im Hirnstamm im unteren Mittelhirn relativ weit hinten, kurz vor dem Aquaedukt
  - unterhalb des N III-Kerngebiets
- Der Faszikulus
  - verläuft nach hinten
  - kreuzt noch im Hirnstamm hinter dem Aquaedukt zur Gegenseite
  - verlässt den Hirnstamm hinten unterhalb der Vierhügelplatte

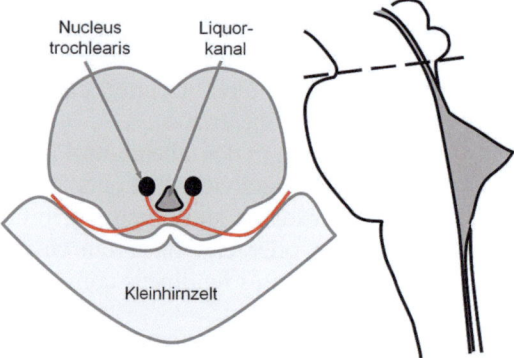

◘ Abb. 6.8 Schematische Darstellung der Lage der Trochleariskerne und der Kreuzung der Trochlearisnerven (rot). Die Schnittebene liegt im unteren Mittelhirn. Der Faszikulus verlässt den jeweiligen Nucleus trochlearis nach hinten (dorsal). Hinter dem Liquorkanal (Aquaeduct) kreuzen die beiden Nerven noch im Hirnstamm. Auf die Kreuzungsstelle zeigt eine Falte des Kleinhirnzelts (Tentorium). Die Nerven treten nach hinten aus und laufen an der Tentoriumskante entlang um den Hirnstamm herum nach vorn

- direkt auf diese Stelle zeigt das Tentorium cerebelli (Kleinhirnzelt)
- Der periphere Nerv
  - verläuft auf der Tentoriumskante um den Hirnstamm herum nach vorne
  - tritt an der Klivuskante durch die Dura mater
  - durchläuft den Sinus cavernosus am äußeren Rand in Nachbarschaft von
    - Arteria carotis interna
    - Nervus oculomotorius
    - Nervus abducens
    - Nervus trigeminus (1. und 2. Ast)
  - tritt durch den äußeren Anteil der Fissura orbitalis superior in die Orbita ein und durchläuft deshalb nicht den Zinn-Ring
  - zieht zum M. obl. superior und inseriert im hinteren und mittleren Muskeldrittel

N. abducens
- Das Kerngebiet
  - liegt im unteren Hirnstamm am Übergang von der Pons zur Medulla oblongata, und nahe des 4. Ventrikels
  - wird vom inneren Fazialis-Knie umlaufen
  - enthält zwei Arten von Neuronen:
    - Motoneurone, deren Axone den N. abducens bilden und zum M. rect. lateralis ziehen
    - Internukleärneurone, deren Axone sich dem Medialen Longitudinalen Fasciculus (MLF) angliedern und zum gegenseitigen Kerngebiet des M. rect. medialis ziehen. Dies ist notwendig, um bei horizontalen Versionen die Synergisten gleichermaßen anzusteuern ▶ Abschn. 6.2.1
- Der Faszikulus
  - verläuft nach vorne
  - verlässt den Hirnstamm unterhalb der Pons am Übergang zur Medulla oblongata
- Der periphere Nerv
  - verläuft nach dem Austritt aus dem Hirnstamm steil nach oben
  - verläuft neben der Arteria basilaris über die Schädelbasis im Subarachnoidalraum an der oberen Kante des Felsenbeins entlang

- durchbricht die Dura mater unterhalb der Klivuskante und durchläuft den Dorello-Kanal
- tritt in den Sinus cavernosus ein und durchläuft diesen in enger Nachbarschaft von
  - Nervus oculomotorius
  - Nervus trochlearis
  - Nervus trigeminus (1. und 2. Ast)
  - Arteria carotis interna
- gelangt durch die Fissura orbitalis superior in die Orbita
- durchläuft den Anulus tendineus communis
- zieht zum Musculus rectus lateralis und inseriert im hinteren Drittel des Muskels

6.2.2.3 Arten von Augenbewegungen

Die Augenbewegungen werden über verschiedene Regelkreise gesteuert.

Nice to know

Ein Regelkreis besteht immer aus einem
- Fühler
- Regler
- Stellglied

Der Fühler nimmt einen Reiz auf. Beim Auge ist die Netzhaut der Fühler. Der Reiz wird weitergeleitet an den Regler, wo er verarbeitet wird. Der Regler ist das zentrale Nervensystem. Es vergleicht den Ist-Zustand mit dem Soll-Zustand. Stimmen Ist- und Soll-Zustand nicht überein, errechnet der Regler die notwendige Änderung und leitet die Information an das Stellglied weiter. Das Stellglied führt die Änderung aus, um den Soll-Zustand zu erreichen. Beim Auge sind die Augenmuskeln das Stellglied. Der Regelkreis schließt sich und der Prozess beginnt von vorn.

Abhängig von der Art der Augenbewegung sind verschiedene Regelgrößen relevant. ◘ Tab. 6.9

Eine Unschärfe des Netzhautbildes führt in der Regel nicht zu einer Augenbewegung, sondern zu einer Änderung des Akkommodationszustands. ▶ Abschn. 2.3

Willkürliche und spontane Augenbewegungen werden nicht ausschließlich über einen Regelkreis gesteuert, denn sie können auch im Dunkeln ausgeführt werden.

Augenbewegungen werden unterschieden in ◘ Abb. 6.9:
- Versionen: Bewegungen beider Augen in die gleiche Richtung
- Vergenzen: entgegengesetzte Bewegungen beider Augen
  - Konvergenz
  - Divergenz
  - Vertikaldivergenz
  - torsionale Vergenz
- langsame Augenbewegungen
  - Folgebewegungen
  - langsame Phasen des optokinetischen Nystagmus (OKN)
  - langsame Phasen des vestibulo-okulären Reflexes (VOR)
- schnelle Augenbewegungen
  - Sakkaden
  - schnelle Phasen des optokinetischen Nystagmus (OKN)
  - schnelle Phasen des vestibulo-okulären Reflexes (VOR)

▪▪ Konvergenz

Unter Konvergenz versteht man die gegensinnige (disjugierte) Bewegung beider Augen nach innen. Der spezifische Reiz für das Auslösen der Konvergenz ist die Netzhautabbildung eines Objekts auf beidseits temporalen Netzhautstellen bzw. die Akkommodation im Rahmen der Naheinstellungstrias. ▶ Abschn. 2.3

◘ **Tab. 6.9** Regelgrößen bei verschiedenen Augenbewegungen

Augenbewegung	Regelgröße
Sakkaden	Position des Netzhautbildes: Wo liegt das neue Blickziel im Bezug zur Fovea?
Folgebewegungen	Verschiebung des Netzhautbildes: In welche Richtung und wie schnell bewegt sich das Fixierobjekt?
Vergenzen	Verschiebung oder Position des Netzhautbildes: Liegt das Fixierobjekt näher oder weiter entfernt?

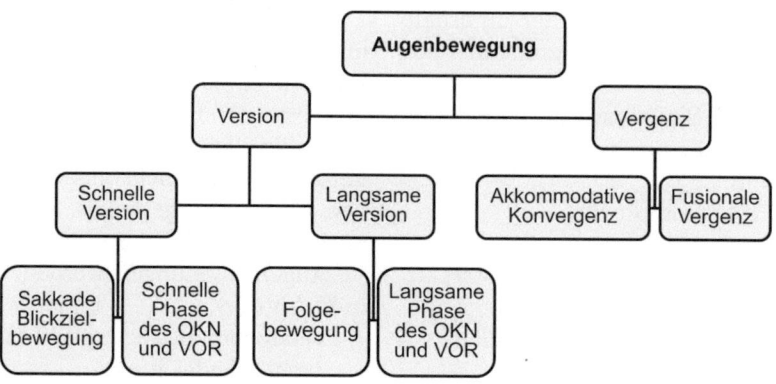

Abb. 6.9 Die Hierarchie der Augenbewegungen

Einteilung der Konvergenz nach Maddox:
- tonische Konvergenz: Der physiologische Augenmuskeltonus ist im Kindesalter relativ konvergent. Mit zunehmendem Alter lässt dieser nach.
- fusionale Konvergenz: Bei einer Exophorie muss z. B. fusionale Konvergenz aufgebracht werden, um diese zu kompensieren.
- akkommodative Konvergenz: Die akkommodative Konvergenz wird bei Akkommodationsanforderung im Rahmen der Naheinstellungstrias eingesetzt.
- proximale Konvergenz: Durch das Empfinden der Nähe wird eine Konvergenz ausgelöst, selbst wenn nicht in der Nähe fixiert wird, z. B. die Gerätekonvergenz.

Durchführung der Konvergenzprüfung Die Konvergenz wird binokular mit der optimalen Korrektur geprüft. Ein visusentsprechendes Fixierobjekt wird langsam im leichten Abblick an die Nase der Patientin herangeführt. Die Untersucherin beurteilt die Konvergenzbewegung nach folgenden Kriterien:
- Wird die Konvergenzbewegung beidseits durchgeführt oder folgt nur ein Auge?
- Bis zu welcher Entfernung ist die beidseitige Konvergenz möglich? Diese dokumentiert man als Konvergenznahpunkt in cm.
- Kann die Konvergenzbewegung nicht beidseits ausgelöst werden, wird über die Sprungkonvergenz geprüft. Die Patientin fixiert zunächst in der Ferne und wird aufgefordert, ein Objekt in der Nähe zu fixieren. So ist ein Konvergenzimpuls oft besser auslösbar.

■■ Optokinetischer Nystagmus (OKN)

Der OKN ist ein Reflex. Während man sich bewegt oder sich die Umwelt bewegt, muss das Bild auf der Netzhaut stabil bleiben. Diese Stabilität wird dadurch gewährleistet, dass die Augen sich in derselben Geschwindigkeit und in dieselbe Richtung bewegen wie das Fixierobjekt. ◘ Abb. 6.10 Nur so kann das Fixierobjekt kontinuierlich auf der Fovea abgebildet werden. Sonst würde das Netzhautbild verwischen. Am Ende der Bewegungsstrecke kann dem Fixierobjekt nicht mehr gefolgt werden. Deshalb muss eine Sakkade in die entgegengesetzte Richtung ausgeführt werden, um das nächste Objekt zu fixieren. Der OKN besteht aus dem ständigen Wechsel von Folgebewegungen und Refixationssakkaden.

Der OKN lässt sich z. B. beobachten, wenn beim Blick aus dem Zugfenster die vorbeiziehende Landschaft betrachtet wird. Deshalb spricht man auch vom Eisenbahn-Nystagmus.

Der OKN wird über zwei verschiedene Systeme erzeugt:
1. direkte (frühe) Komponente: diese setzt fast sofort ein und wird hauptsächlich im Folgesystem (smooth pursuit) erzeugt.
2. indirekte (verzögerte) Komponente: diese ist genauer und bezieht die Lage und Bewegung des eigenen Körpers mit ein.

6.2 · Spezielle Anatomie und Physiologie der Augenbewegungen

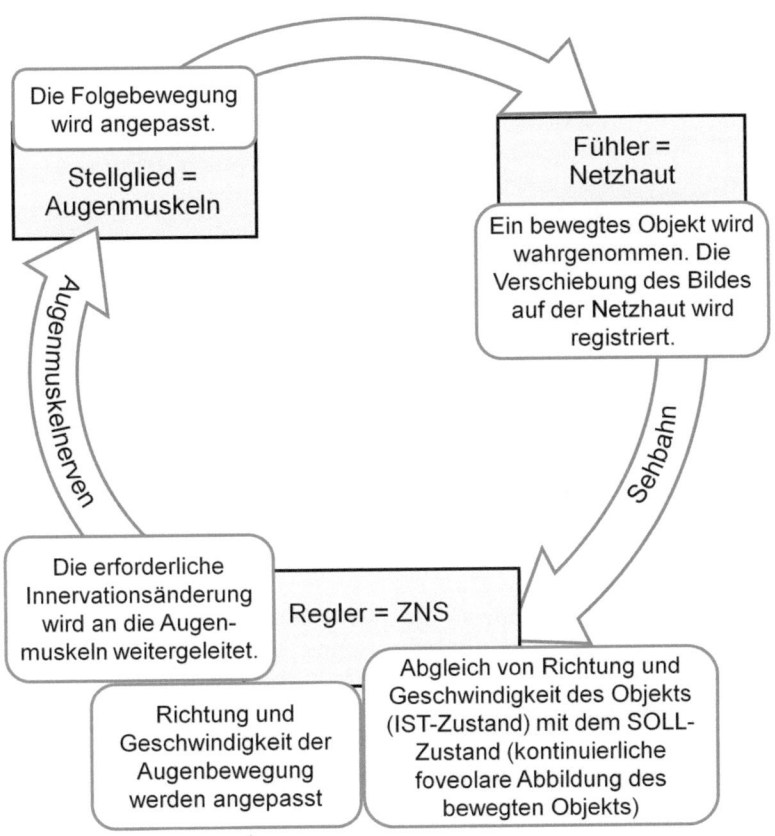

○ **Abb. 6.10** Regelkreis der langsamen Phase des optokinetischen Nystagmus

▪▪ **Vestibulo-okulärer Reflex (VOR)**
Die Augenmuskelkerne sind eng mit den Kerngebieten des Gleichgewichtssystems verknüpft. Das erkennt man daran, dass jede Änderung der Kopfhaltung sofort eine entgegengesetzte Augenbewegung auslöst. Das wird als Puppenkopfphänomen bezeichnet.

Der VOR wird durch einen Regelkreises gesteuert, in dem die Netzhaut und die Bogengänge des Vestibularorgans als Fühler agieren. Die Bogengänge fühlen eine Kopfbewegung, dadurch wird eine Augenbewegung ausgelöst.

Der VOR wird ständig nachgeeicht. Tritt eine Störung auf, z. B. durch erstmaliges Tragen einer neuen Brille, wird er neu geeicht. Das passiert zwar recht schnell, bis dahin kann es aber zu Schwindel und Sehstörungen kommen.

Der VOR besteht wie der OKN aus zwei Phasen:

— kompensatorische langsame Phase: die Augen bewegen sich in die Gegenrichtung der Kopfbewegung
— schnelle Phase: die Augen machen eine Sakkade in die Richtung der Kopfbewegung
▪ **Einfluss des Gleichgewichtssinns auf die Augenbewegungen**

Das Gleichgewichtsorgan im Innenohr nimmt die Position des Körpers und des Kopfes wahr, z. B. ob man liegt oder steht und ob der Kopf gerade oder geneigt ist. Dabei unterscheidet man statische und dynamische Informationen, also sowohl die Ausrichtung des ruhigen Körpers als auch die in Bewegung des Körpers.

Das Gleichgewichtsorgan (Labyrinth) befindet sich im Felsenbein. Dazu gehören zwei Kammern und die Bogengänge. Die beiden Kammern Sacculus und Utriculus enthalten den Otolithenapparat. ○ Abb. 6.11

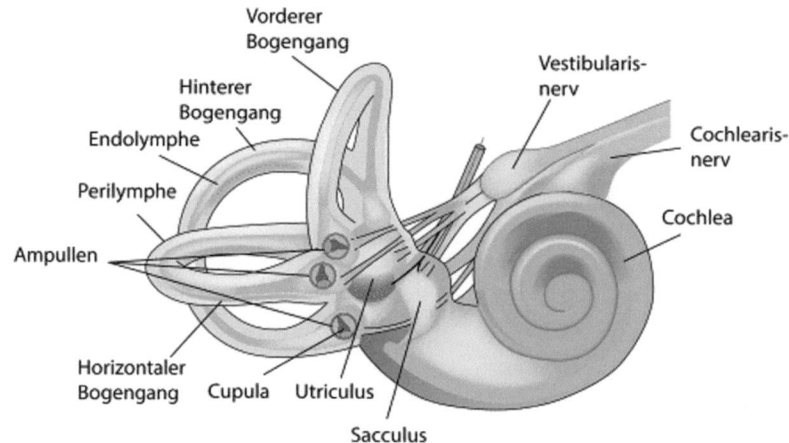

◘ Abb. 6.11 Das Gleichgewichtsorgan, bestehend aus den drei Bogengängen und dem Otolithenapparat (Utriculus, Sacculus). (Quelle: Feigenspan 2017)

Bogengänge Die Bogengänge nehmen die Kopf- und Körperbewegungen wahr. Sie erhalten dynamische Informationen. Diese werden im Gehirn in Innervationssignale für die Augen-, Hals- und Körpermuskulatur umgerechnet, sodass das Gleichgewicht bei jeder Kopf- und Körperbewegung gewährleistet ist.

Die Bogengänge werden von einer festen Haut begrenzt und sind vom Knochen durch einen schmalen, mit Flüssigkeit (Perilymphe) gefüllten Zwischenraum getrennt. Das Organ selbst ist auch mit Flüssigkeit (Endolymphe) gefüllt. ◘ Abb. 6.11

Es gibt drei Bogengänge auf jeder Seite, die in verschiedenen Ebenen liegen:
— horizontaler Bogengang
— vertikaler vorderer Bogengang
— vertikaler hinterer Bogengang

In den verdickten Enden der Bogengänge, den Ampullen, befinden sich Rezeptorzellen mit Sinneshaaren. Die Sinneshaare sind von einer gelatineartigen Masse umgeben. Diese Struktur nennt man Crista. Wenn sich bei Kopfbewegungen die gelatineartige Masse durch die Trägheit verschiebt, werden die Sinneshaare gereizt. Die Rezeptorzellen übermitteln diese Informationen über den N. vestibularis an die Kerngebiete im Hirnstamm.

Otolithenapparat Der Otolithenapparat nimmt die Kopf- und Körperhaltung wahr, erhält also statische Informationen.

Im Utriculus und im Sacculus ◘ Abb. 6.11 liegen Haarzellen, deren Fortsätze in eine gelatineartige Masse hineinragen. Auf dieser Masse befinden sich kleine Kalziumkristalle, die Otolithen. Wenn sich bei einer Kopfneigung die Otolithen durch die Schwerkraft bewegen, verschieben sie die gelatineartige Masse. Die Rezeptorzellen werden dadurch gereizt und übermitteln diese Informationen an das Gehirn. Aus der Kopfneigung werden die Innervationsimpulse errechnet, die für die kompensatorische Gegenbewegung der Augen notwendig sind.

■■ Sakkaden

Sakkaden sind schnelle Augenbewegungen und können Geschwindigkeiten von 300°/s erreichen. Sie dienen dazu, Blickziele möglichst schnell foveolar zu fixieren.

Eine Sakkade besteht aus:
— einer phasischen Komponente (Puls)
  – Sie dient zur Beschleunigung des Auges. Damit werden die Trägheit des Bulbus und der Widerstand der elastischen Kräfte des orbitalen Gewebes überwunden.

- Der Agonist erhält einen Innervationsimpuls.
- Der Antagonist wird komplett gehemmt.
— einer tonischen Komponente (Stufe)
  - Sie dient dazu, das Auge in der neuen Position zu halten.
  - Der Agonist erhält am Ende der Bewegung eine höhere Innervation als vor der Sakkade.
  - Der Antagonist erhält am Ende der Bewegung eine niedrigere Innervation als vor der Sakkade.

▶ **Beispiel Sakkade nach rechts**

Es wird eine Sakkade von der Primärposition nach rechts ausgeführt.
Vor der Sakkade haben alle Horizontalmotoren ein mittleres Innervationsniveau.
Mit dem Puls erhalten der rechte M. rect. lateralis und der linke M. rect. medialis einen Innervationsimpuls. Der rechte M. rect. medialis und der linke M. rect. lateralis werden komplett gehemmt. Beide Augen bewegen sich schnell nach rechts.
Mit der Stufe erhalten der rechte M. rect. lateralis und der linke M. rect. medialis nun eine höhere Innervation als in Primärposition. Der rechte M. rect. medialis und der linke M. rect. lateralis erhalten eine geringere Innervation als in Primärposition. Der Rechtsblick wird gehalten. ◀

Anatomische Strukturen zur Erzeugung von Sakkaden Puls und Stufe werden in verschiedenen Kerngebieten des Hirnstamms erzeugt. ◘ Tab. 6.10 Der Puls entsteht in den Blickzentren (PPRF und riMLF) und wird von dort über die Augenmuskelkerngebiete an die Augenmuskeln übermittelt. Informationen über den Puls werden auch an sogenannte Integrator-Kerngebiete (NPH und NiC) geschickt, wo sie in die Stufe umgewandelt werden. Auch diese Informationen werden an die Augenmuskelkerngebiete übermittelt, damit die neue Blickposition gehalten werden kann. Funktioniert der Integrator nicht, wird das Blickziel durch die Sakkade zwar erreicht, der Blick kann aber nicht gehalten werden.

Ein Teil der PPRF ist den anderen Blickzentren übergeordnet. Bei einer schrägen Sakkade werden dort die Anteile für die horizontale und vertikale Bewegung verrechnet.

Außerdem werden Puls und Stufe noch durch das Kleinhirn koordiniert, sodass die Augen ihr Ziel prompt erreichen und dort so lange verharren, bis eine neue Sakkade gefordert ist.

▪ **Regelkreis der Sakkade**

Bei einer Fixationsänderung meldet die Netzhaut (Fühler) den Abstand der retinalen Abbildung des neuen Fixierobjekts zur Fovea an das ZNS. Dort wird aus dem Abstand die benötigte Bewegungsstrecke berechnet und die Information auch an andere Gebiete im ZNS weitergeleitet, z. B. das kortikale Augenfeld, welches darüber entscheidet, ob sich der Blick zum neuen Fixierobjekt lohnt. Abschließend bewegen die Augenmuskeln das Auge in die gewünschte Blickrichtung.
◘ Abb. 6.12

6.2.2.4 Hierarchie der Innervation

Die Steuerung der Augenbewegungen ist hierarchisch organisiert:
— supranukleär
— internukleär
— infranukleär

Bevor eine Augenbewegung ausgeführt wird, muss ein Auslöser vorhanden sein.

◘ **Tab. 6.10** Kerngebiete für die Sakkadeninnervation

	Puls – Blickzentrum	Stufe – Integrator
Horizontale Sakkaden	Paramediane pontine retikuläre Formation (PPRF)	Nucleus praepositus hypoglossi (NPH)
Vertikale Sakkaden	Rostraler interstitieller Kern des medialen longitudinalen Faszikulus (riMLF)	Nucleus interstitialis Cajal (NiC)

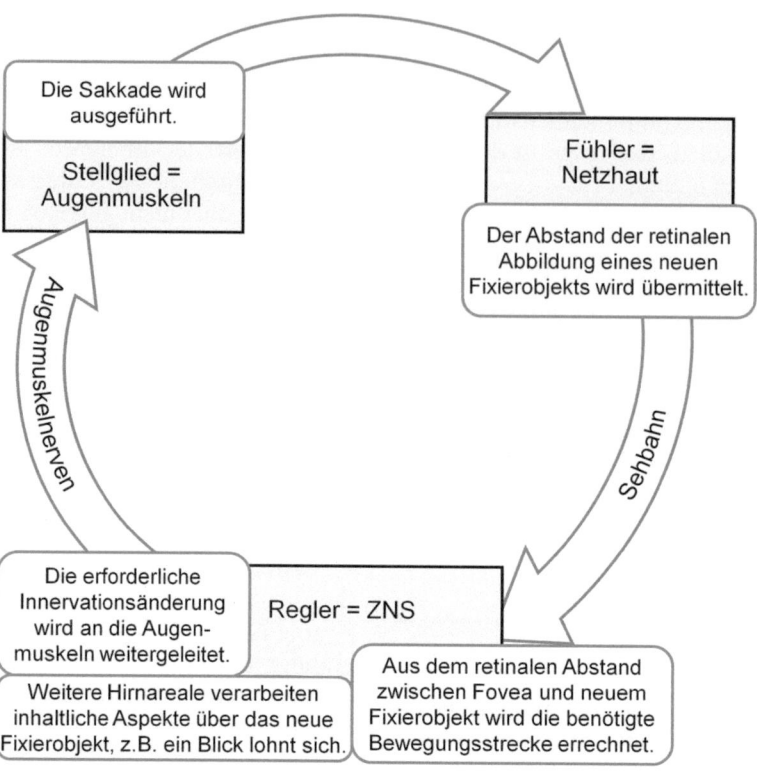

Abb. 6.12 Regelkreis der Sakkade

▶ **Beispiel Blick nach rechts**

Es wird eine Blickwendung aus der Primärposition nach rechts ausgeführt.

Supranukleäre Ebene: Das Blickzentrum für horizontale Augenbewegungen, die PPRF, erhält die Information, eine Version nach rechts auszuführen.

Internukleäre Ebene: Die PPRF sendet den Befehl an den rechtsseitigen Nucleus abducens. Im Kerngebiet des N. abducens befinden sich Internukleärneurone, die über den Medialen Longitudinalen Faszikulus (MLF) zum gegenseitigen Medialiskerngebiet des N. oculomotorius ziehen.

Infranukleäre Ebene: Entsprechend des Hering-Gesetzes senden die Motoneurone des N. abducens und des N. oculomotorius Innervationsimpulse an den rechten M. rect. lateralis und den linken M. rect. medialis. ◀

6.2.2.5 Anatomische und relative Ruhelage

Bei der Ruhelage der Augen wird zwischen der anatomischen und der relativen Ruhelage unterschieden.

Die anatomische Ruhelage wird von keiner Innervation beeinflusst. Die Augen stehen meist divergent. Im täglichen Leben kommt diese Stellung nicht vor, am ehesten sieht man sie bei einer Vollnarkose oder bei totaler Lähmung aller äußeren Augenmuskeln.

Weitere Faktoren beeinflussen die anatomische Ruhelage:
- Anatomie der Orbita
- Pupillendistanz, die sich aus den orbitalen Verhältnissen ergibt

Die relative Ruhelage erhält man nach Aufhebung der Fusion, z. B. beim Abdecken eines

Auges oder wenn ein manifestes Schielen besteht. Im Gegensatz zur anatomischen Ruhelage erhalten die Augenmuskeln hier aber immer noch Innervation.

6.3 Untersuchung der Augenbewegungen und des Blickfelds

6.3.1 Motilitätsprüfung

Jede Blickrichtung repräsentiert an jedem Auge einen Augenmuskel. Diese Muskelpaare gleicher Zugrichtung nennt man Synergisten. In den 6 diagnostischen Blickrichtungen beobachtet man jeweils nur die horizontale oder die vertikale Funktion eines Muskels. ◘ Tab. 6.11

Zur einheitlichen Dokumentation und schnellen Übersicht der 6 diagnostischen Blickrichtungen kann das Motilitätsschema als grafische Darstellung benutzt werden. ◘ Abb. 6.13

Bei der Motilitätsprüfung werden unterschiedliche Aspekte beobachtet:
1. Können die Augen die geforderte Blickrichtung bis zur Endposition erreichen? Das wird orientierend mit Folgebewegungen geprüft.
2. Kann der Innervationsimpuls für eine bestimmte Blickrichtung an beiden Synergisten in gleichem Maß umgesetzt werden? Das wird in den verschiedenen Blickrichtungen durch Beobachtung der Einstellbewegungen beim alternierenden Covertest geprüft.

6.3.1.1 Orientierende Motilitätsprüfung

Bei der orientierenden Motilitätsprüfung werden beide Augen mithilfe des Fixierlämpchens in die diagnostischen Blickrichtungen geführt. Der Kopf der Patientin bleibt dabei unbewegt. Es wird beobachtet, ob beide Augen die Endpositionen erreichen können oder ob dies für ein oder beide Augen nicht möglich ist. Viele Augenbewegungsstörungen fallen bereits in der orientierenden Prüfung auf.

Bei dieser Untersuchung kann auch die Lage der Hornhautreflexe beurteilt werden. Zur exakten, Parallaxe freien Beobachtung muss der Kopf der Untersucherin in dieselbe Richtung mitbewegt werden. Ändert sich die Position der Hornhautreflexbilder, liegt vermutlich eine Motilitätseinschränkung vor. Ändert sie sich beidseitig, muss man sich vergewissern, ob die Patientin das Licht noch fixiert.

◘ Tab. 6.11 Synergisten in den diagnostischen Blickrichtungen

Blickrichtung	Aktiver Muskel am rechten Auge und seine Funktion	Aktiver Muskel am linken Auge und seine Funktion
Rechtsblick	M. rect. lateralis Abduktion	M. rect. medialis Adduktion
Linksblick	M. rect. medialis Adduktion	M. rect. lateralis Abduktion
Rechtsaufblick	M. rect. superior Heber in Abduktion	M. obl. inferior Heber in Adduktion
Rechtsabblick	M. rect. inferior Senker in Abduktion	M. obl. superior Senker in Adduktion
Linksaufblick	M. obl. inferior Heber in Adduktion	M. rect. superior Heber in Abduktion
Linksabblick	M. obl. superior Senker in Adduktion	M. rect. inferior Senker in Abduktion

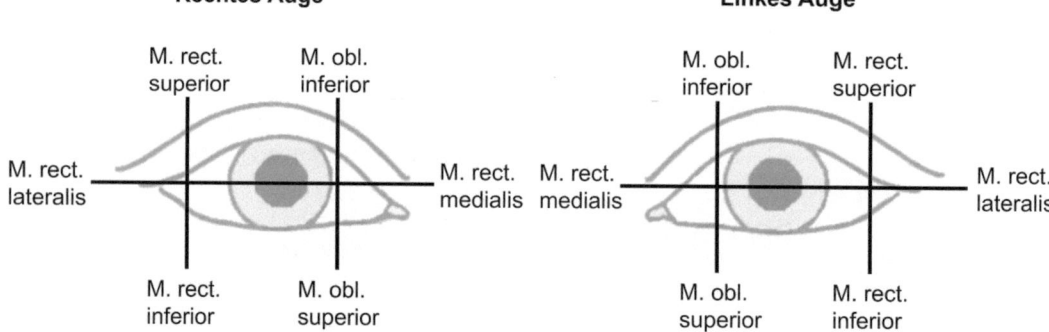

○ **Abb. 6.13** Das Motilitätsschema zur Dokumentation von Augenbewegungsstörungen. Die Dokumentation entspricht der Sicht der Untersucherin auf die Patientin

> **Motilitätsprüfung bei Säuglingen und Kleinkindern**
>
> Bei Kindern muss der Kopf häufig festgehalten werden, damit die Endpositionen erreicht werden. Sie sind von den Fixierobjekten schnell gelangweilt, deshalb empfiehlt sich ein häufiger Wechsel der angebotenen Fixierobjekte. Wenn das auch nicht erfolgreich ist, wird die Beweglichkeit über kompensatorische Augenbewegungen (Puppenkopfphänomen, Spiegelraumbewegungen) geprüft.

6.3.1.2 Motilitätsprüfung nach Einstellbewegungen in den diagnostischen Blickrichtungen

Geringe Augenbewegungsstörungen werden durch die orientierende Motilitätsprüfung nach Führungsbewegungen oft nicht entdeckt. Deshalb deckt man die Augen in den diagnostischen Blickrichtungen alternierend ab und beurteilt die Einstellbewegungen. Verändern die Einstellbewegungen ihre Größe oder Richtung, bestehen Unter- oder Überfunktionen einzelner Augenmuskeln. Diese Untersuchung erfolgt nicht am Ende der Bewegungsstrecke, sondern bei einer Blickexkursion von etwa 25°. ○ Abb. 6.14

Die Untersucherin achtet bei der Motilitätsprüfung auf folgende Details:

- Ändert sich die Größe der Einstellbewegungen in den verschiedenen Blickrichtungen?
- Ändert sich die Richtung der Einstellbewegungen in den verschiedenen Blickrichtungen?
- Liegen dissoziierte ▶ Abschn. 8.1.1, also ungleiche Einstellbewegungen an beiden Augen vor?
- Sind die Folgebewegungen glatt oder sakkadiert?
- Tritt ein Nystagmus in den Blickrichtungen bzw. in der Endposition auf?
- Verändert sich die Lidstellung in den verschiedenen Blickrichtungen?
- Verändert sich die Bulbusposition in den Blickrichtung? Tritt z. B. eine Retraktion auf?
- Besteht bei monokularer Prüfung eine bessere Beweglichkeit?

> **▶ Beispiel Sursoadduktion links**
>
> Bei der orientierenden Prüfung nach HHRB sieht man im Rechtsblick einen Höherstand des linken Auges. Weitere Einschränkungen sind nicht aufgefallen. Beim alternierenden Covertest in den diagnostischen Blickrichtungen sieht man folgendes:
> - Im Rechtsaufblick kommt das linke Auge nach Freigabe von oben. Der linke M. obl. inferior hebt das linke Auge also stärker als der kontralaterale Synergist, der M. rect. superior des rechten Auges.

6.3 · Untersuchung der Augenbewegungen und des Blickfelds

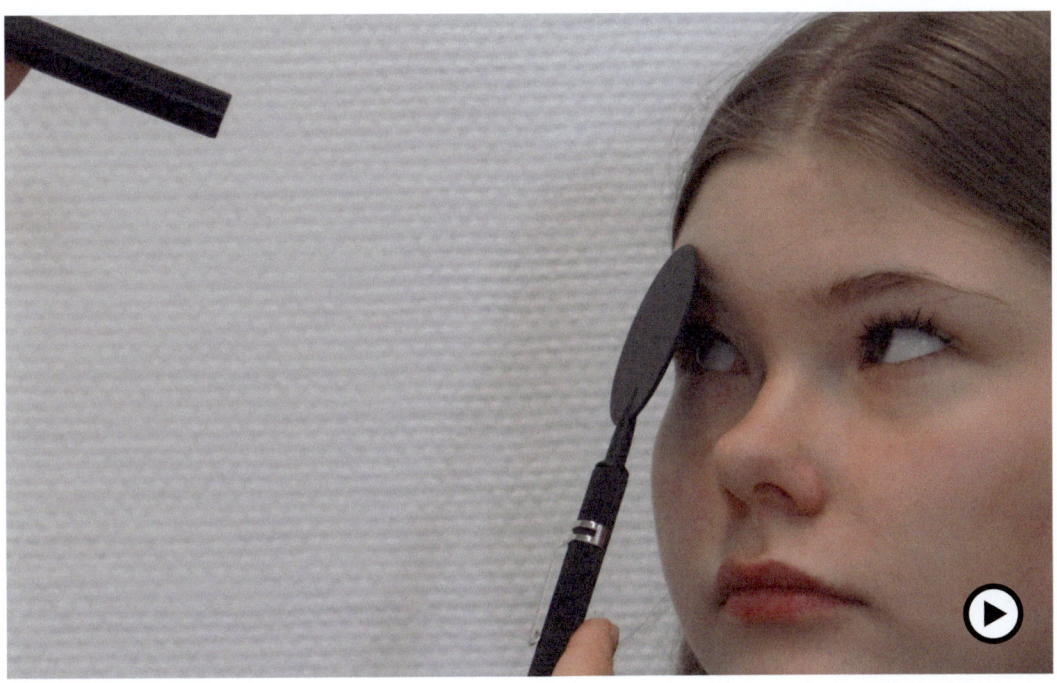

Abb. 6.14 Motilitätsprüfung nach Einstellbewegungen in den diagnostischen Blickrichtungen (▶ https://doi.org/10.1007/000-gyg)

- Weil keine monokulare Hebungseinschränkung des rechten Auges zu sehen war, wird die Überfunktion am linken M. obl. inferior notiert.
- Wenn die Hebung des rechten Auges in Abduktion eingeschränkt war, wird eine Unterfunktion des rechten M. rect. superior notiert. ◄

6.3.1.3 Sakkadenprüfung
- Die Untersucherin hält zwei kleine Objekte vor die Patientin.
- Die Objekte dürfen nicht weiter als 20° voneinander entfernt sein, da Sakkaden über eine größere Strecke nicht zielsicher sind. (Kommerell, Lagréze 2020)] 20° entsprechen in einem Untersuchungsabstand von 50 cm etwa einer Strecke von 15 cm.
- Die Objekte werden mittig vor die Patientin gehalten, also jeweils 10° nach rechts und nach links, bzw. 10° nach oben und nach unten. Besteht der Verdacht, dass die Sakkaden in einer Blickrichtung schlechter sind, kann man beide Objekte in diese Richtung verlagern.
- Die Sakkaden erfolgen auf Kommando, etwa im Abstand von 2 s. Bis das nächste Kommando erfolgt, muss die Fixation auf dem ersten Objekt bleiben. ◘ Abb. 6.15

Beobachtet wird:
- Sind die Sakkaden zielgerichtet? Treffen sie genau das Blickziel oder sind sie zu kurz oder zu lang?
- Sind die Sakkaden zu schnell oder zu langsam?

> **Tipp für die Praxis**
>
> Viele Patientinnen benötigen einige Versuche, um Sakkaden auf Kommando auszuführen. Deshalb sollten 3 bis 5 Sakkaden in jede Richtung durchgeführt werden. Die Zielsicherheit und die Geschwindigkeit der Sakkaden können nacheinander beurteilt werden.

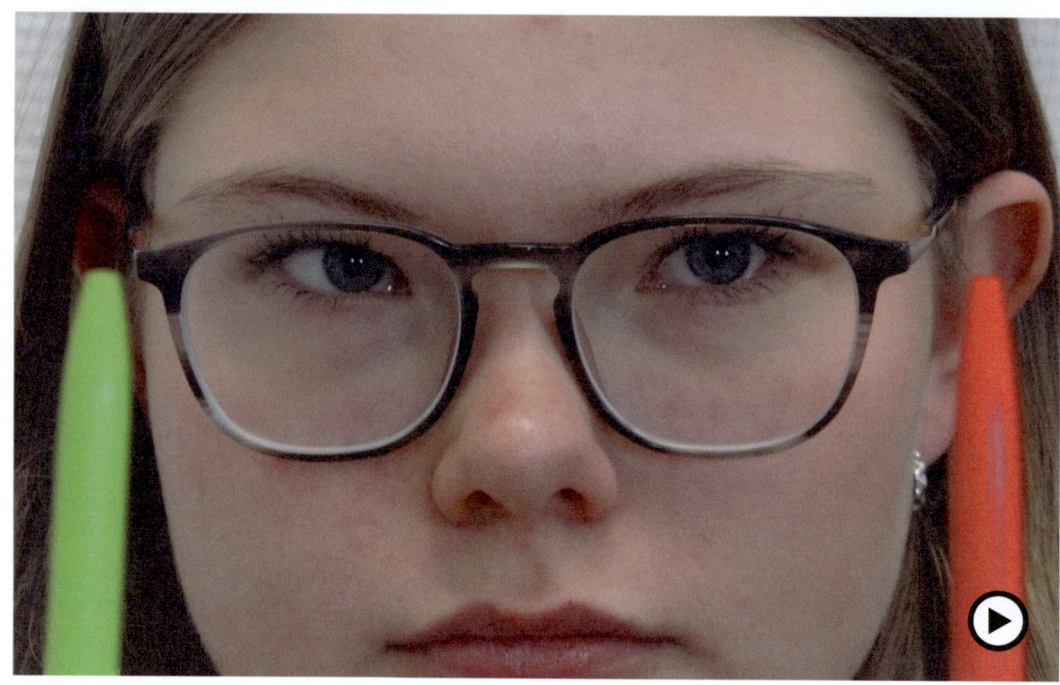

Abb. 6.15 Sakkadenprüfung (▶ https://doi.org/10.1007/000-gyf)

Eine normale Sakkade ist schnell und trifft das Blickziel sofort. Eine gestörte Sakkade kann unterschiedlich aussehen:
- hypometrisch: Die Sakkade ist zu kurz. Es ist eine Korrektursakkade nötig, um das Blickziel zu erreichen.
- hypermetrisch: Die Sakkade ist zu lang. Es ist eine Korrektursakkade zurück zum Objekt nötig.
- hypokinetisch: Die Sakkade ist zu langsam.
- hyperkinetisch: Die Sakkade ist zu schnell. Dies ist am schwersten zu sehen, ist aber oft mit einer zu langen Sakkade kombiniert.

6.3.1.4 Untersuchung von Folgebewegungen und optokinetischem Nystagmus (OKN)

▪▪ Prüfung der Folgebewegung

Ein Objekt wird langsam horizontal und vertikal im mittleren Blickfeldbereich bewegt. Der Kopf der Patientin bleibt unbewegt, während das Objekt fixiert und eine Folgebewegung ausgelöst wird.

Eine normale Folgebewegung ist glatt und entspricht der Objektbewegung bis zu 30°/s. Eine gestörte Folgebewegung erkennt man daran, dass:
- die Folgebewegung schon bei geringer Geschwindigkeit sakkadiert ist.
- Korrektursakkaden durchgeführt werden. Dies ist ein Hinweis darauf, dass die Augenbewegung nicht der Objektgeschwindigkeit angepasst ist.

▪▪ Prüfung des optokinetischen Nystagmus

Ein sich wiederholendes Muster wird langsam horizontal oder vertikal bewegt. Der Kopf der Patientin bleibt unbewegt. Üblicherweise wird dies mit dem OKN-Band geprüft. Dies ist ein Stoffband mit einem Streifenmuster oder mit wiederkehrenden Bildern. ◘ Abb. 6.16

Ein normaler OKN besteht aus einem Wechsel von glatten Folgebewegungen entsprechend der Musterbewegung kombiniert mit Refixationssakkaden. Er ist in entgegengesetzte Richtungen gleichermaßen gut auslösbar ist, z. B. bei Musterbewegung nach rechts und links. ◘ Abb. 6.17

6.3 · Untersuchung der Augenbewegungen und des Blickfelds

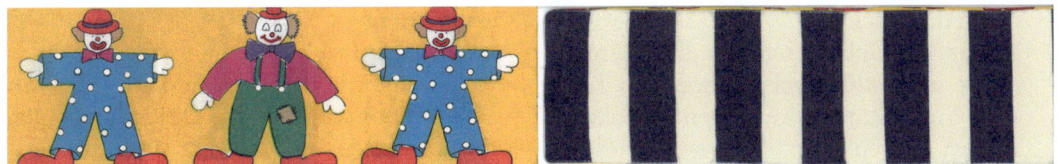

Abb. 6.16 Die zwei Seiten eines OKN-Bands: eine Seite mit nicht zu engstehenden Streifen, eine Seite mit Bildern für die Untersuchung bei Kindern

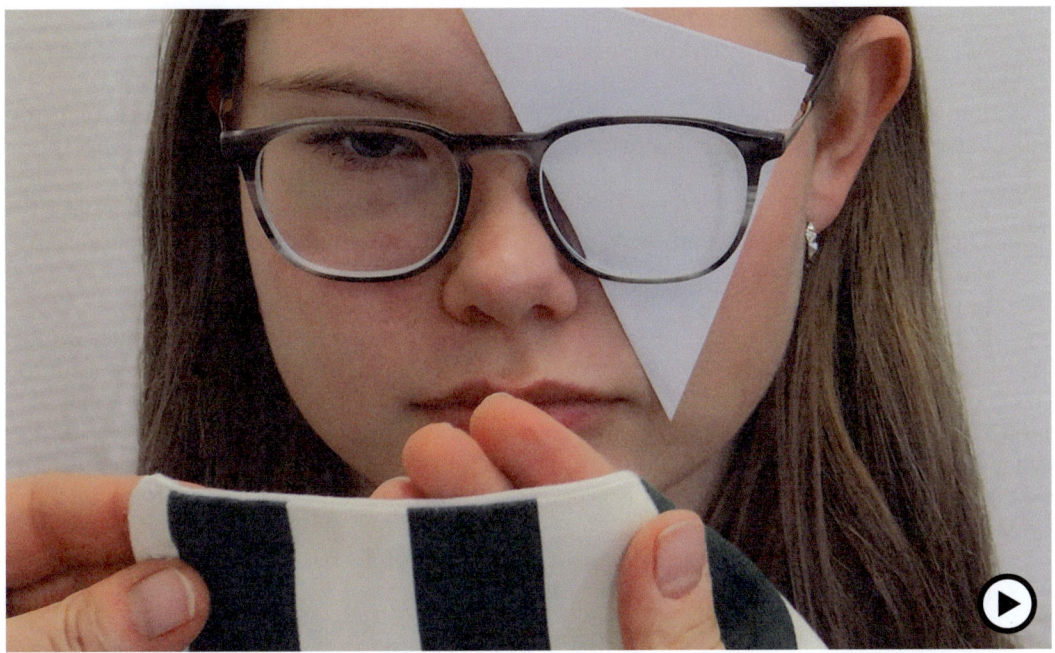

Abb. 6.17 Untersuchung des OKN, monokular mit dem OKN-Band (▶ https://doi.org/10.1007/000-gyh)

Der OKN ist gestört, wenn:
- Folgebewegungen fehlen. Dann treten unregelmäßige Sakkaden auf.
- die Geschwindigkeit der Folgebewegung nicht mit der Geschwindigkeit der Musterbewegung übereinstimmt,
- Refixationssakkaden fehlen,
- der monokulare OKN bei Musterbewegung nach temporal schlechter ausfällt als bei Musterbewegung nach nasal (naso-temporale Asymmetrie).

6.3.1.5 Untersuchung des vestibulookulären Reflexes (VOR)

Den VOR kann man mithilfe des Puppenkopfphänomens prüfen. Dazu wird der Kopf ruckartig in verschiedene Richtungen gedreht. Die Augen führen eine Gegenbewegung aus.

Ist ein Bogengang ausgefallen, kann die Patientin bei einer Kopfdrehung zur Seite des Ausfalls keine Gegenbewegung durchführen. Die Augen drehen sich stattdessen mit dem Kopf mit und machen dann Korrektursakkaden zurück zur Mitte.

6.3.2 Untersuchung der monokularen Exkursion

Das maximale Ausmaß der Augenbewegungen lässt sich auf zwei Arten beschreiben:

- durch das Blickfeld:
  - Das Blickfeld beschreibt den Bereich, der monokular bei unbewegtem Kopf nur mit Augenbewegungen foveolar fixiert werden kann
  - Es wird eingeschränkt durch anatomische Merkmale wie der Nase, der Wange und der Augenbraue.
  - Das physiologische Ausmaß beträgt nach oben ca. 45°, nach nasal und lateral ca. 50°, nach unten ca. 60°.
- durch die monokularen Exkursionsstrecken:
  - Die Bewegungsstrecke des Auges in die verschiedenen Blickrichtungen wird begrenzt durch den Band- und Halteapparat des Bulbus.
  - Das physiologische Ausmaß beträgt je nach Alter nach oben 5–7 mm, nach nasal, lateral und unten 9–10 mm. (Clark und Isenberg 2001)

Das monokulare Blickfeld und die monokularen Exkursionsstrecken kann man mit verschiedenen Methoden bestimmen:
- Limbustest mit Kestenbaumbrille oder Lineal
- Goldmann-Perimeter
- Synoptophor mit Haidinger Büschel und Einengung
- Tangentenskala nach Harms

Das monokulare Blickfeld des rechten und linken Auges decken sich nicht vollständig. Unter dem binokularen Blickfeld wird der Bereich verstanden, in dem beide Augen noch gleichzeitig ein Fixierobjekt foveolar fixieren können.

Nice to know
Im täglichen Leben werden Augenbewegungen meist nur innerhalb eines kleineren Bereichs durchgeführt. Dieses Gebrauchsblickfeld ist nach links und rechts ca. 20° groß, nach oben 10° und nach unten 30° groß.

▪▪ Limbustest
Für den Limbustest kann die Kestenbaumbrille oder ein Lineal benutzt werden. Die Kestenbaumbrille wurde aus der Linealmethode entwickelt.

Durchführung
- es wird immer monokular geprüft
- die Patientin wird aufgefordert, bei unbewegtem Kopf einem Objekt zu folgen, ggf. muss der Kopf der Patientin zur Kontrolle festgehalten werden.
- während der Untersuchung dürfen die Untersucherin und die Patientin ihre Position nicht verändern, da es sonst zu einer Winkelparallaxe kommt und so die Messwerte verfälscht werden können.
- die Messung beginnt immer in Primärposition
- die Untersucherin fixiert selbst auch monokular, um physiologische Doppelbilder zu vermeiden
- die Untersucherin positioniert sich selbst so, dass der beobachtete Limbusabschnitt an einem Millimeterstrich liegt, dies ist dann der Ausgangspunkt:
  - Prüfung der Abduktion: nasaler Limbus
  - Prüfung der Adduktion: temporaler Limbus
  - Prüfung der Senkung: oberer Limbus, ggf. wird dabei das Oberlid etwas gehoben, um den oberen Limbus sichtbar zu machen.
  - Prüfung der Hebung: unterer Limbus, ggf. wird dabei das Unterlid etwas herabgezogen, um den unteren Limbus sichtbar zu machen.
- bei der Messung in den Tertiärpositionen wird das Auge zunächst ca. 5 mm in die Ab- oder Adduktion geführt, dann wird von dort die Hebung oder Senkung gefordert.

> **Tipp für die Praxis**
>
> Die maximale Beweglichkeit lässt sich zuverlässiger bestimmen, wenn die Augen schnell bis zum Anschlag geführt werden. Die Patientin wird darauf hingewiesen, dass das Licht ggf. in Extrempositionen gar nicht mehr zu sehen ist.

Bei einer einseitigen Bewegungseinschränkung werden trotzdem immer beide Augen geprüft, um sie miteinander vergleichen

6.3 · Untersuchung der Augenbewegungen und des Blickfelds

zu können. Erstens werden individuelle aber normale Varianten berücksichtigt. Zweitens kann man ggf. auch eine sehr geringe Bewegungseinschränkung am vermeintlich frei beweglichen Auge nachweisen, die bei der Motilitätsprüfung nicht gefallen ist.

Alternativ zur Kestenbaum-Brille kann der Limbustest auch mit einem Lineal durchgeführt werden. Das Lineal verrutscht aber leicht. Deshalb ist es wichtig, den Kopf der Patientin und das Lineal gut zu fixieren. Die Tertiärpositionen sind mit dem Lineal nicht gut zu messen.

■■ Messung des monokularen Blickfelds an der Tangentenskala nach Harms

Mit der Tangentenskala nach Harms wird hauptsächlich das Ausmaß von Augenbewegungsstörungen gemessen. Sie bietet eine hohe Reproduzierbarkeit, da die Kopfposition gut kontrolliert werden kann.

Durchführung
— es wird immer monokular geprüft.
— eine visusentsprechende Optotype wird direkt über dem Fixierlicht angebracht.
— die Patientin wird aufgefordert, die Optotype zu fixieren, während ihr Kopf in eine Richtung gedreht wird.
— kann die Patientin die Optotype nicht mehr foveolar fixieren, wird sie unscharf gesehen. Die maximale monokulare Exkursion ist erreicht.
— die Untersucherin kann auch objektiv beobachten, ab welcher Position das Auge sich nicht mehr weiterbewegt.

6.3.3 Inkomitanzmessung

> **Inkomitanz**
>
> Unter Inkomitanz versteht man eine unterschiedliche Schielwinkelgröße in den verschiedenen Blickrichtungen. Der Schielwinkel vergrößert sich in der Zugrichtung des paretischen Muskels.

Die Schielwinkeländerung kann man bei der Motilitätsprüfung beurteilen und mit verschiedenen Messmethoden quantifizieren. Dabei muss die Fusion unterbrochen werden, um zu verhindern, dass kleinere Schielwinkel fusioniert werden.

Gängige Messmethoden sind:
— die Tangentenskala nach Harms
— der alternierender Prismencovertest in den Sekundärpositionen
— der Hess-Schirm
— die subjektive Doppelanalyse unter Hellrot-Glas am Maddox-Kreuz

■■ Tangentenskala nach Harms

Die Tangentenskala nach Harms, auch Harms-Wand genannt, wird meist in 2,5 m geprüft. Das Auge unter dem Rotglas fixiert das nun rote Licht. Das Rotglas des Fixationsauges erlaubt keine Orientierung im Raum, da nur Lichtquellen wahrgenommen werden können. Die Lokalisation des roten Lichtes erfolgt deshalb über die korrespondierende Netzhautstelle des freibleibenden Auges. Dies ist bei normaler Korrespondenz die Fovea. Die Differenz zwischen dem weißem und dem rotem Licht entspricht der Angabe des subjektiven Winkels. ◘ Abb. 6.18

Durchführung
— Die Augen der Patientin und das Fixierlicht befinden sich auf gleicher Höhe.
— Der Patient wird ein Helm mit einer Projektionslampe aufgesetzt. Diese projiziert ein lichtschwaches Positionskreuz auf die Tangentenskala.
— Der Kopf der Patientin wird genau gerade eingestellt. Dann wird der Mittelpunkt des Positionskreuzes auf das Fixierlicht eingestellt.
— Die Messung erfolgt in der Regel ohne die Korrektur, Ausnahme: die Patientin nimmt das rote Licht ohne Korrektur nicht wahr.
— Vor das fixierende Auge wird das Rotglas gehalten.
— Die Patientin hält einen Zeigestab in der Hand, der einen grünen Kreis projiziert.

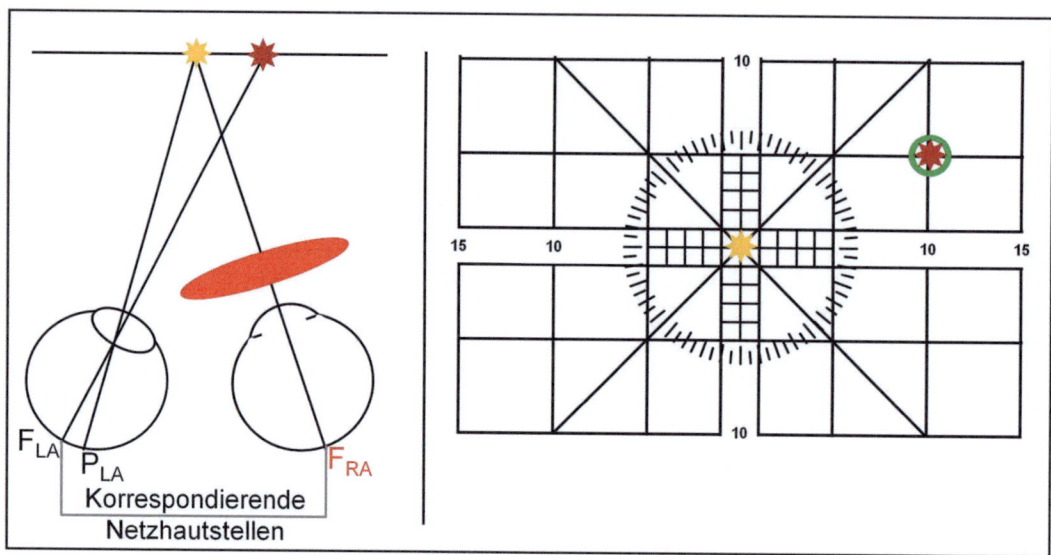

Abb. 6.18 Untersuchungssituation an der Tangentenskala nach Harms. Die Patientin fixiert mit dem rechten Auge (FRA) unter dem Rotglas das Licht. Sie zeigt mit dem grünen Kreis 10° nach rechts und 5° nach oben. Die Skala ist um einen Betrag verschoben auf der Netzhaut des linken Auges abgebildet, der dem Raumwert der peripheren Stelle (PLA) entspricht. Das rote Licht wird dorthin lokalisiert, wohin die Fovea des freibleibenden linken Auges (FLA) schaut. In diesem Fall steht das linke Auge 10° nach innen und 5° nach oben. Es besteht also eine konvergente Abweichung von 10° und eine negative Vertikalabweichung von 5°

— Das rote Licht wird fixiert und die Position mit dem grünen Kreis „eingefangen". Die Position des grünen Kreises gibt die Größe und die Richtung des Schielwinkels an.
— Mithilfe einer Lichtlinie kann auch die Verrollung des Auges gemessen werden. Die Patientin sieht eine weiße und eine rote Linie. Die rote Linie muss bei einer Verkippung mit einer Fernbedienung horizontal eingestellt werden.
— Der Schielwinkel wird in 9 Blickrichtungen gemessen, möglichst bei einer Blickexkursion von 25° bis 30°. Die Messung kann außerdem bei Kopfneigung von 45° erfolgen.
— In den Tertiärpositionen ist darauf zu achten, dass das Positionskreuz nicht verkippt wird.

▶ **Ablesung der Harmswandangaben am Beispiel bei Rechtsfixation**

— Horizontale und vertikale Abweichung: ◘ Abb. 6.18 Die Patientin fixiert unter dem Rotglas das Licht. Sie zeigt mit dem grünen Kreis 10° nach rechts und 5° nach oben. Das rote Licht wird dort gesehen, wo das freibleibende Auge steht. In diesem Fall steht das linke Auge 10° nach innen und 5° nach oben. Es besteht also eine konvergente Abweichung von 10° und eine negative Vertikalabweichung von 5°.
— Verrollungsabweichung: ◘ Abb. 6.19 Die Patientin sieht die rote Linie links nach oben verkippt. Sie stellt die rote Linie subjektiv gerade. Objektiv ist die weiße Linie jetzt links nach unten verkippt. Die Interpretation erfolgt bei der Verrollung über das fixierende Auge unter dem Rotglas. Der Lichtstrich ist für das rechte Auge nach innen verkippt, also liegt eine Inzykloabweichung vor.
— Die Ergebnisse werden als Zahlenwerte dokumentiert. ◀

- **Bielschowsky-Kopfneigetest**
— Der Schielwinkel wird bei 45° Rechts- und Linksneigung gemessen. Der Kopf wird soweit geneigt, bis sich das Positionskreuz mit den Diagonalen deckt.

6.3 · Untersuchung der Augenbewegungen und des Blickfelds

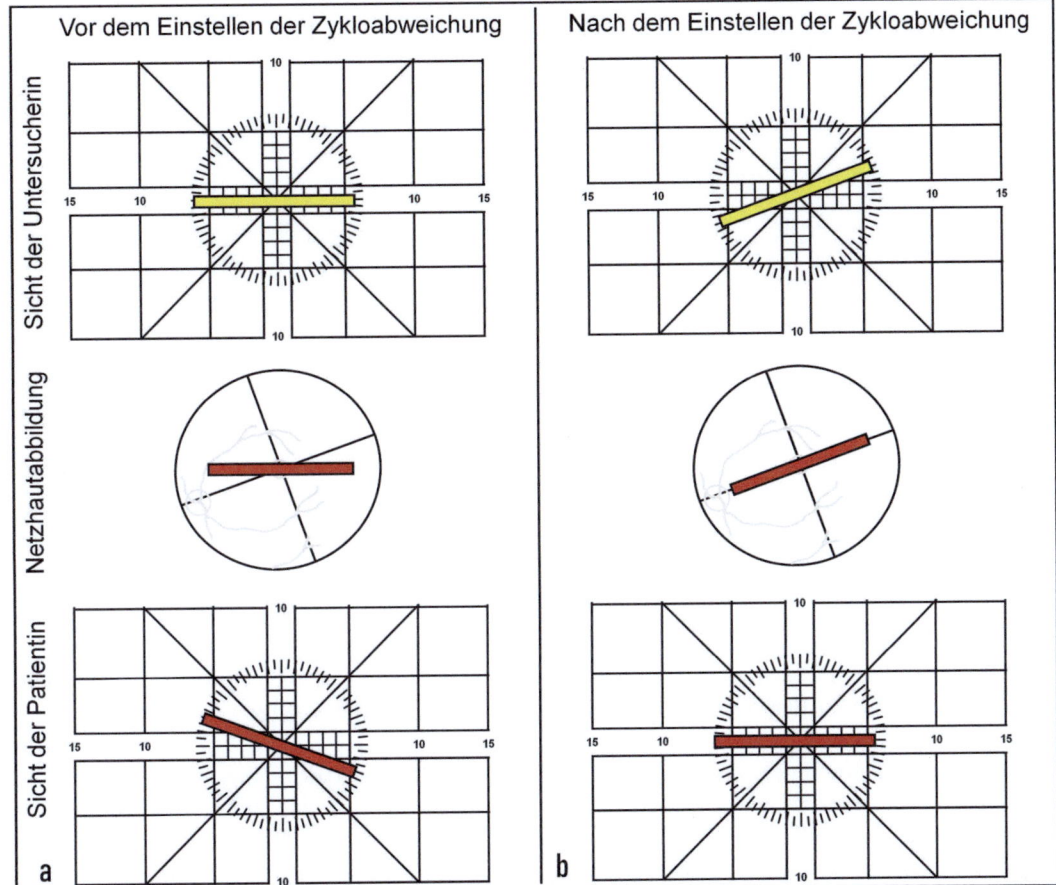

Abb. 6.19 Untersuchung der Verrollungsabweichung an der Tangentenskala nach Harms. **a** Die Patientin fixiert mit dem rechten Auge unter dem Rotglas den Lichtstrich. Weil ihr Auge nach innen verrollt ist, erscheint ihr der rote Strich rechts nach unten verkippt. **b** Die Patientin korrigiert den Lichtstrich so lange, bis er auf ihrem horizontalen Netzhautmeridian abgebildet wird und sie ihn wieder gerade sieht. Objektiv ist der Lichtstrich nun links nach unten verkippt. Die Untersucherin liest eine Inzyklodeviation ab.

- Die ehemaligen Diagonalen werden zur neuen Horizontalen und Senkrechten. Entsprechend wird die Abweichung abgelesen. **Abb. 6.20**
- Die Messungen erfolgen jeweils in Primärposition sowie im Auf- und Abblick. Dafür wird der Kopf entlang der ehemaligen Diagonalen, jetzt Senkrechten, nach oben und unten bewegt.

> **Tipp für die Praxis**
>
> Bei der Wahl des fixierenden Auges ist zu beachten, dass ein Auge mit einer Bewegungseinschränkung möglicherweise nicht alle geforderten Blickrichtungen erreichen kann. Bei der Fixation mit dem frei beweglichen Auge wird der Primärwinkel ermittelt. Die Fixation mit dem paretischen Auge entspricht dem Sekundärwinkel.
> ▶ Abschn. 9.1.1

Alternierender Prismencovertest in den Sekundärpositionen

Im freien Raum kann der Schielwinkel auch in den Blickrichtungen gemessen werden, allerdings sind die Tertiärpositionen schwer zu messen. Deshalb empfiehlt sich die Messung in den Sekundärpositionen.

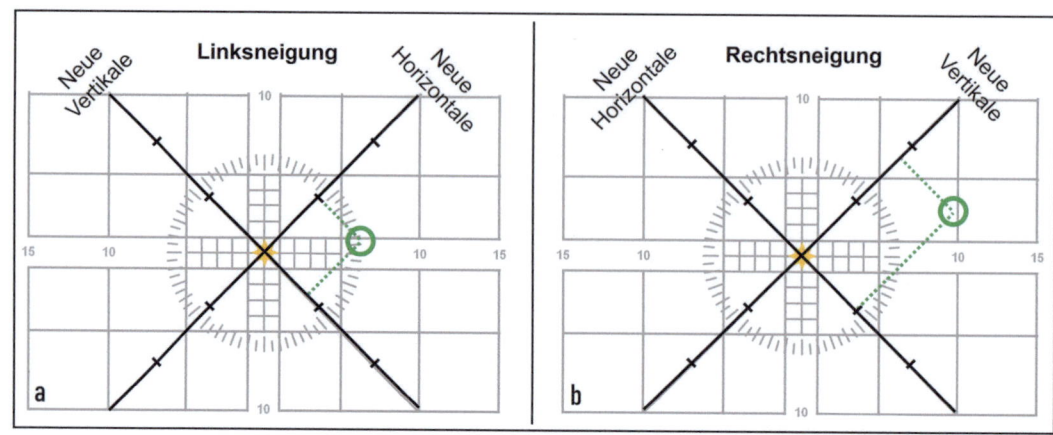

Abb. 6.20 Untersuchung des BKNT an der Tangentenskala nach Harms. **a** Die Patientin fixiert mit dem rechten Auge unter dem Rotglas. Bei der Linksneigung zeigt die Patientin mit dem grünen Kreis auf eine Position 5° rechts von der neuen Vertikalen und 4° unterhalb der neuen Horizontalen. Es besteht also eine konvergente Abweichung von 5° und eine positive Vertikaldeviation von 4°. **b** Bei der Rechtsneigung zeigt die Patientin mit dem grünen Kreis auf eine Position 5° rechts neben der neuen Vertikalen und 9° oberhalb der neuen Horizontalen. Es besteht also eine konvergente Abweichung von 5° und eine negative Vertikaldeviation von 9°

Der Kopf der Patientin wird nur soweit gedreht, dass beide Augen das Fixierobjekt noch gut sehen können, auch noch durch das Prisma. Das Prisma muss weiterhin frontoparallel gehalten werden.

Die Untersucherin muss entscheiden, ob in allen Blickrichtungen bei der gleichen Fixation gemessen werden kann. Eventuell ist es sinnvoll, die Fixation zwischen Rechts- und Linksblick zu wechseln. Das Fixierobjekt kann eventuell bei einem großen konvergenten Winkel durch das Prisma vor dem adduzierten Auge nicht mehr gesehen werden. Dabei muss die Untersucherin aber beachten, dass bei einem paretischen Schielen bei einem Wechsel der Fixation dann der Sekundärwinkel gemessen wird.

▪▪ Hess-Schirm

Der Hess-Schirm ist eine auf 50 cm berechnete Tangententafel. Es gibt ihn in vielen Varianten, mittlerweile gibt es auch digitale Versionen.

Durchführung
- Die Patientin sitzt mittig vor dem Schirm und trägt eine Rot-Grün- oder Rot-Blau-Brille.
- Sie darf den Kopf nicht bewegen, die Blickrichtungen werden nur durch Augenbewegungen eingenommen. Es empfiehlt sich, eine Kinnstütze zu benutzen.
- Zur Prüfung bei Rechtsfixation wird das Rotglas vor das rechte Auge gegeben, das Grünglas vor das linke Auge. Bei Linksfixation wird die Brille umgedreht.
- Die Untersucherin zeigt eine rote Lichtmarke als Fixierobjekt in den verschiedenen Blickrichtungen.
- Die Patientin zeigt mit einer grünen Lichtmarke, wo sie den roten Punkt sieht.
- Bei normaler Korrespondenz entspricht der Abstand zwischen den beiden Lichtmarken dem objektiven Schielwinkel.
- Die Ergebnisse werden in entsprechenden Vordrucken grafisch dokumentiert.

▪▪ Subjektive Doppelbildanalyse unter dem Hellrot-Glas am Maddox-Kreuz

Die Messung unter dem Hellrotglas bestimmt den subjektiven Schielwinkel bei einer geringen Dissoziation. Deshalb dient sie nur der groben Orientierung. Die Messung kann in 5 m oder 1 m erfolgen.

Durchführung
- Der Kopf der Patientin wird gedreht, während sie das Licht in der Mitte des Maddox-Kreuzes fixiert. Damit wird die geforderte Blickrichtung eingenommen.

- Das Hellrotglas wird vor das abgewichene Auge gehalten. Die Patientin fixiert das weiße Licht.
- Die Patientin kann mit einem Laserpointer zeigen, wo sie das rote Licht sieht oder dies mithilfe der Zahlen am Maddox-Kreuz beschreiben.
- Die Untersucherin dokumentiert die ermittelten Schielwinkel als Zahlenwerte.

Tipp für die Praxis

Die Verrollungsabweichung kann in der Praxis auch ganz einfach gemessen werden. Dafür nimmt man aus dem Gläserkasten einen Maddox-Zylinder, mit dem ein Lichtpunkt als Lichtstreifen wahrgenommen wird. Der Maddox-Zylinder wird in ein Probegestell gesteckt. Die Patientin fixiert mit dem freien Auge den Lichtpunkt und mit dem abgewichenen Auge wird der Lichtstreifen wahrgenommen. Diesen dreht sie mit der Stellschraube subjektiv gerade. Die Verrollungsabweichung kann an der Gradeinteilung des Probegestells abgelesen werden.

Literatur

Clark RA, Isenberg SJ (2001) The range of ocular movements decreases with aging. JAAPOS 5(1):26–30

Demer JL (2015) Compartementalization of extraocular muscle function. Eye 29:157–162

Feigenspan A (2017) Hören und Gleichgewicht. In: Prinzipien der Physiologie. Springer Spektrum, Berlin, Heidelberg. ▶ https://doi.org/10.1007/978-3-662-54117-3_14

Lang J (1979) Bulbus oculi, Befestigung in der Orbita. In: Kopf. Praktische Anatomie, Vol 1/1/B. Springer, Berlin, Heidelberg. ▶ https://doi.org/10.1007/978-3-642-61861-1_22

Kommerell G, Lagréze WA (2020). In: Steffen H, Kaufmann H (Hrsg) Strabismus, 5. Auflage, Thieme Verlag Stuttgart, S. 44

Zeeh C, Horn AKE (2012) Der Okulomotoriuskern und seine Subnuklei beim Menschen. Klin Monatsbl Augenheilkd 229(11):1083–1089

Krankheitsbilder – Differentialdiagnostik und Therapie in der Orthoptik

Inhaltsverzeichnis

Kapitel 7   Amblyopie – 145

Kapitel 8   Konkomitante Schielformen – 169

Kapitel 9   Inkomitante Schielformen – 213

Kapitel 10   Nystagmus – 285

Kapitel 11   Pupillenstörungen – 297

Kapitel 12   Lidstörungen – 317

Kapitel 13   Krankheitslehre mit Relevanz für die Orthoptik – 333

Amblyopie

Inhaltsverzeichnis

7.1 Grundlagen zur physiologischen Sehentwicklung – 142
7.1.1 Entwicklung des Auges und der Sehbahn – 142
7.1.2 Schritte der kindlichen Sehentwicklung – 142
7.1.3 Die sensitive Phase der Sehentwicklung – 143

7.2 Ätiologie und Erscheinungsformen – 144
7.2.1 Suppression – 144
7.2.2 Deprivation – 144
7.2.3 Klinische Erscheinungsformen – 145

7.3 Symptome der Amblyopie – 148
7.3.1 Reduzierte Sehschärfe – 148
7.3.2 Verstärkte Trennschwierigkeiten – 148
7.3.3 Störungen der Fixation – 149
7.3.4 Weitere Symptome der Amblyopie – 150

7.4 Differentialdiagnostische Untersuchungen – 150
7.4.1 Sehschärfe und Trennschwierigkeiten – 150
7.4.2 Fixationsprüfung – 151
7.4.3 Untersuchung auf Amblyopie auslösende Faktoren – 153
7.4.4 Amblyopiescreening – 155

7.5 Therapie – 156
7.5.1 Ziele – 156
7.5.2 Therapieoptionen – 156
7.5.3 Therapieende – 161

7.6 Prognose – 161

Literatur – 162

© Der/die Autor(en), exklusiv lizenziert an Springer-Verlag GmbH, DE, ein Teil von Springer Nature 2025
C. Schöffler und B. Wahl, *Lehrbuch für die Orthoptik*,
https://doi.org/10.1007/978-3-662-71354-9_7

Der Begriff Amblyopie kommt aus dem Griechischen und bedeutet stumpfes Sehen. Im englischsprachigen Raum wird auch der Begriff „lazy eye" (faules Auge) verwendet.

> **Definition der Amblyopie**
>
> Die Amblyopie ist eine Sehschwäche ohne einen organischen Fehler oder mit einem, der das Ausmaß der Visusminderung nicht erklärt. Obwohl das Leitsymptom der Amblyopie die Visusminderung ist, sind auch noch andere Funktionen beeinträchtigt, wie z. B. die Kontrastempfindlichkeit.

▪▪ Häufigkeit von Amblyopie

Die Angaben in der Literatur über die Häufigkeit einer Amblyopie schwanken zwischen ca. 2 und 6 %. Das liegt unter anderem an den unterschiedlichen Kohorten, die untersucht wurden. Darüber hinaus spielt auch eine Rolle, welche Kriterien für das Vorliegen einer Amblyopie zugrunde gelegt und welche Testmethoden ausgewählt wurden. Elflein et al. fanden bei Erwachsenen eine Amblyopiehäufigkeit von 5,6 %. Dabei war die Ursache der Amblyopie in etwa der Hälfte der Fälle eine Anisometropie und in einem Viertel ein Strabismus. (Elflein et al. 2015).

7.1 Grundlagen zur physiologischen Sehentwicklung

7.1.1 Entwicklung des Auges und der Sehbahn

Das Auge und seine Verbindung zum Gehirn entwickeln sich in der Embryonalzeit. Dabei wird zunächst ca. das Vierfache der später benötigten Nervenzellen angelegt. Nach der Geburt kommt es durch das gezielte Absterben von nicht genutzten Verbindungen zu einer Reduktion der Nervenzellen. Die verbliebenen Zellen differenzieren sich durch angemessene Sehreize.

Während im Erwachsenenalter das Absterben von Nervenzellen im Verlauf der Sehbahn immer zu einer Atrophie und einer Sehminderung führt, kommt es in der frühkindlichen Phase durch den gezielten Zelltod zu einer Differenzierung und Verbesserung des Sehens.

Bei der Geburt sind alle Netzhautschichten inklusive der Fotorezeptoren bereits angelegt. Die periphere Netzhaut ist vollständig entwickelt. Nach der Geburt kommt es zu einer Umverteilung der Strukturen in der Netzhautmitte.

— In der Netzhautmitte sind die Zapfen noch nicht so dicht angeordnet.
— Im ersten Lebensjahr wachsen die Zapfen noch und wandern in die Fovea, sodass sie sich dort stark verdichten.
— Die anderen Zellschichten, vor allem die Ganglienzellen, rücken vom Zentrum weg und dadurch bildet sich die „Sehgrube".
— Durch die Verdichtung der Zapfen im Zentrum und den freien Lichteinfall auf die Zapfen der Fovea kann sich durch angemessene Reizung auch die Sehschärfe weiterentwickeln. Das ist die Voraussetzung für die Entwicklung der foveolaren Fixation.

Der Sehnerv ist bei der Geburt noch nicht vollständig ausgebildet. Auch hier sind mehr Nervenfasern vorhanden als später benötigt werden. Der gezielte Zelltod der Nervenfasern und die Myelinisierung des Sehnervens sind erst ungefähr im 5. Lebensjahr abgeschlossen. Erst dann wird ein Sehreiz genauso schnell in den visuellen Kortex weitergeleitet wie bei einem gesunden Erwachsenen.

7.1.2 Schritte der kindlichen Sehentwicklung

Das Auflösungsvermögen beim Neugeborenen entwickelt sich in den ersten Lebensmonaten sehr schnell. ◘ Tab. 7.1

Die Richtwerte für die Visusentwicklung im ersten Lebensjahr wurden mit dem

7.1 · Grundlagen zur physiologischen Sehentwicklung

◘ Tab. 7.1 Die Entwicklung des Sehens im ersten Lebensjahr

Alter	Sehvermögen	Schritte der Sehentwicklung
1. Lebensmonat	VECP 0,05 bis 0,1	Der Fixationsreflex ist vorhanden, die Fixation wird nur kurz gehalten.
2. Lebensmonat	VECP: 0,2	Die Fixation kann länger gehalten werden Gesichter werden fixiert, es wird zurückgelächelt. Horizontale Folgebewegungen sind auslösbar.
3. bis 4. Lebensmonat	VECP: 0,3–0,4	Das Stereosehen ist ausgebildet. Die Akkommodation wird gezielt eingesetzt. Das Farbensehen ist voll ausgebildet.
6. Lebensmonat	VECP: 0,6	Die Auge-Hand-Koordination beginnt, d. h. das Kind beginnt, nach Objekten zu greifen. Das Gesichtsfeld ist voll ausgebildet.
12. Lebensmonat	VECP: 1,0 PL: 0,22- 0,33	Der Pinzettengriff ist ausgebildet. Kleine Objekte werden gezielt gegriffen. Das Kind interessiert sich auch für weiter entfernte Objekte. Das visuelle Interesse ist eine starke Motivation zum Laufen lernen.

(Käsmann 1997)

Muster-VECP ermittelt. Die Ergebnisse liegen höher als die mit einem Preferential looking-Test ermittelten Werte, weil sie weniger stark von der Mitarbeit abhängen als beim PL-Test. Eine zentrale Sehschärfe kann in den ersten zwei Lebensjahren noch nicht bestimmt werden.

7.1.3 Die sensitive Phase der Sehentwicklung

Die Entwicklung des Sehens nach der Geburt ist nur möglich, weil das Sehsystem noch formbar ist (Plastizität) und noch durch äußere Reize beeinflussbar ist (Sensitivität). Das normale Sehen kann sich nur entwickeln, wenn die Augen angemessene visuelle Reize erhalten. In dieser sensitiven Phase wirken sich Störfaktoren hemmend auf die Sehentwicklung aus, das visuelle System spricht aber auch noch auf therapeutische Maßnahmen an.

Die sensitive Phase kann man in mehrere Abschnitte einteilen:
- Entwicklungsphase: Die Sensitivität ist in den ersten Lebensmonaten am höchsten. Bis zum Ende des 2. Lebensjahres ist die Sensitivität aber auch weiterhin hoch.
- Reifungsphase: Zwischen dem 2. und 5. Lebensjahr reift das Sehsystem aus und die Sensitivität nimmt langsam ab.
- Restsensitivität: Ab dem 6. Lebensjahr nimmt die Sensitivität immer mehr ab. Wie lange die Sehentwicklung noch beeinflussbar bleibt, ist nicht bekannt. Eine Restsensitivität kann bis ins junge Erwachsenenalter bestehen.

Die Erkenntnisse über den Verlauf der sensitiven Phase haben Hubel und Wiesel (1987) in Tierversuchen an Katzen und Affen gewonnen und dafür 1981 den Nobelpreis für Physiologie erhalten. Sie haben z. B. die Lider einseitig zugenäht, einseitig die Linse entfernt oder ein Schielen anoperiert, um den Einfluss solcher Faktoren auf die Sehentwicklung zu untersuchen. Sie untersuchten, in welchem Zeitraum nach der Geburt sich diese Störfaktoren in welcher Form auf die Entwicklung der Sehbahn auswirkten. So fanden sie morphologische Veränderungen im Corpus geniculatum laterale (CGL)und im visuellen Kortex:
- Im CGL kam es zu einer Zellverkleinerung und damit zu einer Schrumpfung der Schichten, die dem betroffenen Auge zuzuordnen sind.

- Im visuellen Kortex kam es zu einem Verlust von Zellen, die dem betroffenen Auge zuzuordnen sind.
- Im visuellen Kortex konnten Binokularneurone nicht mehr erregt werden.

Wenn die Störung innerhalb der sensitiven Phase rückgängig gemacht wird, z. B. im Tierversuch das vernähte Lid wieder geöffnet wird, sind die morphologischen Veränderungen zum Teil reversibel.

Wird direkt nach der Lidöffnung des einen Auges dann das andere Auge verschlossen, kehrt sich das Verhältnis der Dominanzsäulen im visuellen Kortex um. Die monokular erregbaren Zellen des vorher verschlossenen Auges sind wieder ansprechbar, während die des neu verschlossenen Auges zunehmend schrumpfen. Die Binokularneurone sind im weiteren Verlauf gar nicht mehr erregbar. Dies ist innerhalb der sensitiven Phase auch nur noch teilweise reversibel.

> **Relevanz der sensitiven Phase für die Entstehung der Amblyopie**
> Je früher eine Störung des visuellen Systems auftritt, desto stärker ist der hemmende Einfluss auf die Sehentwicklung und es kommt zu einer Amblyopie. Andererseits ist die Therapiedauer umso kürzer, je früher mit einer Therapie begonnen wird. Außerhalb der sensitiven Phase entwickelt sich bei einer erworbenen Störung keine Amblyopie mehr.

7.2 Ätiologie und Erscheinungsformen

Zwei verschiedene Pathomechanismen können zu einer Amblyopie führen:
- Suppression
- Deprivation

7.2.1 Suppression

Der Begriff Suppression kommt aus dem Lateinischen von supprimere = hemmen, unterdrücken. Bei einer Störung des Binokularsehens hemmt das Führungsauge aktiv das geführte „schlechtere" Auge. Verschiedene Faktoren können zu einer Suppression führen, die häufigsten sind:
- ein Schielen
- eine Anisometropie

Bei diesen Störungen können die unterschiedlichen Bilder beider Augen nicht mehr fusioniert werden. Um Konfusion und Diplopie zu vermeiden, bildet sich im Kindesalter schnell eine Suppression aus. Diese aktive Hemmung unter binokularen Bedingungen kann im Verlauf dazu führen, dass auch monokular die Netzhautmitte eine reduzierte Reizwahrnehmung (Skotom) entwickelt.

7.2.2 Deprivation

Der Begriff Deprivation kommt aus dem Lateinischen von deprimere = unterdrücken. Zu einer Deprivationsamblyopie kommt es, wenn ein oder beide Augen während der sensitiven Phase keine angemessenen Sehreize erhalten. Man spricht auch von einer passiven Hemmung.

Man unterscheidet zwei Arten der Deprivation:
- die Formdeprivation: Es kommt noch zu einer visuellen Reizung, aber die Formerkennung ist gestört. Mögliche Ursachen sind z. B.
  - eine moderate Trübung der optischen Medien
  - eine hohe, unauskorrigierte Ametropie
- die Lichtsinndeprivation: Das betroffene Auge erhält gar keine Lichtreize mehr. Mögliche Ursachen sind z. B.
  - eine dichte Trübung der optischen Medien
  - eine komplette Ptosis
  - ein Oberlidhämangiom

Oft kommen Suppression und Deprivation kombiniert vor.

■■ Risikofaktoren für die Entstehung einer Amblyopie

Verschiedene Faktoren können die Entwicklung einer Amblyopie begünstigen, unter anderem:

- Frühgeburt: Bei frühgeborenen Kindern findet man häufiger ein Schielen und/oder einen Refraktionsfehler.
- Familiäre Disposition: Das Risiko, ein Schielen oder eine Amblyopie zu entwickeln ist bei schielenden Eltern und Geschwistern erhöht.

7.2.3 Klinische Erscheinungsformen

Die klinischen Erscheinungsformen der Amblyopie können nach ihrem Entstehungsmechanismus eingeteilt werden. Die Benennung der Amblyopieformen erfolgt nach ihrem auslösenden Faktor, wenn z. B. ein Nystagmus oder ein Refraktionsfehler als Grund für die Amblyopie vorliegt. Dabei können auch Suppression und Deprivation gemeinsam die Amblyopie auslösen. Dann spricht man von einer Mischform.

7.2.3.1 Strabismusamblyopie

Der Amblyopie auslösende Mechanismus bei der Strabismusamblyopie ist die Suppression.

Bietet man gesunden Augen in einer Testsituation zwei unterschiedliche Bilder an, die nicht fusioniert werden können, kommt es nicht zu einer totalen Suppression eines Auges. Stattdessen werden Teile der beiden Bilder unterdrückt und die wahrgenommenen Teile werden mosaikartig zusammengesetzt. Das nennt man das Wettstreitphänomen. Die Fähigkeit zur Suppression ist also physiologisch.

Die Fähigkeit zu supprimieren ist nicht in allen Bereichen der Netzhaut gleich stark ausgeprägt. Bei einem plötzlichen Schielbeginn wird der Seheindruck der Fovea sehr schnell und zuverlässig supprimiert (Zentralskotom). Anderenfalls käme es zu einer Konfusion. Diese Suppressionsfähigkeit der Fovea funktioniert unabhängig vom Alter.

Die Suppression einer peripheren Netzhautstelle funktioniert nur im frühen Kindesalter zuverlässig. Deshalb kommt es bei Erwachsenen mit einem plötzlichen Schielbeginn meistens zu Diplopie. Kinder supprimieren die Netzhautstelle, auf der das Fixierobjekt im abgewichenen Auge abgebildet wird (Fixierpunktskotom).

Die Fovea als Stelle des schärfsten Sehens kann supprimiert werden. Dieser physiologische Suppressionsmechanismus könnte auch eine Rolle bei der Entstehung der Amblyopie spielen, wenn im Verlauf das Zentralskotom auch monokular bestehen bleibt.

Bei einer reinen Strabismusamblyopie ist die Suppression der alleinige Amblyopie auslösende Faktor. Tatsächlich besteht aber in den meisten Fällen auch eine relevante Ametropie. Deshalb liegt oft eine Mischform der Amblyopie vor.

7.2.3.2 Einseitige Stimulusdeprivationsamblyopie

Der Amblyopie auslösende Mechanismus bei der einseitigen Stimulusdeprivationsamblyopie ist immer eine Mischung von Deprivation und Suppression.

Wenn ein Auge während der sensitiven Phase keine oder keine angemessenen Sehreize erhält, bleibt dieses Auge in der Sehentwicklung auf einer niedrigen Stufe stehen.

7.2.3.3 Beidseitige Deprivationsamblyopie

Der Amblyopie auslösende Mechanismus bei der beidseitigen Deprivationsamblyopie ist die Deprivation.

Wenn beide Augen während der sensitiven Phase keine oder keine angemessenen Sehreize erhalten, bleiben beide Augen in der Sehentwicklung auf einer niedrigen Stufe stehen.

Bei einer reinen Deprivationsamblyopie ist der auslösende Faktor immer beidseits gleich stark ausgeprägt. Ist z. B. eine Katarakt auf einer Seite dichter als auf der anderen, kann auch ein Suppressionsfaktor dazukommen und es handelt sich wieder um eine Mischform.

7.2.3.4 Refraktionsamblyopie

Der Amblyopie auslösende Mechanismus bei der Refraktionsamblyopie ist eine hohe ein- oder beidseitige Ametropie, die bereits in der sensitiven Phase besteht.

■■ Normale Refraktionsentwicklung

Während das Auge nach der Geburt noch weiter wächst, verändert sich die Brechkraft. Die verschiedenen Anteile des Auges, die an der Brechung beteiligt sind, z. B. die Hornhaut und die Linse, müssen aufeinander abgestimmt mitwachsen. Verschiedene Gene sind für die Steuerung dieses koordinierten Wachstums zuständig.

Bei der Geburt besteht meistens eine mittlere Hyperopie von ca. 2–3dpt, aber auch höhere Werte kommen nicht selten vor. Besonders in den ersten zwei Lebensjahren wächst das Auge sehr schnell und dadurch wird die Hyperopie geringer. Das nennt man Emmetropisierung. Diese Entwicklung in die Richtung einer Emmetropie setzt sich bis etwa zum 20. Lebensjahr fort, allerdings dann deutlich langsamer und geringer.

In den ersten Lebensjahren findet man auch häufig einen Astigmatismus. Die Stärke und die Lage der Achse können sich aber innerhalb kurzer Zeiträume noch stark verändern, besonders im ersten Lebensjahr. (O'Donoghue 2015)

Es gibt auch Kinder, die bereits myop geboren werden. Die Myopie wird durch das Bulbuswachstum in der Kindheit dann noch stärker. Bei anderen Kindern nimmt zuerst die Hyperopie im Rahmen der Emmetropisierung ab, aber das Auge wächst weiter und sie werden myop.

Eine normale Refraktionsentwicklung findet nur statt, wenn beide Augen angemessene visuelle Reize erhalten.

■■ Gestörte Refraktionsentwicklung

Die Refraktionsentwicklung verläuft nicht bei allen Menschen normal, z. B.:
- kann der Astigmatismus in der sensitiven Phase noch zunehmen
- kann eine hohe Hyperopie bestehen bleiben
- kann ein beschleunigtes Bulbuswachstum zu einer hohen Myopie führen

Die Ursachen für eine gestörte Refraktionsentwicklung können sehr unterschiedlich sein, z. B.:

- ein Schielen, dabei kann sich die Refraktion beider Augen auch unterschiedlich entwickeln
- eine frühe Störung der normalen Sehentwicklung, z. B. durch eine kongenitale Katarakt
- eine genetische Veranlagung für bestimmte Refraktionsfehler

7.2.3.4.1 Bilaterale Ametropieamblyopie

Der Amblyopie auslösende Mechanismus bei einer bilateralen Ametropieamblyopie ist fast immer eine beidseitige hohe Hyperopie ab ca. +4dpt. Bei einer geringeren Hyperopie kann durch die Akkommodation eine scharfe Abbildung in allen Entfernungen erreicht werden. Bei einer hohen Hyperopie gelingt dies nicht mehr ohne Beschwerden. Weil die Akkommodation mit einer gleichzeitigen Konvergenzbewegung der Augen gekoppelt ist, würde die Akkommodation zu einem Schielen mit Doppelbildern führen. ▶ Abschn. 8.1.8 Außerdem ist es anstrengend, dauerhaft eine hohe Akkommodation aufrecht zu erhalten. Deshalb sehen Kinder mit einer hohen Hyperopie lieber unscharf. Die unscharfe Netzhautabbildung ist kein adäquater Reiz für eine normale Seh- und Refraktionsentwicklung. Es kommt zu einer beidseitigen Ametropieamblyopie.

Bei einer Myopie gibt es in der Nähe immer noch einen Bereich, in dem scharf gesehen wird. Deshalb kommt es nur bei einer sehr hohen Myopie zu einer Amblyopie.

Die reine Form der bilateralen Ametropieamblyopie besteht nur dann, wenn kein zusätzliches Schielen vorliegt und die Ametropie ungefähr seitengleich hoch ist. Ansonsten handelt es sich um eine Mischform.

■■ Sonderform Meridionale Amblyopie

Bei einer meridionalen Amblyopie ist ein hoher Astigmatismus der Amblyopie auslösende Mechanismus, insbesondere, wenn eine schräge Achslage vorliegt.

Die Netzhautabbildung ist in einem Meridian schärfer als in dem dazu senkrecht stehenden Meridian. Deshalb bleibt die visuelle

Reizung in diesem Meridian unzureichend und die Sehschärfe kann sich in diesem Bereich nicht normal entwickeln. Im visuellen Kortex entwickeln sich die entsprechenden Orientierungssäulen auch nicht angemessen.
▶ Abschn. 2.1.4

Nice to know
Bei einem Astigmatismus ist die Netzhautabbildung in senkrecht aufeinander stehenden Meridianen unterschiedlich scharf. Das kann zu einem deutlichen Unterschied der gemessenen Sehschärfe führen, je nachdem in welcher Richtung die Öffnung des Landolt-Rings angeboten wird. Je nach Art der verwendeten Optotypen kann dieser Effekt auch weniger ausgeprägt sein, z. B. bei den Lea-Optotypen.

7.2.3.4.2 Anisometropieamblyopie

Der Amblyopie auslösende Mechanismus bei einer Anisometropieamblyopie ist eine unterschiedlich ausgeprägte Ametropie. Dabei besteht ein hohes Risiko ab einer Seitendifferenz von ca. 1,5dpt.

Ist eine Hyperopie auf beiden Augen unterschiedlich stark, wird zum Ausgleich in der Regel nur so viel akkommodiert, bis das Auge mit der geringeren Hyperopie scharf sieht. Im anderen Auge bleibt die Netzhautabbildung unscharf und es entwickelt sich eine Amblyopie.

Eine Mischform der Anisometropieamblyopie mit einer Schielamblyopie ist eher selten. Die periphere Fusion bleibt bei der Anisometropie intakt. Deshalb kann ein Parallelstand der Augen meistens trotz einer Amblyopie aufrechterhalten werden und es besteht oft eine gute Stereopsis.

Eine Anisometropie kann sich auch erst als Folge eines Schielens oder einer einseitigen Deprivation entwickeln. Dabei wächst das benachteiligte Auge durch fehlende Sehreize entweder mehr oder weniger als das Führungsauge.

7.2.3.5 Nystagmusamblyopie

Der Amblyopie auslösende Mechanismus bei einer Nystagmusamblyopie ist die unscharfe Netzhautabbildung, die durch die ständigen Augenbewegungen verursacht wird. Dies führt zu einer Deprivation, wenn der Nystagmus schon im frühen Kindesalter besteht, z. B. beim idiopathischen kongenitalen Nystagmus oder beim Nystagmus latens.

Der zur Fixation benutzte Bereich ist durch die ständigen Bewegungen der Augen vergrößert. Das heißt, zur Fixation wird nicht nur die Fovea genutzt, sondern ein vergrößertes Fixationsareal. Dadurch ist der Visus reduziert. Die Nystagmusamblyopie erkennt man evtl. nur an den zusätzlich bestehenden Trennschwierigkeiten.

Bei einem sensorischen Defekt-Nystagmus liegt eine organische Visusminderung vor, z. B. eine Foveahypoplasie beim Albinismus. An der Visusminderung sind dann ggf. drei Komponenten beteiligt:
— die organische Visusminderung
— das verwischte Netzhautbild durch die ständige Augenbewegung
— die Nystagmusamblyopie

7.2.3.6 Relative Amblyopie

Bei einer relativen Amblyopie besteht eine visusmindernde Erkrankung. Die Sehschärfe ist dabei aber schlechter, als man es erwarten würde. Die organische Erkrankung führt zu einer reduzierten Sehschärfe. Sekundär kommt es zu einer Suppression und damit zur Amblyopie.

Mögliche Ursachen sind z. B.:
— eine Optikusatrophie
— eine Frühgeborenenretinopathie
— moderate Medientrübungen

> **Verzögerte visuelle Reifung**
> Eine seltene Differentialdiagnose zu einer organischen Visusminderung oder Amblyopie im Säuglingsalter ist die verzögerte visuelle Reifung. Häufig werden Kinder mit dem Verdacht auf eine Blindheit oder hochgradige Visusminderung vorgestellt. Diese Kinder sind z. B. oft frühgeboren oder in der Allgemeinentwicklung verzögert. Die Diagnose kann erst rückblickend gestellt werden, wenn sich die Sehschärfe mit einer Verzögerung bessert. (Czerwonka 1993).

7.3 Symptome der Amblyopie

Die Amblyopie erkennt man an verschiedenen Funktionseinschränkungen. Nicht alle sind dabei so offensichtlich wie die reduzierte Sehschärfe.

7.3.1 Reduzierte Sehschärfe

Die reduzierte Sehschärfe ist das Leitsymptom einer Amblyopie. Das Ausmaß kann von einer geringen Visusminderung bis zur gesetzlichen Blindheit variieren. Bei der Visusprüfung kann je nach Art des verwendeten Stimulus die Ausprägung der Amblyopie falsch eingeschätzt werden. Gittermuster, wie z. B. bei den Teller Acuity Cards ▶ Abschn. 2.2.5, werden oft leichter erkannt und sind deshalb für die Entscheidung für oder gegen eine Amblyopietherapie nicht gut geeignet. Dann hilft die Beobachtung des Führungs- und Abwehrverhaltens bei der Einschätzung des Ausmaßes der Amblyopie. Manchmal wird die Amblyopie erst erkannt, wenn die Ergebnisse der Visusprüfung mit Einzel- und Reihenoptotypen verglichen werden.

7.3.2 Verstärkte Trennschwierigkeiten

Einzelsehzeichen werden besser erkannt als eng nebeneinander angebotene Sehzeichen. Dieses Phänomen nennt man Trennschwierigkeiten oder Crowding. Auch ohne eine Amblyopie kommt es zu physiologischen Trennschwierigkeiten. Abschn. 2.2.4 Wenn eine Amblyopie vorliegt, sind die Trennschwierigkeiten stärker ausgeprägt.

Es gibt verschiedene Aspekte, die zur Entstehung von Trennschwierigkeiten beitragen können.

Dabei müssen nicht alle Aspekte in gleichem Maße beteiligt sein.

▪▪ Kontureninteraktion

Benachbarte Konturen erschweren das Erkennen von Sehzeichen. Flom et al. (1963) haben bei Untersuchungen mit Landoltringen mit und ohne benachbarte Konturen herausgefunden, dass der Abstand zwischen den Landoltringen das Ausmaß der Kontureninteraktion beeinflusst. Dabei ist es egal, ob die Optotypen sich gegenseitig beeinflussen oder ob eine Zusatzkontur, wie ein schwarzer Balken neben der Optotype, angeboten wird.

Bei einem Abstand von mehr als 25 Bogenminuten beeinflussen sich die Konturen nicht mehr gegenseitig. Die stärkste Beeinflussung findet man bei einem Abstand von ca. 2–3 Bogenminuten.

Die Kontureninteraktion kann bei einer foveolaren Fixation stärker ausgeprägt sein als bei einer exzentrischen Fixation.

▪▪ Störung der relativen Lokalisation

Bei einer Amblyopie ist die relative Lokalisation gestört (spatial distorsion). Dies trägt auch zu Trennschwierigkeiten bei.

Bei einer Amblyopie mit einer foveolaren Fixation ist die Hauptsehrichtung physiologisch erhalten geblieben. Aber die Anordnung von peripher gelegenen Objekten im Raum im Verhältnis zum Fixierobjekt kann erheblich gestört sein. So können Abstände schlechter eingeschätzt werden oder Gegenstände verzerrt wahrgenommen werden. Das Erkennen von Formen kann unmöglich werden. (Sireteanu 2007)

Eine einfache Methode zum Nachweis der gestörten relativen Lokalisation ist die Streckenteilung nach Kundt. Amblyope Patientinnen können eine gerade Strecke schlechter in der Mitte teilen als Normalprobandinnen. Ein weiterer Test ist der Dreieckstest nach Flom und Bedell, bei dem am Computer die Position eines kleinen Strichs zwischen zwei übereinanderstehenden Dreiecken angegeben werden soll. (Gräf 2020) Auch hier sind Patientinnen mit einer Amblyopie deutlich unsicherer und machen mehr Fehler.

Im täglichen Leben sind Patientinnen stark in Ihrer Orientierung gestört, wenn sie mit ihrem amblyopen Auge fixieren müssen.

▪▪ Doppellokalisation

Doppellokalisation bedeutet, dass:

— eine Netzhautstelle, z. B. die Fovea, zwei Sehrichtungen angenommen hat: sie lokalisiert im Sinne der Hauptsehrichtung und zusätzlich im Sinne einer Nebensehrichtung
— zwei unterschiedliche Netzhautstellen den gleichen Raumwert angenommen haben, z. B. die Fovea und eine exzentrische Netzhautstelle

Das passiert nur, wenn eine exzentrische Fixation vorliegt und diese Fixation durch eine Okklusionstherapie gelockert wird. Die Doppellokalisation trägt auch zu den Trennschwierigkeiten bei. Subjektiv kann sie sich äußern als:
— monokulare Diplopie
— monokularer Wettstreit zweier unterschiedlicher Bilder am gleichen Ort

▪▪ Skotome
Skotome sind inselförmige Bereiche auf der Netzhaut, in denen der Seheindruck unterdrückt wird. Es handelt sich dabei nicht um Gesichtsfeldausfälle. ▶ Abschn. 3.1.3 Zwei Skotome spielen bei der Amblyopie eine Rolle:
— Das Zentralskotom zur Vermeidung von Konfusion bleibt monokular bestehen. Es kann in seiner Tiefe zeitlich variieren, sodass bei der Visusprüfung schwankende Angaben gemacht werden.
— Das Fixierpunktskotom auf der Stelle P dient der Vermeidung von Doppelbildern und kann auch monokular bestehen bleiben. Das kann zu Problemen beim Lesen führen, wenn z. B. das nächste Wort in der Zeile im Skotom liegt.

7.3.3 Störungen der Fixation

Bei einer Amblyopie kann die foveolare Fixation gestört sein. Sie kann unruhig sein und/oder sich exzentrisch ausbilden.
Physiologisch ist die Fixation mit der Fovea nie ganz ruhig. Es wird eine kleine Fläche von ca. 0,5° zur Fixation genutzt. Die Fixation mit dem amblyopen Auge ist oft deutlich unruhiger als am Führungsauge. Das sieht man häufig nur bei der Fixationsprüfung am Fundus. Die zur Fixation genutzte Fläche ist vergrößert, weil die Fovea ihre Höherwertigkeit gegenüber den anderen Netzhautstellen verloren hat.

Zur Entstehung der exzentrischen Fixation gibt es zwei Theorien:
— Die Skotomtheorie: Es bildet sich ein Zentralskotom aus. Dieses bleibt auch monokular bestehen. Deshalb wird mit einer exzentrischen Netzhautstelle fixiert.
  – Für diese Theorie spricht, dass Patientinnen ohne Schielen, z. B. mit einer Anisometropieamblyopie immer mit der Fovea oder nahe der Fovea fixieren.
  – Gegen diese Theorie spricht, dass die exzentrische Fixationsstelle oft weit vom Zentralskotom entfernt liegt, also nicht an der Netzhautstelle mit der der bestmögliche Visus möglich wäre. Diese würde dichter am Skotom liegen.
— Die Korrespondenztheorie: Es liegt ein Schielen vor. Daraus entwickelt sich eine anomale Korrespondenz. Das binokular genutzte Anomaliezentrum wird auch monokular zum Ort der exzentrischen Fixation.
  – Für diese Theorie spricht, dass der Fixationsort meistens in der gleichen Richtung liegt wie das Anomaliezentrum. Bei einer Esotropie liegt das Anomaliezentrum nasal der Fovea, dort bildet sich auch die exzentrische Fixation aus.
  – Gegen diese Theorie spricht, dass sich die exzentrische Stelle auch entgegengesetzt des Anomaliezentrums ausbilden kann. Bei einer Exotropie liegt das Anomaliezentrum dann temporal, die exzentrische Stelle aber manchmal trotzdem nasal. Außerdem gibt es auch die exzentrische Fixation ohne Strabismus.

Die Fixation kann bei einer Amblyopie auch blickrichtungsabhängig sein. Meistens ist in Adduktion die Fixation ruhiger oder foveolar während sie in Abduktion unruhig oder exzentrisch sein kann. Häufig liegt dann auch ein Nystagmus latens vor. ▶ Abschn. 10.2.1

Eine Amblyopie kann auch einen Einfluss auf die Blickmotorik haben, z. B. sind Sakkaden dann nicht immer zielgerecht möglich. Durch die Amblyopietherapie kann sich diese Störung auch wieder bessern.

7.3.4 Weitere Symptome der Amblyopie

Akkommodationsstörung
Für eine gezielte Akkommodation ist eine normale altersentsprechende Sehschärfe nötig. Da bei einer Amblyopie die Abbildung unscharf bleibt, kann die Akkommodation nicht angemessen gesteuert werden. ▶ Abschn. 2.3

Verminderte Kontrastempfindlichkeit
Das Kontrastsehen entwickelt sich in den ersten Lebensjahren zusammen mit der Sehschärfe. ▶ Abschn. 2.4 Wenn die Sehschärfenentwicklung gestört ist, kann auch die Kontrastempfindlichkeit herabgesetzt sein. Dann benötigen Patientinnen z. B. eine bessere Beleuchtung.

Relativer afferenter Pupillendefekt
Bei einer hochgradigen Amblyopie kann es zu einem geringen relativen afferenten Pupillendefekt (RAPD) kommen. Dieser ist aber im Vergleich zu einem RAPD bei einem organischen Defekt immer viel schwächer ausgeprägt. Bei einem deutlich ausgeprägten RAPD muss deshalb immer nach einer organischen Ursache für die Visusminderung gesucht werden, wenn diese noch nicht bekannt ist. Zusätzlich kann aber auch eine relative Amblyopie bestehen.

Veränderte binokulare Interaktion
Bei normaler beidäugiger Wahrnehmung beeinflussen sich beide Augen gegenseitig. Auch wenn eine tiefe Amblyopie vorliegt, findet diese gegenseitige Beeinflussung weiterhin statt:
— Das Führungsauge dominiert das amblyope Auge. Bei der Visusprüfung des amblyopen Auges müssen Patientinnen teilweise das Führungsauge trotz einer Okklusion zusätzlich zukneifen.
— Das amblyope Auge beeinflusst aber auch das Führungsauge. Der binokulare Visus kann z. B. schlechter sein als der monokulare Visus des Führungsauges.

7.4 Differentialdiagnostische Untersuchungen

7.4.1 Sehschärfe und Trennschwierigkeiten

Die Visusminderung kann bei einer Amblyopie sehr unterschiedlich stark ausgeprägt sein. Zusätzliche Trennschwierigkeiten erleichtern die Diagnose und ermöglichen die Abgrenzung zu anderen Visusminderungen. Deshalb ist der Vergleich von Einzel- und Reihenoptotypen wichtig. Bei einer organischen Visusminderung kommt es in der Regel nicht zu vermehrten Trennschwierigkeiten.

Die verschiedenen Erscheinungsformen der Amblyopie zeigen unterschiedlich stark ausgeprägte Trennschwierigkeiten:
— Bei der reinen bilateralen Deprivationsamblyopie treten oft nur geringe Trennschwierigkeiten auf, z. B. bei einer beidseitigen kongenitalen Katarakt.
— Bei einer Suppressionsamblyopie wie z. B. der Strabismusamblyopie treten in der Regel deutliche Trennschwierigkeiten auf.

Die gängigen Visusteste mit den standardisierten Landoltringen und Lea-Sehzeichen sind als Einzel- und Reihenoptotypen erhältlich:
— C-Test
— Lea-Test ▶ Abschn. 2.2.4

Eine frühe Diagnose der Amblyopie verbessert die Therapieaussichten. Im frühen Kindesalter ist jedoch die Visusbestimmung mit standardisierten Tests noch nicht möglich. Der C-Test ist frühestens ab einem Alter von 3 Jahren verwertbar. Der Lea-Test kann ab einem Alter von ca. 2 Jahren versucht werden. Bei jüngeren Kindern ermöglichen andere Untersuchungen die Beurteilung:

7.4 · Differentialdiagnostische Untersuchungen

— das Abwehrverhalten, wenn ein Auge abgedeckt wird
  — Man erwartet ein stärkeres Abwehrverhalten, wenn das bessere Auge abgedeckt wird.
  — Man erwartet ein seitengleiches oder kein Abwehrverhalten, wenn keine Amblyopie vorliegt.
— das Führungsverhalten bei einem Schielen
  — Man erwartet eine strenge einseitige Führung des besseren Auges, wenn eine Amblyopie vorliegt.
  — Man erwartet ein alternierendes Schielen, wenn keine Amblyopie vorliegt.
— Preferential looking Teste, wie z. B. die Teller Acuity Cards. Diese sind aber nur bedingt verwertbar, weil Gittermuster bei einer Strabismus- oder Anisometropieamblyopie leichter erkannt werden als andere Optotypen
— der Brückner-Test ermöglicht den Ausschluss verschiedener Amblyopie auslösender Faktoren:
  — eine Medientrübung
  — ein Schielen
  — ein hoher oder seitendifferenter Refraktionsfehler

Wenn bei einem Kind eine Visusminderung vorliegt und alle Amblyopie auslösenden Faktoren sowie eine organische Erkrankung ausgeschlossen wurden, muss auch an eine funktionelle Visusminderung gedacht werden. ▶ Abschn. 2.2.5

7.4.2 Fixationsprüfung

7.4.2.1 Orientierende Beurteilung der Fixationsaufnahme

Die Art der Fixationsaufnahme kann einen Hinweis darauf geben, ob eine foveolare oder exzentrische Fixation besteht:
— eine zügige Fixationsaufnahme spricht für eine foveolare Fixation
— eine zögernde Fixationsaufnahme spricht für eine Amblyopie, über den Ort der Fixation erhält man keine sichere Aussage
— Suchbewegungen bei der Fixationsaufnahme sprechen für eine exzentrische Fixation
— keine Fixationsaufnahme trotz offensichtlicher Stellungsabweichung des Auges spricht dafür, dass kein fester Fixationsort besteht (Fixationslosigkeit, Afixation)

Wenn das Auge die Fixation aufgenommen hat, aber noch immer in einer kleinen Schielstellung steht, besteht der Verdacht auf eine exzentrische Fixation. Es kann sich aber auch um einen vergrößerten Winkel Kappa handeln. ▶ Abschn. 5.3.1

7.4.2.2 Fixationsprüfung mit dem Visuskop

Die Fixationsprüfung mit dem Visuskop ist eine objektive Methode.

Durchführung
— Mit dem Visuskop wird monokular ein Objekt (Stern) auf die Netzhaut projiziert.
— Die Patientin wird aufgefordert, das Objekt zu fixieren.
— Die Untersucherin beurteilt gleichzeitig die Lage des Fixationssterns und wie ruhig oder unruhig dieser fixiert wird.

Interpretation
— Bei einer foveolaren/zentralen Fixation liegt der Fixationsstern auf dem Foveolarreflex.
— Bei einer parafoveolaren Fixation liegt der Fixationsstern gering neben dem Foveolarreflex aber noch innerhalb des Wallreflexes.
— Bei einer peripheren Fixation liegt der Fixationsstern außerhalb des Wallreflexes. Der Fixationsort muss möglichst genau beschrieben werden. Die Beschreibung erfolgt meist anhand der näher liegenden sichtbaren Struktur, z. B. der Fovea, der Papille, der obere Gefäßbogen.
— Bei einer Fixationslosigkeit liegt der Fixationsstern an der Stelle, auf die er projiziert wurde. Wenn der Stern bewegt wird, erfolgt keine Korrekturbewegung des Auges.

- Bei einer steten foveolaren Fixation verbleibt der Fixationsstern weitgehend ruhig auf der Fovea. Mikrobewegungen sind physiologisch. ▶ Abschn. 2.2.4
- Bei einer unsteten foveolaren Fixation wird ein größeres Fixationsareal benutzt. Der Fixationsstern liegt nicht ruhig auf der Fovea, sondern bewegt sich scheinbar hin und her.
- Bei einer nystagmischen Fixation bewegt sich der Fixationsstern entweder pendelnd oder ruckend.
    - Bei einem Pendelnystagmus bewegt sich der Fixationsstern gleichmäßig über die Fovea oder eine exzentrische Stelle.
    - Bei einem Rucknystagmus driftet der Fixationsstern langsam vom Fixationsort ab und ruckt mit einer schnellen Bewegung zurück. In seltenen Fällen kann es sinnvoll sein, die Fixation in Adduktion zu prüfen, da die Fixation beim Nystagmus latens dort ruhiger ist. ▶ Abschn. 10.2.1

Einige Patientinnen können den Fixationsstern nicht wahrnehmen, weil der Visus zu schlecht ist. Dann sieht man Suchbewegungen.

> **Tipp für die Praxis**
>
> Die Fixationsprüfung mit dem Visuskop erfordert viel Übung. Es ist wichtig, sehr nah an das Auge der Patientin heranzugehen, um einen guten Einblick zu bekommen. Damit der Fixationsstern ruhig angeboten werden kann, muss das Visuskop durch das Abstützen an der Stirn stabilisiert werden. Ggf. kann das Vorschalten eines Grünfilters den Kontrast erhöhen und die Beurteilung der Netzhautstrukturen erleichtern.

7.4.2.3 Prüfung der Fixation mit dem Haidinger Büschel

Das Haidinger Büschel ist ein entoptisches Phänomen. Das heißt, man nimmt eine Struktur wahr, die in der Außenwelt gar nicht vorhanden ist, wie z. B. ein Nachbild.

Das Haidinger Büschel (HB) kann nur mit der Fovea wahrgenommen werden, weil es durch die besondere anatomische Anordnung von Nervenfasern in der Fovea entsteht. Die Henle-Fasern sind kurze Axone, die die Photorezeptoren mit den Bipolarzellen verbinden. Sie sind aufgrund des grubenförmigen Aufbaus der Fovea sternförmig angeordnet.

Wenn man polarisiertes Licht auf die Fovea projiziert, wird dieses aufgrund der Henle-Faserschicht als ein Büschel wahrgenommen. Weil diese Wahrnehmung sehr schwach ist und aufgrund von Adaptation schnell verblasst, rotiert man die Polarisationsrichtung des Lichts für eine bessere Sichtbarkeit des HB. Es ist außerdem noch besser zu sehen, wenn zusätzlich ein Blaufilter benutzt wird. Das HB ist dann gräulich blass auf dem blauen Hintergrund zu sehen.

Bei einer foveolaren Fixation hat man das Gefühl, das HB immer direkt zu fixieren, egal wohin man schaut. Das HB wandert sozusagen mit der Fixation mit. Bei einer exzentrischen Fixation kann das HB nicht direkt fixiert werden.

Die Untersuchung mit dem HB hat in den letzten Jahren an Bedeutung verloren. Die Geräte, mit denen man das HB benutzen kann, werden nicht mehr hergestellt (Tischkoordinator nach Cüppers, Synoptophor).

Durchführung Um mit dem HB den Ort der Fixation zu bestimmen, wird eine bis auf 1° verstellbare Blende sowie ein reales Objekt verwendet.
- Unter der Okklusion des anderen Auges wird ein kleines reales Objekt fixiert. Die Blende ist weit eingestellt.
- Zusätzlich wird das HB eingeschaltet und die Lage des HB zum Objekt abgefragt.
- Die Blende wird kontinuierlich verkleinert. Unter Kontrolle der Angabe der Drehrichtung des HB wird geprüft, ob die Einengung bis 1° möglich ist oder das HB schon bei einer weiteren Blende verschwindet.
- Als Kontrolle werden immer beide Augen geprüft.

Interpretation
- Bei einer foveolaren Fixation ist die Einengung bis 1° möglich. Das HB befindet sich dann im realen Objekt.
- Bei einer exzentrischen Fixation wird das reale Objekt mit der exzentrischen Stelle fixiert, die Fovea liegt peripher und lokalisiert das HB neben das Objekt. Ab einer bestimmten Einengung, die größer als 1° ist, verschwindet das HB. Der Grad der Einengung, bei der die Drehrichtung des HB gerade noch richtig angegeben wird, gibt die Exzentrizität der Fixation an. Dabei entspricht die Hälfte der Blendengröße dem Grad der Exzentrizität.

Eine genaue Fixationsprüfung mit dem HB ist bei einer ausgeprägten Amblyopie häufig nicht möglich.

7.4.2.4 Prüfung der Fixation mit der Fixationsfotografie
Man kann den Fixationsort mit einer Funduskamera fotografieren. Dafür wird im Strahlengang der Kamera eine feine Nadel mit einer kleinen Verdickung angeboten, die von der Patientin fixiert werden soll. Die Nadelspitze entspricht auf dem Foto dem Fixationsort.

7.4.3 Untersuchung auf Amblyopie auslösende Faktoren

Zur vollständigen Diagnostik der Amblyopie gehört auch die Suche nach der Ursache bzw. der Ausschluss anderer Visus mindernder Faktoren.

7.4.3.1 Refraktionsausgleich
Eine Refraktionsbestimmung in Zykloplegie ist bei jedem vorgestellten Kind obligatorisch und ein Bestandteil der Erstuntersuchung. Ein unauskorrigierter hoher Refraktionsfehler führt häufig zu einer von folgenden drei Amblyopieformen:
- Ametropieamblyopie
- Anisometropieamblyopie
- meridionale Amblyopie

Die Berufsverbände der Augenärzte (BVA und DOG 2010) haben in einer Leitlinie Empfehlung zur Brillenverordnung im Kindesalter zusammengefasst.

Wenn eine Amblyopie mit oder ohne Schielen vorliegt, wird eine Ametropie oder Anisometropie voll ausgeglichen.

Um einer Amblyopie und/oder einem Schielen vorzubeugen, wird im 1. Lebensjahr ab folgenden Grenzwerten eine Brille verordnet:
- eine Hyperopie erst ab 4,0dpt, da eine geringere Hyperopie in dieser Zeit oft noch abnimmt und dann nicht mehr korrekturbedürftig wäre.
- eine Myopie muss solange nicht ausgeglichen werden, wie im Bereich der Armlänge noch scharf gesehen kann, z. B. bei Säuglingen erst ab ca. 4,0dpt
- eine Anisometropie ab 1,0dpt sphärisches Äquivalent
- ein Astigmatismus ab > 3dpt. Eine zweite Messung innerhalb einiger Wochen ist sinnvoll, bevor die Brille verordnet wird, da der Astigmatismus sich oft noch verändert.

Im Vorschulalter wird ab folgenden Grenzwerten eine Brille verordnet:
- eine Hyperopie ab 3,0dpt
- eine Anisometropie ab 1,0dpt sphärisches Äquivalent
- ein Astigmatismus ab 1,0dpt
- eine Myopie immer

In einigen Fällen kann man von den Empfehlungen abweichen und auch geringere Refraktionswerte verordnen, z. B. bei einer familiären Disposition für ein Schielen oder eine Amblyopie.

Die in Zykloplegie gemessenen sphärischen Refraktionswerte werden für die Brillenverordnung in der Regel um 0,5dpt abgeschwächt. Dies entspricht dem Ruhetonus des Musculus ciliaris, der ohne die Zykloplegie immer vorhanden ist und deshalb nicht ausgeglichen werden muss. Ein Vollausgleich wird deshalb von den Patientinnen oft nicht gut akzeptiert, weil damit in der Ferne unscharf gesehen wird.

7.4.3.2 Beurteilung einer Medientrübung

Eine Trübung der optischen Medien des Auges verschlechtert die Abbildung des Netzhautbildes. Wenn das bereits im frühen Kindesalter auftritt oder angeboren ist, kann sich zusätzlich eine Amblyopie entwickeln. Eine frühe Erkennung und Einschätzung der Dichte der Trübung ist für die Therapieplanung relevant. Bei einer moderaten Medientrübung kann konservativ behandelt werden, z. B. mit einer Okklusionstherapie, um eine gute Sehentwicklung zu gewährleisten. Eine dichte Medientrübung, z. B. eine kongenitale Katarakt muss operativ entfernt werden.

Die Dichte und die Lage einer Medientrübung kann man mit verschiedenen Methoden prüfen:

- Mit dem Brückner-Durchleuchtungstest kann grob die Durchlässigkeit der optischen Medien beurteilt werden. Man kann überprüfen, ob die Trübung die optische Achse betrifft oder nicht.
  - Normalerweise sieht das Fundusrot auf beiden Augen gleich aus.
  - Eine diffuse Medientrübung lässt das Fundusrot blasser erscheinen.
  - Eine umschriebene und dichte Medientrübung, z. B. ein Polstar, zeigt sich als dunkler Punkt.
  - Bei einer dichten großflächigen Medientrübung ist kein Fundusrot mehr sichtbar.
- Mit dem Skiaskop wird auch geprüft, ob und in welcher Qualität der Lichtstrich auf der Netzhaut abgebildet werden kann.
  - Eine gute Abbildung des Lichtstrichs, die auch noch eine verlässliche Refraktionsbestimmung zulässt, ermöglicht für das Kind ggf. noch einen guten Visus.
  - Bei einer diffusen und schwachen Abbildung des Lichtstrichs geht man davon aus, dass die Sehentwicklung deutlich beeinträchtigt wird.
  - Eine kleine umschriebene Medientrübung, insbesondere ein vorderer Polstar ermöglicht häufig noch eine gute Netzhautabbildung und führt seltener zu einer Amblyopie.
- Mit dem Visuskop kann die Abbildungsqualität auch gut beurteilt werden.
  - Wenn der Visuskopstern deutlich abgebildet wird, besteht eine geringere Gefahr für eine hochgradige Amblyopie.
  - Bildet sich der Visuskopstern für die Untersucherin nicht mehr deutlich ab, ist die Abbildung für das Kind ebenfalls schlecht.
- An der Spaltlampe kann die genaue Lage der Trübung in den Strukturen des vorderen Augenabschnitts am besten beurteilt werden, z. B. ein vorderer oder hinterer Polstar.

Wenn man die Medientrübung nicht nur in Mydriasis sondern auch in Miosis beurteilt, kann besser eingeschätzt werden, wie stark die Trübung im Alltag, also bei unbeeinflusster Pupille, stört.

7.4.3.3 Beurteilung einer Ptosis

Bei einer Verlegung der optischen Achse besteht ein hohes Amblyopierisiko, z. B. durch
- eine kongenitale Ptosis
- ein Hämangiom im Bereich der Lider
- eine Verletzung der Lider

Bei der Beurteilung müssen folgende Faktoren geprüft werden:
- Ist die Pupille des betroffenen Auges in Primärposition frei?
- Ist die optische Achse in einer Kopfzwangshaltung (Kinnhebung) frei?
- Wird die Kinnhebung vom Kind konsequent eingenommen um Binokularsehen zu ermöglichen?
- Welchen Einfluss hat der Druck des Oberlides auf die Refraktion? Häufig besteht ein Astigmatismus.

7.4.3.4 Beurteilung des Augenhintergrundes

Die Fundusuntersuchung gehört zu einem vollständigen Organbefund, um andere visusmindernde Faktoren auszuschließen. Ergänzend zur ophthalmoskopischen Beurteilung kann auch eine OCT-Untersuchung sinnvoll sein.

7.4.4 Amblyopiescreening

Eine frühe Diagnose der Amblyopie verbessert die Therapieaussichten. Im frühen Kindesalter sind einige Untersuchungen noch nicht möglich oder die Ergebnisse mitarbeitsbedingt nicht eindeutig beurteilbar. Deshalb wird eine Vielzahl verschiedener Untersuchungen angewendet, um aus dem Gesamteindruck die Amblyopiegefahr einzuschätzen. In Deutschland gibt es kein gesetzlich geregeltes Amblyopiescreening durch Orthoptistinnen und/oder Augenärztinnen. Im Rahmen der kinderärztlichen Vorsorgeuntersuchungen (sog. U-Untersuchungen) sind zwar Augenuntersuchungen vorgeschrieben, eine vorliegende Amblyopie wird dabei aber nicht immer erkannt. (Lagreze 2010).

Bei einem gezielten Amblyopiescreening durch Orthoptistinnen stehen verschiedene Untersuchungsmethoden zur Verfügung:

- Brückner-Test: Neben Medientrübungen kann man anhand der Lage der Hornhautreflexbilder auch grob die Augenstellung beurteilen. Das Fundusrot kann je nach Refraktion unterschiedlich aussehen. Ein helles Aufleuchten oder das Fehlen eines Fundusreflexes können auch auf ein Retinoblastom hindeuten. Dabei handelt es sich um einen bösartigen, schnell wachsenden Tumor in der Netzhaut.
- Augenstellung: Ein Schielen kann mithilfe der Hornhautreflexbilder oder mit dem Covertest ausgeschlossen werden. Bei kleinen Kindern löst das Abdecken mit der Hand meist weniger Abwehr aus als mit dem Cover.
- Abwehrverhalten: Es ist normal, dass kleine Kinder während einer Augenuntersuchung ein Abwehrverhalten zeigen, wenn man ein Auge mit der Hand oder dem Cover bedeckt. Die Orthoptistin prüft, ob es ein seitenabhängiges Abwehrverhalten gibt. Wenn z. B. die Okklusion eines Auges immer stärker abgewehrt wird, dann ist dieses Auge vermutlich das bessere.
- Mit einem einseitig vorgehaltenen Vertikalprisma erhält man ebenfalls eine Aussage über die Augendominanz, indem man ein Vertikalschielen vortäuscht. Ein strenges Führungsverhalten unter dem Prisma spricht für eine Amblyopie. Eine Alternative zum Vertikalprisma ist das Vorhalten von Base-to-base-Prismen. Prismen werden gleichzeitig vor beide Augen jeweils mit der Basis nach innen gehalten. Wenn unter den Prismen alternierend fixiert wird, spricht das gegen eine Amblyopie. Ein strenges Führungsverhalten kann für eine Amblyopie sprechen.
- Binokularsehen: Wenn der Lang-Stereotest positiv ausfällt, kann eine hochgradige Amblyopie eigentlich ausgeschlossen werden. Zusätzlich kann die Prismenfusion mit einem Prisma von ca. 10 bis 20 cm/m Basis außen getestet werden. Ist eine zügige Refusionsbewegung unter dem Prisma sichtbar, spricht das für eine gute beidäugige Zusammenarbeit und eine hohe Amblyopie ist unwahrscheinlich. ▶ Abschn. 3.2.2
- Motilität: Im frühen Kindesalter kann die Motilität meist nur orientierend nach Führungsbewegungen geprüft werden. Bei einer Störung der Augenbewegungen ist ein Schielen und damit auch eine Strabismusamblyopie möglich.
- Refraktionsfehler: Viele Amblyopien sind Ametropieamblyopien. Für ein Screening kann die Refraktion zunächst mit einem Autorefraktometer in Miosis gemessen werden. (Ehrt 2016)

Tipp für die Praxis

Die Aufmerksamkeitsspanne von Babys und Kleinkindern ist sehr kurz. Deshalb darf zwischen den einzelnen Untersuchungsschritten nicht zu viel Zeit vergehen. Die wichtigsten Untersuchungen sollten zu Beginn der Untersuchung durchgeführt werden. Mit zunehmender Untersuchungsdauer sind die Ergebnisse immer weniger aussagekräftig.

7.5 Therapie

Wenn eine Amblyopie diagnostiziert wird, muss sie auch möglichst schnell behandelt werden. Je mehr Zeit verstreicht und je älter die Patientin ist, desto schlechter ist die Prognose. Eine Amblyopietherapie ist langwierig und bedarf einer langfristigen Compliance. Die Orthoptistin hat die Aufgabe, das Kind und die Eltern über die Notwendigkeit, die Optionen und die Aussichten verständlich und motivierend aufzuklären. Das erfordert Zeit, Einfühlungsvermögen und Verständnis. Im Verlauf kann die Orthoptistin auf Schwierigkeiten reagieren oder auf Veränderungen im täglichen Leben eingehen.

7.5.1 Ziele

Grundsätzlich ist das Ziel, den bestmöglichen Visus und eine foveolare Fixation zu erreichen. Vor dem Therapiebeginn muss abgewogen werden, welcher Visus in etwa möglich ist und mit welchem Aufwand. Denn es gibt verschiedene Faktoren, z. B. das Alter bei der Diagnosestellung und die Amblyopieform, die den Therapieerfolg beeinflussen können.

Das Risiko, dass das gute Auge im Laufe des Lebens durch eine Erkrankung oder einen Unfall seine Sehkraft verliert, ist zwar gering. Laut einer Studie (Tommila und Tarkkanen 1981) erhöht sich das Risiko für eine Erblindung aber bei einer hochgradigen Amblyopie des anderen Auges. Bei einem Unfall wird das gute Auge der Gefahr zugewandt. Deshalb ist eine Verletzung des guten Auges wahrscheinlicher, als dass das schlechte Auge verletzt wird.

Um bei einem Verlust des besseren Auges mit dem amblyopen Auge im Alltag noch zurechtzukommen, muss ein Visus erreicht werden, der oberhalb der Grenze zur Sehbehinderung (Visus nicht besser als 0,3) liegt. Da zum Lesen aber auch eine Reihensehschärfe von mindestens 0,32 notwendig ist, sollte dieser Visus mit der Amblyopietherapie möglichst erreicht werden. Dafür ist eine foveolare Fixation notwendig.

> **Tipp für die Praxis**
>
> Aus Zeitgründen und weil Kinder sich nicht lange konzentrieren können, ist die Prüfung von Einzel- und Reihenoptotypen in der Praxis oft nicht möglich. Solange im Therapieverlauf der Einzelvisus ansteigt, genügt deshalb die Prüfung mit Einzeloptotypen. Wenn der Einzelvisus seitengleich ist, muss der weitere Therapieerfolg mit Reihenoptotypen überprüft werden.

7.5.2 Therapieoptionen

7.5.2.1 Refraktionsausgleich

Der Vollausgleich eines Refraktionsfehlers steht am Anfang einer Amblyopietherapie. Die Brille selbst kann den Visus durch die nun scharfe Netzhautabbildung bereits verbessern. Eventuell bessert sich aber auch die Amblyopie schon mit dem Tragen der Brille (refraktive Adaptation). Deshalb wird der Visus einige Wochen nach der Brillenverordnung kontrolliert. Ist es zu einer deutlichen Besserung gekommen, kann man eventuell bis zur nächsten Wiedervorstellung abwarten, bevor weitere Therapieschritte eingeleitet werden. Wenn man parallel zur Brillenverordnung mit der Amblyopietherapie beginnt, stellt sich der Erfolg oft schneller ein. (Proudlock 2024)

7.5.2.2 Beseitigung von Sehhindernissen

Wenn ein Hindernis wie z. B. eine Katarakt eine scharfe Netzhautabbildung verhindert, muss entschieden werden, ob, wie und wann dieses beseitigt werden sollte. Die Entfernung der getrübten Linse ist Voraussetzung für eine erfolgreiche Amblyopietherapie.

Nice to know
Bei einer moderaten Katarakt wägt man ab, wie lange die getrübte Linse im Auge bleiben kann. Die Akkommodation der eigenen Linse kann durch eine Kontaktlinse oder eine Intraokularlinse nicht ersetzt werden. Außerdem kann es bei oder nach einer Kataraktoperation zu Komplikationen kommen, z. B. ein Sekundärglaukom.

7.5 · Therapie

Bei sehr kleinen Kindern wird noch keine Intraokularlinse eingesetzt. Die Behandlung erfolgt zunächst mit Kontaktlinsen, was für die Familie eine zusätzliche Belastung zur Amblyopietherapie bedeutet.

7.5.2.3 Okklusion

Die therapeutische Abdeckung eines Auges nennt man Okklusion (lat. occlusio: Verschluss). In der Regel wird das Führungsauge okkludiert, damit das amblyope Auge trainiert wird (direkte Okklusion). Es gibt verschiedene Möglichkeiten, das Führungsauge abzudecken:
- Faziale Okklusion mit einem Pflaster
- Brillenokklusion mit
  - einer lichtundurchlässigen Folie
  - einer Mattfolie mit festgelegter Lichtdurchlässigkeit
  - einem Brillenglasokkluder aus Stoff

Faziale Okklusion
Die faziale Okklusion ist die wirksamste Methode. Sie verhindert den Lichteinfall am Führungsauge und unterbricht damit die Hemmung des amblyopen Auges durch das Führungsauge. Dieser Effekt ist mit einem Brillenglasokkluder nur zu erreichen, wenn dieser auch seitlich den Lichteinfall zuverlässig verhindert.

Indikationen Bei einer hochgradigen Amblyopie ist die faziale Okklusion die bevorzugte Therapiemethode, weil sie am wirksamsten ist. Aber auch bei geringen und moderaten Amblyopien wird sie in Deutschland überwiegend eingesetzt. Sie ist unterschiedlich dosierbar und kann so an den Befund und an die Lebensumstände des Kindes bzw. der Familie angepasst werden.

Auch in der Nachsorgebehandlung ist die faziale Okklusion sehr gut einsetzbar, weil man die Dosierung soweit reduzieren kann, dass sie nur noch einen Erhaltungseffekt hat, z. B. einen Nachmittag in der Woche.

Okklusionsdauer In den letzten Jahren wurde die Dosis-Wirkungsbeziehung der Okklusionsbehandlung genauer untersucht. Früher wurde bei hochgradigen Amblyopien die Vollokklusion im altersentsprechenden Rhythmus empfohlen. Das Führungsauge wurde so viele Tage hintereinander okkludiert, wie das Kind an Jahren alt war. Ein 6-jähriges Kind musste also 6 Tage hintereinander okkludieren, bevor das Führungsauge für einen Tag wieder sehen durfte. Dieser Rhythmus wurde immer wiederholt. Mit der Entwicklung von sogenannten Occlusion dose monitors (ODM), die auf dem Pflaster die tatsächliche Okklusionszeit gemessen haben, konnte nachgewiesen werden, dass auch eine geringere Okklusionsdauer genauso effektiv ist. (Simonsz 1999).

So gilt mittlerweile eine Okklusionszeit von 6 h täglich bei einer hochgradigen Amblyopie als ausreichend. Bei einer mittleren Amblyopie wurde früher halbtags okkludiert. Heute dagegen empfiehlt man 2 h täglich.

Weitere Studien haben darüber hinaus gezeigt, wie viele Stunden insgesamt okkludiert werden muss, um einen Visusanstieg von 2 Visusstufen mit engstehenden Sehzeichen zu erzielen. Je älter die Patientin bei Therapiebeginn ist, desto länger muss insgesamt okkludiert werden, um dieses Ziel zu erreichen. Während ein 4-jähriges Kind durchschnittlich nur 170 h Okklusionszeit benötigt, sind es bei einem 6-jährigen Kind schon 236 h und bei Kindern zwischen 7 und 16 Jahren bis zu 466 h. Diese Ergebnisse untermauern die Notwendigkeit für die frühe Diagnose und die konsequente Therapie der Amblyopie. (Fronius 2016).

In den ersten Wochen und Monaten der Okklusionsbehandlung wird in der Regel eine zügige Visusverbesserung erreicht. Mit zunehmender Therapiedauer wird der Visusanstieg immer geringer bis er irgendwann stagniert.

Patientinnen mit einem Nystagmus latens benötigen einen besonderen Okklusionsrhythmus. Der Nystagmus verstärkt sich zunächst unter der Okklusion, beruhigt sich aber nach einigen Stunden. Deshalb ist es bei einer moderaten Amblyopie nicht sinnvoll z. B. nur 2 h am Stück zu okkludieren. Man wählt stattdessen eine längere Okklusionszeit und ggf. freie Tage zwischendurch. Sehr selten kann der Nystagmus latens so stark sein, dass er sich auch bei maximaler Adduktion und längerer Okklusionszeit nicht beruhigt. Dann kann eine fixationsverbessernde Augenmuskeloperation durchgeführt werden.

> **Tipp für die Praxis**
>
> Viele Orthoptistinnen haben zu Beginn ihrer Berufstätigkeit die Sorge, die falsche Entscheidung über die Okklusionsdauer zu treffen. Bei engen Verlaufskontrollen von ca. 6–8 Wochen und individueller Anpassung der Therapie an die Visusentwicklung ist diese Sorge unberechtigt. Ist der Abstand zwischen den Kontrollen zu lang, kann aber z. B. erst spät auf eine stagnierende Entwicklung oder eine Amblyopieumkehr reagiert werden. Außerdem verschlechtert sich dann die Compliance, weil Probleme im Therapieverlauf nicht zeitnah besprochen und gelöst werden können.

- **Inverse Okklusion**

Wenn sich eine exzentrische Fixation unter einer direkten Okklusion nicht bessert, kann das amblyope Auge zur Fixationslockerung okkludiert werden (inverse Okklusion).

Das amblyope Auge wird so lange okkludiert, bis die alte Fixationsstelle aufgegeben wird. Das kann einige Wochen dauern. Sobald mit dem Visuskop eine Afixation nachgewiesen werden kann und/oder der Visus noch schlechter geworden ist, wird auf eine direkte, ganztägige Vollokklusion für mindestens 2 Wochen gewechselt. Die Okklusionszeiten werden erst nach dem Anstieg der Sehschärfe über die ursprüngliche Visusstufe hinaus auf eine Teilzeitokklusion reduziert.

Die Compliance mit der Therapie ist in der Phase der inversen Okklusion deutlich besser, da das amblyope Auge okkludiert wird. Der Wechsel zur direkten Okklusion wird als sehr große Belastung empfunden und das Kind braucht in dieser Phase eine enge Betreuung, weil es sich kaum orientieren kann, bis der Visus wieder ansteigt.

Am effektivsten ist diese Methode bei Kindern über 4 Jahre mit einer sehr guten Compliance. (Lye und Griffiths 2003)

- - **Brillenokklusion**

Bei der Brillenokklusion wird das Brillenglas vor dem Führungsauge abgedeckt. Dazu verwendet man eine lichtundurchlässige Folie oder einen Brillenglasokkluder aus Stoff. Eine lichtdurchlässige Okklusion ist möglich, wenn auf dem Brillenglas eine Mattfolie klebt. Diese Mattfolien sind in visusentsprechenden Abstufungen erhältlich.

Die Brillenokklusion mit Folien ist gegenüber der fazialen Okklusion weniger wirksam, weil das Führungsauge in der Regel nicht lichtdicht abgedeckt wird. Häufig wird auch über die Brille geschaut. Dann sehen beide Augen ohne den nötigen Refraktionsausgleich und es gibt keinen Okklusionseffekt mehr.

Die Folien dürfen nicht ohne Unterbrechung getragen werden, da die ständige Unschärfe auf dem Führungsauge zu einer Okklusionsamblyopie führen kann.

Indikationen Die Brillenokklusion wird bei geringer bis moderater Amblyopie selten als primäre Therapieform gewählt, sondern eher im Behandlungsverlauf. Gründe dafür können sein:
- wenn das Pflaster nicht mehr toleriert wird („Pflastermüdigkeit")
- Pflasterallergie
- Ausschleichtherapie
- Erhaltungstherapie

Wenn bei guter Compliance sichergestellt ist, dass die Kinder nicht schummeln und über die Brille schauen, kann die Brillenokklusion auch alternativ zum Pflaster genutzt werden. Sie ist besonders geeignet, wenn auch das Führungsauge eine hohe Ametropie aufweist. Dann würde auch das Schummeln nicht zu einer besseren Sehleistung führen.

7.5.2.4 Atropin-Penalisation

Unter einer Penalisation (Bestrafung) versteht man eine Therapiemethode, bei der der Seheindruck des Führungsauges verschlechtert wird. Die gängige Penalisationsmethode ist eine monokulare Atropinisierung. Das Tropfen von Atropin führt zu einer Mydriasis und einer Akkommodationslähmung. Dadurch wird die Sehschärfe in der Nähe deutlich reduziert. Aber auch in der Ferne ist die Sehschärfe vermindert, weil die weite Pupille eine unscharfe und kontrastärmere Abbildung auf der Netzhaut verursacht. (Wahl und Zenth 2021) Das amblyope Auge hat dadurch zumindest in der Nähe einen besseren Visus als das getropfte Führungsauge.

Indikationen Die Atropin-Penalisation wird selten bei Therapiebeginn eingesetzt. Sie ist aber eine gute Alternative, wenn z. B. eine Pflasterokklusion nicht toleriert wird. Als Therapieform ist sie nur sinnvoll bei:
— foveolarer Fixation
— geringer bis moderater Amblyopie
— Nystagmus latens, wenn dieser sich unter der Okklusion nicht beruhigt
— Kindern im nonverbalen Alter nur, wenn auch ein Schielen vorliegt

Dosierung Die Tropfenanzahl pro Woche kann variieren. Studien haben gezeigt, dass ein tägliches Tropfen nicht nötig ist. Mit 2 Tropfen Atropin 1,0 % pro Woche ist der Therapieerfolg der gleiche wie beim täglichen Tropfen. (Simons 1997)

Untersuchungen bei Atropinisierung Bei der Verlaufskontrolle unter einer Atropin-Penalisation werden von den Eltern folgende Information erfragt:
— Wann wurde zuletzt getropft?
— Wurde im Alltag ein Führungswechsel beobachtet?
— Wie kommt das Kind zurecht? Gab es Probleme, z. B. Blendempfindlichkeit?

Es werden folgende Untersuchungen durchgeführt, um die Wirksamkeit der Therapie zu überprüfen:
— Wie ist das Führungsverhalten in der Ferne und in der Nähe?
— Ist der Visus des amblyopen Auges angestiegen?
— Welchen Visusabfall bewirkt das Atropin am Führungsauge? Dafür wird in der Ferne mit und ohne stenopäische Lücke geprüft. In der Nähe werden Reihenoptotypen mit und ohne Additiv geprüft.

> Es gibt drei wichtige Grundsätze in der Anwendung von Atropin als Amblyopietherapie:
> 1. Wenn ein Führungswechsel in der Ferne und der Nähe erfolgt, obwohl der letzte Tropfen vor mehreren Tagen gegeben wurde, ist eine Amblyopie auf dem Führungsauge zu befürchten. Dann muss eine Therapiepause eingelegt werden oder auf eine andere Methode umgestellt werden.
> 2. Wenn kein Führungswechsel beobachtet wird, aber der Visus des amblyopen Auges ansteigt, funktioniert die Therapie trotzdem und kann so weitergeführt werden.
> 3. Wenn kein Schielen vorliegt und das Führungsverhalten nicht für die Beurteilung des Therapieerfolges herangezogen werden kann, ist die Methode nur geeignet, wenn die Kinder zuverlässige Visusangaben machen.

Atropin ist ein Medikament und kann Nebenwirkungen auslösen. Eine Unverträglichkeit zeigt sich bereits beim ersten Tropfen. Dann ist diese Therapiemethode nicht geeignet. Außerdem ist sie bei bestimmten Erkrankungen kontraindiziert, wie z. B. bei einem Glaukom. Die Aufklärung der Eltern über die Anwendung und mögliche Anwendungsfehler muss ausführlich vor dem Therapiebeginn erfolgen.

7.5.2.5 Optische Penalisation

Eine Penalisation ist nicht nur mit Atropin möglich. Auch über- oder unterkorrigierende Brillengläser führen zu einer unscharfen Abbildung und wurden früher allein oder in Kombination mit Atropin therapeutisch eingesetzt. Eine Vernebelung für die Ferne erfolgte mit zusätzlichen Plusgläsern. Eine Vernebelung für die Nähe wurde erzielt durch eine Atropin-Penalisation des Führungsauges. Gleichzeitig bekam das amblyope Auge ein Nahteil, um die Akkommodation zu entlasten.

7.5.2.6 Pleoptische Schulung

Die pleoptische Schulung war früher eine Säule der Amblyopietherapie. Sie wurde bei einer hochgradigen Amblyopie mit exzentrischer oder foveolarer Fixation begleitend zu einer Vollokklusion durchgeführt. Die Behandlung wurde besonders zu Beginn der Therapie eingesetzt, oft im Rahmen eines mehrwöchigen stationären Aufenthalts.

Es gab zwei wesentliche Schulungsprinzipien:
- Die Bangerter-Trias bestand aus drei verschiedenen Schulungsmethoden: dem Pleoptophor, dem Lokalisator und dem Zentrophor.
- Die Schulung nach Cüppers bestand hauptsächlich aus der Anwendung des Euthyskops sowie der Haidinger-Büschel-Schulung.

Die Ziele der Schulungsprinzipien nach Bangerter und Cüppers waren die Stabilisierung einer foveolaren Fixation durch den Abbau der Hemmung und der Wahrnehmung der Fovea als physiologische Hauptsehrichtung.

Die pleoptische Schulung wird heute so gut wie nicht mehr durchgeführt. Zum einen kann der Zeitaufwand von 2 h täglicher Schulungsdauer nicht mehr geleistet werden und wird von den Krankenkassen nicht mehr finanziert. Zum anderen gibt es Kritik an den Methoden und dem Mangel an wissenschaftlicher Evidenz.

7.5.2.7 Weitere Therapiemethoden

Einige Prinzipien der pleoptischen Schulung sind auch heute die Basis neuerer Therapiemethoden. Dank der fortgeschrittenen Technik werden diese mittlerweile meist digital angeboten. Weil die Entwicklung und die Forschung auf diesem Gebiet immer weiter gehen, können hier nur einige Beispiel genannt werden.

■■ Perzeptuelles Lernen (Perceptual learning)

Die Grundlage des perzeptuellen Lernens ist das Trainieren von visuellen Aufgaben mit dem Ziel, die Wahrnehmung zu verändern. Bei einer Amblyopie sollen durch das perzeptuelle Lernen, z. B. mit sog. Gabor-Patches die Orientierungssäulen im visuellen Kortex aktiviert werden. Gabor-Patches sind Streifenmuster mit einer definierten Ortsfrequenz und einem variablen Kontrast. Dadurch können verschiedene visuelle Funktionen trainiert werden wie die Orientierung, das Kontrastsehen und damit auch die Sehschärfe.

Eine Verbesserung der visuellen Funktionen wurde auch noch im Erwachsenenalter nachgewiesen. (Levi 2009)

■■ Dichoptisches Training

Beim dichoptischen Training werden beiden Augen unterschiedliche Bilder angeboten. Die Bildtrennung erfolgt z. B. mit Virtual Reality-Brillen. Dabei wird dem Führungsauge ein kontrastärmeres Bild angeboten, sodass das amblyope Auge in etwa die gleiche Bildqualität hat. In Spielsituationen, wie z. B. Tetris, werden beiden Augen unterschiedliche Bildanteile gezeigt. Die Aufgaben können nur gelöst werden, wenn das amblyope Auge nicht dauerhaft gehemmt wird. Das Ziel ist eine Visusverbesserung, die sich laut einigen Studien schneller als mit einer Okklusionsbehandlung allein einstellen würde. Diese Methode kann auch bei Erwachsenen noch zu Erfolgen führen. (Simonsz-Toth 2018).

Ein Teil des Therapieprinzips ist die Lockerung der Suppression. Noch gibt es nicht genug Daten, um die Gefahr der Entstehung von Doppelbildern einzuschätzen. (Bach 2016)

■■ Therapiemöglichkeiten bei Erwachsenen

Wie man heute weiß, dauert die Plastizität des Gehirns länger an als früher angenommen. Deshalb werden immer wieder Therapiemethoden entwickelt, mit denen auch noch bei Erwachsenen insbesondere mit einer hochgradigen Amblyopie eine Visusverbesserung zu erreichen ist. Dies ist besonders relevant bei Patientinnen, die die Sehkraft des guten Auges verloren haben. Neben den schon beschriebenen Methoden wie perzeptuelles Lernen und dichoptisches Training wird auch der Einsatz von neuroaktiven Substanzen, wie z. B. Levodopa weiter beforscht.

7.5.3 Therapieende

Das Therapieende ist vom Verlauf und dem Erfolg der bisherigen Therapie abhängig:
— Wenn das Therapieziel erreicht wurde, wird die Intensität der Amblyopietherapie langsam reduziert (Ausschleichen). Am Ende der Ausschleichphase steht eine Erhaltungstherapie mit einem minimalem Behandlungsaufwand, z. B. 2 h wöchentliche Okklusion.
— Wenn die Visusentwicklung nach einem anfänglichen Anstieg stagniert, werden alternative Behandlungsmethoden probiert. Führt auch das über einen längeren Zeitraum (bis zu einem Jahr) nicht zu einer weiteren Besserung, wird mit dem Ausschleichen und der anschließenden Erhaltungstherapie begonnen.
— Wenn es zu keiner Verbesserung des Fixationsverhaltens und des Visus kommt, auch über einen längeren Zeitraum und unter alternativen Behandlungsmethoden, wird die Behandlung abgebrochen.

Wird eine Amblyopietherapie abgebrochen oder nicht ausreichend lange ausgeschlichen, kann es zu einem Rezidiv kommen und die Behandlung muss wieder intensiviert werden.

7.6 Prognose

Die Prognose bei der Amblyopie ist von verschiedenen Faktoren abhängig, unter anderem:
— dem Alter, in dem die Amblyopie entstanden ist
— dem Alter bei Therapiebeginn
— der Amblyopieform
— der Compliance

▪▪ Alter

Je früher die Amblyopie auftritt, desto stärker kann sie ausgeprägt sein. Andererseits lässt sich die Amblyopie erfolgreicher behandeln, wenn sie früh entdeckt wird.

Je später die Amblyopie auftritt, desto geringer kann sie ausgeprägt sein. Aber eine früh aufgetretene Amblyopie lässt sich schwerer behandeln, wenn sie spät entdeckt wird.

▪▪ Amblyopieform

Eine Anisometropieamblyopie mit einem Parallelstand hat auch bei einer späten Entdeckung eine relativ gute Prognose. Häufig kommt es bereits nach dem Ausgleich der Refraktion zu einem deutlichen Visusanstieg. Ein seitengleicher Visus auch für engstehende Sehzeichen wird aber in der Regel nur mit einer zusätzlichen Amblyopietherapie erreicht.

Eine Strabismusamblyopie bei einem frühkindlichen Schielen hat häufig eine relativ gute Prognose. Die Kinder werden wegen des auffälligen Schielens schon früh bei einer Augenärztin und/oder einer Orthoptistin vorgestellt. Außerdem schielen die Kinder im ersten Lebensjahr oft mit einer gekreuzten Fixation, sodass bis dahin beide Augen abwechselnd genutzt werden und sich normal entwickeln können.

Die einseitige Deprivationsamblyopie hat eher eine schlechte Prognose, da es sich um eine Mischform von Suppression und Deprivation handelt. Oft ist der Deprivationsfaktor sehr stark, z. B. bei einer dichten kongenitalen Katarakt. Er kann auch nicht immer vollständig beseitigt werden, z. B. bei einer kongenitalen Ptosis.

Eine beidseitige Ametropieamblyopie wird in der Regel nur durch die Brillenverordnung behandelt. Der Visusanstieg dauert oft sehr lange und eine aktive Unterstützung durch eine zusätzliche Okklusion oder Penalisation ist in der Regel nicht möglich. Wenn die Kinder durch die herabgesetzte Sehschärfe in der Schule beeinträchtigt sind, müssen sie ggf. individuell beraten werden, z. B. über den Sitzplatz in der Klasse.

▪▪ Compliance

Eine gute Compliance hat einen wesentlichen Einfluss auf den Erfolg der Amblyopietherapie. Mangelnde Compliance ist häufig der Grund für ein Scheitern der Therapie.

Die Orthoptistin muss sich Zeit für die Aufklärung über die Diagnose und die langwierige Behandlung nehmen. Gerade in der Anfangsphase der Amblyopiebehandlung ist eine enge Begleitung wichtig, um auftretende Probleme früh zu erfassen und ggf. Lösungsmöglichkeiten aufzuzeigen. Dazu ist es wichtig, über die Lebensumstände und Tagesabläufe der Familie und des Kindes zu sprechen und die Amblyopietherapie individuell und gemeinsam darauf anzupassen. Es kann auch hilfreich sein, Erzieherinnen oder Lehrende einzubeziehen. (Resch 2019)

Informationsmaterial gibt es in verschiedenen Sprachen. Damit können das Verständnis und die Mitarbeit der Eltern und des Kindes zusätzlich unterstützt werden. Das Kind muss in die Aufklärung und die weiteren Gespräche auch immer aktiv mit einbezogen werden.

▪▪ Risiken und Nebenwirkungen einer Amblyopietherapie

Die Therapie der Amblyopie ist unabhängig von der gewählten Methode nur mit geringen Risiken verbunden.

- eine Okklusionsamblyopie: Wird eine Okklusion zu lange und zu intensiv durchgeführt, kann das ehemals funktionsbessere Auge amblyop werden. Das bedeutet nicht zwangsläufig, dass das ehemals amblyope Auge sich deutlich verbessert hat. Werden die Okklusionsrhythmen wie empfohlen eingehalten, kann eine Okklusionsamblyopie vermieden werden.
- die Dekompensation eines Mikrostrabismus: Durch die Okklusion und die Unterbrechung des Binokularsehens kann ein Mikrostrabismus dekompensieren. ▶ Abschn. 8.1.5
- Diplopie: Es kann durch verschiedene Mechanismen zu Doppelbildern unter der Amblyopietherapie kommen.
    - Diplopie durch Dekompensation eines Schielens: Wenn unter der Amblyopietherapie die Dekompensation eines Schielwinkels auftritt, wird die Okklusion reduziert. Treten die Doppelbilder nach einem erneuten Okklusionsversuch wieder auf, muss je nach Tiefe der Restamblyopie ggf. auf eine Erhaltungstherapie umgestellt werden. Grundsätzlich hat aber die mögliche Visusverbesserung den höheren Stellenwert. Solange keine Fusionsstörung auftritt, kann eine Okklusionsbehandlung unter engen Kontrollen auch weitergeführt werden. Das Schielen kann nach der abgeschlossenen Amblyopietherapie immer noch operiert werden. Darüber müssen die Eltern ausführlich aufgeklärt werden.
    - persistierende Diplopie durch einen Suppressionsverlust: Bei den früher üblichen längeren Okklusionszeiten am Stück ist es häufiger zu persistierenden Doppelbildern gekommen als heute. Wenn Doppelbilder angegeben werden ohne dass ein Schielen dekompensiert ist, muss die Okklusion abgebrochen werden. Wenn die Doppelbilder nur vorübergehend auftreten, kann eine Rückkehr zur Amblyopietherapie versucht werden.

Die manchmal geäußerte Sorge um eine psychische Beeinträchtigung des Kindes durch die Therapie ist meist unberechtigt. Studien haben gezeigt, dass die Eltern die Okklusionsbehandlung beängstigender finden als die Kinder selbst. (Hrisos 2013) Dennoch gibt es stigmatisierende Erlebnisse in der Schule, denen im Therapiegespräch mit Fingerspitzengefühl begegnet werden muss. Im Kindergarten gibt es meistens weniger Probleme.

Literatur

Bach M (2016) Dichoptisches Training bei Amblyopie. Ophthalmol 113:304–308

BVA, DOG (2010) Leitlinie Nr. 26 a Amblyopie. Download unter ▶ https://augeninfo.de/leit/leit26a.pdf. Zugegriffen: 14. Apr. 2025

Czerwonka B, Nüßgens Z, Roggenkämper P (1993) Verzögerte visuelle Reifung. orthoptik-pleoptik 18:5–10

Ehrt O (2016) Möglichkeiten und Grenzen des Amblyopiescreenings mit Autorefraktometern. Ophthalmologe 113:289–295

Literatur

Elflein HM, Fresenius S, Lamparter J et al (2015) The prevalence of amblyopia in Germany: data from the prospective, population-based Gutenberg Health-Study. DtschArztebl Int 112:338–344

Flom MC, Weymouth FW, Kahneman D (1963) Visual resolution and contour interaction. J Opt Soc Am 53(9):1026–1032

Fronius M (2016) Okklusionstherapie bei Amblyopie. Altersabhängigkeit und Dosis-Wirkungs-Beziehung. Ophthalmologe 113:296–303

Gräf M, Haase W (2020) Amblyopie. In: Steffen H, Kaufmann H (Hrsg) Strabismus, 5. Aufl. Thieme Verlag, Stuttgart, S 186

Hrisos S, WrightCM, CM (2013) The emotional impact of amblyopia treatment in preschool children. Randomized controlled Trial. Ophthalmol 91:e635-640

Hubel D, Wiesel T (1987) Die Verarbeitung visueller Informationen. In: Wahrnehmung und visuelles System. Spektrum der Wissenschaft, S 36–47

Käsmann B (1997) Die Entwicklung des visuellen Systems in den ersten Lebensjahren und Folgerungen für die gezielte Frühförderung sehbehinderter und blinder Säuglinge und Kleinkinder. orthoptik-pleoptik 21:35–63

Lagreze W A (2010) Sehscreening bei Kindern im Vorschulalter. Rechtfertigt die bisherige Datenlage ein universelles Vorgehen? Dtsch Ärztebl Int 107(28–29):495–499

Levi DM, Li RW (2009) Perceptual learning as a potential treatment for amblyopia: a mini-review. VisionRes 49:2535–2549

Lye M, Griffiths B (2003) Inverse Occlusion Revisited. Poster presented at the Annual Scientific Conference of the British and Irish Orthoptic Society, Chester

O'Donoghue L, Breslin KM, Saunders KJ (2015) The changing profile of astigmatism in childhood: the NICER study. Invest Ophthalmol Vis Sci 56:2917–2925

Proudlock FA, Hisaund M, Maconachie G et al (2024) Extended optical treatment versus early patching with an intensive patching regimen in children with amblyopie in Europe (EuPatch): a multicentre, randomised controlled trial. Lancet 403:1766–1778

Resch R E (2019) Compliance & Non-Compliance in der Amblyopiebehandlung. Was kann die Orthoptik tun? orthoptik pleoptik 42:42–56

Simons K, Stein L, Sener EC, Vitale S, Guyton DL (1997) Full-time atropine, intermittent atropine and optical penalization and binocular outcome in treatment of strabismus amblyopia. Ophthalmology 104(12):2143–2155

Simonsz H, Polling JR, Voorn R et al (1999) Electronic monitoring of treatment compliance in patching for amblyopia. Strabismus 7(2):113–123

Simonsz-Toth B (2018) Amblyopiebehandlung im Wandel. orthoptik-pleoptik 41:83–95

Sireteanu R, Bäumer C, Sârbu C, Iftime A (2007) Spatial and temporal misperceptions in amblyopic vision. Strabismus 15:45–54

Tommila V, Tarkkanen A (1981) Incidence of loss of vision in the healthy eye in amblyopia. Br J Ophthalmol 65(8):575–577

Wahl B, Zenth A (2021) Atropin in der Amblyopietherapie. orthoptik-pleoptik 44:56–65

Konkomitante Schielformen

Inhaltsverzeichnis

8.1 Angeborene und erworbene kindliche konkomitante Schielformen – 167
8.1.1 Frühkindliches Schielsyndrom – 167
8.1.2 Esotropie mit Schielbeginn im Alter sensorischer Formbarkeit – 174
8.1.3 Normosensorisches Spätschielen – 175
8.1.4 Zirkadianes Schielen – 177
8.1.5 Mikrostrabismus – 178
8.1.6 Subnormales Binokularsehen – 181
8.1.7 Störungen von Akkommodation und Konvergenz – 183
8.1.8 Akkommodativer Strabismus – 186
8.1.9 Primär konstanter Strabismus divergens – 189
8.1.10 Konsekutiver Strabismus divergens – 190
8.1.11 Strabismus divergens intermittens – 191
8.1.12 Alphabet-Inkomitanzen ohne Obliquus-Fehlfunktion – 193

8.2 Heterophorien – 194
8.2.1 Ätiologie und Pathomechanismus – 195
8.2.2 Esophorie – 195
8.2.3 Exophorie – 198
8.2.4 Vertikal- und Zyklophorie – 199
8.2.5 Asthenopien – 200
8.2.6 Fixationsdisparität – 201

8.3 Erworbene konkomitante Schielformen – 202
8.3.1 Sekundärer Strabismus – 202
8.3.2 Akute Esotropie bei Erwachsenen – 203

© Der/die Autor(en), exklusiv lizenziert an Springer-Verlag GmbH, DE, ein Teil von Springer Nature 2025
C. Schöffler and B. Wahl, *Lehrbuch für die Orthoptik*,
https://doi.org/10.1007/978-3-662-71354-9_8

8.3.3 Strabismus bei hoher Myopie – 204
8.3.4 Strabismus im Senium – 205
8.3.5 Altersbedingte Hebungseinschränkung – 206
8.3.6 Strabismus fixus – 206

Literatur – 206

8.1 Angeborene und erworbene kindliche konkomitante Schielformen

Für die Diagnosestellung und die Therapieentscheidung ist es wichtig, zwischen einem angeborenen und einem erworbenen Schielformen zu unterschieden. Bei einem erworbenen Schielen hat vor dem Schielbeginn normalerweise binokulares Einfachsehen bestanden. Dieses ist ggf. bei optimaler Therapie auch wiederzugewinnen. Ein Schielbeginn in den ersten Lebensmonaten verhindert die Entwicklung von binokularem Einfachsehen. Eine sorgfältige Anamneseerhebung ist deshalb wichtig.

> Je früher der Schielbeginn, desto anfälliger ist das sensorische System für eine dauerhaft gestörte Zusammenarbeit beider Augen.

8.1.1 Frühkindliches Schielsyndrom

Synonym: infantile Esotropie, congenital esotropia

Direkt nach der Geburt ist die Augenstellung nicht konstant parallel. Es kommen immer wieder Phasen vor, in denen die Augen parallel stehen, aber auch Phasen des sogenannten Babyschielens. Dieses kann in alle Richtungen auftreten, am häufigsten ist die konvergente Abweichung.

Mit ca. 2–3 Monaten stabilisiert sich die Augenstellung und die Schielphasen sollten nicht mehr auftreten. Ab diesem Zeitpunkt ist auch die Akkommodation gezielt einsetzbar. Außerdem haben sich im visuellen Kortex die Binokularneurone entwickelt und das Binokularsehen kann erstmals nachgewiesen werden. Nicht immer endet dieser Prozess mit einem stabilen Parallelstand und Binokularsehen. Ein Schielen nach dem 4. Lebensmonat ist nicht mehr physiologisch und muss abgeklärt werden.

Ein frühkindliches Innenschielen besteht, wenn sich bei gesunden Kindern innerhalb der ersten 6 Lebensmonate eine manifeste Esotropie ausbildet und eine akkommodative Komponente ausgeschlossen wurde. Der Begriff frühkindliches Schielsyndrom (FKSS) wird verwendet, wenn mindestens 3 der typischen frühkindlichen Zeichen vorliegen.

Auch Kinder mit neurologischen Auffälligkeiten entwickeln häufig in den ersten 6 Lebensmonaten ein Innenschielen. Diese können z. B. durch eine Frühgeburt oder einen Sauerstoffmangel unter der Geburt (perinatal) verursacht werden.

8.1.1.1 Ätiologie und Pathomechanismus

Eine genetische Disposition, z. B. für das Unvermögen der Fusion kann zur Entwicklung eines frühkindlichen Schielens beitragen (Fusionsmangeltheorie nach Worth (1905)). Der genaue Pathomechanismus ist immer noch ungeklärt.

8.1.1.2 Erscheinungsbild

Joseph Lang hat 1967 vier charakteristische Symptome des FKSS beschrieben:
— Dissoziierte Vertikaldeviation
— Nystagmus latens
— Rollbewegung der Augen bei Fixationsaufnahme („Raddrehphänomen")
— Kopfschiefhaltung

Darüber hinaus beschreibt er als weitere Symptome:
— einen variablen konvergenten Schielwinkel,
— häufig ein A-Phänomen,
— häufig einen Zusammenhang mit Faktoren wie z. B. eine Frühgeburt und zerebrale Schäden. (Lang 1967)

▪▪ Frühkindliche Zeichen

Heute findet man einige Symptome wie z. B. das „Raddrehphänomen" eher selten. Im heutigen Sprachgebrauch hat sich die Beschreibung folgender frühkindlicher Zeichen etabliert:
— großer konvergenter Schielwinkel mit einem Auftreten im ersten halben Lebensjahr, häufig mit gekreuzter Fixation
— Nystagmus latens und Fixation in Adduktion

- persistierende Asymmetrie der Folgebewegungen und dadurch des optokinetischen Nystagmus
- dissoziierte Vertikaldeviation (DVD)
- Störung der schrägen Augenmuskeln mit einem Alphabet-Symptom
- Kopffehlhaltung

Besonderheiten der Sensorik:
- anomale Korrespondenz oder Suppression
- Amblyopie

Großer konvergenter Schielwinkel und gekreuzte Fixation Ein großer Schielwinkel >15° ist charakteristisch für die frühkindliche Esotropie.
- Es besteht keine wesentliche Fern-Nah-Differenz.
- Die Brillenkorrektur hat wenig oder keinen Einfluss auf die Schielwinkelgröße.
- Der Schielwinkel ist meist konstant, aber auch Schwankungen sind beschrieben.
- Im Verlauf wird in einigen Fällen der Schielwinkel spontan wieder kleiner.
- Zu Beginn wird oft alterniert im Sinne einer gekreuzten Fixation. Das rechte Auge wird im linken Blickfeld, das linke Auge im rechten Blickfeld benutzt. Der Fixationswechsel findet knapp neben der Primärposition statt. Dadurch wird die Abduktion an beiden Augen selten eingenommen, sodass es zu einem sekundären Abduktionsdefizit kommen kann.
- Durch das Alternieren kommt es im ersten Lebensjahr selten zu einer Amblyopie. Häufig wird im weiteren Verlauf eine Fixation bevorzugt und es kann zu einer Amblyopie kommen.

Nystagmus latens Synonym: Rucknystagmus vom Latenstyp, latenter Nystagmus

Der Nystagmus latens ist ein Zeichen für einen sehr frühen Schielbeginn innerhalb der ersten 3 Lebensmonate.
- Bei monokularer Fixation des rechten Auges ist ein Rechtsrucknystagmus sichtbar, bei monokularer Fixation des linken Auges ist ein Linksrucknystagmus sichtbar.
- Binokular sieht man keinen Nystagmus oder er ist deutlich schwächer ausgeprägt. Dann sieht man einen Rucknystagmus zur Seite des fixierenden Auges (manifester Nystagmus vom Latenstyp).
- In Adduktion ist der Rucknystagmus deutlich beruhigt. Der Kopf wird deshalb zur Seite des fixierenden Auges gewendet, um in Adduktion zu fixieren.

Es gibt verschiedene Hypothesen zur Entstehung des Nystagmus latens. Steffen und Kolling (2020) erklären den Pathomechanismus folgendermaßen:
- Innerhalb der ersten 3 Lebensmonate ist es physiologisch, dass monokular nur auf nasal gerichtete Bewegungen mit kompensatorischen Augenbewegungen reagiert werden kann. Auf nach temporal gerichtete Bewegungen wird nicht reagiert. Mit der Entwicklung der Binokularneurone in den ersten 3 Lebensmonaten ist die Reaktion in beide Richtungen möglich.
- Durch den sehr frühen Schielbeginn beim FKSS entwickeln sich im visuellen Kortex aber keine Binokularneurone. Deshalb bleibt die Asymmetrie der ersten 3 Monate erhalten. Das Abdriften des Auges nach nasal wird nicht bemerkt. Dies entspricht der langsamen Phase des latenten Nystagmus.
- Zur Wiederaufnahme der Fixation muss eine Rückstellsakkade erfolgen. Dies entspricht der schnellen Phase des Rucknystagmus.

Der gleiche Mechanismus führt auch zur pathologischen Reaktion beim monokularen optokinetischen Nystagmus (OKN).

Asymmetrie des optokinetischen Nystagmus Der OKN ist ein Reflex. Er löst Augenbewegungen aus, die optimal auf die Bewegung eines Fixierobjekts angepasst sind. Damit wird die Netzhautabbildung stabilisiert. ▶ Abschn. 6.2.2

Es gibt zwei Bahnen des OKN:
1. die subkortikale Bahn: Aus dem Tractus opticus zweigen Nervenfasern des magnozellulären Systems ab und ziehen in das

Mittelhirn. Zwischen der Vierhügelplatte und dem Corpus geniculatum laterale liegen der Nukleus des optischen Traktes und der dorsale terminale Nukleus, die mit der Abkürzung NOT-DTN zusammengefasst werden. Der rechte NOT-DTN ist für die Reaktion auf rechtsgerichtete Bewegungen zuständig, der linke ist für die Reaktion auf linksgerichtete Bewegungen zuständig. Auf nach temporal gerichtete Bewegungen kann beim FKSS nur unter beidäugigen Bedingungen reagiert werden. Monokular kann nur jeweils auf nach nasal gerichtete Bewegungen reagiert werden.
2. die kortikale Bahn: Informationen über die Bewegungsrichtung des Fixierobjekts erreichen über die Sehbahn auch den visuellen Kortex. Die Information über die nasal gerichtete Bewegung gelangt von der nasalen Netzhaut in den gegenseitigen Kortex und ab dem 4. Lebensmonat über die Binokularneurone zum NOT-DTN auf derselben Seite. Die Informationen über die nach temporal gerichtete Bewegung gelangt von der temporalen Netzhaut in den gleichseitigen Kortex und ab dem 4. Lebensmonat über die Binokularneurone zum NOT-DTN auf derselben Seite. Monokular kann also nach der Ausbildung von Binokularneuronen im Kortex auf Bewegungen in beide Richtungen reagiert werden.

Wenn die kortikale Bahn ausgereift ist, wird die subkortikale Bahn aufgegeben. Beim FKSS entwickeln sich keine Binokularneurone. Die subkortikale Bahn wird weiterhin genutzt. ◘ Abb. 8.1

> Bei einem unklaren Schielbeginn ist der Nachweis eines asymmetrisch auslösbaren OKN bei Okklusion eines Auges ein sicheres Zeichen für ein frühkindliches Schielen.

Dissoziierte Vertikaldeviation Synonym: dissoziiertes Höhenschielen

Die dissoziierte Vertikaldeviation (DVD) kommt nicht ausschließlich beim frühkindlichen Schielsyndrom vor. Auch bei einem späteren Verlust des Binokularsehens, z. B. durch eine perforierende Verletzung oder ein erworbenes Schielen kann sich noch eine DVD entwickeln.

Bei der DVD kommt es beim Abdecken oder Verdunkeln eines Auges zum Höherstand dieses Auges. Man kann dies ggf. auch unter binokularen Bedingungen am geführten Auge beobachten, z. B. bei:
— nachlassender Konzentration oder Müdigkeit
— starker Beanspruchung des Führungsauges durch erhöhte Aufmerksamkeit, z. B. bei der binokularen Visusprüfung
— spontaner Suppression eines Auges
— Aufregung

Die DVD manifestiert sich meist zwischen dem 2. und 4. Lebensjahr. Sie tritt eher beidseitig auf, ist aber selten komplett symmetrisch.
— Bei Rechtsfixation weicht das linke Auge nach oben ab, bei Linksfixation weicht das rechte Auge nach oben ab. Diese Bewegung ist schwimmend und im Ausmaß variabel.
— Nach der Freigabe sieht man eine schwimmende Abwärtsbewegung des Auges. Dies kann auch mit einer Einwärtsrollung verbunden sein (Raddrehphänomen).
— Die DVD tritt unabhängig von der eingenommenen Blickrichtung auf. Sie wird häufiger im Seitblick sichtbar, wenn die Nase das adduzierte Auge abdeckt.

Ein Lichtentzug führt zu einer pathologischen Heberinnervation. Das bedeutet, wenn ein Auge abgedeckt wird, fällt weniger Licht auf die Netzhaut und das Auge weicht nach oben ab. Zum Pathomechanismus der DVD gibt es verschiedene Theorien. Brodsky vergleicht die DVD mit dem Lichtrückenreflex bei Fischen. (Brodsky 1999) Die DVD stellt demnach einen Atavismus dar, sie könnte also ein Überbleibsel aus der evolutionären Entwicklung des Sehsystems sein.

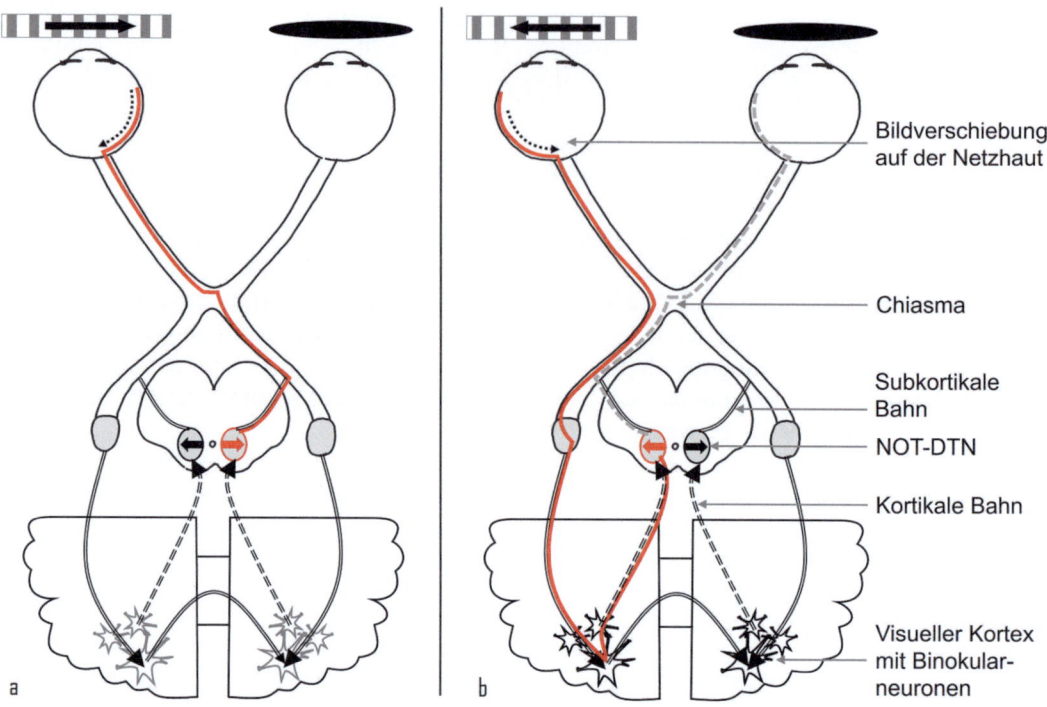

Abb. 8.1 Schematische Darstellung der subkortikalen und kortikalen Bahn des OKN. **a** Das rechte Auge ist okkludiert. Eine nasal gerichtete Musterbewegung vor dem linken Auge kann in den ersten 3 Lebensmonaten nur über die subkortikale Bahn an den rechtsseitigen NOT-DTN (Kern des optischen akzessorischen Trakts) weitergeleitet werden (rote Linie). Die reizaufnehmenden nasalen Netzhautfasern im Chiasma kreuzen und ziehen zum rechtsseitigen NOT-DTN. Dieser kann eine rechtsgerichtete Folgebewegung auslösen. Eine Ansteuerung über den visuellen Kortex kann nicht erfolgen, wenn die kortikale Bahn (gestrichelte Doppellinie) noch nicht ausgereift ist. **b** Eine temporal gerichtete Musterbewegung vor dem linken Auge muss eine linksgerichtete Folgebewegung auslösen. Diese ist erst nach dem 3. Lebensmonat mit Entwicklung der Binokularneurone möglich. Nun erhält der linke NOT-DTN Informationen von den temporalen Netzhautfasern. Er kann diese Information nicht über das rechte Auge erhalten, da dieses okkludiert ist (gestrichelte graue Linie). Deshalb erreicht die Information den linken NOT-DTN nur über die linksseitige kortikale Bahn, wenn diese ausgereift ist

Nice to know

Auch der horizontale und der torsionale Schielwinkel können dissoziiert sein. Die dissoziierte Horizontaldeviation (DHD) ist seltener als die dissoziierte torsionale Deviation (DTD), welche oft mit der DVD einhergeht. An eine DHD sollte gedacht werden, wenn keine anderen erkennbaren Ursachen für schwankende Horizontalwinkel vorliegen, wie z. B. akkommodative Einflüsse.

Fehlfunktionen der schrägen Augenmuskeln mit Alphabet-Symptom Das frühkindliche Schielen geht häufig mit einem Innervationsungleichgewicht der schrägen Augenmuskeln einher. Dabei kommt es häufiger zu einer Sursoadduktion mit V-Symptom als zu einer Deorsoadduktion mit A-Symptom. Bei einer Sursoadduktion liegt eine Überfunktion des M. obl. inferior und eine Unterfunktion des M. obl. superior vor. Bei einer Deorsoadduktion liegt eine Unterfunktion des M. obl. inferior und eine Überfunktion des M. obl. superior vor.

Für die Planung einer Augenmuskeloperation muss zwischen einer echten Obliquus-Fehlfunktion und einem dissoziierten Höherstand differenziert werden. Eine Sursooder Deorsoadduktion kann auch von einer dissoziierten Vertikaldeviation überlagert sein. Dann muss der dissoziierte Anteil ausgemessen werden.

8.1 · Angeborene und erworbene kindliche konkomitante Schielformen

Kopffehlhaltung Beim frühkindlichen Schielen wird der Kopf oft zur Seite des fixierenden Auges gedreht, um in Adduktion zu fixieren. Da dies der Beruhigung des Nystagmus latens dient und damit ein funktioneller Vorteil entsteht, spricht man hier von einer Kopfzwangshaltung. Zusätzlich zur Kopfdrehung neigen viele Patientinnen den Kopf. Meist wird dabei zur Seite des dominanten bzw. fixierenden Auges geneigt, selten zur Gegenseite. Die Kopfneigung korreliert in der Regel nicht mit der Art der Obliquus-Fehlfunktion und wird deshalb auch als paradox bezeichnet. Die Ursache dieser Kopfschiefhaltung ist unklar, sie bringt keinen Vorteil. Man sollte hier auch an andere, z. B. orthopädische Ursachen denken.

▪▪ Anomale Korrespondenz oder Suppression

Die Korrespondenzverhältnisse bei frühkindlichem Schielen mit instabilen Winkelverhältnissen sind oft nicht eindeutig. Aufgrund des großen, möglicherweise schwankenden Schielwinkels bildet sich oft keine stabile anomale Korrespondenz aus. Folgende Angaben sind möglich:
— Suppression ohne Korrespondenzangabe
— disharmonisch anomale Korrespondenz
— normale Korrespondenz. Hering erklärt dies mit dem „Nativismus der normalen Korrespondenz". Die normale Korrespondenz kann ohne Erfahrung „abgerufen" werden, fraglich ist dies genetisch festgelegt.

Bislang ist ungeklärt, ob der Strabismus aus einer primären Unfähigkeit zur Fusion resultiert, oder ob die Schielstellung zuerst da war und es dann sekundär zu einer Störung des Binokularsehens kommt.

▪▪ Amblyopie

Im ersten Lebensjahr kommt es durch die gekreuzte Fixation selten zu einer hochgradigen Amblyopie. Im Verlauf wird dann häufig eine Fixation bevorzugt und es kommt zu einer Amblyopie.

▪▪ Refraktionsbefunde beim FKSS

Es besteht meist eine geringe bis mittlere Hyperopie mit einem Astigmatismus. Auch schräge Achslagen werden häufiger gemessen, z. B. 45° auf dem einen Auge und 135° auf dem anderen Auge.

Die Hyperopiekorrektur hat oft wenig Einfluss auf die Größe des Schielwinkels.

8.1.1.3 Differentialdiagnostische Untersuchungen

— Augenstellung:
  – Wird alterniert oder besteht eine strenge Führung?
  – Besteht eine gekreuzte Fixation, ggf. unterstützt durch eine Kopfdrehung?
— Visus/Amblyopie:
  – Besteht bei Okklusion ein seitengleiches Abwehrverhalten?
    – Seitengleiches oder kein Abwehrverhalten: vermutlich liegt keine Amblyopie vor.
    – Stärkeres Abwehrverhalten auf einer Seite: vermutlich wurde das bessere Auge abgedeckt und das amblyope Auge muss fixieren.
— Schielwinkel
  – Wie groß ist der Schielwinkel? Je nach Alter und Kooperation der Patientin kann der Schielwinkel ggf. nur nach Hornhautreflexen geschätzt werden.
  – Besteht eine Inkomitanz?
— Motilität
  – Zum Ausschluss einer Abduzensparese muss beidseits eine freie Abduktion nachgewiesen werden. Ist die Abduktion spontan nicht frei auslösbar, kann sie mit anderen Methoden beurteilt werden: über das Puppenkopfphänomen ▶ Abschn. 6.3.1, über Folgebewegungen mit einem Spiegel, ggf. monokular damit das Auge in Abduktion fixieren muss.
  – Auch eine eingeschränkte Abduktion aufgrund von Sekundärveränderungen ist möglich. Das kann die Abgrenzung zur Abduzensparese erschweren.

- Liegt ein Innervationsungleichgewicht der schrägen Augenmuskeln vor?
- Nachweis einer dissoziierten Vertikaldeviation
  - Welcher Anteil der Vertikalabweichung ist motorisch bedingt und welcher Anteil ist dissoziiert? Im Gegensatz zu einer echten Motilitätsstörung ist bei der dissoziierten VD der Lichtentzug eines Auges der Auslöser für den Höherstand. Die Differenzierung kann mit verschiedenen Methoden erfolgen, z. B. mit dem Fixationswechseltest oder mit der Verdunklungsprobe nach Bielschowsky.
- Binokulare Wahrnehmung nach Ausgleich des Schielwinkels
  - Nach Ausgleich des objektiven Schielwinkels mit Prismen wird ermittelt, ob postoperativ Doppelbilder zu erwarten sind. Häufig wird Suppression angegeben. Wenn Doppelbilder angegeben werden, verschwinden diese meistens nach kurzer Prismentragezeit. Selten bleiben sie bestehen und müssen ernst genommen werden. Dann wird die Prismenstärke reduziert, bis Einfachsehen eintritt. Gegebenenfalls kann dann nur ein Teil des Schielwinkels operativ korrigiert werden oder eine Operation ist gar nicht möglich. Die Gefahr für postoperativ nicht ausgleichbare Doppelbilder steigt mit zunehmendem Lebensalter.

Fixationswechseltest

Der Fixationswechseltest (FWT) wurde von Kommerell und Mattheus entwickelt. Er kann am Synoptometer, aber auch im freien Raum mit Prismen erfolgen. (Mattheus und Kommerell 2021)

Durchführung
- Der vertikale Schielwinkel wird z. B. bei Rechtsfixation gemessen. Bei einer DVD würde nun das linke Auge nach oben abweichen. Die VD wird ausgemessen. Dabei wird das nicht fixierende Auge länger abgedeckt, damit es Zeit hat, nach oben abzuweichen.
- Werden keine Einstellbewegungen mehr gesehen, wird nun die Fixation von rechts nach links gewechselt, ohne die Position des linken Auges zu verändern. D. h. das Ausgleichsprisma bzw. der Synoptophorarm verbleiben unverändert vor dem linken Auge. Das linke Auge fixiert nun in der vorher gemessenen Stellung.
- Liegt keine DVD vor, bleibt der Schielwinkel bei Linksfixation gleich, d. h. die Stellung des rechten Auges verändert sich nicht.
- Bei einer DVD weicht bei Linksfixation das rechte Auge nach oben ab, d. h. die Position des rechten Auges verändert sich. Diese Veränderung entspricht dem dissoziierten Anteil.

Verdunklungsprobe nach Bielschowsky
- Der vertikale Schielwinkel wird z. B. bei Rechtsfixation mit dem alternierenden Prismencovertest gemessen.
- Nach Winkelausgleich bleibt das Prisma vor dem linken Auge.
- Vor das rechte Auge wird nun ein Dunkelrotglas gehalten und die Patientin wird aufgefordert, durch das Rotglas das Licht zu fixieren.
- Durch den Lichtentzug hinter dem Dunkelrotglas kommt es bei einer dissoziierten VD zu einem Hebungsimpuls am rechten Auge. Um die Fixation weiterhin aufrecht zu erhalten, muss eine Senkerinnervation erfolgen.
- Nach dem Hering Gesetz überträgt sich diese Senkerinnervation auf das linke Auge. Dadurch kommt es bei dissoziierter VD zu einer Abnahme des Höherstandes des linkes Auges.
- Der Schielwinkel wird nun unter dem Dunkelrotglas bei Rechtsfixation erneut ausgemessen, wobei das linke Auge nur kurz vom Cover verdunkelt wird. Die Differenz der beiden Messungen ergibt den dissoziierten Anteil. (Bielschowsky 1931)

8.1.1.4 Therapie

Die Therapie verfolgt mehrere Ziele:
- Verhindern, dass sich eine Amblyopie entwickelt oder verstärkt. Bei bereits vorhandener Amblyopie wird diese behandelt. ▶ Abschn. 7.5
- Die Auffälligkeit des Schielens soll reduziert werden, um die Akzeptanz der betroffenen Kinder im sozialen Umfeld zu verbessern. Der Einfluss eines sichtbaren Schielens auf die psychosoziale Interaktion beginnt etwa mit dem 6. Lebensjahr. Es beeinflusst z. B. wie häufig Kinder auf Geburtstagspartys eingeladen werden (Mojon-Azzi et al. 2011) oder wie Bewerberinnen von Arbeitgebern oder Headhuntern wahrgenommen werden. (Dohlman et al. 2022)
- Verbesserung der motorischen Entwicklung des Kindes
- Verbesserung einer binokularen Zusammenarbeit

Die einzelnen Therapieschritte sind:
- Skiaskopie in Zykloplegie und Vollausgleich des Refraktionsfehlers
- ggf. Amblyopieprophylaxe oder Amblyopietherapie:
  - Bei einem strengen Führungsverhalten oder Abwehrverhalten unter der Okklusion eines Auges wird auch ohne eindeutige Visusangaben eine Amblyopietherapie begonnen.
  - Es wird nur das Führungsauge okkludiert. Die Okklusion des geführten Auges, z. B. im Rahmen einer alternierenden Okklusion ist als Amblyopieprophylaxe nicht sinnvoll.
  - Bei einem ausgeprägtem Nystagmus latens wird eine stundenweise Okklusion vermieden. Der Nystagmus beruhigt sich unter der Okklusion erst nach einiger Zeit. Die optimale Reizung durch eine ruhige Netzhautabbildung ist eine Voraussetzung für die Visusverbesserung.
- Augenmuskeloperation
  - Gegen das Einwärtsschielen wird, wenn möglich am geführten Auge operiert: M. rect. medialis Rücklagerung (Schwächung), M. rect. lateralis Faltung (Stärkung). Bei sehr großen Schielwinkeln wird ggf. ein weiterer Horizontalmuskel am Führungsauge operiert. Dies erfolgt je nach Operateur im gleichen Eingriff oder als Zweiteingriff.
  - Gegen das Vertikalschielen wird in der Regel an den schrägen Augenmuskeln operiert. Gegen eine Sursoadduktion wird meist der M. obl. inferior rückgelagert, ggf. zusätzlich der M. obl. superior gestärkt. Gegen eine Deorsoadduktion wird in der Regel der M. obl. superior rückgelagert und ggf. der M. obl. inferior gestärkt. (Kaufmann und Steffen 2020, S. 408)
  - Eine DVD kann operativ nicht verlässlich beseitigt werden. Am erfolgreichsten gelingt dies bei einer streng einseitigen Führung und einem dissoziierten Höherstand ohne große Schwankungen auf dem abgewichenen Auge. Am höherstehenden Auge wird der M. rect. superior geschwächt, entweder durch eine Rücklagerung oder eine Faden-Operation (Myopexie).

■■ Früh- oder Spät-OP?

Es besteht weltweit Uneinigkeit über den besten Zeitpunkt für eine operative Stellungskorrektur. Auch große Studien haben kein eindeutiges Ergebnis erbracht (Simonsz et al. 2005)

Es gibt Operateure, die sehr früh operieren, d. h. nur wenige Monate nach dem Schielbeginn. Andere operieren vor Vollendung des zweiten Lebensjahres. Eine dritte Gruppe bevorzugt die Spätoperation zwischen dem 3. und 6. Lebensjahr, oft vor der Einschulung. In Europa wurde in den 90er Jahren eine prospektive, multizentrische Studie durchgeführt, um den Einfluss unterschiedlicher OP-Zeitpunkte auf das postoperative Ergebnis zu vergleichen. Es wurden folgende Kriterien untersucht:
- Binokularsehen
- Notwendigkeit einer Operation
- Anzahl der Operationen
- Amblyopie

Ergebnisse der ELISSS-Studie:
- Binokularsehen: In der Gruppe der früh operierten Kinder war etwas häufiger grobes Stereosehen nachweisbar. Die Titmus-Fliege war positiv bei 13,5 %, im Gegensatz zu 3,9 % bei spät operierten Kindern. Stereopsis über die Fliege hinaus war in der Früh-OP-Gruppe in 3 % nachweisbar, in der Spät-OP-Gruppe bei 3,9 %. Ein positiver Bagolini wurde in beiden Gruppen bei etwa der Hälfte der Fälle nachgewiesen. (Früh OP 51,2 %, Spät OP 44,7 %)
- Notwendigkeit einer Operation: Ein größerer Anteil der Kinder in der Spät-OP-Gruppe benötigte gar keine Operation (22 %), weil sich der Schielwinkel spontan verkleinerte. In der Früh-OP-Gruppe trat dieser Effekt deutlich seltener auf (8,2 %). Aus der Studie wurden Kinder mit großen Schielwinkeln (>20°) ausgeschlossen. Das erklärt, warum die Zahl der Nicht-OPs in der Studie insgesamt recht hoch ist.
- Anzahl der Operationen: Kinder in der Früh-OP-Gruppe benötigten etwas häufiger weitere Operationen (im Schnitt 1,18 Operationen pro Kind) als Kinder in der Spät-OP Gruppe (im Schnitt 0,99 Operationen pro Kind)

In Hinblick auf die Verlaufskontrollen bei einer Amblyopie ist nach einer erfolgreichen Stellungskorrektur das Führungsverhalten schwerer beurteilbar. Bei älteren Kindern sind die Visusprüfung und die Beurteilung des Führungsverhaltens leichter.

▪▪ Nachsorge
Regelmäßige Kontrollen von Visus, Refraktion, Binokularsehen und Augenstellung sind auch nach der Augenmuskeloperation notwendig. Bei stabilem Befund können die Kontrollen in immer größeren Abständen erfolgen.

8.1.1.5 Prognose
Postoperativ findet man oft Suppression oder anomales Binokularsehen (Bagolini positiv mit Einstellbewegung). Normales Binokularsehen ist nach einer Augenmuskeloperation nicht zu erwarten. In seltenen Fällen kommt dies aber doch vor. Es ist dann zu vermuten, dass präoperativ zumindest zeitweise doch ein Parallelstand vorlag. Postoperatives Binokularsehen ist ein günstiges prognostisches Zeichen für eine langfristig stabile Augenstellung.

Eine Veränderung des Schielwinkels kann in jedem Lebensalter auftreten. Dabei kann sich der konvergente Schielwinkel wieder vergrößern (Rezidiv) oder es kommt zu einer divergenten Augenstellung (konsekutiver Strabismus divergens). Die Patientinnen müssen darüber aufgeklärt werden, dass eine erneute Augenmuskeloperation in jedem Alter erfolgen kann.

8.1.2 Esotropie mit Schielbeginn im Alter sensorischer Formbarkeit

8.1.2.1 Ätiologie und Pathomechanismus
Definitionsgemäß tritt ein frühkindliches Schielen im ersten halben Lebensjahr auf. Bei einem Schielbeginn im dritten oder vierten Lebensjahr spricht man vom normosensorischen Spätschielen. Im Zeitraum dazwischen spricht man vom Schielbeginn im Alter sensorischer Formbarkeit. Bis zu diesem Zeitpunkt kann sich das Binokularsehen schon entwickelt haben. Dies ist aber noch sehr störanfällig, deshalb können sich trotzdem noch frühkindliche Zeichen ausbilden.

8.1.2.2 Erscheinungsbild
- Der Schielbeginn ist oft schleichend.
- Es besteht eine Esotropie, meist mit einer strengen einseitigen Führung, aber auch freies Alternieren kann vorkommen.
- Ggf. finden sich frühkindliche Zeichen, wie eine Sursoadduktion und ein dissoziiertes Vertikalschielen
- Ein Nystagmus latens und die nasotemporale Asymmetrie beim optokinetischen Nystagmus fehlen. Diese treten nur auf,

8.1 · Angeborene und erworbene kindliche konkomitante Schielformen

wenn der Schielbeginn in den ersten Lebensmonaten liegt.
- Der frühe Schielbeginn führt schnell zu sensorischen Anpassungsmechanismen wie Suppression, anomaler Korrespondenz und Amblyopie.

Trotz einer erworbenen Stellungsabweichung kommt es zu sensorischen und motorischen Anpassungsmechanismen, daher ähnelt der Befund häufig dem frühkindlichen Schielsyndrom. Es gibt aber auch Fälle, die trotz eines frühen Schielbeginns eher einem normosensorischen Spätschielen ähneln. Die Kinder kneifen bei Schielbeginn ein Auge zu, stolpern oder zeigen andere Orientierungsstörungen.

Teilweise kann die Diagnose erst nach erfolgter Therapie gestellt werden, wenn postoperativ subnormale oder komplett normale Binokularfunktionen nachweisbar sind.

8.1.2.3 Therapie
- Skiaskopie in Zykloplegie und Brillenverordnung
- bei Amblyopie Okklusionstherapie
- Augenmuskeloperation
  - bei Esotropie mit typischen frühkindlichen Zeichen kann die Operation im Vorschulalter erfolgen
  - bei Esotropie mit normosensorischen Zeichen ist die Augenmuskeloperation früher zu planen, um das Binokularsehen wiederherzustellen

8.1.2.4 Prognose
Die Prognose ist sehr individuell und abhängig vom Erscheinungsbild.

Bei einer Esotropie mit frühkindlichen Zeichen ist in der Regel bestenfalls anomales Binokularsehen zu erwarten. Bei einer Esotropie mit normosensorischen Zeichen kann postoperativ auch normales Binokularsehen erreicht werden. In einer Studie mit 24 Kindern mit einem Schielbeginn vor dem 3. Geburtstag konnte bei 81 % der Fälle postoperativ Stereopsis mit dem Lang-Test nachgewiesen werden. (Sturm et al. 2012)

8.1.3 Normosensorisches Spätschielen

Von einem normosensorischen Spätschielen spricht man, wenn das Schielen zwischen dem 3. und 5. Lebensjahr auftritt (Lang 2003). Das Alter bei Schielbeginn ist aber nicht das einzige Kriterium, entscheidend ist das typische Erscheinungsbild. Dieses kann sich auch bei jüngeren oder deutlich älteren Kindern zeigen.

Ein plötzlicher Schielbeginn ohne sichtbare Ursache ist ein wichtiges Merkmal. Die Kinder werden meistens sehr zügig vorgestellt, da sich die Eltern bei einem plötzlich aufgetretenen Schielen, ggf. mit Angabe von Diplopie, große Sorgen machen. In einigen Fällen wird über einen zeitlichen Zusammenhang mit einem besonderen Ereignis (Infekt, Stress, etc.) berichtet.

8.1.3.1 Ätiologie und Pathomechanismus
- Die Ursache ist ungeklärt.
- Psychische Traumata oder Infekte können die Stabilität der beidäugigen Zusammenarbeit negativ beeinflussen und zum plötzlichen Schielbeginn beitragen.
- Eine angeborene Veranlagung zum Schielen ist möglich, z. B. eine Minderanlage zur exakten Fusion. Man findet nicht selten eine positive Familienanamnese für ein Schielen.

8.1.3.2 Erscheinungsbild
- Der Schielbeginn ist plötzlich.
- Ggf. kann das Schielen zu Beginn intermittierend auftreten, z. B. nur bei Müdigkeit.
- Häufig geben die Kinder Doppelbilder an oder kneifen ein Auge zu.
- Die Kinder fallen durch eine gestörte Orientierung auf, z. B. Stolpern oder häufiges daneben Greifen.
- Es besteht eine Esotropie:
  - mäßig großer, meist konstanter Schielwinkel um + 15°

- keine wesentliche Fern-Nah-Differenz
- kein strenges Führungsverhalten
— Die Motilität ist frei, der Schielwinkel ist also konkomitant.
— Es liegt keine wesentliche Amblyopie vor. Dies kann abhängig vom Zeitpunkt der Vorstellung sein. Je länger das Schielen besteht, desto wahrscheinlicher ist die Entwicklung einer Amblyopie.
— Es besteht eine normale Korrespondenz. Nach Ausgleich des objektiven Schielwinkels ist meistens normales Binokularsehen nachweisbar. Bei einigen Kindern setzt aber schnell Suppression ein, sodass der Nachweis nicht mehr möglich ist.
— Der Schielwinkel ist prismatisch gut ausgleichbar.
— Es besteht kein wesentlicher Refraktionsfehler.
— Die Augen sind organisch gesund.

8.1.3.3 Differentialdiagnostische Untersuchungen

— Eine genaue Anamneseerhebung ist für die Abgrenzung zu anderen kindlichen Schielformen besonders wichtig.
◘ Tab. 8.1 Es kann hilfreich sein, auf Fotos nach sichtbarem Schielen zu suchen. Wann ist das Schielen erstmals zu sehen? (Fotoanamnese)
— Aufgrund des plötzlichen Einwärtsschielens muss eine Abduzensparese unbedingt ausgeschlossen werden. Die freie Abduktion und die Konkomitanz des Schielwinkels müssen nachgewiesen werden.
— Die Refraktion wird in Zykloplegie bestimmt. Findet sich eine Hyperopie, muss diese voll verordnet werden, um ein akkommodatives Schielen oder einen akkommodativen Anteil auszuschließen.
— Der Organbefund muss erhoben werden:
  - Die optischen Medien sind klar.
  - Der Fundus ist altersentsprechend regelrecht.
  - Es besteht kein relativer afferenter Pupillendefekt (RAPD). ▶ Abschn. 11.4.1.
— Es besteht keine ausgeprägte Visusminderung.
— Typische frühkindliche Zeichen, z. B. ein latenter Nystagmus, oder neurologische Auffälligkeiten fehlen.

> Bei Zusatzbefunden wie z. B. Nystagmus, Papillenauffälligkeiten, Cephalgien oder einer Motilitätseinschränkung handelt es

◘ **Tab. 8.1** Differentialdiagnosen zum normosensorischen Spätschielen

Differentialdiagnose	differenzierende Befunde
Frühkindliches Schielsyndrom	frühkindliche Zeichen, z. B. Nystagmus latens, dissoziierte Vertikaldeviation, Obliquus-Fehlfunktionen
Schielen mit Beginn im Alter sensorischer Formbarkeit	ggf. frühkindliche Zeichen wie z. B. dissoziierte Vertikaldeviation, keine Diplopie bei Schielbeginn, Amblyopie
Rein-akkommodativer Strabismus convergens	Vorliegen einer Hyperopie, deren Ausgleich das Schielen korrigiert
Dekompensierter Mikrostrabismus	Amblyopie, strenges Führungsverhalten, kleiner Anomaliewinkel, ggf. Anisometropie
Dekompensierte Esophorie	kaum zu differenzieren
Einseitige Abduzensparese	einseitig eingeschränkte Abduktion, größerer konvergenter Winkel bei Fernfixation und bei Blick zur Seite des paretischen Auges
Beidseitige Abduzensparese	beidseits eingeschränkte Abduktion, größerer konvergenter Schielwinkel bei Fernfixation, Cave: eher konkomitanter Schielwinkel!
Sekundäre Esotropie	Vorliegen einer visusmindernden Erkrankung, erkennbar an einem auffälligen Organbefund, z. B. ein Retinoblastom

sich nicht um ein normosensorisches Spätschielen. Es muss dann eine kinderneurologische Abklärung ggf. inklusive MRT erfolgen!

8.1.3.4 Therapie

Das Ziel der Therapie ist es, dass Binokularsehen wieder zu ermöglichen. Früher bezeichnete man das normosensorische Spätschielen als strabologischen Notfall. Auch wenn Studien gezeigt haben, dass das Binokularsehen auch noch nach Jahren wiederhergestellt werden kann, gilt weiterhin: Eine Augenmuskeloperation sollte so schnell wie möglich nach dem Schielbeginn erfolgen. (Sturm et al. 2011)

— Ausgleich eines Refraktionsfehlers, gemessen in Zykloplegie
— Ausgleich des Schielwinkels mit einer Prismenfolie. Ggf. kann man im Verlauf versuchen, die Prismenfolie abzuschwächen. Das ist nur sinnvoll, wenn auch mit geringerer Prismenstärke weiterhin binokulares Einfachsehen möglich ist. In seltenen Fällen kann soweit reduziert werden, dass eine Augenmuskeloperation nicht mehr notwendig ist.
— Amblyopietherapie bis zur OP:
  – stundenweise Okklusion, keine ganzen Tage
  – Die Prismenfolie kann vor das Führungsauge gegeben werden, da sie den Seheindruck gering abschwächt und wie eine schwache Okklusion wirkt.
— Augenmuskeloperation:
  – Der OP-Termin wird unabhängig vom Erfolg der Amblyopietherapie geplant.
  – Meist wird eine einseitige kombinierte Augenmuskeloperation durchgeführt: M. rect. medialis Rücklagerung und M. rect. lateralis Faltung oder Resektion.
— Botulinumtoxin-Injektion:
  – Studien haben gezeigt, dass eine Botulinumtoxin-Injektion in den M. rect. medialis des abweichenden Auges zu einer dauerhaften Korrektur der Augenstellung und zur Wiederherstellung des Binokularsehens führen kann. (Dysli 2023)

— regelmäßige Nachsorge:
  – regelmäßige Kontrollen von Visus, Refraktion, Binokularsehen und Augenstellung

8.1.3.5 Prognose

Bei dem normosensorischen Spätschielen besteht insgesamt eine gute Prognose auf eine Vollheilung. Dies ist allerdings abhängig vom Zeitraum zwischen dem Schielbeginn und dem Beginn der Therapie. Es kann nur die Qualität von Binokularsehen erreicht werden, die vor dem Schielbeginn bestand. Da die Kinder bei Schielbeginn oft noch nicht gut untersuchbar sind, ist eine verlässliche Prognose vor der Augenmuskeloperation schwer einzuschätzen. Teilweise wird trotz optimaler Therapie kein normales Binokularsehen erreicht. Vermutlich hat dieses dann vorher auch nicht bestanden. (Sturm et al. 2012).

8.1.4 Zirkadianes Schielen

Synonym: zyklisches Schielen, alternate day squint

Eine Sonderform des normosensorischen Spätschielens ist das zirkadiane Schielen. Es ist sehr selten, deshalb gibt es wenige Veröffentlichungen, überwiegend sind dies Einzelfallbeschreibungen.

Nice to know
Zyklisch: regelmäßig wiederkehrend
zirkadian: kommt aus dem Lateinischen circa diem und bedeutet über den Tag, z. B. 24 h-Rhythmus
alternate day squint: Schielen an abwechselnden Tagen, z. B. 1 Tag Schielen, 1 Tag Parallelstand

8.1.4.1 Ätiologie und Pathomechanismus

— Die Ursache ist noch ungeklärt.
— Es gibt Vermutungen über eine zentrale Ursache. Dazu passt, dass viele Kinder an den Schieltagen unausgeglichener sind.
— Es kann durch periphere Mechanismen beeinflusst werden:

– Das Tragen von Prismen, einer Okklusion oder eines Dunkelrotglases können zu einer Rhythmusunterbrechung oder -änderung führen.
– Durch eine Augenmuskeloperation kann dauerhaft ein stabiler Parallelstand erreicht werden, egal ob die Operation an einem Schieltag oder an einem Nicht-Schieltag durchgeführt wurde.

8.1.4.2 Erscheinungsbild
- An den Schieltagen liegt das Erscheinungsbild eines normosensorischen Spätschielens vor.
- An den Nicht-Schieltagen besteht Parallelstand mit normalem Binokularsehen. Es kann eine Esophorie vorliegen.
- Der Wechsel erfolgt rhythmisch, am häufigsten ist der 48h-Rhythmus (1 Tag Schielen, 1 Tag kein Schielen).
- Im Verlauf verliert sich der rhythmische Charakter oft und das Schielen wird zunehmend manifest.
- Die Schielphasen sind nicht ermüdungsabhängig im Gegensatz zu intermittierenden Schielformen.

8.1.4.3 Differentialdiagnostische Untersuchungen
Die Diagnose kann oft nur gesichert werden, wenn die Kinder wiederholt untersucht werden. Allerdings kann bereits eine gezielte Nachfrage bei der Anamneseerhebung die Verdachtsdiagnose erhärten: Gibt es einen bestimmten Schiel-Rhythmus?

An einem Nicht-Schieltag kann das Krankheitsbild übersehen werden und als Pseudostrabismus oder orthoptischer Normalbefund gedeutet werden. Die Fotoanamnese kann hier wichtige Hinweise geben. Die Eltern können einen Schielkalender führen, der bei der nächsten Wiedervorstellung ausgewertet wird.

Wenn die Möglichkeit besteht, kann das Kind auch kurzfristig an einem Schieltag noch einmal vorgestellt werden.

8.1.4.4 Therapie
Die Therapie weicht nicht vom Vorgehen bei normosensorischem Spätschielen ab.
- Unbehandelt geht das zyklische Schielen in ein manifestes Schielen über. Deshalb wird eine Augenmuskeloperation zügig geplant.
- Mit der Operation muss nicht gewartet werden, bis die zyklische Esotropie in ein manifestes Schielen übergegangen ist, denn sie unterbricht den Rhythmus und hebt ihn auf.
- Zwischenzeitlich kann ein Prismenausgleich an Schieltagen erfolgen.
- regelmäßige Nachsorge:
  - regelmäßige Kontrollen von Visus, Refraktion, Binokularsehen und Augenstellung

8.1.4.5 Prognose
Bei einer zügigen Augenmuskeloperation besteht eine gute Prognose für eine Vollheilung.

8.1.5 Mikrostrabismus

Der Mikrostrabismus wurde in den 60er Jahren von Lang als eigenständiges Krankheitsbild definiert. Bis dahin wurden verschiedene Namen dafür verwendet, z. B. Esophorie mit Fixationsdisparität oder monofixational Syndrome.

8.1.5.1 Ätiologie und Pathomechanismus
Man geht beim Mikrostrabismus von einer Unfähigkeit zur bifoveolaren Fusion aus. Es wurden viele Theorien zur Pathogenese des Mikrostrabismus aufgestellt. Wahrscheinlich entsteht ein Mikrostrabismus innerhalb des 1. bis maximal 2. Lebensjahres. Lang ging von einer ausgeprägten Dominanz des Führungsauges aus. Das geführte Auge ist dabei unfähig, dem dominanten Auge präzise zu folgen. Eine bis heute nicht widerlegte Hypothese besagt, dass beim Mikrostrabismus das Panumareal im geführten Auge nicht in seinem Maximum genutzt wird. Stattdessen

8.1 · Angeborene und erworbene kindliche konkomitante Schielformen

wird entsprechend des Schielwinkels ein kleiner Bereich am Rand des Panumarealsgenutzt. ◘ Abb. 8.2 Diese gewährleisten reduziertes Binokularsehen, sodass Flächentests wie der Titmus-Test oft noch erkannt werden können, nicht aber Random-dot-Tests wie der Lang-Test. Dies erklärt auch, dass das Stereosehen unter der Amblyopietherapie besser werden kann, weil zuvor nicht genutzte Binokularneurone wieder aktiv sind. (Friedburg 1980)

8.1.5.2 Erscheinungsbild
- kleiner, manifester, meist konvergenter Schielwinkel zwischen 0,5° und 5°
- harmonisch anomale Korrespondenz
- reduziertes Binokularsehen auf anomaler Basis
- streng einseitige Führung
- Amblyopie
- häufig Anisometropie

Man unterscheidet folgende Formen:
- Primär konstanter Mikrostrabismus (Synonym: Mikrostrabismus ohne Identität)
  - entspricht dem Mikrostrabismus nach Lang, s. o.
  - mit foveolarer oder exzentrischer Fixation möglich
  - keine wesentliche zusätzliche Heterophorie
- Dekompensierter Mikrostrabismus
  - Dekompensationsfaktoren: unauskorrigierte Hyperopie, überlagerte Esophorie, Konvergenzexzess, Amblyopie bzw. Amblyopietherapie
  - großer konvergenter Schielwinkel mit strenger Führung
  - disharmonisch anomale Korrespondenz mit Diplopie oder Suppression
- Konsekutiver Mikrostrabismus
  - entsteht nach Reduktion eines großen Schielwinkels durch eine Operation oder eine Brillenkorrektur
- Mikrostrabismus mit Identität nach von Noorden
  - es besteht eine exzentrische Fixation, die dem Anomaliezentrum entspricht (ALZ = P = E) ► Abschn. 3.3.2
  - beim einseitigen Abdecktest erfolgt keine Einstellbewegung
  - Bagolini positiv ohne Einstellbewegung

8.1.5.3 Differentialdiagnostische Untersuchungen

■■ Fixationsprüfung
Mit dem Visuskop wird ein Fixierstern auf die Netzhaut projiziert. Die Patientin fixiert diesen Stern entweder mit der Fovea oder mit einer exzentrischen Netzhautstelle. Die Untersucherin beobachtet, ob sich der Foveolarreflex auf dem Fixierstern abbildet (foveolare Fixation) oder exzentrisch, meist nasal. ► Abschn. 7.4.2.

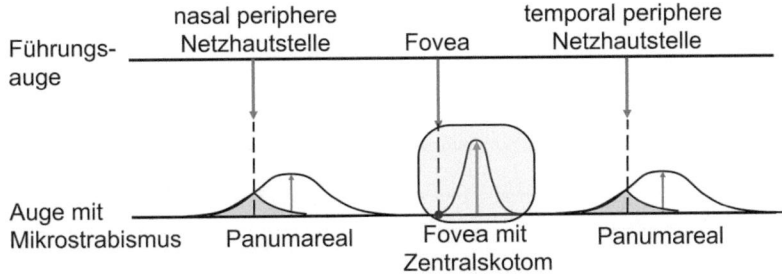

◘ **Abb. 8.2** Anomales Binokularsehen beim Mikrostrabismus. Bei einem Mikrostrabismus reizt das Fixierobjekt im abgewichenen Auge eine Netzhautstelle außerhalb des Panumareals. Deshalb besteht hier ein Zentralskotom. In der Peripherie korrespondiert z. B. eine nasal periphere Netzhautstelle des Führungsauges mit einer temporalen Netzhautstelle im geführten Auge. Diese liegt am Rand aber noch innerhalb des physiologischen Panumareals. Deshalb ist peripheres Binokularsehen auf anomaler Basis möglich

▪▪ 4 cm/m Basis-außen-Test

Mit dem 4 cm/m Basis-außen-Test kann ein Fixierpunktskotom nachgewiesen werden. Das Prisma wird bei Fixation eines visusentsprechenden Objekts in der Ferne oder der Nähe vorgehalten. Die Netzhautabbildung dieses Objektes wird auf eine temporale Netzhautstelle abgelenkt. Bei einer normalen Korrespondenz ohne Skotome führt diese Verschiebung zu Doppelbildern, die durch eine konvergente Fusionsbewegung kompensiert werden. ◘ Abb. 8.3a

Beim Mikrostrabismus kommt es zu folgenden Beobachtungen ◘ Abb. 8.3b:

— Wird das Prisma vor das abgewichene Auge gehalten, wird die Verschiebung des Netzhautbildes nicht bemerkt. Es befindet sich weiterhin im Fixierpunktskotom, deshalb ist keine Fusionsbewegung sichtbar.
— Wird das Prisma vor das Führungsauge gehalten, wird die Verschiebung des Netzhautbildes bemerkt. Es erfolgt eine Refixationssakkade zur Seite des abgewichenen Auges. Auch hier kommt es nicht zu einer Fusionsbewegung, weil das Bild immer noch im Fixierpunktskotom des abgewichenen Auges abgebildet wird.

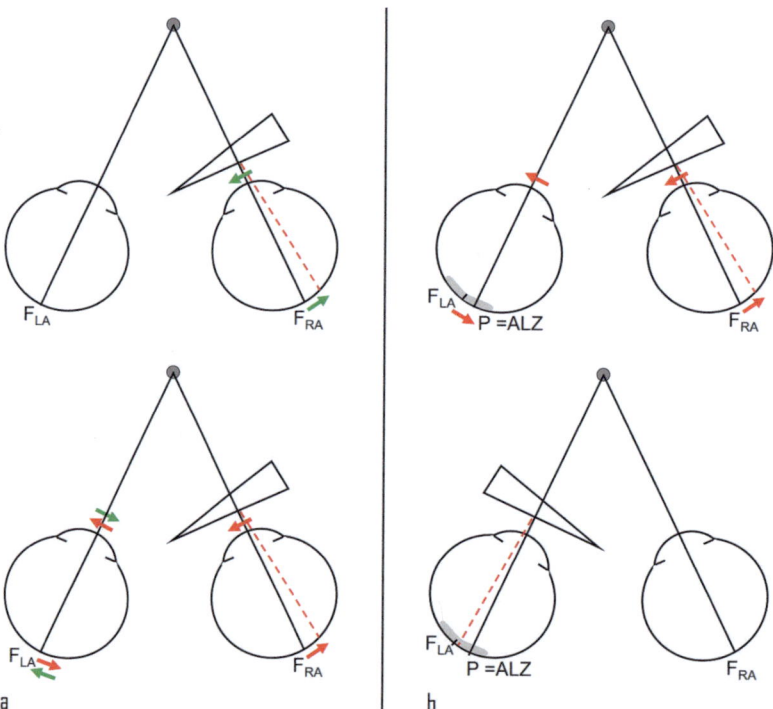

◘ **Abb. 8.3** 4 cm/m Basis außen Test. **a** bei normaler Korrespondenz. Wird das Prisma vor ein Auge gehalten, wird die Bildverschiebung nach temporal von der Fovea bemerkt. Es erfolgt eine Fusionsbewegung (grüner Pfeil) zur Wiederherstellung der bifoveolaren Fixation (obere Abbildung). Es kann aber auch zu einer Sakkade (roter Pfeil) kommen, um die foveolare Fixation an diesem Auge wiederherzustellen. Dann ist das Bild am freien Auge verschoben und die Fusionsbewegung erfolgt auch an diesem Auge. **b** bei HAK (Mikrostrabismus). Wird das Prisma vor das Führungsauge (RA) gehalten, wird die Bildverschiebung nach temporal bemerkt. Es wird eine Sakkade nach links (roter Pfeil) ausgelöst, um die foveolare Fixation des RA wiederherzustellen. Dabei wird das linke Auge so mitbewegt, dass das Bild innerhalb des Fixierpunktskotoms von P in Richtung Fovea verschoben wird. Dies wird nicht bemerkt und es erfolgt keine Fusionsbewegung. Wird das Prisma vor das abgewichene Auge (LA) gehalten, wird das Bild innerhalb des Fixierpunktskotoms nach temporal von P in Richtung Fovea (FLA) verschoben. Dies wird nicht bemerkt und es erfolgt keine Fusionsbewegung und keine Sakkade.

Korrespondenzprüfung

Die harmonisch anomale Korrespondenz kann leicht mit dem Bagolini nachgewiesen werden. Dieser ist positiv mit Einstellbewegung, weil unter monokularen Bedingungen wieder die Fovea fixieren muss.
▶ Abschn. 3.3.2

> **Tipp für die Praxis**
>
> Im Baby- und Kleinkindalter ist es sehr schwierig einen Mikrostrabismus nachzuweisen bzw. auszuschließen. Daher sollten möglichst viele Befunde erhoben werden, um eine Amblyopie auszuschließen.
> — Abwehrverhalten
> — Vertikalprisma
> — Fusion mit Prisma Basis außen
> — Lang-Stereotest
>
> Kann ein Mikrostrabismus weiterhin nicht ausgeschlossen werden, werden engmaschig Kontrollen durchgeführt.

8.1.5.4 Therapie
— Skiaskopie in Zykloplegie, Vollkorrektur
— Amblyopietherapie
  – Wenn unter der Amblyopietherapie Doppelbilder auftreten, wird die Okklusion reduziert. Treten die Doppelbilder nach einem erneuten Okklusionsversuch wieder auf, muss entschieden werden, ob auf eine Erhaltungstherapie umgestellt wird. Wenn man die Doppelbilder prismatisch noch gut ausgleichen kann und die Amblyopie noch sehr deutlich ist, kann die Okklusion unter engmaschigen Kontrollen noch weitergeführt werden.
  – Bei einem spät entdeckten Mikrostrabismus mit Identität nach von Noorden besteht die Gefahr, durch den Fixationswechsel auch einen Korrespondenzwechsel auszulösen. Das kann zu persistierenden Doppelbildern führen. Deshalb ist bei einem brauchbaren Reihenvisus ($\geq 0{,}4$) gut zu überlegen, ob man noch den Versuch startet, eine foveolare Fixation zu erreichen.
— bei einer Dekompensation
  – ein Prismenausgleich zum Ausgleich von Doppelbildern und Wiederherstellung des Binokularsehens
  – Die Prismenfolie vor dem Führungsauge kann den Effekt der Amblyopietherapie verstärken, da sie leicht vernebelt.
  – In der sensitiven Phase steht die Amblyopietherapie im Vordergrund. Eine Augenmuskeloperation ist nach Abschluss der Amblyopietherapie möglich, wenn der größere Schielwinkel bestehen bleibt.

8.1.5.5 Prognose
Das Ergebnis der Amblyopietherapie ist von verschiedenen Faktoren abhängig:
— Alter bei Therapiebeginn
— Durchführung der Okklusion
— Fixation

Eine Vollheilung wird selten erreicht. In einigen Fällen ist die kleine manifeste Abweichung nach einer erfolgreichen Amblyopietherapie nicht mehr nachweisbar. Die Korrespondenzverhältnisse haben sich dann normalisiert, das Binokularsehen kann aber ggf. subnormal bleiben.

Der dekompensierte Mikrostrabismus geht nach der Augenmuskeloperation meist wieder in einen Mikrostrabismus über.

8.1.6 Subnormales Binokularsehen

Wenn das Binokularsehen weder eindeutig normal noch eindeutig anomal ist, spricht man vom subnormalen Binokularsehen. Dieses liegt also zwischen dem normalen Binokularsehen unter allen Bedingungen und einem konstanten Mikrostrabismus mit einer harmonisch anomalen Korrespondenz.

Das subnormale Binokularsehen ist kein eigenständiges Krankheitsbild wie z. B. der Mikrostrabismus. Es ist gekennzeichnet durch wechselnde Angaben und ggf. eine schlechtere Qualität des Binokularsehens unter bestimmten Testbedingungen. Dies kann bei verschiedenen Krankheitsbildern vorkommen.

8.1.6.1 Charakteristika des subnormalen Binokularsehens

(de Decker und Haase 1976)
- Abhängigkeit von den äußeren Bedingungen wie Beleuchtung, Konturen und Kontrast
  Bei schlechter Beleuchtung, reduziertem Kontrast und wenig Konturen fällt das Binokularsehen schlechter aus, es kann sogar Suppression auftreten.
  Unter guten Bedingungen wird ggf. normale Korrespondenz nachgewiesen.
- Fusionsschwäche bei Reduktion des Stimulus
  Je höher der Fusionsanreiz ist, desto besser funktioniert der bifoveolare Einschnappmechanismus. Wenn nicht genügend fusionierbare Strukturen vorhanden sind, stört dies das Binokularsehen, selbst wenn noch keine Diplopie besteht.
- Stereoschwäche
  Random-dot-Tests werden seltener erkannt, aber auch Flächentests können teilweise schlechter erkannt werden.
- Schwäche des Einschnappmechanismus
  Es bestehen intermittierende Mikroabweichungen von ±1°. In der Abweichphase wird meist supprimiert. Typischerweise ist das Binokularsehen zu Beginn der Untersuchung besser als am Ende.
- Labilität der Korrespondenz
  Mit den intermittierenden Mikroabweichungen kann auch die Korrespondenz wechseln. (Unschärfe der Korrespondenz nach Haase/de Decker).
- Genetische Disposition
  Patientinnen mit subnormalem Binokularsehen haben auch oft Verwandte mit einer gestörten binokularen Zusammenarbeit.

8.1.6.2 Horror fusionis

Der Horror fusionis ist eine erworbene Fusionsstörung, die verschiedene Ursachen haben kann:
- nach orthoptischer Schulung
- nach Schädel-Hirn-Trauma
- selten auch spontan oder postoperativ

Die Fähigkeit zur Suppression ist verloren gegangen, ohne dass der bifoveolare Einschnappmechanismus zur Fusion funktioniert.

Erscheinungsbild
- persistierende Doppelbilder, die umeinander herumtanzen oder sich scheinbar abstoßen
- die Doppelbilder werden an einem Ort aber hintereinander angegeben
- Sie können unter keiner Bedingung (Prisma, Synoptophor) fusioniert werden. Die Bilder nähern sich an, können aber nicht verschmolzen werden.
- Teilweise besteht die Unfähigkeit zur Verschmelzung auch nur bei zentralen Objekten, die periphere Fusion kann noch möglich sein.
- Die Korrespondenzangaben können zwischen einer normalen und einer anomalen Korrespondenz schwanken.
- Die Doppelbilder sind meist weniger störend als bei Patientinnen mit erworbenem Strabismus.

Für die Patientinnen mit einem Horror fusionis ist es am angenehmsten, wenn die Doppelbilder eng beieinanderstehen.

Differentialdiagnosen
- Metamorphopsien durch organische Erkrankung der Makula können die Fusion stören. Diese können mit dem Amsler-Netz nachgewiesen werden.
- Aniseikonie: Bildgrößenunterschiede führen ab einem Bildgrößenunterschied von ca 4 % zur Fusionsunfähigkeit. Der Nachweis erfolgt mit einem Aniseikonietest, z. B. nach Awaya.

8.1 · Angeborene und erworbene kindliche konkomitante Schielformen

– Störungen der brechenden Medien, z. B. beginnende Cataract oder eine ausgeprägte Sicca-Symptomatik können auch Diplopie auslösen, die nur schwer fusioniert werden kann.

Therapie
– subjektiv angenehmste Doppelbildabstände schaffen mit Prismen oder durch eine Augenmuskeloperation
– bei sehr störenden Doppelbildern
  – Empfehlung, die Doppelbilder möglichst nicht zu beachten
  – Vernebelung durch Mattfolie, Mattglas oder Fehlkorrektur
  – Okklusion durch geschwärzte Iris-Print-Linse

Prognose
Die Doppelbilder bleiben bestehen, können aber im Verlauf oft besser ignoriert werden.

8.1.7 Störungen von Akkommodation und Konvergenz

8.1.7.1 Akkommodationsinsuffizienz
Physiologisch lässt das Akkommodationsvermögen im Laufe des Lebens nach (Presbyopie). Auch im Kindesalter sowie im jungen Erwachsenenalter kann es zu einer nicht ausreichenden Akkommodation kommen.

Asthenopische Beschwerden bei geringer Hyperopie
Eine leichte Form der Akkommodationsinsuffizienz, die man in der Praxis aber häufig sieht, kann bei einer nicht- oder nicht auskorrigierten geringen Hyperopie auftreten. Obwohl die Akkommodation nur gering eingeschränkt ist, leiden die Kinder z. T. unter starken asthenopischen Beschwerden:
– Anstrengungsgefühl beim Lesen
– Kopfschmerzen und/oder Augenschmerzen
– Verschwommensehen in der Nähe mehr als in der Ferne

Es handelt sich meistens um eine leichte Hyperopie von +2,0 dpt oder weniger mit einem gering reduzierten Akkommodationsnahpunkt und asthenopischen Beschwerden. Darüber hinaus ist der orthoptische Befund in der Regel unauffällig. Die Kinder sind oft im Schulalter und sind sonst gesund.

Der Verordnung der Vollkorrektur nach Skiaskopie führt zur Beschwerdefreiheit. Ggf. genügt es, wenn die Brille nur bei Naharbeit getragen wird. Nach einiger Zeit kann auch ohne weitere Therapie wieder Beschwerdefreiheit ohne Brille bestehen.

Sollten sich die Beschwerden mit der Brille nicht bessern, empfiehlt sich eine Vorstellung beim Kinderarzt.

> **Tipp für die Praxis**
>
> Auch wenn die Hyperopie nur gering ist, lohnt sich bei Kindern mit asthenopischen Beschwerden ein Behandlungsversuch mit der Brille. Dabei kann es auch sinnvoll sein, Werte unter +1,0 dpt zu verordnen.

Juvenile Hypoakkommodation
Im Unterschied zur Akkommodationsinsuffizienz bei geringer Hyperopie haben Patientinnen mit einer juvenilen Hypoakkommodation einen deutlich reduzierten Akkommodationsnahpunkt und stärkere Beschwerden:
– Lesen oder Naharbeit allgemein wird als so anstrengend empfunden, dass es meist vermieden und nur gemacht wird, wenn es unbedingt notwendig ist.
– Die Akkommodationsschwäche bewirkt, dass in der Nähe ständig und übermäßig akkommodiert werden muss. Dies führt zu Kopfschmerzen und einem Anstrengungsgefühl.
– Kann die Anstrengung nicht aufrechterhalten werden, kommt es zum Verschwommensehen in der Nähe, ggf. auch in der Ferne bei nicht voll korrigierter Hyperopie.

Die Beschwerden treten unabhängig vom Refraktionsfehler auf, sodass die Fernkorrektur keine Besserung bringt. Eine Nahaddition entlastet die Akkommodation und die Patientinnen können wieder beschwerdefrei lesen. Je nach Fernrefraktion kommt eine reine Lesebrille oder eine Mehrstärkenbrille in Betracht.

Die juvenile Hypoakkommodation ist meist idiopathisch, es gibt aber auch andere Auslöser:
- funktionell
- Z. n. Schädel-Hirn-Trauma
- Z. n. Borrelien-Infektion
- angeborene oder erworbene Zerebralparese
- uvm.

Die Patientinnen werden häufig von der Kinderärztin oder der Allgemeinmedizinerin überwiesen, sodass andere Ursachen in der Regel bereits abgeklärt wurden.

Es kann nach einigen Jahren spontan zur Besserung der Symptomatik kommen, aber in einigen Fällen besteht die Hypoakkommodation dauerhaft.

8.1.7.2 Akkommodations-Konvergenz-Parese

Bei einer Akkommodations-Konvergenz-Parese ist es für die Patientinnen unmöglich zu akkommodieren und zu konvergieren. Entsprechend sehen sie in der Nähe und in mittleren Entfernungen unscharf und doppelt. Es liegt dort eine divergente Augenstellung vor. Weil eine vollständige Naheinstellungslähmung vorliegt, fehlt auch die Nahmiosis.

Die Patientinnen haben einen hohen Leidensdruck. Die Ursachen sind vielfältig, z. B.:
- idiopathisch/meist funktionell
- Z. n. Schädel-Hirn-Trauma
- Mittelhirnläsion

Die Suche nach einer möglichen Ursache steht zunächst im Vordergrund. Es sollte eine neurologische Abklärung mit Bildgebung erfolgen. Zur Linderung der Beschwerden wird eine Mehrstärkenbrille verordnet, für die Nähe ist eine zusätzliche Prismenkorrektur nötig. Die beste Korrektur muss durch einen subjektiven Abgleich gefunden werden.

Je nach Ursache bleibt die Störung oft bestehen, kann sich aber auch spontan bessern.

8.1.7.3 Akkommodations-Konvergenz-Spasmus

Bei einem Akkommodations-Konvergenz-Spasmus ist es für die Patientinnen kaum möglich, die Naheinstellungstrias zu entspannen. Sie akkommodieren und konvergieren unwillkürlich auch bei der Fixation in der Ferne. Das führt zu einer Myopisierung und Doppelbildern sowie zu engen Pupillen. Die ständige Akkommodation führt zu asthenopischen Beschwerden, z. B. Kopfschmerzen. Außerdem kommt es ggf. zu einer Mikropsie, d. h. die Bilder werden verkleinert wahrgenommen.

Mögliche Ursachen für einen Akkommodations-Konvergenz-Spasmus sind z. B.:
- idiopathisch/meist funktionell
- toxische Übererregung des Akkommodationszentrums, z. B. durch Medikamente oder Drogen
- Tumor, Schädeltrauma

Ein Akkommodations-Konvergenz-Spasmus kann eine beidseitige Abduzensparese vortäuschen. Differentialdiagnostisch ist beim Spasmus die Abduktion über den VOR frei und die Pupillen sind eng.

Zuerst muss eine neurologische Abklärung der Ursache erfolgen. Findet sich keine organische Ursache, muss von einer funktionellen Ursache ausgegangen und diese entsprechend diagnostiziert und behandelt werden. Zur Linderung der Beschwerden kann die Akkommodation mit zykloplegischen Augentropfen gelähmt werden. Diese können nach einem längeren Zeitraum versuchsweise ausgeschlichen werden. Manche Patientinnen nehmen dauerhaft Minusgläser zum Ausgleich der Myopisierung an, ggf. müssen dann zusätzlich Prismen Basis außen gegeben werden. Steht der Konvergenzspasmus im Vordergrund der Symptomatik, kann Botulinumtoxin in die Mediales-Muskeln (Ansons und Davis 2000) oder periorbikulär (Hess et al. 2022) injiziert werden. Dies muss ggf. auch mehrfach wiederholt werden. Liegt eine funktionelle Ursache vor, die nicht erfolgreich behandelt wird, kann die Symptomatik trotz der genannten Maßnahmen bestehen bleiben.

AC/A-Quotient
Der AC/A-Quotient beschreibt das Verhältnis zwischen der akkommodativen Konvergenz und der Akkommodation. Beide sind im Rahmen der Naheinstellungstrias locker gekoppelt.

Naheinstellungstrias
Wird ein Objekt in der Nähe fixiert, muss Akkommodation aufgebracht werden, um das Objekt scharf zu sehen. Entsprechend der Entfernung des Objektes muss auch Konvergenz aufgebracht werden, um die Sehachsen beider Augen auf das Objekt einzustellen. Als dritte Komponente der Naheinstellungstrias kommt es zu einer Miosis.

Die Konvergenz kann über die Annäherung eines Fixierobjekts oder über die Sprungkonvergenz geprüft werden. ▶ Abschn. 6.2.2 Bei der Akkommodationsprüfung wird der maximale Nahpunkt bestimmt, bei dem das Fixierobjekt noch scharf gesehen wird. ▶ Abschn. 2.3.1

Die Einheit für die Konvergenz ist 1 Meterwinkel, es ist der Kehrwert der Objektentfernung in Metern (1 MW = 1/m). Das Ausmaß der Konvergenzleistung ist analog zur aufgebrachten Akkommodation.

Donders-Linie Um ein Objekt in 1 m Entfernung zu fixieren, benötigt man 1 MW Konvergenz und 1dpt Akkommodation.

Um ein Objekt in 33 cm Entfernung zu fixieren, benötigt man 3 MW Konvergenz und 3dpt Akkommodation.

Geht man davon aus, dass 1 dpt Akkommodation auch exakt 1 MW Konvergenz zur Folge hat, ergibt sich daraus die sog. Donderslinie der Konvergenz (= Ideallinie). ◘ Abb. 8.4

Das Verhältnis zwischen Akkommodation und akkommodativer Konvergenz kann man messen. Dafür gibt es zwei Methoden:
- Gradientenmethode: in derselben Messentfernung wird der Schielwinkel jeweils mit und ohne definierte Akkommodationsanforderung gemessen (Nähe mit +3,0dpt oder Ferne mit −3,0dpt)

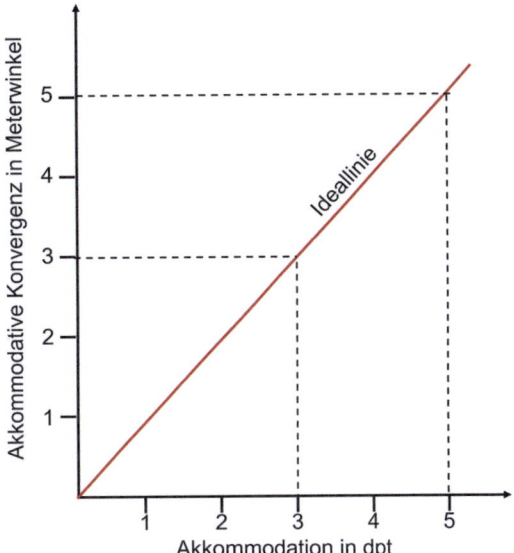

◘ **Abb. 8.4** Donders Linie

- Heterophoriemethode: die Schielwinkel in der Ferne wird mit dem in der Nähe verglichen

$$\frac{AC}{A} = \frac{Schielwinkel\ Nähe\ (\frac{cm}{m}) - Schielwinkel\ Ferne\ (\frac{cm}{m})}{Akkommodation\ in\ dpt}$$

> **Tipp für die Praxis**
>
> Wenn der Schielwinkel in der Nähe konvergenter ist als der Schielwinkel in der Ferne, muss man den Nahschielwinkel nochmal unter einer Addition von +3,0 messen. Relevant ist, ob mit dem Nahzusatz Binokularsehen möglich ist oder Nahsehbeschwerden beseitigt werden. Die Bestimmung des AC/A-Quotienten ist für eine Therapieentscheidung nicht notwendig.

Erhöhter AC/A-Quotient
Bei normaler Akkommodation ist die Konvergenzreaktion zu stark, d. h. pro Dioptrie Akkommodation wird zu viel konvergiert. Die Donders-Linie verläuft steiler. Der Schielwinkel in der Nähe ist konvergenter als in der Ferne. Ein Beispiel ist der hyperkinetische oder der normakkommodative Konvergenzexzess.

Bei einer Akkommodationsinsuffizienz muss mehr Akkommodationsinnervation aufgebracht werden, um in einer bestimmten Entfernung scharf zu sehen. Entsprechend kommt es auch zu einer verstärkten akkommodativen Konvergenz. Diese Patientinnen haben eine normale Donderslinie. Sie müssen jedoch für eine bestimmte Entfernung mehr akkommodieren als der Norm entspricht. Ein Beispiel ist der hypoakkommodative Konvergenzexzess.

- **Niedriger AC/A-Quotient**

Bei normaler Akkommodation ist die Konvergenzreaktion zu schwach, d. h. pro Dioptrie Akkommodation wird zu wenig konvergiert. Die Donders-Linie verläuft flacher. Der Schielwinkel in der Nähe ist divergenter als in der Ferne. Ein Beispiel ist die Nahexophorie.

8.1.8 Akkommodativer Strabismus

Akkommodation und Konvergenz sind über die Naheinstellungstrias miteinander verbunden und für die Entstehung akkommodativer Schielformen verantwortlich.

8.1.8.1 Rein akkommodative Esotropie

Bei der rein akkommodativen Esotropie handelt es sich um ein Schielen, das durch eine unauskorrigierte Hyperopie ausgelöst und durch eine Brillenkorrektur vollständig korrigiert wird.

Ätiologie und Pathomechanismus
- Es besteht eine höhere unauskorrigierte Hyperopie.
- Um in der Ferne eine scharfe Netzhautabbildung zu erreichen, muss akkommodiert werden. Entsprechend wird auch in der Ferne akkommodative Konvergenz geleistet. Dadurch kommt es zu einer Esotropie.
- Die Esotropie kann ggf. durch divergente Fusion kompensiert werden. Ist die divergente Fusionsbreite nicht ausreichend, kommt es zum manifesten Schielen.

Erscheinungsbild
- Es liegt eine Hyperopie von ca. 2-4 dpt vor, auch stärkere Werte sind möglich.
- Das Schielen beginnt mit etwa 2–3 Jahren, selten auch später. In diesem Alter beginnen Kinder, sich für Details im Nahbereich zu interessieren, z. B. Malen.
- Ggf. meiden Kinder Tätigkeiten im Nahbereich, wenn die übermäßige Akkommodation oder die permanent aufzubringende divergente Fusionsbreite zu einem Anstrengungsgefühl (Asthenopie) führt.
- Die Schielwinkel können abhängig vom Akkommodationsanreiz des Fixierobjekts schwanken. Auch andere Faktoren, z. B. Müdigkeit, tragen zur Manifestation des Schielens bei.
- Der Nahwinkel ist häufig größer als der Fernwinkel.
- Es kann zu Doppelbildern kommen, dann kneifen die Kinder ggf. ein Auge zu.
- Bis zum Schielbeginn hat sich in der Regel normales Binokularsehen entwickelt.
- Eine Amblyopie liegt meistens nicht vor, kann sich aber später entwickeln.

Therapie
- Skiaskopie in Zykloplegie, Verordnung der Vollkorrektur
- Damit sollte Parallelstand bzw. eine latente Abweichung sowie vollständiges Binokularsehen wiedererlangt werden.
- Die Skiaskopie wird nach einem halben Jahr wiederholt. Häufig liegt eine latente Hyperopie vor und die Brillenwerte können noch verstärkt werden.

> **Tipp für die Praxis**
>
> Den Eltern muss der „behandelnde" Aspekt der Hyperopievollkorrektur häufig mehrfach erklärt werden. Die Kinder schielen oft umso mehr, wenn sie die Brille zum Beispiel beim Sport abnehmen, da sie die übermäßige Akkommodation nicht mehr gewohnt sind. Die Eltern deuten dies aber als Befundverschlechterung.

Prognose

Wird die Brille gut akzeptiert, ist keine weitere Therapie notwendig. Mit der Brille wird das Binokularsehen wiederhergestellt und kann anstrengungsfrei genutzt werden. Eine Amblyopie entwickelt sich deshalb in der Regel nicht mehr.

Wenn der Schielwinkel mit der Hyperopievollkorrektur zwar verkleinert aber nicht vollständig korrigiert ist, stellt sich auch kein normales Binokularsehen ein. Dann spricht man von einem teilakkommodativen Schielen. Das stellt kein eigenständiges Krankheitsbild dar.

8.1.8.2 Konvergenzexzesse

Beim Konvergenzexzess ist der konvergente Schielwinkel in der Nähe größer als in der Ferne. Man unterscheidet verschiedene Typen:
- akkommodativer Konvergenzexzess
  - hypoakkommodativer Konvergenzexzess
  - normakkommodativer Konvergenzexzess
- nicht akkommodativer Konvergenzexzess

8.1.8.3 Hypoakkommodativer Konvergenzexzess

Ätiologie und Pathomechanismus

Es liegt eine Akkommodationsinsuffizienz vor, deren Ursache unbekannt ist. Der Akkommodationserfolg ist deutlich geringer als der Akkommodationsaufwand. Um ein Fixierobjekt in 30 cm Entfernung scharf zu sehen, muss z. B. so viel akkommodiert werden, als wäre das Objekt nur 10 cm entfernt. Durch die Kopplung von Akkommodation und akkommodativer Konvergenz kommt es dadurch zu einem größeren Schielwinkel in der Nähe.

Erscheinungsbild

- In der Ferne besteht meist ein Parallelstand mit normalem Binokularsehen oder eine kleine Esotropie (Mikrostrabismus) mit anomalem Binokularsehen.
- In der Nähe liegt bei Akkommodationsanforderung ein großer konvergenter Schielwinkel vor. Bei der Fixation auf ein Licht oder ohne Akkommodationsanforderung besteht ggf. Parallelstand.
- Mit einer Addition von +3,00dpt entspannt sich der Nahwinkel auf die Größe des Fernwinkels. Dann ist auch in der Nähe Binokularsehen vorhanden.
- Man kann einen erhöhten AC/A-Quotient messen.
- Der Akkommodationsnahpunkt ist erweitert. Die Kinder weichen deshalb häufig mit dem Kopf instinktiv zurück, wenn in der Nähe untersucht wird.
- Die Pupillengröße schwankt z. T. deutlich, je nach Akkommodationsanstrengung.
- Anamnestisch werden durch die vermehrte Anstrengung in der Nähe häufig Kopfschmerzen, Augenschmerzen und Augenbrennen (Asthenopien) angegeben.
- Tätigkeiten im Nahbereich wie Lesen, Malen oder Basteln werden oft vermieden.

> **Tipp für die Praxis**
>
> Bei einigen Patientinnen zeigt sich der Konvergenzexzess erst nach der Aufforderung, das Fixierobjekt scharf zu stellen. Sie sehen lieber unscharf als sich anzustrengen und dann zu schielen.

Therapie

- Skiaskopie in Zykloplegie und Verordnung der Vollkorrektur als Bifokalbrille
- Die Nahaddition wird als Exekutivtyp verordnet. Die Trennlinie liegt etwas unterhalb der Pupillenmitte. Das große Nahteil kann von den Kindern einfach genutzt werden.
- Die Addition beträgt in der Regel +3,0dpt, kann aber bei größeren Kindern entsprechend ihrer Arbeitsentfernung schwächer gewählt werden. Die Stärke des Nahteils kann auch subjektiv bestimmt werden.

▸ Eine Augenmuskeloperation ist beim hypoakkommodativen Konvergenzexzess kontraindiziert. Die ursächliche Akkommodationsinsuffizienz bliebe auch nach der Augenmuskeloperation bestehen. Es müsste weiterhin vermehrt akkommodiert werden. Aufgrund der anhaltenden Beschwerden müsste weiterhin eine Mehrstärkenbrille getragen werden, worunter die Augenstellung durch das Nahteil dann divergent wäre.

Prognose

Die Bifokalbrille wird von den Kindern gut angenommen und konsequent getragen. Sie bedeutet für die Kinder eine Entlastung. Deshalb kann ggf. auch frühzeitig eine Gleitsichtbrille verordnet werden.

Meist bleibt die Akkommodationsinsuffizienz bestehen. Dann brauchen die Patientinnen ein Leben lang eine Mehrstärkenbrille.

8.1.8.4 Normakkommodativer Konvergenzexzess

Ätiologie und Pathomechanismus

Die Kopplung zwischen akkommodativer Konvergenz und Akkommodation ist gestört. Pro Dioptrie Akkommodation wird mehr akkommodative Konvergenz aufgebracht als normal. Die Ursache hierfür ist unbekannt.

Um ein Fixierobjekt in 30 cm Entfernung scharf zu sehen, werden 3dpt akkommodiert. Die Konvergenz sollte nur 3 MW betragen, ist aber überschießend. Dadurch kommt es zu einem größeren Schielwinkel in der Nähe.

Erscheinungsbild

- In der Ferne besteht meist ein Parallelstand mit normalem Binokularsehen oder eine kleine Esotropie (Mikrostrabismus) mit anomalem Binokularsehen.
- In der Nähe liegt bei Akkommodationsanforderung ein großer konvergenter Schielwinkel vor.
- Mit einer Addition von +3,00dpt entspannt sich der Nahwinkel auf die Größe des Fernwinkels. Dann ist auch in der Nähe Binokularsehen vorhanden.
- Man kann einen erhöhten AC/A-Quotienten messen.
- Der Akkommodationsnahpunkt ist normal.
- Die Vorstellung erfolgt meist wegen des sichtbaren Schielens in der Nähe, nicht aufgrund asthenopischer Beschwerden.

Therapie

- Skiaskopie in Zykloplegie und Verordnung der Vollkorrektur als Bifokalbrille
- Die Nahaddition wird als Exekutivtyp verordnet. Die Trennlinie liegt ca. in der Pupillenmitte. Die Addition beträgt in der Regel +3,0dpt, kann aber bei größeren Kindern entsprechend ihrer Arbeitsentfernung schwächer gewählt werden. Weil auch ohne Bifokalbrille keine asthenopischen Beschwerden vorliegen, wird diese nicht immer gut akzeptiert.
- Eine Augenmuskeloperation ist die Alternative zur Mehrstärkenbrille. Durch die beidseitige Schwächung der Mm. recti mediales wird die überschießende Konvergenz ausgebremst. Dies kann in Form einer Fadenoperation nach Cüppers (Myopexie) erfolgen oder durch die beidseitige Rücklagerung der Mm. recti mediales. Man wartet so lange wie möglich mit der operativen Therapie, da sich der Konvergenzexzess im Verlauf noch bessern kann. (Eckstein et al. 1998)

Prognose

Der erhöhte AC/A-Quotient kann sich im Laufe mehrerer Jahre normalisieren. Dann bildet sich auch der Konvergenzexzess zurück. Das Nahteil kann ggf. im Verlauf immer weiter abgeschwächt werden.

Wenn die Bifokalbrille schlecht akzeptiert wird oder das Nahteil nicht genutzt wird, kann die Augenmuskeloperation den Konvergenzexzess korrigieren. Eine Bifokalbrille ist postoperativ nicht mehr nötig. In Ferne und Nähe besteht mit der Fernkorrektur normales oder anomales Binokularsehen.

8.1.8.5 Nicht akkommodativer Konvergenzexzess

Ätiologie und Pathomechanismus

Der Schielwinkel in der Nähe ist größer als in der Ferne ohne eine akkommodative Ursache. Deshalb reduziert eine Nahaddition den konvergenteren Schielwinkel in der Nähe nicht.

Erscheinungsbild

- In der Ferne besteht meist eine kleine oder mittlere Esotropie, selten ein Parallelstand.
- In der Nähe liegt ein großer konvergenter Schielwinkel vor.
- Mit einer Addition von +3,00 dpt entspannt sich der Nahwinkel nicht. Der AC/A-Quotient ist normal.
- Der Akkommodationsnahpunkt ist normal.
- Die Vorstellung erfolgt meist wegen des sichtbaren Schielens, nicht wegen asthenopischer Beschwerden.

Therapie

- Skiaskopie in Zykloplegie und Verordnung der Vollkorrektur
- Eine Augenmuskeloperation ist die einzige Möglichkeit, den Schielwinkel zu korrigieren. Um den Konvergenzexzess zu korrigieren, wird in der Regel eine beidseitige M. rect. medialis-Rücklagerung durchgeführt, ggf. in Kombination mit einer Fadenoperation.

Prognose

Der Schielwinkel ist postoperativ in der Ferne und in der Nähe unauffällig. Je nach Ausgangssituation ist das Binokularsehen normal, anomal oder es besteht Suppression.

8.1.8.6 Differenzierende Befunde bei Konvergenzexzessen

Der Schielwinkel in der Nähe wird mit der Fernkorrektur und mit einer Addition von +3,0 dpt gemessen. Die Binokularfunktionen, z. B. der Lang-Stereotest werden mit einer Addition von +3,0 dpt geprüft. Der Akkommodationsnahpunkt wird bestimmt und mit der Altersnorm nach Duane verglichen. ◘ Tab. 8.2 Das kann mit der herkömmlichen Methode gemessen werden oder skiaskopisch.

8.1.9 Primär konstanter Strabismus divergens

Ein primär konstanter Strabismus divergens sieht dem Erscheinungsbild des frühkindlichen Schielsyndroms ähnlich, er kommt aber viel seltener vor. Es handelt sich um eine konstante, manifeste Abweichung ohne organische Erkrankung des Auges.

8.1.9.1 Ätiologie und Pathomechanismus

Die primäre konstante Exotropie ist oft mit einer Frühgeburt oder hirnorganischen Erkrankungen assoziiert. Der Zusammenhang ist nicht geklärt.

8.1.9.2 Erscheinungsbild

Neben den frühkindlichen Zeichen wie z. B. dem Nystagmus latens findet sich ein großer divergenter Winkel mit einem reduzierten Konvergenznahpunkt. Weitere Zeichen sind:
- oft alternierende Exotropie ohne wesentliche Amblyopie
- Suppression, auch Panoramasehen ist möglich

8.1.9.3 Differentialdiagnostische Untersuchungen

Eine genaue Anamneseerhebung sowie eine ausführliche Untersuchung sind wichtig für die Abgrenzung zu anderen divergenten

◘ **Tab. 8.2** Differentialdiagnostische Untersuchungen bei Konvergenzexzess

	Hypoakkommodativer Konvergenzexzess	Normakkommodativer Konvergenzexzess	Nicht akkommodativer Konvergenzexzess
Reduktion des Nahschielwinkels unter Addition +3,0 dpt	ja	ja	nein
Akkommodationsnahpunkt	erweitert	normal	normal
Beschwerden	asthenopische Beschwerden, Vermeidung von Naharbeit	keine	keine

Tab. 8.3 Differentialdiagnosen zum primär konstanten Strabismus divergens

Differentialdiagnose	Differenzierende Befunde
Sekundäres Schielen	Untersuchung der brechenden Medien und des Augenhintergrunds zum Ausschluss eines Retinoblastoms oder einer anderen Augenerkrankung. Eine Visusminderung und ein relativer afferenter Pupillendefekt müssen ausgeschlossen werden.
Spontan konsekutiver Strabismus divergens	Anamnestisch bestand früher ein Strabismus convergens. Kinderfotos können das ggf. belegen.
Konsekutiver Strabismus divergens	Wurde bereits eine Augenmuskeloperation durchgeführt? Auch hier können Kinderfotos hilfreich sein, wenn ein OP-Bericht nicht mehr vorliegt. Bei der Motilitätsprüfung findet man häufig ein Adduktionsdefizit, weil der M. rect. medialis rückgelagert wurde. An der Spaltlampe können auch Bindehautnarben sichtbar sein.
Ehemals intermittierende Exotropie	Besteht oder bestand zeitweise ein Parallelstand? Kann bei einem ausreichenden Fusionsanreiz ein Kompensationsimpuls ausgelöst werden, z. B. auf den Lang-Stereotest.

Schielformen, insbesondere zum sekundären Schielen. **Tab. 8.3**

8.1.9.4 Therapie

- Skiaskopie in Zykloplegie, Vollkorrektur
- ggf. Amblyopietherapie
- Augenmuskeloperation im Vorschulalter

Ein ausführlicher Prismentrageversuch sollte vor allem bei Erwachsenen vor der Operation durchgeführt werden, weil das Risiko für postoperative Doppelbilder mit zunehmendem Alter steigt. In manchen Fällen kann auch nur ein Teilwinkel operiert werden, weil der Vollausgleich nicht toleriert wird.

8.1.9.5 Prognose

Der Schielwinkel kann sich in jedem Lebensalter noch verändern. Selten jedoch wird der divergente Schielwinkel kleiner. Ohne Augenmuskeloperation wird das Auswärtsschielen eher größer. Auch nach einer Operation kann der Schielwinkel wieder zunehmen.

Die Prognose für postoperatives binokulares Einfachsehen richtet sich nach dem Zeitpunkt der OP. Es ist auf anomaler Basis möglich. Besteht postoperativ normales Binokularsehen, geht man eher davon aus, dass vorher ein Strabismus divergens intermittens bestand.

8.1.10 Konsekutiver Strabismus divergens

Zu einem konsekutiven Strabismus divergens kommt es, wenn gegen eine vorher bestandene Esotropie oder eine andere Schielstellung operiert wurde. Konsekutiv beschreibt also den Wechsel der Schielrichtung nach einer Augenmuskeloperation. Dies kann direkt nach der Operation auftreten oder auch noch viele Jahre später.

8.1.10.1 Ätiologie und Pathomechanismus

Das Nachlassen des hohen Konvergenztonus im Kindesalter kann zu einer divergenten Augenstellung führen. Typischerweise findet man diese Schielform häufig nach einer Augenmuskeloperation gegen eine frühkindliche Esotropie.

> Vor einer Augenmuskeloperation gegen eine Esotropie muss unbedingt eine Skiaskopie in Zykloplegie erfolgen. Eine nicht ausreichend auskorrigierte Hyperopie führt zu einer Vergrößerung des konvergenten Schielwinkels und damit zu einer größeren Operationsstrecke. Mit späterer Verordnung der Vollkorrektur fällt die akkommodative Konvergenz weg und die Augenstellung wird divergenter.

8.1.10.2 Erscheinungsbild
- im Verlauf Vergrößerung des divergenten Schielwinkels
- je nach Ausgangsschielform können z. B. frühkindliche Zeichen vorliegen
- Adduktionsdefizit durch die Rücklagerung des M. rect. medialis
- ggf. paradoxe Korrespondenz:
  - Der Anomaliewinkel hat sich im Sinne einer konvergenten Augenstellung ausgebildet.
  - Manchmal bestehen nach Ausgleich des objektiven Winkels Doppelbilder im Sinne einer Unterkorrektur. Der subjektive Winkel ist also größer als der objektive Winkel.
- ggf. besteht eine Amblyopie

8.1.10.3 Therapie
Wenn die Patientinnen sich durch den auffälligen Schielwinkel gestört fühlen, erfolgt eine erneute Augenmuskeloperation. Gerade bei Erwachsenen muss ein ausführlicher Prismentrageversuch erfolgen. Einige Patientinnen lassen sich nicht stabil ausgleichen, sondern sehen unter Prismen doppelt. Dann kann eventuell nur ein kleinerer Schielwinkel operiert werden. In seltenen Fällen ist gar keine Augenmuskeloperation möglich.

Der in der Voroperation zurückgelagerte M. rect. medialis wird in der Regel an den alten Ansatz wiedervorgeholt. Dies kann ggf. kombiniert werden mit einer Rücklagerung des zuvor verkürzten M. rect. lateralis.

8.1.10.4 Prognose
Binokulares Einfachsehen wird postoperativ meist nicht erreicht, die meisten Patientinnen supprimieren dann. Es kann zum erneuten Abweichen der Augen in eine divergente Stellung kommen vor allem, wenn eine hochgradige Amblyopie vorliegt.

▪▪ Sonderform spontan konsekutiver Strabismus divergens
Ein konsekutiver Strabismus divergens kann sich auch ohne eine Augenmuskeloperation entwickeln. Dann spricht man von einem spontan konsekutiven Strabismus divergens. Der Schielrichtungswechsel kann in jedem Lebensalter auftreten und stellt sich meist schleichend ein. Entsprechend kann das Erscheinungsbild einer primären Exotropie ähneln. Es liegt keine Bewegungseinschränkung nach innen vor, weil die Muskeln nicht voroperiert sind.

Nach der Erstverordnung einer Hyperopiekorrektur kann sich aus einer Esotropie eine Exotropie entwickeln, weil keine akkommodative Konvergenz mehr aufgebracht werden muss.

8.1.11 Strabismus divergens intermittens

Der Strabismus divergens intermittens stellt die häufigste Form des divergenten Schielens dar. Es handelt sich um Phasen von manifestem Auswärtsschielen ohne Diplopie im Wechsel mit Phasen von Parallelstand in der Regel mit normalem Binokularsehen.

In Abhängigkeit von der Fixationsentfernung kann der Schielwinkel unterschiedlich groß sein. ◘ Tab. 8.4

8.1.11.1 Ätiologie und Pathomechanismus
Beim Strabismus divergens intermittens besteht eine familiäre Disposition, er wird über mehrere Gene vererbt.

◘ Tab. 8.4 Winkelverhältnisse bei einem Strabismus divergens intermittens

Neutraltyp/Basistyp	**Fernwinkel = Nahwinkel**
Konvergenzschwächetyp	Nahwinkel > Fernwinkel (Differenz von ≥ 7°)
Divergenzexzesstyp	Fernwinkel > Nahwinkel (Differenz von ≥ 7°)
Pseudodivergenzexzesstyp	Fernwinkel > Nahwinkel, aber unter + 3,0 Nahaddition, nach Prismenausgleich oder Marlow-Verband gleicht sich der Nahwinkel dem Fernwinkel an

8.1.11.2 Erscheinungsbild

- Phasen mit manifestem Auswärtsschielen
  - einseitig oder alternierend
  - Dekompensation häufig in der Ferne
  - Dekompensation häufig im Aufblick, weil die akkommodative Konvergenz im Aufblick physiologisch weniger genutzt wird
  - abnehmende Schielwinkelgröße in den Seitblicken (laterale Inkomitanz)
  - In der Abweichphase werden keine Doppelbilder wahrgenommen. Es besteht entweder eine tiefe Suppression oder Panoramasehen. Beim Panoramasehen sieht jedes Auge ein Bild, beide Bilder werden aber nicht überlagert. Das Bild des abgewichenen Auges wird an das Bild des Führungsauges mosaikartig angefügt, dies führt zu einem erweiterten binokularen Gesichtsfeld zur Seite des abgewichenen Auges.
- Phasen mit Parallelstand
  - In der Kompensationsphase besteht meist normales Binokularsehen auf Basis einer normalen Korrespondenz.
  - Selten wird nicht auf Basis einer normalen Korrespondenz fusioniert, sondern auf Basis einer harmonisch anomalen Korrespondenz (Basis-Mikrotropie).
  - Ein guter Fusionsanreiz verbessert die Kompensationsfähigkeit.
- Die Schielphasen können von den Patientinnen unbemerkt bleiben. Die Patientinnen werden auf das Schielen angesprochen und können dann häufig wieder kompensieren. Einige Patientinnen sind sich der Augenstellung bewusst und können willkürlich darauf Einfluss nehmen.
- Asthenopische Beschwerden werden selten angegeben. Für die Patientinnen steht die Auffälligkeit des Schielens im Vordergrund.
- Blendempfindlichkeit ist ein typisches Symptom. Bei hellem Gegenlicht schließen die Patientinnen das abgewichene Auge, das ist aber kein Anzeichen für Doppelbildwahrnehmung. Die Ursache der Blendempfindlichkeit ist ungeklärt.
- Es besteht in der Regel keine Amblyopie.
- Der binokulare Fernvisus kann reduziert sein, wenn die Abweichung über die akkommodative Konvergenz kompensiert wird. Das verursacht eine Pseudomyopisierung.

Laterale Inkomitanz
Die laterale Inkomitanz tritt bei allen primären Auswärtsschielformen auf. Wie deutlich die Abnahme des Schielwinkels ausfällt ist vom Ausmaß der Blickwendung abhängig. Die laterale Inkomitanz ist nicht immer symmetrisch. Das ist aber kein Hinweis auf eine Augenbewegungsstörung. Die Ursache ist nicht geklärt. (Wahl 2010)

8.1.11.3 Differentialdiagnostische Untersuchungen

- Kompensationsvermögen
  Beim manifesten divergenten Schielen ohne offensichtliche Phasen des Parallelstands kann eine Kompensation durch einen Fusionsanreiz provoziert werden. Das kann z. B. der Lang-Test sein. Dabei reicht auch ein kurzer Kompensationsimpuls, um den Verdacht auf einen Strabismus divergens intermittens zu erhärten.
- Fusionsbreite
  Eigentlich muss man davon ausgehen, dass die konvergente Fusionsbreite gut ist, sonst könnte der große Schielwinkel nicht kompensiert werden. Sie lässt sich jedoch mit Prismen nicht nachweisen, weil meistens sofort supprimiert wird. Dasselbe gilt für die divergente Fusionsbreite. Bei der häufigsten Differentialdiagnose, einer Exophorie, ist die Messung der Fusionsbreite in der Regel ohne Probleme möglich.
- Verhalten unter Prismenausgleich
  Unter Prismen verhält sich der Strabismus divergens intermittens wie in der Abweichphase. Die normale Korrespondenz wird aufgegeben, es besteht Suppression oder eine korrespondenzlose Sehweise, z. B. Panoramasehen oder paradoxe weit homonym lokalisierte Doppelbilder. Bei einer Exophorie wird meistens auch unter Prismenausgleich stabiles normales Binokularsehen angegeben, z. B. Bagolini positiv nach Winkelausgleich.

Nachweis eines zweiten Sehschärfezentrums bei Panoramasehen
Einige Patientinnen mit Strabismus divergens intermittens beschreiben, dass sie mit dem abgewichenen Auge genauso scharf sehen können wie mit dem Führungsauge. Dadurch entsteht im erweiterten binokularen Gesichtsfeld ein zweites Sehschärfezentrum, welches oft als nützlich empfunden wird. Diese Patientinnen entscheiden sich deshalb nicht selten gegen eine Augenmuskeloperation, weil sie nicht auf das erweiterte Gesichtsfeld verzichten möchten, z. B. beim Autofahren.

8.1.11.4 Prognose

Beim Strabismus divergens intermittens ist die Therapieentscheidung in besonderem Maße von der Prognose abhängig. Deshalb wird ausnahmsweise die Prognose vor der Therapie erläutert.

Der große divergente Schielwinkel bleibt ohne Therapie ein Leben lang bestehen. Die Kompensationsfähigkeit kann sich aber spontan erheblich verbessern, sodass im Erwachsenenalter kaum noch Abweichphasen auftreten. (Nusz et al. 2006) Diese Tatsache muss in der Therapieplanung berücksichtigt werden, auch weil nach einer operativen Schielwinkelkorrektur oft Rezidive auftreten (bis zu 60 %). (Pineles et al. 2010) Es gibt Patientinnen, die postoperativ zwar noch einen deutlichen Restwinkel aufweisen. Sie können den Winkel jedoch besser kompensieren und sind deshalb mit dem Ergebnis oft zufrieden.

8.1.11.5 Therapie

- Skiaskopie in Zykloplegie, Vollkorrektur Die Verordnung der Vollkorrektur bewirkt eine scharfe Abbildung für beide Augen und ermöglicht damit optimale Fusionsbedingungen. Dennoch kann es in Einzelfällen sinnvoll sein, eine geringe Hyperopiekorrektur nicht zu verordnen, um die Kompensation durch akkommodative Konvergenz zu verbessern.
- ggf. Amblyopietherapie
- Augenmuskeloperation (Kaufmann und Steffen 2020, S. 407)
    - Es wird eine M. rect. lateralis-Rücklagerung mit einer M. rect. medialis-Verkürzung kombiniert, wenn der Fernwinkel und der Nahwinkel gleich groß sind (Neutraltyp und Pseudodivergenzexzesstyp). Bei einem größeren Schielwinkel in der Ferne sollte die Operationsstrecke am M. rect. lateralis größer sein.
    - Eine beidseitige Rücklagerung des M. rect. lateralis wird beim seltenen Divergenzexzesstyp angewendet.
    - Eine beidseitige Verkürzung des M. rect. medialis korrigiert den größeren Nahwinkel beim Konvergenzschwächetyp.

Die Entscheidung für eine Augenmuskeloperation wird möglichst lange hinausgezögert, weil sich zum einen die Kompensationsfähigkeit noch spontan verbessern kann und zum anderen die postoperativen Ergebnisse oft nicht zufriedenstellend sind. Um die Entscheidung zu erleichtern und nicht nur von der Schielhäufigkeit abhängig zu machen, fließen sowohl der Leidensdruck der Patientin als auch das klinische Bild ein.

Eine zusätzliche Entscheidungshilfe kann der Newcastle Control Score bieten. Fragen zur Schielhäufigkeit im Alltag sowie die Kompensation im aktuellen Untersuchungsbefund werden dokumentiert. Das macht die Therapieempfehlung für die Patientinnen und Eltern oft nachvollziehbarer. (Haggerty et al. 2004).

8.1.12 Alphabet-Inkomitanzen ohne Obliquus-Fehlfunktion

Bei einer Alphabet-Inkomitanz kommt es zu einer deutlichen Änderung des horizontalen Schielwinkels bei Blickhebung oder -senkung. Die Augenstellung verändert sich bei vertikalen Blickbewegungen. Die Spurlinien der Augen bilden die Form eines Buchstabens.

In den meisten Fällen besteht eine Über- oder Unterfunktion der schrägen Augenmuskeln. Eine Alphabet-Inkomitanz kann aber auch ohne offensichtliche Fehlfunktion der schrägen Augenmuskeln vorkommen.

Die häufigsten Alphabet-Inkomitanzen sind die:
- V-Inkomitanz: Der Schielwinkel ist im Aufblick divergenter als im Abblick oder im Abblick konvergenter als im Aufblick.
- A-Inkomitanz: Der Schielwinkel ist im Aufblick konvergenter als im Abblick oder im Abblick divergenter als im Aufblick.

Seltener vorkommende Alphabet-Inkomitanzen sind:
- Y-Inkomitanz: Der Schielwinkel ist im Aufblick divergenter als in der Primärposition. Im Abblick ist er etwa gleich groß wie in der Primärposition.
- λ-Inkomitanz (griechischer Buchstabe: Lambda): Der Schielwinkel ist im Abblick divergenter als in der Primärposition. Im Aufblick ist er etwa gleich groß wie in der Primärposition.
- X-Inkomitanz: Im Auf- und im Abblick ist der Schielwinkel divergenter als in der Primärposition.

In der Blickrichtung mit dem kleinsten Schielwinkel kann auch Fusion bestehen. Die Patientinnen nehmen dann oft eine Kopfzwangshaltung ein, um das Binokularsehen zu nutzen.

> **Tipp für die Praxis**
>
> Bei der Beurteilung von Alphabet-Inkomitanzen muss berücksichtigt werden, dass eine V-Inkomitanz auch physiologisch ist. Im Abblick besteht ein relativer Konvergenztonus, weil die Nahfixation mit Akkommodation häufig im Abblick genutzt wird. Divergente Schielformen dekompensieren deshalb oft im Aufblick, obwohl der Schielwinkel im Abblick genauso groß ist. So kann eine V- oder Y-Inkomitanz vorgetäuscht werden.

8.1.12.1 Untersuchung

Die Untersucherin kann bei der orientierenden Motilitätsprüfung auf eine Veränderung des horizontalen Schielwinkels im Auf- und Abblick achten. Dafür fixiert die Patientin in der Ferne und bewegt den Kopf dabei nach oben und nach unten. Die Alphabet-Inkomitanz kann auch ausgemessen werden. Bei Mehrstärkengläsern muss die Brille ggf. im Abblick mitbewegt werden, sodass weiter durch den Fernteil fixiert werden kann.

8.1.12.2 Therapie

Eine Alphabet-Inkomitanz ohne Obliquus-Fehlfunktion muss nur therapiert werden, wenn sie Beschwerden auslöst, z. B. Doppelbilder im Abblick. Dann wird eine Verlagerungsoperation an den geraden Augenmuskeln durchgeführt. Dabei wird ein Muskel um mindestens die halbe Muskelbreite in die Richtung verlagert, in welcher er schwächer wirken soll. (Kaufmann und Steffen 2020, S. 397)

> ▶ **Beispiel für eine ansatzverlagernde Augenmuskeloperation bei einer V-Inkomitanz**
>
> - Der M. rect. medialis wird nach unten verlagert. Dadurch wird seine adduktorische Wirkung im Abblick geschwächt. Im Aufblick entsteht eine stärkere adduktorische Wirkung.
> - Der M. rect. lateralis wird nach oben verlagert. Dadurch wird seine abduktorische Wirkung im Aufblick geschwächt. Im Abblick entsteht eine stärkere abduktorische Wirkung. ◀

Durch die Verlagerung der geraden Augenmuskeln kommt es auch zu einer Veränderung der zyklorotatorischen Wirkung. Dies muss besonders berücksichtigt werden, wenn postoperativ Binokularsehen zu erwarten ist. Präoperativ muss deshalb die Zyklofusionsbreite gemessen werden, um verkippten Doppelbildern nach der Operation vorzubeugen.

8.2 Heterophorien

Synonym: latentes Schielen, verstecktes Schielen

Bei einer Heterophorie ist die Schielstellung nur sichtbar, wenn die Zusammenarbeit beider Augen unterbrochen wird. Wie bei der

Heterotropie können bei der Heterophorie auch verschiedene Schielrichtungen vorliegen, auch in Kombination.

Liegt nach Unterbrechung des Binokularsehens keine Abweichung vor, spricht man von einer Orthophorie. Diese ist jedoch eher selten. Studien haben gezeigt, dass bei 70–80 % der Bevölkerung eine Heterophorie vorliegt, häufiger in der Nähe als in der Ferne. Die meisten Menschen haben keine Beschwerden und brauchen deshalb auch keine Therapie. Man spricht dann von einer Normophorie. Häufiger findet man eine Exophorie in der Nähe. In der Ferne besteht bei der überwiegenden Anzahl keine oder eine sehr geringe Abweichung. Exo- und Esophorien halten sich dabei in etwa die Waage.

Bei einer Heterophorie mit Beschwerden, wie z. B. Kopfschmerzen, spricht man von einer Pathophorie. Die Kompensation der Schielstellung bereitet Probleme. In einigen Fällen kann die Schielstellung nur noch zeitweise kompensiert werden, dann spricht man von einer dekompensierenden Heterophorie. Kann die Schielstellung gar nicht mehr kompensiert werden, liegt eine dekompensierte Heterophorie vor.

8.2.1 Ätiologie und Pathomechanismus

Es werden verschiedene Ursachen für das Vorliegen einer Heterophorie diskutiert:
- Bau- und Lageanomalien der Orbita, der äußeren Augenmuskelmuskeln und des Bandapparats (statische Heterophorie)
- zentrale Ursachen wie ein Ungleichgewicht in der Innervation der Augenmuskeln beider Augen (motorische Fusion)
- eine Parese kann ggf. zunächst kompensiert werden (latente Parese) und sieht in Primärposition wie eine Heterophorie aus

> **Tipp für die Praxis**
>
> Das Auftreten von Beschwerden bei einer Heterophorie kann man sinngemäß wie folgt erklären:

> Bei einer Heterophorie liegt die relative Ruhelage der Augenmuskeln beider Augen nicht im Parallelstand, sondern in einer latenten Schielstellung. Unter binokularen Bedingungen muss eine Ausgleichsbewegung erfolgen, um wieder beidäugig einfach zu sehen. Diese Ausgleichsbewegung dauerhaft ausführen zu müssen, kann anstrengend sein und Beschwerden verursachen.

8.2.2 Esophorie

Eine latente konvergente Abweichung bezeichnet man als Esophorie. Latente konvergente Abweichungen kommen etwas seltener vor als divergente. Sie führen aber häufiger zu Beschwerden, weil die divergente Fusionsbreite, die zur Kompensation benötigt wird, physiologisch geringer ist als die konvergente Fusionsbreite.

8.2.2.1 Erscheinungsbild
- Nach Unterbrechung des Binokularsehens, z. B. durch den Cover-Test, weicht ein Auge in die relative konvergente Ruhelage ab.
- In der Abweichphase werden homonyme Doppelbilder wahrgenommen.
- Der Schielwinkel ist relativ stabil. Er lässt sich oft nicht durch eine längere Dissoziation steigern.
- Wenn wieder beidäugiges Sehen ermöglicht wird, erfolgt eine Refusionsbewegung von innen.
- Je nach Kompensationsvermögen kann die Refusionbewegung zügig, zögernd oder nur mit offensichtlicher Anstrengung möglich sein.
- In der Regel liegt eine normale Korrespondenz vor mit normalem Binokularsehen. Patientinnen mit einer Esophorie zeigen aber auch häufiger subnormales Binokularsehen.
- Oft liegen asthenopische Beschwerden vor wie intermittierende Doppelbilder, ein Anstrengungsgefühl und Kopfschmerzen, die im Tagesverlauf zunehmen.

Der Schielwinkel kann in der Ferne und Nähe unterschiedlich oder gleich sein, man unterscheidet folgende Formen:
- Beim Basistyp sind der Fernwinkel und der Nahwinkel etwa gleich groß.
- Beim Divergenzinsuffizienztyp ist der Fernwinkel größer als der Nahwinkel.
- Beim Konvergenzexzesstyp ist der Nahwinkel größer als der Fernwinkel. Der AC/A-Quotient ist erhöht.

8.2.2.2 Differentialdiagnostische Untersuchungen

Eine kleinwinklige Esophorie muss von einem konvergenten Mikrostrabismus unterschieden werden. Folgende Untersuchungen können differenzieren:
- monolateraler Covertest: Bei der Esophorie liegt keine manifeste Abweichung vor.
- Korrespondenz: Bei der Esophorie ist der Bagolini positiv ohne Einstellbewegung.
- Reihenvisus: Bei der Esophorie liegt keine Amblyopie vor, der Reihenvisus ist seitengleich.

Beim Basistyp kann ein Mikrostrabismus von einer Esophorie überlagert sein. Das nennt man auch Mikrostrabismus mit latenter Komponente.

Beim Divergenzinsuffizienztyp muss eine Abduktionsschwäche ausgeschlossen werden. Differentialdiagnosen mit eingeschränkter Abduktion sind z. B.:
- Abduzensparese
- Strabismus im Senium
- Schielen bei hoher Myopie

Eine mögliche Abduktionseinschränkung kann mit folgenden Untersuchungen ausgeschlossen bzw. bestätigt werden:
- Motilitätsprüfung
- Messung der monokularen Exkursionsstrecken
- Inkomitanzmessung

Beim Konvergenzexzesstyp müssen akkommodative Einflüsse ausgeschlossen werden:
- Skiaskopie in Cycloplegie zum Ausschluss einer Hyperopie. Dies muss ggf. wiederholt werden, weil nach dem Tragen der Korrektur manchmal noch eine zusätzliche latente Hyperopie gemessen werden kann.
- Akkommodationsnahpunkt zum Ausschluss einer Hypoakkommodation als Ursache für einen Konvergenzexzess ▶ Abschn. 8.1.6

8.2.2.3 Therapie

Eine Therapie ist nur notwendig, wenn Beschwerden angegeben werden, unabhängig von der Schielwinkelgröße. Ob die Beschwerden tatsächlich von der Esophorie ausgelöst werden, kann durch eine diagnostische Okklusion ermittelt werden. Die Patientinnen sollen in typischen Situationen, in denen Beschwerden häufig auftreten, ein Auge okkludieren. Es muss dann keine Fusion aufgebracht werden. Verschwinden die Beschwerden bzw. treten sie gar nicht erst auf, ist der Zusammenhang zur Esophorie bewiesen.

Bei Kindern ist auch bei einer zufällig gefundenen Esophorie eine Skiaskopie in Cycloplegie als erster Schritt sinnvoll. Ggf. kann eine Brillenkorrektur das Auftreten von Beschwerden verhindern.

Konservative Therapie

Brille Ein gutes Fusionsvermögen hängt von einer beidseits scharfen Netzhautabbildung ab. Deshalb ist bei Kindern und jungen Erwachsenen eine Brillenbestimmung unter Cycloplegie und der Vollausgleich des Refraktionsfehlers besonders wichtig.

Prismen Wenn eine Brillenverordnung allein keine Besserung der Beschwerden gebracht hat, können ggf. Prismen hilfreich sein. Besonders bei kleinen Schielwinkeln kann mit Prismen dauerhaft Beschwerdefreiheit erreicht werden. Zunächst wird eine Prismenfolie verordnet. Führt die gewählte Prismenstärke zu Beschwerdefreiheit, können die Prismen in die Brille eingearbeitet werden. Dies ist möglich bis zu einer Prismenstärke von ca. 8 cm/m je Glas. Höhere Prismenstärken reduzieren die Abbildungsqualität und führen zu dicken und schweren Gläsern.

8.2 · Heterophorien

Die Verordnung einer Prismenfolie als ersten Schritt hat folgende Vorteile:
- Die Prismenstärke muss ggf. im Verlauf erhöht werden, wenn sich der Schielwinkel unter dem Prisma vergrößert und die Beschwerden wieder auftreten. Bis das richtige Prisma gefunden ist, kann die Folie mit überschaubaren Kosten mehrfach geändert werden.
- Beschwerden, die voraussichtlich nur vorübergehend bestehen, z. B. in Examenszeiten, können übergangsweise mit einer Folie behandelt werden
- Wenn bei einem größeren Schielwinkel eine Augenmuskeloperation geplant ist, kann die Prismenfolie als Übergangslösung verwendet werden. Es fallen keine hohen Kosten für Prismengläser an und die Folie kann postoperativ einfach weggelassen werden.

Die Prismenfolie sollte vor dem geführten Auge getragen werden. Eingeschliffene Prismen werden in der Regel auf beide Augen verteilt.

Vorgehen zur Bestimmung des besten Prismas:
- Es hat sich bewährt, das Prisma nach dem subjektiven Empfinden der Patientin zu bestimmen und sich nicht auf Messverfahren und Formeln zu verlassen. (Kommerell und Bach 2017)
- Ein entlastendes Prisma wird sehr wahrscheinlich immer als angenehm empfunden. Es gilt aber das Prinzip: So viel wie nötig, aber so wenig wie möglich. D. h. das kleinste Prisma, mit dem Beschwerdefreiheit besteht, ist das beste.
- Bei der Esophorie liegt das subjektiv beste Prisma häufig nur knapp unter dem objektiven Winkel.
- Beim Basistyp wird in der Regel für Ferne und Nähe das gleiche Prisma benötigt. Es kann deshalb auch leicht in Mehrstärkenbrillen eingeschliffen werden.
- Beim Divergenzinsuffizienztyp ist das Prisma hauptsächlich für die Ferne notwendig. Es muss überprüft werden, ob die gleiche Prismendosis auch in der Nähe toleriert wird.
- Beim Konvergenzexzesstyp ist häufig kein Prisma notwendig, sondern ein Nahadditiv.
- Um die dauerhafte Verträglichkeit zu überprüfen, kann die Patientin das gewählte Prisma im Trageversuch ca 15 bis 20 min ausprobieren. Das Prisma wird vor allem in Situationen getestet, in denen sonst Beschwerden auftreten, z. B. beim Lesen.

> ▶ **Beispiel für Verordnung einer Prismenfolie**
> Eine Prismenfolie wird auf dem rosa Kassenrezept verordnet, aber beim Optiker eingelöst. Folgender Text wird empfohlen:
> 1 Prismenfolie press-on 15 cm/m Basis außen hinter das rechte Brillenglas
> Diagnoseschlüssel: H50.5 (Heterophorie) oder H52.3 (Diplopie) ◄

Prismen haben immer auch Nebenwirkungen, die die Patientinnen unterschiedlich stark stören können:
- Visusminderung, besonders bei Prismenfolien
- Farbsäume
- Orientierungsstörungen

Es kann ein Gewöhnungseffekt auftreten, aber dennoch müssen die Patientinnen bei der Verordnung darüber aufgeklärt werden.

Übungsbehandlungen Bei der Esophorie sind Übungsbehandlungen selten sinnvoll. Bei Beschwerden vor allem im Zusammenhang mit längerer Naharbeit sollte zum regelmäßigen Fokuswechsel geraten werden. Durch den Blick in die Ferne muss divergente Fusion aufgebracht werden, was entspannend auf die Augenstellung wirken kann.

■■ Augenmuskeloperation
Bei größeren Schielwinkeln, die prismatisch nicht mehr gut ausgeglichen werden können, wird eine Augenmuskeloperation durchgeführt. Es sollte ein Vollausgleich angestrebt werden. Eine Unterkorrektur führt oft zu erneuten Beschwerden. Eine Überkorrektur wird oft gut vertragen, da die konvergente

Fusionsbreite groß genug ist, diese zu kompensieren.

Durch einen präoperativen Prismentrageversuch muss ausgeschlossen werden, dass der Schielwinkel nicht immer wieder nachgestellt wird. ▶ Abschn. 8.2.6

8.2.2.4 Prognose

Je schlechter Patientinnen unter Prismen ausgleichbar sind, desto schlechter ist auch die Prognose für eine dauerhafte Beschwerdefreiheit.

8.2.3 Exophorie

Eine latente divergente Abweichung bezeichnet man als Exophorie. Exophorien sind in der Bevölkerung häufiger als alle anderen Heterophorien, vor allem im Nahbereich.

8.2.3.1 Erscheinungsbild

- Nach Unterbrechung des Binokularsehens, z. B. durch den Cover-Test, weicht ein Auge in die relative divergente Ruhelage ab.
- In der Abweichphase werden heteronyme Doppelbilder wahrgenommen.
- Der Schielwinkel kann schwanken und vergrößert sich oft durch längere Dissoziation.
- Wenn wieder beidäugiges Sehen ermöglicht wird, erfolgt eine Refusionsbewegung von außen.
- Je nach Kompensationsvermögen kann die Refusionbewegung zügig, zögernd oder nur mit offensichtlicher Anstrengung möglich sein.
- In der Regel liegt eine normale Korrespondenz vor mit normalem Binokularsehen.
- Häufig wird die Exophorie beschwerdefrei kompensiert. Mögliche Beschwerden wie intermittierende Doppelbilder, ein Anstrengungsgefühl und Kopfschmerzen treten hauptsächlich bei Naharbeit auf.

Der Schielwinkel kann in Ferne und Nähe unterschiedlich oder gleich sein, man unterscheidet folgende Formen:
- Beim Basistyp sind der Fernwinkel und Nahwinkel etwa gleich groß.
- Beim Divergenzexzesstyp ist der Fernwinkel größer als der Nahwinkel.
- Beim Konvergenzinsuffizienztyp ist der Nahwinkel größer als der Fernwinkel.

8.2.3.2 Differentialdiagnostische Untersuchungen

Die häufigste Differentialdiagnose zur Exophorie ist der Strabismus divergens intermittens. Auch wenn es Mischformen gibt, kann man in der Regel anhand verschiedener Untersuchungen ◘ Tab. 8.5 zwischen den beiden Erscheinungsbildern differenzieren.

Eine Akkommodationsinsuffizienz kann den Schielwinkel in der Nähe unterschiedlich beeinflussen:
- Übermäßige Akkommodation verkleinert den Schielwinkel in der Nähe. (Divergenzexzesstyp)
- Unzureichende Akkommodation vergrößert den Schielwinkel in der Nähe.

◘ **Tab. 8.5** Differentialdiagnostische Kriterien zwischen einer dekompensierenden Exophorie und einem Strabismus divergens intermittens

	Dekompensierende Exophorie	Strabismus divergens intermittens
Diplopiewahrnehmung	häufig	nie
Asthenopie	häufig	selten
Korrespondenz	immer normal	Parallelstand: normal in der Abweichphase: Panoramasehen oder Suppression
Fusionsbreite	nachweisbar, ggf. erweitert in Richtung Konvergenz	nicht nachweisbar
Prismentherapie	hilfreich	häufig ohne Erfolg

8.2 · Heterophorien

(Konvergenzinsuffizienztyp). Dies kann bei der juvenilen Akkommodationsinsuffizienz oder bei der unauskorrigierten Presbyopie vorkommen.
- Der binokulare Fernvisus kann reduziert sein, wenn die Abweichung über die akkommodative Konvergenz kompensiert wird. Das verursacht eine Pseudomyopisierung.

Eine Konvergenzinsuffizienz vergrößert den Schielwinkel in der Nähe. Deshalb muss der Konvergenznahpunkt bestimmt werden.

8.2.3.3 Therapie

▪▪ Konservative Therapie

Brille Ein gutes Fusionsvermögen hängt von einer beidseits scharfen Netzhautabbildung ab. Deshalb ist bei Kindern und jungen Erwachsenen eine Brillenbestimmung unter Cycloplegie und der Vollausgleich des Refraktionsfehlers besonders wichtig. Auch wenn sich der Schielwinkel durch eine Hyperopiekorrektur ggf. vergrößert, kann sich die Kompensation trotzdem verbessern.

Prismen Bei störenden Doppelbildern oder asthenopischen Beschwerden kann ein Prismenausgleich die Zeit bis zur Augenmuskeloperation überbrücken. Selten ist der Prismenausgleich als Dauertherapie sinnvoll, z. B. wenn bei kleinem Schielwinkel Beschwerden auftreten. Es genügt meistens ein Teilausgleich des Schielwinkels. Führt die gewählte Prismenstärke zu Beschwerdefreiheit, können die Prismen in die Brille eingearbeitet werden. Dies ist möglich bis zu einer Prismenstärke von ca. 8 cm/m je Glas.

Übungsbehandlungen Bei motivierten Patientinnen mit einer Exophorie können Übungsbehandlungen probiert werden. Die Konvergenz kann geschult werden, z. B. mit Übungen zur Sprungkonvergenz und gleitenden Konvergenz.

▪▪ Augenmuskeloperation
Bei größeren Schielwinkeln, die nicht beschwerdefrei kompensiert werden können, ist eine Augenmuskeloperation die Therapie der Wahl. Es sollte ein Vollausgleich angestrebt werden, da Rezidive möglich sind. Aber auch eine Unterkorrektur wird oft gut vertragen, da die Kompensation des kleineren Schielwinkels leichter gelingt. Eine Überkorrektur wird oft nicht gut vertragen, weil die divergente Fusionsbreite klein ist.

Durch einen präoperativen Prismentrageversuch muss ausgeschlossen werden, dass der Schielwinkel nicht immer wieder nachgestellt wird. ▶ Abschn. 8.2.6

8.2.3.4 Prognose
Exophorien sind in der Regel gut durch eine Augenmuskeloperation zu behandeln. Rezidive sind möglich.

8.2.4 Vertikal- und Zyklophorie

8.2.4.1 Erscheinungsbild
Eine latente vertikale Abweichung bezeichnet man als Vertikalphorie. Diese kommt meistens gemeinsam mit einer latenten Verrollungsabweichung (Zyklophorie) vor.

Bei einer positiven Vertikalphorie (phorische +VD) weicht bei Unterbrechung des Binokularsehens das rechte Auge nach oben oder das linke Auge nach unten ab. Beim Aufdecktest ist eine Refusionsbewegung rechts von oben bzw. links von unten zu sehen.

Bei einer negativen Vertikalphorie (phorische -VD) weicht bei Unterbrechung des Binokularsehens das rechte Auge nach unten oder das linke Auge nach oben ab. Beim Aufdecktest ist eine Refusionsbewegung rechts von unten bzw. links von oben zu sehen.

Bei einer Zyklophorie verrollt das Auge bei Unterbrechung des Binokularsehens nach innen (Inzyklophorie) oder nach außen (Exzyklophorie). Beim Aufdecktest ist eine Refusionsbewegung in Form einer Verrollung zu sehen. Diese ist mit bloßem Auge nur bei großen Abweichungen zu beobachten.

Wahrscheinlich sind geringe Vertikal- und Zyklophorien häufiger als man denkt und können beschwerdefrei kompensiert werden. Sie bestehen vermutlich schon seit frühester Kindheit. Erworbene Vertikal- und Zykloabweichungen verursachen wegen der geringen Fusionbreite Beschwerden und werden deshalb eher bemerkt.

8.2.4.2 Differentialdiagnostische Untersuchungen

Mithilfe folgender Untersuchungen können mögliche Ursachen von Vertikal- und Zyklophorien unterschieden werden:
- Motilitätsprüfung
- Inkomitanzmessung, ggf. inklusive Bielschowsky-Kopfneigetest
- Messung der Zyklodeviation
- Fusionsbreitenmessung

Einige der Ursachen, die so differenziert werden können, sind:
- Obliquusfehlfunktionen
- geringe Augenmuskelparesen
- beginnende Endokrine Orbitopathie

Auch bei der dissoziierten Vertikaldeviation (DVD) kann es zu einer langsamen Bewegung des betroffenen Auges kommen. Das Auge ist nach oben abgewichen und macht eine schwimmende Bewegung nach unten, oft mit einer Einwärtsrollung, die wie eine Refusionsbewegung bei einer Vertikal- und Zyklophorie aussehen kann. Eine DVD kann man mit dem Fixationswechseltest differenzieren. ▶ Abschn. 8.1.1.2

8.2.4.3 Therapie

Die Therapie der Vertikal- und Zyklophorie richtet sich nach der zugrunde liegenden Ursache. Eine prismatische Korrektur der Zykloabweichung ist nicht möglich.

8.2.5 Asthenopien

Als Asthenopien bezeichnet man vielfältige, oft unspezifische Beschwerden, die durch eine visuelle Belastung ausgelöst werden.
Mögliche Auslöser sind u. a.:
- nicht oder fehlkorrigierte Ametropien
- Akkommodationsstörungen
- Heterophorien

Typische asthenopische Beschwerden sind:
- Kopf-, Stirn- und Augenschmerzen
- Augenbrennen, Augenrötung
- schnelle Ermüdung
- Blendempfindlichkeit
- Unschärfe, besonders beim Wechsel der Fixationsentfernung
- intermittierende Diplopie

Auftreten und Verlauf von Asthenopien:
- häufig im Zusammenhang mit Naharbeit
- unter Belastung (Stress, Prüfung, psychische Belastung) zunehmend
- im Tagesverlauf zunehmend

8.2.5.1 Differentialdiagnostische Untersuchungen

- ausführliche Anamneseerhebung
    - Welche Symptome werden bemerkt?
    - Wann treten die Beschwerden typischerweise auf?
    - Nehmen die Beschwerden im Tagesverlauf oder z. B. bei Naharbeit zu?
    - Was hilft gegen die Beschwerden?
    - Können die Beschwerden mit einer veränderten Lebenssituation verknüpft werden, z. B. vermehrter Stress?
    - Welche Vorbehandlung oder Diagnostik sind bereits erfolgt, z. B. neurologische oder bildgebende Abklärung von Kopfschmerzen?
- Diagnostische Okklusion
    - Bei einer Heterophorie müssten die Beschwerden unter Okklusion weniger werden.
    - Die Okklusion sollte in typischen Situationen durchgeführt werden, z. B. bei PC-Arbeit.
    - Sind die Beschwerden monokular nicht geringer, ist die Heterophorie vermutlich nicht die Ursache.
- Akkommodationsnahpunkt bestimmen
    - Eine Akkommodationsinsuffizienz führt auch monokular zu Beschwerden.
    - Typische Beschwerden sind Verschwommensehen und Anstrengungsgefühl bei Naharbeit, ggf. nicht erst nach längerer Tätigkeit.
- Refraktionsbestimmung

- Eine nicht (voll-)korrigierte Hyperopie oder eine überkorrigierte Myopie kann ähnliche Beschwerden auslösen wie eine Akkommodationsinsuffizienz.
- Eine falsche Zylinderachslage kann zu monokularen Doppelbildern oder Kopfschmerzen führen.
— Aniseikonietest
- Unterschiedliche Bildgrößen stellen ein Fusionshindernis dar.
— Schielwinkelmessung, auch in den Blickrichtungen
- Eine Inkomitanz kann ein Anzeichen für eine geringe Augenmuskelparese sein (latente Parese).
- Unterschiedliche prismatische Nebenwirkungen bei einer Anisometropiekorrektur können zu blickrichtungsabhängigen Schielwinkeln führen und damit zu einer Belastung der Fusion.
— ophthalmologische Untersuchung
- Beurteilung der Tränenaufrisszeit
- Beurteilung der Vorderabschnitte (Anzeichen für ein trockenes Auge)

8.2.5.2 Therapie

Die Asthenopien stellen ein Symptom dar. Die Behandlung der Ursache sollte die Symptome in der Regel beheben.

8.2.6 Fixationsdisparität

Die motorische Fusion ermöglicht im Alltag beim augengesunden Menschen, Blickbewegungen und den Wechsel von Fixationsentfernungen zu steuern und zu kontrollieren. Die Sehachsen stellen sich dabei auf das Fixierobjekt ein und es wird binokular fixiert.

In bestimmten Untersuchungssituationen kann man feststellen, dass die Fusion nicht allein motorisch erfolgt, sondern auch einen sensorischen Anteil hat. Dieser gleicht Ungenauigkeiten der motorischen Fusion aus. Wenn sich die Sehachsen nicht mehr exakt auf das Fixierobjekt einstellen, sondern geringfügig davor oder dahinter, werden keine Doppelbilder wahrgenommen. Die Abweichung wird sensorisch fusioniert.

Wenn sensorische Fusion notwendig wird, spricht man von einer Fixationsdisparität. Diese wird in Winkelminuten angegeben. Bei der Messung der Fixationsdisparität wird das Zusammenspiel zwischen motorischer und sensorischer Fusion untersucht.

Die Nutzung sensorischer Fusion kann auch zu asthenopischen Beschwerden führen.

Bei einer Orthophorie ist in der Regel keine Fixationsdisparität nachweisbar. Die motorische Fusion ist ausreichend, um ein Objekt bifoveolar zu fixieren. Unter einer zunehmenden Prismenbelastung kann man aber eine Fixationsdisparität provozieren und messen.

Gibt man Prismen Basis außen vor, wird eine konvergente Fusionsbreite gefordert. Ab einer bestimmten Prismenstärke bleiben die Sehachsen etwas divergent, weil die motorische Fusion nicht mehr ausreicht. Es kommt aber nicht zu Doppelbildern, weil die Exo-Disparität durch sensorische Fusion ausgeglichen wird. Wird die Prismendosis zu stark, reicht die sensorische Fusion auch nicht mehr aus und es wird heteronym doppelt gesehen.

Gibt man Prismen Basis innen vor, wird eine divergente Fusionsbreite gefordert. Ab einer bestimmten Prismenstärke bleiben die Sehachsen etwas konvergent, weil die motorische Fusion nicht mehr ausreicht. Es kommt aber nicht zu Doppelbildern, weil die Eso-Disparität durch sensorische Fusion ausgeglichen wird. Wird die Prismendosis zu stark, reicht die sensorische Fusion auch nicht mehr aus und es wird homonym doppelt gesehen.

Mit Prismen Basis oben oder unten lassen sich auch vertikale Fixationsdisparitäten nachweisen.

Man kann die Fixationsdisparität nicht mit Prismen im freien Raum messen, aber mit speziellen Geräten, wie z. B. mit einem Phasendifferenzhaploskop oder mit dem Pola-Test. Der Testaufbau muss so gestaltet sein, dass fusionierbare Objekte im Umfeld angeboten werden. Werden diese binokular einfach gesehen, wird motorisch fusioniert. Im Zentrum des Tests werden durch Polarisationsfilter monokulare Bildanteile angeboten, z. B. Nonius-Striche. Werden die jeweils monokular sichtbaren Nonius-Striche versetzt wahrgenommen, entspricht diese Verschiebung dem Anteil sensorischer Fusion.

8.2.6.1 Fakultative Fixationsdisparität

Es gibt Patientinnen mit einer Pathophorie, die bereits ohne Prismen sensorische Fusion aufbringen müssen, um binokular einfach zu sehen. Dies verursacht asthenopische Beschwerden. Mit Prismen treffen sich die Sehachsen wieder im Fixierobjekt, sodass keine sensorische Fusion mehr nötig ist. Diese Situation ist das Therapieziel. Es besteht eine gute Prognose, mit Prismen oder einer Augenmuskeloperation Beschwerdefreiheit zu erreichen.

8.2.6.2 Obligate Fixationsdisparität

Patientinnen mit einer obligaten Fixationsdisparität müssen immer (obligat) sensorische Fusion aufbringen, um binokular einfach zu sehen, auch unter Prismen. Weil die sensorische Fusion nie ganz entlastet wird, können asthenopische Beschwerden entstehen und nicht zufriedenstellend behandelt werden. Trotz dieser eher schlechten Prognose können manchmal die Beschwerden durch die Entlastung der motorischen Fusion mit Prismen oder einer Augenmuskeloperation gebessert werden. Die obligate Fixationsdisparität kommt häufiger bei Esophorien als bei Exophorien vor.

Man kann sich die obligate Fixationsdisparität wie einen Mikrostrabismus mit einem sehr kleinem Anomaliewinkel vorstellen. Ähnlich wie bei diesem wird die ursprüngliche Anomalie immer wieder nachgestellt. Außerdem findet man häufig reduziertes Binokularsehen.

Nice to know
Die Messung der Fixationsdisparität spielt im klinischen Alltag kaum noch eine Rolle. Die Aussage, ob eine fakultative oder obligate Fixationsdisparität vorliegt, ist von prognostischer Bedeutung. Ein ausführlicher Prismentrageversuch kann zwischen beiden differenzieren. Der Schielwinkel kann bei der fakultativen Fixationsdisparität stabil ausgeglichen werden. Bei der obligaten Fixationsdisparität gelingt dies nicht und der Schielwinkel wird unter Prismen immer wieder nachgestellt.

8.3 Erworbene konkomitante Schielformen

8.3.1 Sekundärer Strabismus

Ein sekundäres Schielen entsteht in Folge einer Augenerkrankung.

8.3.1.1 Ätiologie und Pathomechanismus

Es kommt zu einer Beeinträchtigung des Fusionsvermögens oder des Visus an einem oder beiden Augen. Besonders häufig kommt es zu einem sekundären Schielen, wenn auch die periphere Fusion beeinträchtigt ist. Mögliche Ursachen sind z. B.:
- einseitige oder asymmetrisch ausgeprägte Katarakt
- ein- oder beidseitige Optikushypoplasie
- Kolobome
- Erblindung eines Auges durch einen Unfall oder eine Augenerkrankung

8.3.1.2 Erscheinungsbild
- Die Schielrichtung ist abhängig vom Alter bei Beginn der Erkrankung.
  - Babys und Kleinkinder zeigen häufiger ein sekundäres Einwärtsschielen, ggf. mit frühkindlichen Zeichen.
  Darüber hinaus kann bei einer beidseitigen hochgradigen Visusminderung ein sensorischer Defekt-Nystagmus entstehen. ▶ Abschn. 10.2.3
  - Bis zum 5. Lebensjahr hält sich die Verteilung zwischen sekundärem Einwärts- und Auswärtsschielen ungefähr die Waage.
  - Nach dem 5. Lebensjahr und im Erwachsenenalter kommt es eher zu einer sekundären Exotropie.
- konkomitantes Schielen
- ggf. besteht zusätzlich eine relative Amblyopie ▶ Abschn. 7.2.3
- Bei einer einseitigen hochgradigen Visusminderung oder Erblindung nach der sensitiven Phase kann es auch zum Heimann-Bielschowsky-Phänomen kommen, einer vertikalen Pendelbewegung

des betroffenen Auges. Dieses Phänomen kann auch noch Jahre nach dem Beginn der Erkrankung auftreten und nach einer Visusbesserung auch wieder verschwinden. Es ist harmlos. (Smith et al. 1982)

8.3.1.3 Differentialdiagnostische Untersuchungen

- Organbefund
  - Mit dem Brückner-Test wird die Durchleuchtbarkeit der optischen Medien geprüft und das Fundusrot beurteilt. Bei einem auffällig hellen Aufleuchten der Pupille (Leukokorie) muss unbedingt ein Retinoblastom ausgeschlossen werden. Bei Medientrübungen bleibt die Pupille meistens dunkel, es ist kein Fundusrot sichtbar.
  - Die Untersuchung der Vorderabschnitte an der Spaltlampe und eine Funduskopie werden durch die Augenärztinnen durchgeführt.
  - ggf. weitere Zusatzuntersuchungen wie z. B. OCT, Gesichtsfeldperimetrie, elektrophysiologische Untersuchungen
- Pupillenuntersuchung
  Mit dem Swinging-flashlight-Test kann ein relativer afferenter Pupillendefekt nachgewiesen werden. ▶ Abschn. 11.4.1
- Vor der Planung einer Augenmuskeloperation muss trotz deutlicher Visusminderung das Risiko für postoperative Diplopie untersucht werden. Ein schlechter Visus schützt nicht vor Doppelbildern.

8.3.1.4 Therapie
- Die Behandlung der Augenerkrankung steht zunächst im Vordergrund.
- ggf. Amblyopietherapie
- optimale Brillenkorrektur
- ggf. Augenmuskeloperation

8.3.1.5 Prognose
Bei schlechtem Visus mit oder ohne Gesichtsfeldeinschränkung ist die Prognose für eine stabile Augenstellung schlecht, weil das Binokularsehen zur Stabilisierung der Augenstellung fehlt. Das gilt auch noch nach einer Augenmuskeloperation, sodass im Laufe des Lebens ggf. mehrere Eingriffe nötig sind.

8.3.2 Akute Esotropie bei Erwachsenen

Synonym: Strabismus acutus

Auch bei Jugendlichen und Erwachsenen kann es in seltenen Fällen zu einer Esotropie mit akutem Schielbeginn kommen. Die dekompensierte Esophorie stellt eher keine Differentialdiagnose dar, da sie eher schleichend auftritt. Stattdessen muss ein paretisches Schielen ausgeschlossen werden.

8.3.2.1 Ätiologie und Pathomechanismus
Streng genommen unterscheidet man im Erwachsenenalter zwei Typen von akutem Einwärtsschielen:
- Der Strabismus convergens vom Typ Franceschetti tritt nach einer Unterbrechung des Binokularsehens auf, z. B. durch das Tragen eines Augenverbandes nach einer Hornhautverletzung.
- Der Strabismus convergens vom Typ Burian tritt ohne erkennbare Störung des Binokularsehens auf.
- Die Patientinnen haben häufig eine reduzierte Fusionsbreite. Das Schielen wird auch in Zusammenhang mit physischer oder psychischer Belastung oder mit Infekten gebracht.

8.3.2.2 Erscheinungsbild
- tritt bei Jugendlichen oder Erwachsenen auf (ca. 11 bis >70 Jahre)
- plötzliches konkomitantes Einwärtsschielen mit Diplopie
- meist ein großer konvergenter Winkel ohne akkommodative Komponente
- kein auffälliger Refraktionsfehler
- normale Korrespondenz mit normalem Binokularsehen nach Winkelausgleich

8.3.2.3 Differentialdiagnostische Untersuchungen
Eine Abduzensparese wird durch die Motilitätsprüfung ausgeschlossen. Die akute Esotropie zeigt:
- keine Einschränkung der monokularen Exkursion
- keine Inkomitanz

— keine verlangsamten Abduktionssakkaden

Der Mikrostrabismus dekompensiert selten erst im Erwachsenenalter. Es besteht kein normales Binokularsehen nach Winkelausgleich, aber wahrscheinlich eine Amblyopie.

Die dekompensierte Esophorie beginnt meist schleichend. Die orthoptischen Befunde unterscheiden sich nicht. Entsprechend ist auch die Therapie gleich.

8.3.2.4 Therapie
Wenn eine Abduzensparese sicher ausgeschlossen werden kann und auch keine Hinweise auf einen erhöhten Hirndruck bestehen (Stauungspapille, Kopfschmerzen), ist eine neurologische Abklärung nicht notwendig.

Das Ziel der Therapie ist die Wiederherstellung des binokularen Einfachsehens durch:
— Prismenausgleich (bei großem Winkel eher nicht langfristig)
— baldige Augenmuskeloperation

Da die Patientinnen Diplopie angeben und dadurch ggf. arbeitsunfähig sind, ist eine schnelle Korrektur der Augenstellung sinnvoll.

Ein dritter Typ der akuten Esotropie in Erwachsenenalter ist der Typ Bielschowsky. Hierbei handelt es sich um ein plötzliches Einwärtsschielen mit einer mittleren Myopie. Der Auslöser ist wahrscheinlich ähnlich wie beim Schielen bei hoher Myopie.

8.3.3 Strabismus bei hoher Myopie

Bei Patientinnen mit einer hohen Achsenmyopie kann es im fortgeschrittenen Lebensalter zu einem Einwärtsschielen mit einem Tieferstand des betroffenen Auges kommen.

8.3.3.1 Ätiologie und Pathomechanismus
Die hohe Myopie führt zu einem deutlich längeren Bulbus. Der hintere Pol des langen Bulbus ist zwischen den geraden Augenmuskeln im hinteren orbitalen Verlauf (Muskelkonus) eingeengt. Die Intermuskulärmembran zwischen dem M. rect. lateralis und dem M. rect. superior wird mit der Zeit schwächer und dehnt sich. Der hintere Pol des Bulbus rutscht dann nach oben außen aus dem Muskelkonus. Der sichtbare vordere Anteil des Auges bewegt sich dadurch nach innen unten. Dadurch verlagern sich die geraden Augenmuskeln:
— Der M. rect. lateralis verlagert sich nach unten und verliert dadurch seine abduktorische Wirkung. Er erhält eine senkende Wirkung.
— Der M. rect. superior verlagert sich nach innen und verliert dadurch seine hebende Wirkung. Seine adduktorische Nebenwirkung wird verstärkt.

8.3.3.2 Erscheinungsbild
— Zunehmendes Einwärtsschielen mit Abduktionseinschränkung ein- oder beidseits.
— Tieferstand des betroffenen Auges mit Hebungseinschränkung. Bei symmetrischer Ausprägung entsteht keine Vertikaldeviation.
— Der Visus ist bei einer Myopie mit typischen Netzhautveränderungen oft reduziert.
— Deshalb werden oft keine Doppelbilder wahrgenommen. Die Binokularfunktionen sind auch ohne Schielen meist eingeschränkt.
— Myopie unterschiedlichen Ausmaßes:
  – Bei einer mittleren Myopie (Typ Bielschowsky) ist die Abduktions-und Hebungseinschränkung nur gering ausgeprägt. Außerdem ist der Fernwinkel größer als der Nahwinkel.
  – Bei hoher Myopie (ab -8dpt) nimmt die Abduktions- und Hebungseinschränkung zu. Das Ausmaß der Bewegungseinschränkung hängt nicht von der Höhe der Refraktion, sondern von der Achslänge des Bulbus ab.
  – Bei sehr hoher Myopie kann die Beweglichkeit des Bulbus so stark eingeschränkt sein, dass man von einem Strabismus fixus spricht. Das betroffene Auge steht dann zu tief und unbeweglich in Adduktion. Der Bulbus ist nicht mehr rund, sondern sehr in die

8.3 · Erworbene konkomitante Schielformen

Länge gezogen, es kann zu einem Staphylom kommen (Ausbuchtung der dünnen Sklera im hinteren Pol).

Tipp für die Praxis

Viele Patientinnen mit hoher Myopie tragen Kontaktlinsen oder es hat bereits eine Linsenentfernung stattgefunden, je nach Höhe der Myopie mit oder ohne Implantation einer Intraokularlinse. Dann geht man fälschlicherweise von einer Abduzensparese aus. Mit einer gezielten Anamnese kommt man der Myopie auf die Spur und erspart den Patientinnen und der Krankenkasse eine aufwendige neurologische und ggf. radiologische Diagnostik.

8.3.3.3 Differentialdiagnostische Untersuchungen

- Ausführliche Anamnese
- Motilitätsuntersuchung, insbesondere die monokulare Beweglichkeit, auch am besser beweglichen Auge
- Achslängenmessung
- ggf. Orbita-MRT zur Darstellung des Bulbus und der Muskelverläufe in der Orbita

Neben der Abduzensparese ist die endokrine Orbitopathie eine weitere Differentialdiagnose. Diese kann durch die Untersuchung auf typische endokrine Zeichen und die Darstellung der Muskeln im MRT ausgeschlossen werden. ► Abschn. 9.5.1

8.3.3.4 Therapie

Die Augenmuskeloperation ist die einzige Therapiemöglichkeit. Sie führt nicht zu einer Normalisierung der Augenbeweglichkeit. Ziel ist eine bessere Beweglichkeit des Bulbus nach außen und oben sowie eine unauffällige Augenstellung in der Primärposition.

Es gibt zwei Möglichkeiten der Augenmuskeloperation:
- M. rect. medialis Rücklagerung und Verkürzung des M. rect. lateralis mit Fixierung am Bulbus. Dies soll ein erneutes Abrutschen des Muskels vermeiden.

- Yokoyama-Prozedur: Der M. rect. lateralis und der M. rect. superior werden im Verlauf miteinander verknüpft. So entsteht eine Barriere im oberen lateralen Bereich, die den Bulbus zurück in den Muskelkonus drängt. (Yamaguchi et al. 2010) Der Vorteil dieser Methode ist, dass man die Muskeln nicht an der dünnen Sklera fixieren muss.

8.3.4 Strabismus im Senium

Synonym: involutiver Strabismus convergens, Sagging eye Syndrome

Bei dem Strabismus im Senium handelt es sich um eine geringe Esotropie in der Ferne, die erst im höheren Lebensalter auftritt.

8.3.4.1 Ätiologie und Pathomechanismus

Die Elastizität des Bindegewebes lässt im Alter nach. Dies betrifft besonders den Bereich der intermuskulären Membran zwischen dem M. rect. lateralis und dem M. rect. superior. Durch eine Bildgebung konnte nachgewiesen werden, dass diese Membran im weiteren Verlauf ggf. auch reißen kann.

Dadurch kommt es zu Veränderungen des Muskelverlaufes vor allem am M. rect. lateralis. Dieser verläuft nicht mehr horizontal zwischen Ursprung und Ansatz. Der Muskelbauch verlagert sich nach unten und liegt nicht mehr am Bulbus an, sondern kippt nach außen. (Chaudhuri und Demer 2013)

Dadurch verliert der M. rect. lateralis einen Teil seiner abduktorischen Funktion. Man spricht deshalb auch von einer involutiven Esotropie.

Nice to know
Involutiv bedeutet, dass sich Gewebe oder Organe altersphysiologisch verändern und dadurch ihre Funktion beeinträchtigt wird.

8.3.4.2 Erscheinungsbild

- Meist schleichender Beginn der Beschwerden im höheren Lebensalter (ca. ab dem 70. Lebensjahr)

- Der Schielwinkel in der Ferne ist gering konvergent und kann mäßig bis schlecht kompensiert werden.
- Es kommt zu Doppelbildern in der Ferne. Da diese eng beieinander liegen, werden sie oft als Unschärfe beschrieben.
- Der Schielwinkel in der Nähe ist deutlich kleiner, oft besteht sogar eine Nahexophorie. Die Abweichung in der Nähe wird in der Regel gut kompensiert.
- Die Konvergenz ist reduziert.
- Es besteht beidseits eine geringe bis mäßige Abduktionseinschränkung.
- Die Hebung kann altersentsprechend eingeschränkt sein.
- Es kann zusätzlich auch eine geringe Vertikalabweichung bestehen.

8.3.4.3 Differentialdiagnostische Untersuchungen

Die wichtigste Differentialdiagnose ist eine beginnende einseitige Abduzensparese. Diese zeigt aber eine Inkomitanz und verlangsamte Abduktionssakkaden. Bei der Esotropie im Senium ist die Abduktionseinschränkung in der Regel beidseits vorhanden.

Viele Patientinnen haben zusätzlich zum Strabismus in Senium auch eine involutive Ptosis, weil auch die Levatoraponeurose erschlafft. ▶ Abschn. 12.3.1

Wenn die Diagnose nicht ganz sichergestellt werden kann, sollte eine neuroradiologische Abklärung erfolgen. Selten findet man hier eine Kleinhirndegeneration, die das klinische Bild erklärt. (Frenzel 2017)

8.3.4.4 Therapie

In den meisten Fällen ist ein Prismenausgleich für die Ferne möglich und es besteht Beschwerdefreiheit. Die Prismenstärke für die Ferne bewirkt in der Nähe eine Überkorrektur, die aber oft gut kompensiert wird.

Ist der Schielwinkel größer und mit Prismen nicht gut zu korrigieren, kann eine Augenmuskeloperation erfolgen. Dafür wird der Fernwinkel zugrunde gelegt. Auch in diesem Fall wird die Überkorrektur in der Nähe meistens gut kompensiert.

8.3.5 Altersbedingte Hebungseinschränkung

Studien zeigen, dass bei allen Menschen die Hebung am meisten „altert". Die Hebung kann jedoch sehr unterschiedlich eingeschränkt sein. Die Ursache liegt vermutlich ebenfalls in der nachlassenden Elastizität der Bindegewebe, die zu einer Verlagerung der Muskelverläufe im Alter führt. Nach Clark und Demer (2002) sinken beide Horizontalmotoren im Alter ab. Dieser Verlauf führt zu einer senkenden Nebenwirkung. (Clark und Demer 2002)

8.3.6 Strabismus fixus

Der Begriff Strabismus fixus ist mehr die Beschreibung eines Zustandes als ein eigenständiges Krankheitsbild. Dabei sind ein oder beide Augen unbeweglich in einer Stellung fixiert, meist in Adduktion.

Ein Strabismus fixus kann schon in den ersten Lebensmonaten auftreten, z. B. bei einem frühkindlichem Schielsyndrom mit gekreuzter Fixation.

Bei Abduzensparalysen und bei einem Strabismus bei hoher Myopie kann sich der Strabismus fixus im Laufe des Lebens entwickeln.

Der große Schielwinkel kann vorübergehend mit einer Botulinumtoxin-Injektion behandelt werden. Eine dauerhafte Beseitigung ist nur durch eine Augenmuskeloperation möglich.

Literatur

Ansons A M, Davis H (2000) Diagnosis and Management of Ocular Motility 2000 3. Aufl., Wiley-Blackwell, S 324

Bielschowsky A (1931) Die einseitigen und gegensinnigen („dissoziierten") Vertikalbewegungen der Augen. Graefes Arch Clin Exp Ophthalmol 125:493–553

Brodsky MC (1999) Dissociated vertical divergence: a righting reflex gone wrong. Arch Ophthalmol 117(9):1216–1222

Chaudhuri Z, Demer JL (2013) Sagging Eye Syndrome. JAMA Ophthalmol 131(5):619–625

Literatur

Clark RA, Demer JL (2002) Effect of Aging on Human Rectus Extraocular Muscle Paths Demonstrated by Magnetic Resonance Imaging. Am J Ophthalmol 134:872–878

de Decker W, Haase W (1976) Subnormales Binokularsehen – Versuch einer Einteilung des Mikrostrabismus. Klin Mbl Augenheilk 169:182–195

Dohlman JC, Hunter DG, Heidary G (2022) The Impact of Strabismus on Psychosocial Equity. Seminars in Ophthalmology 38(1):52–56

Dysli M (2023) Botox vs. Schieloperation – erste Ergebnisse der BISS-Studie. Präsentiert auf der GSNK-BOD Tagung in Oldenburg, 24.-25. November 2023

Eckstein A, Fischer M, Esser J (1998) Normakkommodativer Konvergenzexzess – Langzeitverlauf bei konservativer Therapie mit Bifokalbrille. Klin Monbl Augenheilkd 212(4):218–225

Frenzel C (2017) Wenn das Kleinhirn den Opernbesuch verdirbt – Erworbenes Schielen bei Kleinhirnerkrankungen. orthoptik-pleoptik 40:39–49

Friedburg D (1980) Suppression und anomale Korrespondenz – neurophysiologische Modellvorstellungen. Augenärztliche Fortbildung 6:59–82

Haggerty H, Richardson S, Hrisos S, Strong NP, Clarke MP (2004) The Newcastle Control Score: a new method of grading the severity of intermittent distance exotropia. Br J Ophthalmol 88(2):233–235

Hess K, Schmitt M, Wabbels B (2022) Periorbital injections of botulinum toxin a: a novel therapeutic option for convergence spasm in neuropsychiatric disorders. J Neurol 269:243–250

Kaufmann H, Steffen H (2020) Indikation verschiedener Operationsverfahren. In: Steffen H, Kaufmann H (Hrsg) Strabismus, 5. Aufl., Thieme Verlag, Stuttgart

Kommerell G, Bach M (2017) Prismen bei Heterophorie und Asthenopie. orthoptik-pleoptik 40:51–66

Lang J (1967) Der kongenitale oder frühkindliche Strabismus. Ophthalmologica 154:201–208

Lang J (2003) Strabismus. 5. Aufl., Verlag Hans Huber, S 141

Mattheus S, Kommerell G (2021) Fixationswechseltest zur Diagnose des dissoziierten Schielens. orthoptik-pleoptik 44:45–53

Mojon-Azzi SM, Kunz A, Mojon DS (2011) Strabismus and discrimination in children: are children with strabismus invited to fewer birthday parties? Br J Ophthalmol 95(4):473–476

Nusz KJ, Mohney BG, Diehl NN (2006) The Course of Intermittent Exotropia in a Population-Based Cohort. Ophthalmology 113:1154–1158

Pineles SL, Ela-Dalman N, Zvansky AG, Yu F, Rosenbaum AL (2010) Long-term results of the surgical management of intermittent exotropia. J AAPOS 14(4):298–304

Simonsz H J, Kolling G H, Unnebrink K (2005) Final report of the early vs. late infantile strabismus surgery study (ELISSS), a controlled, prospective, multicenter study. Strabismus 13(4):169–99

Smith JL, Flynn JT, Spiro HJ (1982) Monocular vertical oscillations of amblyopia. The Heimann-Bielschowsky phenomenon. J Clin Neuroophthalmol 2(2):85–91

Steffen H, Kolling G (2020) Frühkindliches Innenschielen. In: Steffen H, Kaufmann H (Hrsg) Strabismus, 5. Aufl., S 136

Sturm V, Menke MN, Knecht PB, Schöffler C (2011) Long-term follow-up of children with acute acquired concomitant esotropia. JAAPOS 15:317–320

Sturm V, Menke MN, Töteberg M, Jaggi GP, Schöffler C (2012) Early Onset of Acquired Comitant Non-Accommodative Esotropia in Childhood. Klin Monatsbl Augenheilkd 229:357–361

Wahl B (2010) Prevalence and degree of lateral incomitance in exodeviations. University of Sheffield, Masterthesis

Worth C (1905) Das Schielen. (Autorisierte deutsche Ausgabe von Oppenheimer EH.) Springer

Yamaguchi M, Yokoyama T, Shiraki K (2010) Surgical Procedure for Correcting Globe Dislocation in Highly Myopic Strabismus. Am J Ophthalmol 149(2):341-346.e2

Inkomitante Schielformen

Inhaltsverzeichnis

9.1 Infranukleäre Paresen – 211
9.1.1 Gemeinsamkeiten infranukleärer Paresen – 211
9.1.2 Abduzensparese – 217
9.1.3 Trochlearisparese – 221
9.1.4 Okulomotoriusparese – 225

9.2 Obliquus-Störungen – 231
9.2.1 Strabismus sursoadductorius – 231
9.2.2 Strabismus deorsoadductorius – 234
9.2.3 Brown-Syndrom – 235
9.2.4 M. obl. superior Myokymie – 237

9.3 Congenital Cranial Dysinnervation Disorders – 239
9.3.1 Retraktionssyndrom – 239
9.3.2 Kongenitales Fibrosesyndrom – 242

9.4 Myopathien – 244
9.4.1 Okuläre Myositis – 244
9.4.2 Chronisch-progressive externe Ophthalmoplegie (CPEO) – 245
9.4.3 Myasthenia gravis – 247

9.5 Orbitopathien – 250
9.5.1 Endokrine Orbitopathie – 250
9.5.2 IgG4-assoziierte Orbitopathie – 254
9.5.3 Orbitafrakturen – 255

9.6 Kombinationsparesen – 258
9.6.1 Sinus-cavernosus-Syndrom – 259
9.6.2 Fissura-orbitalis-superior-Syndrom und Orbitaspitzensyndrom – 260
9.6.3 Tolosa-Hunt-Syndrom – 264

© Der/die Autor(en), exklusiv lizenziert an Springer-Verlag GmbH, DE, ein Teil von Springer Nature 2025
C. Schöffler and B. Wahl, *Lehrbuch für die Orthoptik*,
https://doi.org/10.1007/978-3-662-71354-9_9

9.6.4	Idiopathische orbitale Entzündung	– 264
9.6.5	Idiopathische intrakranielle Hypertension	– 265

9.7 Blickbewegungsstörungen – 266

9.7.1	Okuläre Neuromyotonie	– 266
9.7.2	Pränukleäre Paresen	– 267
9.7.3	Internukleäre Ophthalmoplegie (INO)	– 267
9.7.4	Eineinhalb-Syndrom	– 269
9.7.5	Monokulare Heberparese	– 270
9.7.6	Ocular tilt reaction	– 271
9.7.7	Okulomotorische Apraxie	– 272
9.7.8	Supranukleäre Paresen	– 273
9.7.9	Horizontale Blickparesen	– 273
9.7.10	Dorsales Mittelhirnsyndrom	– 275
9.7.11	Progressive supranukleäre Parese (PSP)	– 276

Literatur – 277

Begriffserklärung

Synonym: Lähmungsschielen, Strabismus incomitans, Strabismus paralyticus

Der Begriff Parese beschreibt eine Lähmung. Er macht aber keine Aussage über das Ausmaß dieser Lähmung. Eine vollständige Lähmung bezeichnet man als Paralyse.

Beim inkomitanten Schielen verändert sich die Größe des Schielwinkels in den verschiedenen Blickrichtungen. Die Ursache dafür ist eine Augenbewegungsstörung, diese muss aber nicht immer durch eine Lähmung eines Augenmuskels ausgelöst worden sein. Weitere Ursachen sind z. B.:
— mechanische Augenbewegungsstörungen
— Fehlbildungen und Fehlinnervationen
— Erkrankungen der Augenmuskeln, z. B. Entzündungen

Inkomitante Schielformen kann man nach dem Ort der Störung einteilen:
— Supranukleäre Störungen (übergeordnete Blickzentren)
— Störungen im Kerngebiet des Nervens
— Störungen des peripheren Nervens
— Störungen am Übergang vom Nerven zum Muskel
— Störungen des Muskels (Parese, Fibrose, Entzündung, mechanische Einschränkung)

Einige Läsionsorte, z. B. der Sinus cavernosus, führen zu einem typischen Symptomenkomplex. Deshalb ist es wichtig, die Anatomie der Hirnnerven und ihrer umgebenden Strukturen zu kennen. ▶ Abschn. 6.2.2

9.1 Infranukleäre Paresen

Bei infranukleären Paresen liegt der Ort der Störung zwischen dem Nervenkerngebiet und dem Eintritt des Nervens in den Augenmuskel.

9.1.1 Gemeinsamkeiten infranukleärer Paresen

Typische Symptome kennzeichnen eine infranukleäre Parese. Einzelne dieser Zeichen treten aber auch bei anderen Störungen auf.

9.1.1.1 Inkomitanz

Bei der Inkomitanz handelt es sich um unterschiedlich große Schielwinkel in den verschiedenen Blickrichtungen. Der Schielwinkel ist am größten in Zugrichtung des paretischen Muskels und am kleinsten in der Gegenrichtung.

Wenn ein Muskel von seinem versorgenden Nerven nicht mehr ausreichend angesteuert wird, kann dieser seine Funktion nicht ausführen. In Zugrichtung des betroffenen Muskels bleibt deshalb das Auge zurück, während sein Synergist am nicht betroffenen Auge die Bewegung vollständig ausführen kann. Der Schielwinkel nimmt in dieser Blickrichtung zu. Die Schielrichtung hängt von der Funktion des ausgefallenen Muskels ab.

> ▶ **Beispiel für die Inkomitanz bei einer Abduzensparese links**
>
> Ist der M. rect. lateralis des linken Auges paretisch, fehlt seine abduzierende Wirkung im Linksblick. Das führt zu einem konvergenten Schielwinkel. Im Rechtsblick wird der M. rect. lateralis gehemmt und sein Funktionsausfall spielt keine Rolle. Deshalb ist der Schielwinkel dort am kleinsten oder nicht mehr vorhanden. ◘ Abb. 9.1 ◀

Die Inkomitanz ist ein Leitsymptom einer Parese. Kann eine Parese nicht sicher ausgeschlossen werden, muss neben der Schielwinkelmessung in Primärposition auch eine sogenannte Inkomitanzmessung erfolgen. Es wird mindestens die Messung in der Zugrichtung und in die entgegengesetzte Richtung des gelähmten Muskels durchgeführt ▶ Abschn. 6.3.3

Das Ausmaß der Inkomitanz korreliert nicht immer mit dem Ausmaß der Bewegungseinschränkung. Es kann z. B. eine deutliche Inkomitanz vorliegen, obwohl nur eine geringe Bewegungseinschränkung besteht. Andersherum kann eine deutliche Bewegungseinschränkung mit einer geringen Inkomitanz einhergehen.

Es gibt in den Augenmuskeln unterschiedliche motorische Einheiten, die in verschiedenen Schichten liegen (orbitale und bulbäre Schicht). ▶ Abschn. 6.1.1 Nieder- oder hoch-

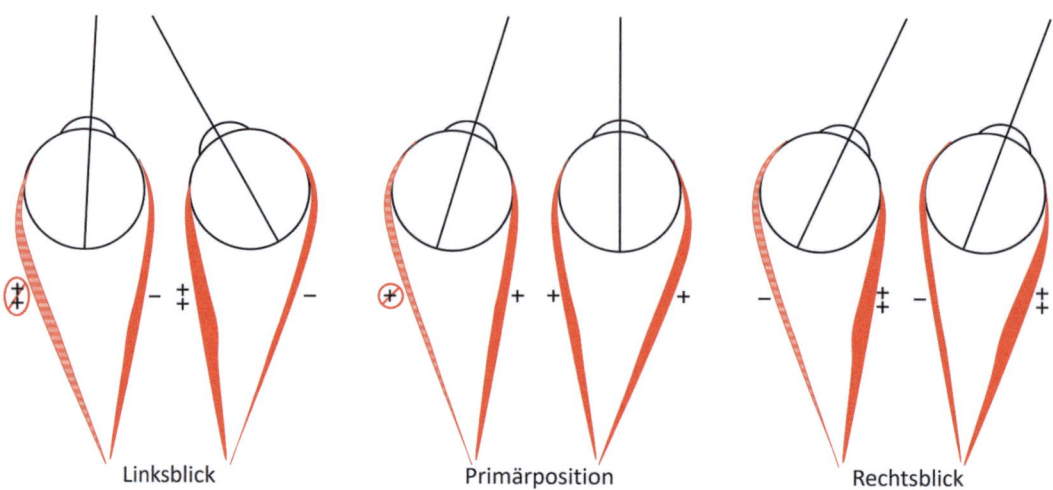

Abb. 9.1 Inkomitanz am Beispiel der Abduzensparese links. Der M. rect. lateralis des linken Auges ist paretisch (rot schraffiert). In der Primärposition erhalten normalerweise alle vier Muskeln eine mittlere Innervation. Weil diese Innervation am linken M. rect. lateralis fehlt, entsteht ein mittelgroßer Schielwinkel. Im Rechtsblick erschlaffen der rechte M. rect. medialis und der linke M. rect. lateralis, sodass die Parese nicht ins Gewicht fällt. Es entsteht kein wesentlicher Schielwinkel. Im Linksblick jedoch müssen der rechte M. rect. medialis und der linke M. rect. lateralis kontrahieren. Weil diese erhöhte Innervation vom linken M. rect. lateralis fehlt, entsteht ein größerer Schielwinkel

schwellige Nervenfasern sind bei einer Parese nicht immer im gleichen Ausmaß betroffen. Daher können ganz unterschiedliche Inkomitanzmuster entstehen.

Niederschwellige motorische Einheiten:
— liegen in der orbitalen Schicht
— Beim M. rect. lateralis sind diese z. B. schon in der nasalen Blickhälfte aktiv.
— Wenn niederschwellige Neurone stärker geschädigt sind, kann es zu einem großen Schielwinkel in Primärposition kommen. Die Bewegungsstrecke ist aber wenig eingeschränkt.

Hochschwellige motorische Einheiten:
— liegen in der bulbären Schicht
— Beim M. rect. lateralis werden diese z. B. erst in der temporalen Blickhälfte aktiv.
— Wenn hochschwellige Neurone stärker geschädigt sind, kann die Beweglichkeit stark eingeschränkt sein. Der Schielwinkel in Primärposition kann aber auch klein sein.

9.1.1.2 Primär- und Sekundärwinkel

Der Primärwinkel ist der Schielwinkel bei Fixation mit dem nichtparetischen Auge. Der Sekundärwinkel ist der Schielwinkel bei Fixation mit dem paretischen Auge. Der Sekundärwinkel ist größer als der Primärwinkel.

Die Entstehung des sekundären Schielwinkels beruht auf dem Hering-Gesetz: Muskelpaare gleicher Zugrichtung erhalten bei gleichgerichteten Augenbewegungen das gleiche Maß an Innervation.

Fixiert das nicht paretische Auge in Primärposition, erhalten die Muskeln an diesem Auge eine normale Innervation. Der paretische Muskel des Gegenauges kann diese normale Innervation nicht voll umsetzen und es entsteht ein Schielen. Dieser entspricht dem Primärwinkel.

Wenn das paretische Auge in Primärposition fixiert, reicht der normale Innervationsimpuls nicht aus, um diese zu erreichen. Die Blickzentren schicken mehr Impulse an den paretischen Augenmuskel. Diese verstärkte Innervation überträgt sich auf den Synergisten am Gegenauge, dessen Zugkraft nicht reduziert ist. Er kann die verstärkte Innervation voll umsetzen und zieht das Auge in einen großen Schielwinkel. Dies entspricht dem Sekundärwinkel.

9.1 · Infranukleäre Paresen

> ▶ **Beispiel für den Sekundärwinkel bei einer Abduzensparese links**
>
> Bei Rechtsfixation fixiert das rechte Auge und erhält eine normale Innervation, um in Primärposition zu fixieren. Nach dem Hering-Gesetz sollen auch die beiden Horizontalmotoren des linken Auges diese normale Grundinnervation erhalten. Der linke M. rect. lateralis (grau) kann diese aber nicht voll umsetzen. Dies führt zu einem moderaten konvergenten Schielwinkel.
>
> Bei Linksfixation fixiert das linke Auge. Es erhält aber keine normale Innervation, weil diese nicht ausreichen würde, um die Primärposition zu erreichen. Der linke M. rect. lateralis erhält eine erhöhte Innervation. Diese erhöhte Innervation wird nach dem Hering-Gesetz auf den kontralateralen Synergisten übertragen. Der rechte M. rect. medialis ist nicht paretisch und kann diese Mehrinnervation voll umsetzen. Dies führt zu einem größeren konvergenten Schielwinkel. ◻ Abb. 9.2 ◀

Meistens fixieren Patientinnen spontan mit dem nicht paretischen Auge. In seltenen Fällen wird jedoch lieber mit dem paretischen Auge fixiert, z. B. wenn es das besser oder einzig sehende Auge ist. Dies muss dann bei der Therapieentscheidung berücksichtigt werden.

> **Tipp für die Praxis**
>
> Unterschiedliche Schielwinkel bei Rechts- und Linksfixation müssen nicht immer eine paretische Ursache haben. Auch eine unauskorrigierte Anisometropie oder ein dissoziiertes Schielen führen zu fixationsabhängigen Schielwinkeln.

9.1.1.3 Einschränkung der monokularen Exkursion

Jede Augenmuskellähmung führt zu einer Bewegungseinschränkung in Zugrichtung des pa-

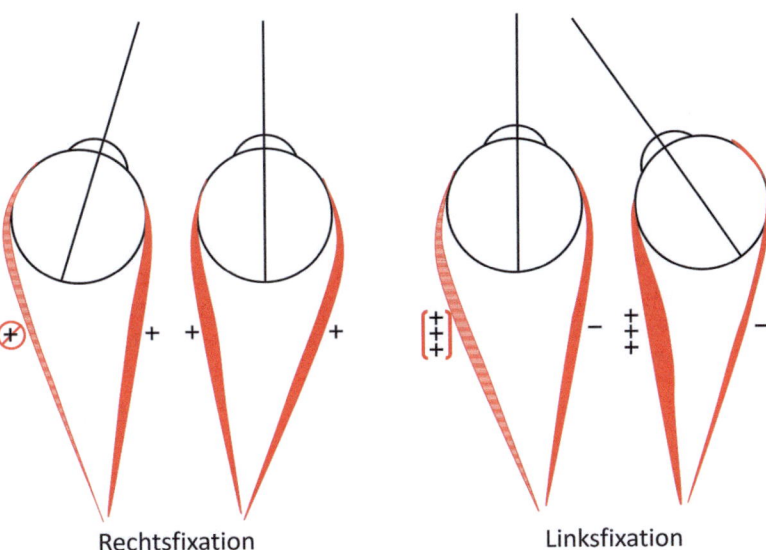

◻ **Abb. 9.2** Primär- und Sekundärwinkel bei Abduzensparese links. Der M. rect. lateralis des linken Auges ist paretisch (rot schraffiert). Bei Rechtsfixation in Primärposition erhalten normalerweise alle vier Horizontalmotoren eine mittlere Innervation. Weil diese Innervation am linken M. rect. lateralis fehlt, entsteht ein mittelgroßer Schielwinkel. Bei Linksfixation muss das linke Auge ein angepasstes Innervationsmuster erhalten, weil der linke M. rect. lateralis die normale Innervation nicht umsetzen kann. Es wird also eine Überinnervation (in roten Klammern) errechnet, die gerade ausreicht, um das linke Auge in die Primärposition zu bewegen. Nach dem Hering-Gesetz wird diese Überinnervation auf den rechten M. rect. medialis übertragen. Dieser ist nicht paretisch und setzt diese Überinnervation voll um. Dadurch entsteht ein größerer Schielwinkel

retischen Muskels. Die Bewegungsstrecke wird mit den bekannten Normwerten verglichen. Sie kann aber individuell auch sehr unterschiedlich sein. Deshalb vergleicht man immer beide Augen miteinander. ▶ Abschn. 6.3.2

9.1.1.4 Sakkadenveränderungen

Normalerweise erfolgen Sakkaden mit einer hohen Geschwindigkeit. Bei Paresen sind sie jedoch in Zugrichtung des paretischen Muskels verlangsamt (hypokinetisch) und häufig auch zu kurz (hypometrisch). In der Gegenrichtung ist die Sakkade oft zu schnell (hyperkinetisch) und schießt über das Blickziel hinaus (hypermetrisch). Es findet dann ggf. eine Korrektursakkade statt.

> ▶ **Beispiel für Sakkadenveränderungen bei einer Abduzensparese links**
>
> Die Abduktionssakkade am linken Auge ist hypokinetisch. Die Bewegung wird hauptsächlich durch die Hemmung des gleichseitigen Antagonisten, des M. rect. medialis, ermöglicht. Deshalb bewegt sich der Bulbus während der geforderten Abduktionssakkade nur langsam. Da die aufgebrachte Innervation für das Erreichen des Linksblicks nicht ausreicht, ist die Sakkade oft auch zu kurz und muss durch eine weitere Sakkade ergänzt werden.
> Die Adduktionssakkade am linken Auge ist hyperkinetisch. Die Bewegung wird durch die Innervation des M. rect. medialis ohne passive Gegenkraft des ipsilateralen M. rect. lateralis ausgelöst. Deshalb ist sie zu schnell und überschießend und muss durch eine weitere Sakkade korrigiert werden. ◀

Bei unklaren Befunden, z. B. einer fehlenden Inkomitanz bei Verdacht auf eine beidseitige Abduzensparese, kann die Sakkadenprüfung sinnvoll sein und zu nicht paretisch Differentialdiagnosen abgrenzen.

9.1.1.5 Orientierungsstörungen

Wenn vor dem Auftreten einer Parese binokulares Einfachsehen bestanden hat, verursacht das neu aufgetretene Schielen Doppelbilder. Fehlende Stereopsis führt dazu, dass Entfernungen nicht mehr gut eingeschätzt werden können. Auch Konfusion ist möglich, sie kommt aber sehr selten vor. Außerdem gibt es bei Paresen noch eine besondere Art der Orientierungsstörung, das Pastpointing.

Beim Pastpointing handelt es sich um eine räumliche Orientierungsstörung. Das Gehirn verknüpft die Lage eines Objektes im Raum mit dem Innervationsaufwand, den das Auge aufbringen muss, um das Objekt zu fixieren. Wird mit dem paretischen Auge fixiert, muss mehr innerviert werden. Entsprechend wird die Lage des Objekts falsch eingeschätzt. Die Patientinnen zeigen oder greifen nun um einen bestimmten Betrag in Zugrichtung des paretischen Muskels am Fixierobjekt vorbei. Der Abstand wird umso größer, je weiter das Objekt in Zugrichtung des paretischen Muskels liegt.

Diese Orientierungsstörungen wirken sich nicht nur auf die Hand-Auge-Koordination aus, sondern auch beim Gehen. Patientinnen stoßen zum Beispiel gegen Gegenstände oder Türrahmen. Es kommt also zu Störungen der egozentrischen Lokalisation. Dies kann das vegetative Nervensystem beeinflussen und sogar zu Schwindel führen.

■■ Kompensationsstrategien

Für die Patientinnen sind Doppelbilder, Konfusion und Orientierungsstörungen sehr störend. Es gibt aber verschiedene Kompensationsmechanismen, um diese Störungen auszuschalten oder weniger störend zu machen. Diese Mechanismen werden bewusst oder unbewusst eingesetzt.
- Kopfzwangshaltung
- Okklusion (ein Auge zukneifen oder abdecken)
- Suppression, besonders bei Kindern oder das „Nichtbeachten" des Doppelbildes, bewusst oder unbewusst

Besteht in einer Blickrichtung keine oder nur eine geringe Abweichung, kann dort oft gutes Binokularsehen nachgewiesen werden. Dort liegt das Feld binokularen Einfachsehens (BES-Feld). Um dies zu nutzen, wird eine Kopfzwangshaltung eingenommen.

9.1 · Infranukleäre Paresen

> ▶ **Beispiel für die Kopfzwangshaltung bei einer Abduzensparese links**
>
> Das linke Auge kann nicht gut abduzieren. Im Linksblick besteht eine deutliche Esotropie. Im Rechtsblick besteht kein Schielwinkel, sondern binokulares Einfachsehen. Der Kopf wird nach links gewendet, um im Rechtsblick zu fixieren. ◀

Das BES-Feld kann man im freien Raum ermitteln oder an der Harms-Wand messen. Veränderungen der Größe und der Lage des BES-Feldes können im Verlauf beobachtet werden, z. B. im Vergleich zwischen dem prä- und postoperativem Befund.

Gründe für fehlende Doppelbilder bei einer frischen Parese
Es gibt Patientinnen, die trotz einer frischen Parese keine Diplopie angeben. Gründe dafür sind:
— dass vorher ein Schielen mit Suppression bestand
— dass der Schielwinkel noch fusioniert werden kann (latente Parese)
— dass der Doppelbildabstand so groß ist, dass das Doppelbild nicht bemerkt wird
— dass der Visus einseitig schlecht ist
— dass Kinder schnell supprimieren

■■ Messung der Kopfzwangshaltung

Horizontale, vertikale und torsionale Schielabweichungen führen zu unterschiedlichen Kopfzwangshaltungen:

— Kopfwendung
— Kinnhebung oder Kinnsenkung
— Kopfneigung
— Kombinationen verschiedener Komponenten

Das Ausmaß der Kopfzwangshaltung (KZH) kann geschätzt oder mit verschiedenen Methoden gemessen werden:
— Winkelmesser (Goniometer, z. B. Strabofix)
  – Die Patientin fixiert binokular eine kleine Optotype in der Ferne. Um diese einfach zu sehen, nimmt sie eine Kopfzwangshaltung ein.
  – Wird eine Kopfneigung eingenommen, wird diese von vorn gemessen. Die vorgestellte Verbindung zwischen der Nasenwurzel und dem Kinn wird mit der Vertikalen im Raum verglichen. ◘ Abb. 9.3a
  – Wird eine Kinnhebung oder -senkung eingenommen, wird diese von der Seite gemessen. Die vorgestellte Verbindung zwischen dem oberen Ohransatz und dem Auge wird mit der Horizontalen im Raum verglichen. ◘ Abb. 9.3b
  – Wird eine Kopfwendung eingenommen, wird diese von oben gemessen. Der Drehpunkt des Winkelmessers wird auf der gedachten Verlängerung der Halswirbelsäule mittig auf den Hinterkopf gehalten. Der eine Schenkel wird auf

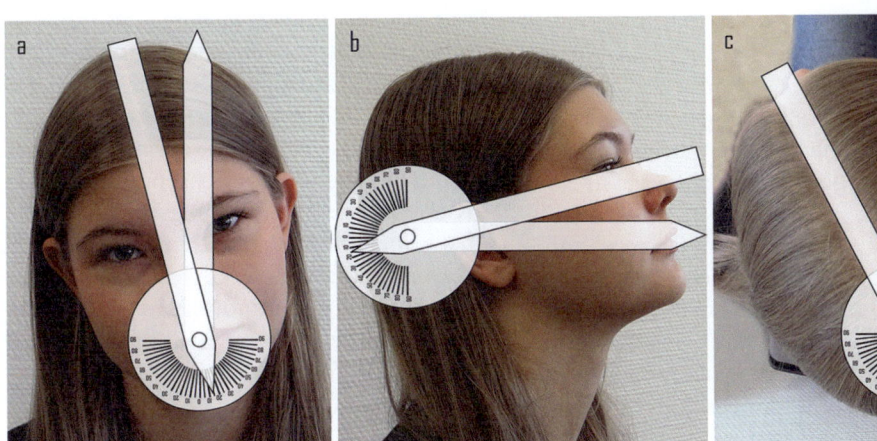

◘ **Abb. 9.3** Messung der Kopfzwangshaltung mit einem Winkelmesser **a** Messung der Rechtsneigung von vorn, **b** Messung der Kinnhebung von der Seite, **c** Messung der Linkswendung von oben

das Fixierobjekt ausgerichtet und der andere auf die Nase. ◘ Abb. 9.3c
- Harms-Wand
  - Die Patientin trägt den Stirnprojektor, welcher korrekt auf die Mitte der Wand eingestellt ist.
  - Die Patientin fixiert eine Optotype, die in der Mitte der Harms-Wand platziert wurde. Um diese einfach zu sehen, nimmt sie eine Kopfzwangshaltung ein.
  - Mithilfe des Positionskreuzes können die Richtung und das Ausmaß der KZH abgelesen werden.

9.1.1.6 Sekundärveränderungen

Besteht eine Augenmuskelparese über einen längeren Zeitraum, kann es zu sekundären Veränderungen des paretischen Muskels und seines ipsilateralen Antagonisten kommen.

Der paretische Muskel:
- ist durch die fehlende Kontraktion ständig gedehnt
- kann deshalb degenerieren (atrophieren).

Der ipsilaterale Antagonist:
- ist dauerhaft kontrahiert, also verkürzt
- wird nicht mehr gedehnt und kann kontrakt werden.
- verliert dadurch dauerhaft seine Dehnungsfähigkeit. Der passive Widerstand erhöht sich.
- Aus der Kontraktur kann sich eine Fibrose entwickeln. Das Muskelgewebe wird in bindegewebsartige Strukturen umgewandelt.

Wenn die Parese regeneriert oder die Augenmuskeln operiert werden, können sich Sekundärveränderungen auch wieder zurückbilden. Eine Fibrose ist in der Regel nicht reversibel.

Um zwischen einer aktiven Einschränkung durch eine Parese und einer mechanischen Einschränkung durch eine Kontraktur oder Fibrose zu unterscheiden, führt man einen Traktionstest durch. Dabei wird das Auge nach einer lokalen Betäubung passiv mit einer Pinzette in die Richtung der Bewegungseinschränkung bewegt. Bei einer Parese kann das Auge gut bewegt werden. Bei einer Kontraktur oder Fibrose kann das Auge gegen den Widerstand nicht ausreichend bewegt werden.

9.1.1.7 Sekundäre Konkomitanz

In seltenen Fällen kann aus einem inkomitanten Schielen ein konkomitantes Schielen werden.

Bei Kindern mit erworbenen Paresen wird ein Parallelstand nach der Regeneration ggf. nicht wieder erreicht. Die Unterbrechung des Binokularsehens in der sensitiven Phase ist dann der Auslöser für einen dauerhaften konkomitanten Strabismus.

> **Tipp für die Praxis**
>
> Entwickelt sich aus einer einseitigen eine beidseitige Abduzensparese, wird der ursprünglich inkomitante Schielwinkel im Verlauf konkomitanter aber nicht kleiner. Dies stellt eine Verschlechterung des Befundes dar und darf nicht als sekundäre Konkomitanz fehlinterpretiert werden.

9.1.1.8 Regeneration und Fehlregeneration

Wenn ein Hirnnerv ◘ Abb. 9.4 verletzt wird, kann der Heilungsverlauf unterschiedlich sein:
- Es kommt zu einer vollständigen Regeneration des Nervens. Die Parese bildet sich vollständig zurück.
- Es kommt nur teilweise zu einer Regeneration. Die Parese bessert sich, aber sie bildet sich nicht vollständig zurück.
- Es kommt zu keiner Regeneration. Die Parese bleibt unverändert bestehen.
- Es kommt zu einer Fehlregeneration. Einzelne Nervenfasern wachsen wieder in die Richtung des Versorgungsgebiets, sprießen aber in den falschen Muskel ein. Deshalb kann es z. B. bei einer fehlregenerierten Okulomotoriusparese zu einer Lidöffnung in Adduktion kommen (▶ Abschn. 9.1.1).

Bei Läsionen motorischer Nerven unterscheidet man 3 verschiedene Schweregrade ◘ Abb. 9.5:

9.1 · Infranukleäre Paresen

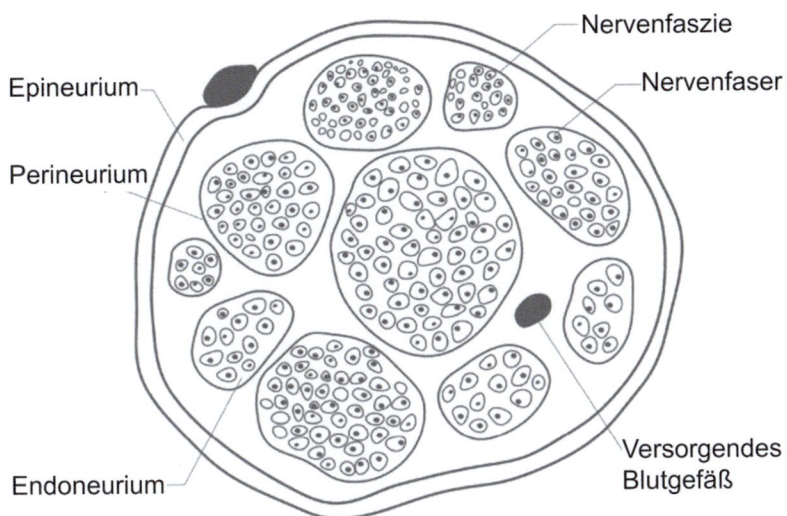

Abb. 9.4 Der Querschnitt eines Nerven. Die Nervenfaser (Axon) bildet eine Einheit mit ihrer Myelinscheide. Mehrere Nervenfasern sind eingebettet in das Endoneurium und bilden eine Nervenfaszie. Das Perineurium hüllt eine Nervenfaszie ein. Das Epineurium hüllt den gesamten Nervenstrang ein, der mehrere Nervenfaszien enthält. (Quelle: Matejčík et al. 2024)

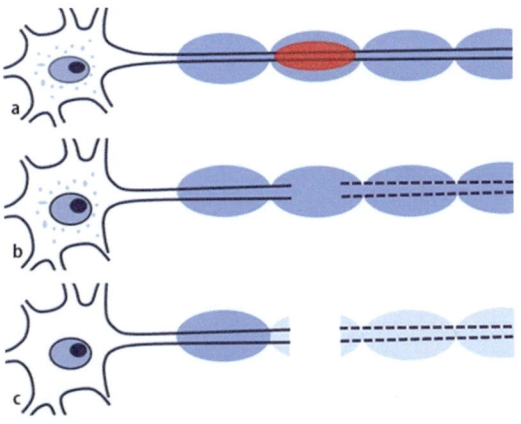

Abb. 9.5 Schweregrade der Schädigung eines Nervens. **a** Neurapraxie, **b** Axonotmesis, **c** Neurotmesis. (Quelle: Holzapfel et al. 2012)

■■ Neurapraxie
Die Reizweiterleitung ist durch eine Läsion zeitweise unterbrochen, aber sowohl die Axone als auch die Nervenhüllen sind strukturell intakt geblieben. Eine vollständige Regeneration des Nervens und seiner Funktion ist wahrscheinlich.

■■ Axonotmesis
Die Reizweiterleitung ist durch eine Läsion unterbrochen, weil die Axone strukturell beschädigt wurden. Die Nervenhüllen sind aber intakt geblieben, sodass die Axone im Verlauf wieder in den zugehörigen Muskel einsprießen können.

■■ Neurotmesis
Die Reizweiterleitung ist durch eine Läsion unterbrochen, weil sowohl die Axone als auch die Nervenhüllen strukturell beschädigt wurden. Dies führt zu einer Paralyse. Eine vollständige Regeneration des Nervens und seiner Funktion ist unwahrscheinlich. Es kommt häufig zu Fehlregenerationen.

9.1.2 Abduzensparese

Der Nervus abducens ist der 6. Hirnnerv und innerviert den gleichseitigen M. rect. lateralis. ► Abschn. 6.2.2 Die Abduzensparese ist gekennzeichnet durch den Funktionsausfall dieses Muskels.

9.1.2.1 Ätiologie und Pathomechanismus

Es gibt verschiedene Ursachen für eine erworbene Abduzensparese im Erwachsenenalter:
- raumfordernde Erkrankungen
  - Tumor

- erhöhter Hirndruck, dann kommt es oft zu einer bilateralen Abduzensparese
- selten Aneurysma (Gefäßaussackung)
— Trauma, bei einem Schädelbasisbruch kommt es oft zu einer bilateralen Abduzensparese
— entzündliche Erkrankung
  - Meningitis, Mittelohrentzündung
  - Multiple Sklerose, die Läsionsherde liegen typischerweise im Bereich des Faszikulus
— vaskulär

Ein Viertel aller Abduzensparesen bleiben auch nach einer Abklärung ätiologisch ungeklärt. (Thömke 2008) Man kann vermuten, dass ein Anteil der idiopathischen Abduzensparesen auch eine mikroischämische Ursache hat.

Läsionen können im Kerngebiet (nukleär), im Faszikulus (innerhalb des Hirnstamms) oder im peripheren Verlauf auftreten. Ohne zusätzliche Symptome hat man keinen Hinweis auf den genauen Läsionsort.

Eine Läsion im Nucleus abducens führt nicht zu einer Abduzensparese, sondern zu einer Blickparese zur Seite der Störung. ▶ Abschn. 6.2.2

∎∎ **Angeborene und im Kindesalter erworbene Abduzensparesen**

Angeborene Abduzensparesen sind sehr selten. In den meisten Fällen handelt es sich um ein Retraktionssyndrom. ▶ Abschn. 9.3.1

Mögliche Ursachen für angeborene Abduzensparesen sind:
— ein Geburtstrauma
— eine Hirndrucksteigerung während der Geburt, dann kommt es meist zu einer spontanen Rückbildung während der ersten Lebenstage oder -wochen

Ursachen von erworbenen Abduzensparesen im Kindesalter sind:
— am häufigsten Hirnstammtumore
— ein Trauma
— eine benigne Abduzensparese

9.1.2.2 Erscheinungsbild

Augenstellung
— konvergenter Schielwinkel durch die fehlende abduzierende Funktion des M. rect. lateralis
— der Schielwinkel ist in der Ferne größer als in der Nähe, der Nahwinkel kann ggf. kompensiert werden
— der Schielwinkel bei Fixation mit dem paretischen Auge ist größer als bei Fixation mit dem nicht betroffenen Auge (Sekundärwinkel)
— der Schielwinkel ist größer in Blickrichtung des paretischen Auges (Inkomitanz)

Motilität
— eingeschränkte Abduktion des betroffenen Auges, bei einer Abduzensparalyse wird die Mittellinie meist nicht mehr erreicht
— verlangsamte Abduktionssakkade, ggf. überschießende Adduktionssakkade

Kopfzwangshaltung
— Kopfwendung zur Seite der Parese

Binokularfunktionen
— in der Kopfzwangshaltung besteht in der Regel normales Binokularsehen
— das Feld des binokularen Einfachsehens liegt in Gegenrichtung der Parese

Subjektive Beschwerden
— homonyme Diplopie, vermehrt in der Ferne
— ggf. Konfusion
— ggf. Past-pointing, vor allem bei Fixation mit dem paretischen Auge

9.1.2.3 Differentialdiagnostische Untersuchungen

Eine genaue Anamneseerhebung sowie eine ausführliche Untersuchung sind wichtig für die Abgrenzung zu nicht paretischen Schielformen. Es gibt viele Differentialdiagnosen, die durch gezielte Untersuchungen abgegrenzt werden können. ◘ Tab. 9.1

9.1 · Infranukleäre Paresen

Tab. 9.1 Differentialdiagnosen zur Abduzensparese

Differentialdiagnose	Differenzierende Befunde
Retraktionssyndrom Typ 1 ▶ Abschn. 9.3.1	– Retraktion mit Lidspaltenverengung in Adduktion – Meist kleiner Schielwinkel in Primärposition bei deutlicher Abduktionseinschränkung – ggf. Up- und/oder Down-shoot in Adduktion
Schielen bei hoher Myopie ▶ Abschn. 8.3.3	– Große Achslänge des Bulbus biometrisch nachweisbar – Abrutschen des M. rect. lateralis nach unten ist nachweisbar im MRT – Refraktion: hohe Myopie
Esotropie im Senium ▶ Abschn. 8.3.4	– Meist kleiner konvergenter Schielwinkel in der Ferne – Geringe beidseitige, oft symmetrische Abduktionseinschränkung – Konvergenzinsuffizienz
Endokrine Orbitopathie ▶ Abschn. 9.5.1	– Meist typische endokrine Zeichen, z. B. Lidschwellung – Auch die passive Beweglichkeit ist eingeschränkt
Normosensorisches Spätschielen ▶ Abschn. 8.1.3	– Abduktion ist beidseits frei – Konkomitantes Schielen
Frühkindliches Schielsyndrom ▶ Abschn. 8.1.1	– Typische frühkindliche Zeichen, z. B. Nystagmus latens – Endgradiges Abduktionsdefizit ist möglich bei großen konvergenten Schielwinkel mit gekreuzter Fixation

> Jede erworbene Abduzensparese ohne bekannte Ursache muss neurologisch und ggf. neuroradiologisch abgeklärt werden. Außerdem muss eine Mitbeteiligung des Nervus opticus ausgeschlossen werden, z. B. durch den Ausschluss eines RAPD oder einer Stauungspapille.

9.1.2.4 Therapie

Die konservative Therapie konzentriert sich am Anfang auf die Beseitigung der Doppelbilder und ggf. die Wiederherstellung von binokularem Einfachsehen.

— Prismen
  – Von allen infranukleären Paresen sind die Doppelbilder bei einer Abduzensparese am besten mit Prismen ausgleichbar. Das ist bei einer geringen bis mittleren Ausprägung am erfolgreichsten.
  – Meistens muss der Primärwinkel in der Ferne voll ausgeglichen werden. Oft kann die Überkorrektur in der Nähe kompensiert werden. Ansonsten kann die Prismenfolie auch nur im oberen Anteil des Brillenglases angebracht werden.

— Okklusion
  – Wenn die Doppelbilder nicht durch eine Kopfzwangshaltung oder mit Prismen ausgeglichen werden können, kann das paretische Auge okkludiert werden.
  – In der Regel wird das paretische Auge okkludiert. Einzige Ausnahme: das nicht paretische Auge ist sehschwach.

— Botulinumtoxin
  – Der Zeitraum bis zur Regeneration oder bis zur Augenmuskeloperation kann überbrückt werden, indem ggf. wiederholt Botulinumtoxin in den gleichseitigen M. rect. medialis injiziert wird. (Schneider und Bjerre 2024)
  – Neben der Verbesserung der Augenstellung kann eventuell auch die Entwicklung von Sekundärveränderungen an den Augenmuskeln verhindert werden.

— Augenmuskeloperation
  – Mit einer operativen Stellungskorrektur wird in der Regel eine Regenerationszeit von 12 Monate abgewartet.
  – Je nach Ausprägung der Parese kommen verschiedene Methoden infrage.

1. Operation zur Verbesserung der Stellung des paretischen Auges durch eine kombinierte Operation am betroffenen Auge: M. rect. medialis Rücklagerung, M. rect. lateralis Faltung oder Resektion. Dies wird durchgeführt, wenn die Abduktion noch deutlich über die Mittellinie möglich ist.
2. Operation nach dem Prinzip der Gegenparese am nicht paretischen Auge: M. rect. medialis Rücklagerung. Dies wird meistens als Zweiteingriff durchgeführt.
3. ansatzverlagernde Operationen (Muskeltransposition): Die fehlende Wirkung des M. rect. lateralis wird durch eine Ansatzverlagerung der vertikalen Recti nach temporal ersetzt. Dabei werden in der Regel nur Teile der beiden Muskeln verlagert, um durch die Verlagerung noch innervierter Muskeln den Bulbus in die Primärposition zu bringen. Dies wird bei Paralysen durchgeführt. (Kaufmann und Steffen 2020, S. 416)

9.1.2.5 Prognose

Die Prognose ist zum einen abhängig von der Ursache der Abduzensparese und zum anderen von der Ausprägung. Eine Heilung ist nicht zu erwarten, wenn der Nerv irreparabel geschädigt ist, z. B. nach einer Durchtrennung bei einem Schädelbasisbruch oder während eines neurochirurgischen Eingriffs. Bei einer vaskulären Ursache kommt es häufig zu einer vollständigen Heilung.

Findet spontan keine vollständige Heilung statt, kann durch eine Augenmuskeloperation meist eine zufriedenstellende Situation geschaffen werden. Das Feld binokularen Einfachsehens wird durch die Therapie in das Gebrauchsblickfeld verlagert.

9.1.2.6 Abduzensparesen im Rahmen von anderen Erkrankungen

Benigne Abduzensparese im Kindesalter

Nicht jede plötzlich auftretende Abduzensparese im Kleinkindalter muss eine schwerwiegende Ursache haben. Nach Ausschluss eines Tumors und ohne traumatische Anamnese spricht man von einer benignen Abduzensparese. Häufig findet sich ein zeitlicher Zusammenhang mit einer vorangegangenen Infektion, Impfung oder „Zahnen". (Sturm und Schöffler 2010)

Im Verlauf kommt es in den meisten Fällen zu einer kompletten Rückbildung innerhalb einiger Wochen. In manchen Fällen tritt gleichseitig ein Rezidiv auf. Auch ein Übergang in ein manifestes Schielen ist möglich.

Weil dieses Krankheitsbild in der sensitiven Phase der Sehentwicklung auftritt, müssen engmaschige Kontrollen und ggf. eine Amblyopieprophylaxe erfolgen.

Abduzensparese bei erhöhtem intrakraniellem Druck

Der Abduzensnerv hat einen langen intrakraniellen Verlauf und ist daher anfällig, bei einem erhöhten Hirndruck Schaden zu nehmen. Anzeichen für einen hohen Hirndruck sind z. B.

- starke Kopfschmerzen
- morgendliches schwallartiges Erbrechen
- Stauungspapille
- reduzierter Allgemein- und Bewusstseinszustand

Bei einem chronisch erhöhten Hirndruck im Kindesalter (Hydrozephalus) kommt es häufig zu einer beidseitigen Abduzensparese. Diese kann sich zurückbilden, wenn der Druck normalisiert wird.

Auch bei einem Liquorunterdruck kann es zur Abduzensparese kommen. (Eisenschmid 2010)

Gradenigo-Syndrom

Synonym: Felsenbeinspitzensyndrom

Beim Gradenigo-Syndrom handelt sich um eine Entzündung an der Felsenbeinspitze. Diese liegt in unmittelbarer Nähe des Innenohres und des Canalis facialis. Über diese Struktur verläuft der Nervus abducens.

Typische Ursachen sind eine Mittelohrentzündung (Otitis media) oder eine Entzündung des Warzenfortsatzes (Mastoiditis).

9.1 · Infranukleäre Paresen

Erscheinungsbild:
- Abduzensparese
- Störungen im Versorgungsgebiet des Nervus trigeminus, z. B. Schmerzen, Hyposensibilität der Hornhaut, vermehrter Tränenfluss

Die Standardtherapie ist die Gabe eines Antibiotikums, damit besteht eine gute Prognose für eine schnelle Vollheilung. Das Syndrom ist seit der gewohnheitsmäßigen Anwendung von Antibiotika sehr selten geworden. Früher führte die Erkrankung fast immer zum Tod, weil sich die Entzündung auf das Gehirn ausbreiten konnte.

Möbius-Syndrom

Beim Möbius-Syndrom handelt sich um eine Kombination aus einer angeborenen beidseitigen Abduzensparese mit einer beidseitigen Fazialisparese. Die Kerngebiete beider Nerven sind nicht oder nur teilweise angelegt. Deshalb wird das Möbius-Syndrom zu den CCDD gezählt.
Erscheinungsbild:
- beidseitige Abduktionseinschränkung, dann besteht eine Esotropie
- ggf. besteht eine horizontale Blicklähmung, dann fällt kein Schielen auf
- beidseitig reduzierte Gesichtsmimik, reduzierte Blinzelfrequenz
- fehlender Lidschluss (Lagophthalmus)
- es können weitere Fehlbildungen am Kopf und am Körper auftreten

Die Therapie kann nur die Symptome verbessern, die Grunderkrankung bleibt bestehen. Eine interdisziplinäre Behandlung ist sinnvoll, z. B. Logopädie und Physiotherapie. Es gibt auch operative Möglichkeiten, die Mimik zu verbessern und sogar ein Lächeln zu ermöglichen.
Orthoptisch und augenärztlich stehen die Verbesserung der Augenstellung, die Hornhautpflege sowie eine Amblyopieprophylaxe im Vordergrund.

Wernicke-Enzephalopathie

Die Wernicke-Enzephalopathie ist eine nicht entzündliche Erkrankung des Stammhirns und tritt im Erwachsenenalter auf.

Typische Ursachen sind ein Vitamin B1 Mangel infolge von Lebererkrankungen, z. B. bei einer Alkoholabhängigkeit. Da die Kerngebiete und faszikulären Anteile der Augenmuskelnerven im Hirnstamm betroffen sein können, kommt es zu Augenmuskelparesen, am häufigsten zur beidseitigen Abduzensparese.
Erscheinungsbild:
- häufig akuter Beginn
- in den meisten Fällen tritt auch ein Nystagmus auf
- es finden sich auch neurologische Zusatzsymptome, z. B. eine Ataxie
- typisch ist ein hirnorganisches Psychosyndrom

Die Standardtherapie ist die hochdosierte Gabe von Vitamin B1 (Thiamin). Darunter können sich die Symptome oft innerhalb von Tagen zurückbilden. Der Nystagmus bleibt aber oft bestehen.

9.1.3 Trochlearisparese

Der Nervus trochlearis ist der 4. Hirnnerv und innerviert den gleichseitigen M. obliquus superior. ▶ Abschn. 6.2.2. Die Trochlearisparese ist gekennzeichnet durch den Funktionsausfall dieses Muskels.

9.1.3.1 Ätiologie und Pathomechanismus

Es gibt verschiedene Ursachen für eine erworbene Trochlearisparese:
- Ein Trauma, häufig ein Schleudertrauma
- vaskulär
- raumfordernde Erkrankungen
- sehr selten entzündlich

Der N. trochlearis ist der dünnste okulomotorische Hirnnerv und hat einen langen intrakraniellen Verlauf. Durch seinen dorsalen Austritt aus dem Hirnstamm, der Nähe zum Tentoriumschlitz und dem Verlauf auf der Tentoriumkante ist er besonders anfällig für eine traumatische Schädigung. Besonders Schleudertraumata und Stürze auf den Hinterkopf führen oft zu einer Läsion beider Trochlearisnerven.

Angeborene und im Kindesalter erworbene Trochlearisparesen

Erworbene Trochlearisparesen bei Kindern sind wie bei Erwachsenen meistens traumatisch bedingt. Vaskuläre Ursachen sind nicht wahrscheinlich. Eine Trochlearisparese kann auch angeboren vorkommen.

9.1.3.2 Erscheinungsbild

Augenstellung
- in der Primärposition besteht ein geringer Höherstand des betroffenen Auges durch den Ausfall der senkenden Wirkung des M. obl. superior
- in Primärposition besteht eine exzyklorotatorische Abweichung durch den Ausfall der inzyklorotatorischen Wirkung des M. obl. superiors
- der Schielwinkel bei Fixation mit dem paretischen Auge ist größer (Sekundärwinkel) als bei Fixation mit dem nicht betroffenen Auge
- der Schielwinkel vergrößert sich im Abblick
  - der vertikale Schielwinkel ist am größten, wenn das paretische Auge in Adduktion und Abblick steht
  - die Verrollungsabweichung ist am größten, wenn das paretische Auge in Abduktion und Abblick steht (Inkomitanz)
  - der horizontale Schielwinkel ist im Abblick konvergenter als im Aufblick durch den Ausfall der abduktorischen Wirkung des M. obl. superior (V-Phänomen)
  - im Aufblick ist der Schielwinkel in allen Komponenten am kleinsten

Motilität
- Es besteht eine geringe Senkungseinschränkung in Adduktion. Diese wird sichtbar durch die Zunahme des vertikalen Schielwinkels im Abblick und in Adduktion des betroffenen Auges.
- Die monokulare Exkursionsstrecke ist dort nicht wesentlich eingeschränkt, weil der M. rect. inferior auch in Adduktion einen großen Anteil an der Senkung übernimmt.

Bielschowsky-Kopfneige-Phänomen
- Es kommt zu einer Zunahme des Höherstands des paretischen Auges bei Kopfneigung zur Seite der Parese.
- Es kommt zu einer Abnahme des Höherstands bei Kopfneigung zur Gegenseite der Parese.
- Die Differenz der Vertikalabweichung zwischen Rechts- und Linksneigung bezeichnet man als positiven Bielschowsky-Kopfneigetest.

> ▶ Erklärung des Bielschowsky Kopfneigephänomens am Beispiel der Trochlearisparese rechts
>
> Kopfneigungen lösen immer eine kompensatorische Gegenrollung der Augen aus. Diese wird vom Otolithenreflex gesteuert und stabilisiert den Seheindruck bei Kopfbewegungen. ▶ Abschn. 6.2.2
> Bei einer Kopfneigung nach rechts muss das paretische rechte Auge eine Inzyklorotation leisten. Der betroffene M. obl. superior müsste also innerviert werden, denn er ist der Haupt-Inzyklorotator. Da er paretisch ist, kommt es zu einer Exzykloabweichung. Das Fehlen seiner senkenden Funktion führt außerdem zu einem Höherstand des rechten Auges, insbesondere im Abblick.
> Um die fehlende Inzyklorotation zu kompensieren, löst das Gehirn eine Überinnervation des gleichseitigen Rectus superior (zweiter Inzyklorotator) aus. Dessen Hauptfunktion ist aber die Hebung, sodass das rechte Auge weiter nach oben abweicht.
> Bei der Kopfneigung nach links wird der paretische Muskel gar nicht beansprucht, da er in dieser Position gehemmt wird. Deshalb ist keine Überinnervation nötig und es tritt nur eine geringe vertikale Abweichung auf. ◘ Abb. 9.6 ◀

Kopfzwangshaltung
- Kopfneigung zur Gegenseite der Parese
- darüber hinaus besteht auch oft eine geringe Kinnsenkung und/oder Kopfwendung zur Gegenseite

Binokularfunktionen
- in Kopfzwangshaltung bestehen in der Regel normale Binokularfunktionen

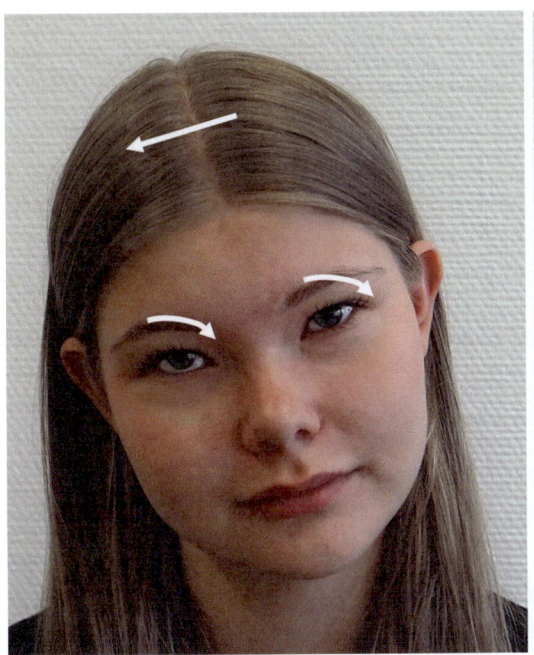 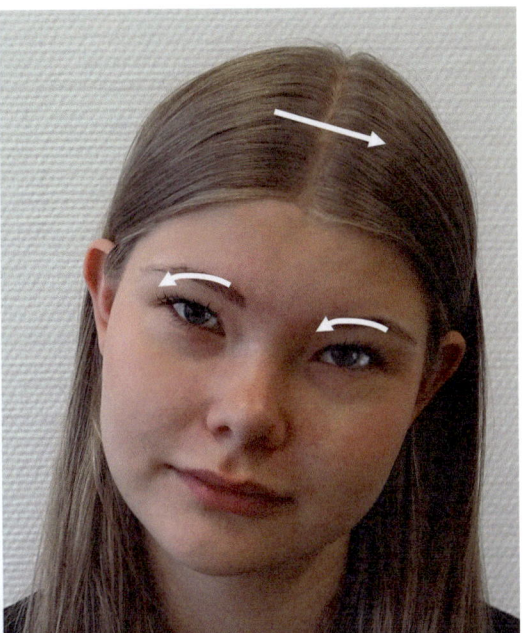

Abb. 9.6 Bielschowsky Kopfneigetest am Beispiel einer Trochlearisparese rechts

- das Feld des binokularen Einfachsehens liegt im Aufblick und in Abduktion des betroffenen Auges

Subjektive Beschwerden
- vertikale und verkippte Diplopie, vermehrt im Abblick
- ggf. Konfusion
- ggf. Past-pointing, vor allem bei Fixation mit dem paretischen Auge

> **Tipp für die Praxis**
>
> Wenn in der Anamnese verkippte Doppelbilder angegeben werden, muss immer an eine Trochlearisparese gedacht werden. Diese nehmen im Abblick zu und stören besonders beim Treppensteigen oder beim Lesen.

9.1.3.3 Differentialdiagnostische Untersuchungen

Mögliche Differentialdiagnosen können durch gezielte Untersuchungen abgegrenzt werden. Tab. 9.2

9.1.3.4 Therapie

Die Beseitigung der verkippten Doppelbilder ist bei der erworbenen Trochlearisparese oft schwierig.
- Prismen
  - Die vertikalen Doppelbilder können bei gering ausgeprägten Trochlearisparesen oft mit Prismen ausgeglichen werden. Die Zykloabweichung kann dann eventuell besser fusioniert werden oder stört nicht mehr so stark.
  - Verkippte Doppelbilder können mit Prismen nicht ausgeglichen werden.
- Okklusion
  - Wenn die Doppelbilder nicht durch eine Kopfzwangshaltung oder mit Prismen ausgeglichen werden können, kann das paretische Auge okkludiert werden.
  - In der Regel wird das paretische Auge okkludiert. Einzige Ausnahme: das nicht paretische Auge ist sehschwach.
- Augenmuskeloperation
  - Mit einer operativen Stellungskorrektur wird in der Regel eine Regenerationszeit von 12 Monaten abgewartet.
  - Je nach Ausprägung der Parese kommen verschiedene Methoden infrage.

Tab. 9.2 Differentialdiagnosen zur einseitigen erworbenen Trochlearisparese

Differentialdiagnose	Differenzierende Befunde
Strabismus sursoadductorius ▶ Abschn. 9.2.1.1	– Konkomitante Vertikalabweichung im Seitblick oder Zunahme des Höherstands in Adduktion im Aufblick – Kleine konkomitante Exzykloabweichung, ggf. sogar Inzykloabweichung – Große vertikale Fusionsbreite
Kongenitale Trochlearisparese	– Auch im Aufblick besteht noch eine relevante Vertikalabweichung, die unter diagnostischer Okklusion oft geringer wird – Vergrößerte vertikale Fusionsbreite
Beidseitige Trochlearisparese	– Sehr große Exzykloabweichung, im Abblick in der Regel größer als 20° – Umschlag der Vertikalabweichung zwischen Rechts- und Linksblick sowie zwischen Rechts- und Linksneigung – Keine wesentliche Vertikalabweichung in Primärposition – Kinnsenkung mit BES-Feld im Aufblick

- Faltung des paretischen M. obl. superior. Dabei kann es zu einem postoperativen Brown-Syndrom kommen, weil durch die verkürzte Sehne der Muskelbauch dichter an die Trochlea rutscht. Er kann bei versuchter Hebung nicht durch die Trochlea gleiten und blockiert damit die aktive und passive Hebung. Dieser Effekt lässt aber im Verlauf oft nach.
- Kombination der M. obl. superior Faltung mit einer Rücklagerung des M. obl. inferior, wenn die Vertikalabweichung in Adduktion größer als 12° ist
- Besteht eine vertikale Abweichung mit nur geringer Exzykloabweichung, wird nur der hintere Ansatz des M. obl. superior gefaltet. Der gesamte Ansatz kann aber auch zusätzlich nach vorne verlagert werden, um die zyklorotatorische Wirkung des Obliquus zu erhalten.
- Besteht hauptsächlich eine rotatorische Abweichung mit nur geringer Vertikalabweichung, wird nur der vordere Ansatz des M. obl. superior gefaltet.
- Operation nach dem Prinzip der Gegenparese am nicht paretisch Auge: M. rect. inferior Rücklagerung. Dies wird meistens als Zweiteingriff durchgeführt.

> Jede erworbene Trochlearisparese ohne bekannte Ursache muss neurologisch und ggf. neuroradiologisch abgeklärt werden.

9.1.3.5 Prognose

Die Prognose ist zum einen abhängig von der Ursache der Trochlearisparese und zum anderen von der Ausprägung. Eine Heilung ist nicht zu erwarten, wenn der Nerv irreparabel geschädigt ist, was bei traumatischen Trochlearisparesen häufiger vorkommt. Bei einer vaskulären Ursache kommt es häufig zu einer vollständigen Heilung.

Findet spontan keine vollständige Heilung statt, kann durch eine Augenmuskeloperation meist eine zufriedenstellende Situation geschaffen werden. Das Feld binokularen Einfachsehens wird durch die Therapie in das Gebrauchsblickfeld verlagert.

9.1.3.6 Beidseitige Trochlearisparese

Die gleichzeitige Schädigung beider Trochlearisnerven ist fast immer traumatisch bedingt, oft handelt es sich um ein Schleudertrauma. Dabei werden dann beide Nerven kurz vor dem dorsalen Austritt aus dem Hirnstamm verletzt, wo sie jeweils zur Gegenseite kreuzen.

Folgende Befunde weisen auf eine beidseitige Beteiligung hin:
- Die große Exzyklorotation von > 12° im Geradeausblick ist das Leitsymptom der beidseitigen Trochlearisparese. Diese nimmt im Abblick noch weiter zu. Durch den Ausfall beider Nerven addiert sich die Exzykloabweichung beider Augen.

9.1 · Infranukleäre Paresen

- Es kommt zu einem Umschlag der Vertikalabweichung vom Rechts- zum Linksblick. Im Rechtsblick besteht eine -VD, im Linksblick eine +VD.
- Der Höherstand beider Augen gleicht sich in Primärposition aus, sodass hier keine oder nur eine geringe Vertikalabweichung besteht.
- Im Abblick besteht ein konvergenter Winkel als in Primärposition. Diese V- Phänomen ist ebenfalls deutlicher ausgeprägt als bei der einseitigen Parese, da die abduktorische Wirkung beider Mm. obl. superiores fehlt und sich der Ausfall addiert.
- Beim Bielschowsky-Kopfneigetest kommt es zu einem Umschlag der Vertikalabweichung von der Rechtsneigung zur Linksneigung. Bei Rechtsneigung besteht eine +VD, bei Linksneigung eine -VD. Im Abblick werden die jeweiligen Winkel noch größer.
- Das Feld binokularen Einfachsehens liegt im Aufblick. Deshalb nehmen die Patientinnen eine Kinnsenkung ein.

Tipp für die Praxis

Auch ohne eine Tangentenskala nach Harms kann man einer beidseitigen Trochlearisparese auf die Spur kommen:
- Der Umschlag der Vertikalabweichung beim Bielschowsky-Kopfneigetest ist auch im freien Raum gut zu beurteilen, ebenso der Umschlag der VD vom Rechts- zum Linksblick.
- Die große Exzykloabweichung kann mit dem Maddox-Rotglas aus dem Gläserkasten im Probiergestell bestimmt werden. Auch ein Stereobagolini kann durch die verstellbaren Streifen eine grobe Orientierung geben.
- Bei verkippten Doppelbildern, insbesondere im Abblick, und der Angabe eines Kopftraumas in der Anamnese muss an eine beidseitige Trochlearisparese gedacht werden.

Wegen der großen Exzykloabweichung ist eine konservative Therapie schwierig. Meistens wird ein Auge okkludiert.

Ist es innerhalb eines Jahres zu keiner ausreichenden Besserung gekommen, kann eine Augenmuskeloperation erfolgen. Bei einem Trauma als Auslöser ist präoperativ eine Fusionsprüfung mit Ausgleich der Zykloabweichung sinnvoll, z. B. am Synoptophor oder dem PDH. Liegt nämlich eine zusätzliche posttraumatische Fusionsstörung vor, können die Doppelbilder operativ nicht korrigiert werden.

Grundsätzlich unterscheiden sich die Operationsmethoden bei der einseitigen und beidseitigen Trochlearisparese nicht wesentlich. Jedoch ist aufgrund der starken Exzykloabweichung eine hochdosierte Vorderrandfaltung nach Harada-Ito oder eine modifizierte Variante an beiden Mm. obl. superiores sinnvoll. (Flodin et al. 2022)

In vielen Fällen sind mehrere Operationen notwendig um im Gebrauchsblickfeld binokulares Einfachsehen zu erreichen. Auch nach mehreren Augenmuskeloperationen ist das Ergebnis selten in allen Blickrichtungen zufriedenstellend.

9.1.4 Okulomotoriusparese

Der Nervus oculomotorius ist der 3. Hirnnerv und versorgt 4 der 6 äußeren Augenmuskeln sowie zwei innere Augenmuskeln und den Lidhebermuskel. ▶ Abschn. 6.2.2. Die Okulomotoriusparese ist gekennzeichnet durch den Funktionsausfall folgender Muskeln:
- M. rect. medialis
- M. rect. inferior
- M. rect. superior
- M. obl. inferior
- M. levator palpebrae
- M. sphincter pupillae
- M. ciliaris

9.1.4.1 Ätiologie und Pathomechanismus

Es gibt verschiedene Ursachen für eine erworbene Okulomotoriusparese:
- vaskulär: die Schädigung wird ausgelöst durch eine Durchblutungsstörung oder eine Blutung
- Aneurysma: die Schädigung wird ausgelöst durch eine Raumforderung oder eine Blutung durch einen Aneurysma-Riss (Ruptur)

- Schädelhirntrauma
- raumfordernde Erkrankungen
- sehr selten entzündlich

Je nach Läsionsort und Art der Schädigung kann das Erscheinungsbild sehr unterschiedlich aussehen. Es müssen nicht immer alle versorgten Muskeln paretisch sein. Man spricht dann von einer inkompletten Okulomotoriusparese.

9.1.4.2 Erscheinungsbild einer kompletten Okulomotoriusparese

Alle vom N. oculomotorius versorgten Muskeln sind betroffen, müssen aber nicht paralytisch sein.

- **Augenstellung**
- in der Primärposition besteht eine Exotropie und ein Tieferstand des betroffenen Auges
- es liegt eine Inzyklodeviation vor, die man aber bei der Stellungsbeurteilung nicht sehen kann
- die Fixation des betroffenen Auges kann häufig in Primärposition nicht aufgenommen werden, deshalb ist der Sekundärwinkel oft nicht messbar

- **Motilität und Lidbewegung**
- Die Adduktion ist eingeschränkt, weil der M. rect. medialis paretisch ist.
- Die Senkung ist eingeschränkt, weil der M. rect. inferior paretisch ist.
- Die Hebung ist eingeschränkt, weil die beiden Heber M. rect. superior und M. obl. inferior paretisch sind.
- Weil sowohl die Hebung als auch die Senkung eingeschränkt sind, kommt es zu einem Umschlag der Vertikalabweichung zwischen Auf- und Abblick: ein Tieferstand des betroffenen Auges im Aufblick, ein Höherstand im Abblick.
- Das Auge bewegt sich nur in Richtung Abduktion und Inzyklorotation, weil der M. rect. lateralis und der M. obl. superior noch intakt sind. Die Inzyklorotation des Bulbus kann man beim versuchten Abblick an den Bindehautgefäßen beobachten. Wenn diese nicht sichtbar ist, liegt vermutlich zusätzlich eine Trochlearisparese vor.
- Es liegt eine Ptosis vor, weil der M. levator palpebrae paretisch ist.

- **Beteiligung innerer Augenmuskeln**
- Die Pupille des betroffenen Auges ist weit und lichtstarr (Mydriasis), weil der M. sphincter pupillae paretisch ist.
- Der Akkommodationsnahpunkt ist reduziert, weil der M. ciliaris paretisch ist.

- **Binokularfunktionen**
- Das Feld binokularen Einfachsehens liegt in Abduktion des betroffenen Auges und im geringen Abblick. Es ist sehr klein oder wegen der Inzykloabweichung auch oft gar nicht vorhanden.
- Selbst wenn Binokularsehen besteht, liegt dieser kleine Bereich sehr exzentrisch und wird deshalb meistens nicht genutzt. Auch die Ptosis verhindert in der Regel die Wahrnehmung von Doppelbildern. Deshalb wird keine Kopfzwangshaltung eingenommen.

- **Subjektive Beschwerden**
- Bei einer vollständigen Ptosis wird das Fehlen des Gesichtsfeldes als störend empfunden.
- Bei einer partiellen Ptosis oder beim Anheben des Oberlides werden Doppelbilder bemerkt.
- Es besteht eine Visusminderung des betroffenen Auges. Der Fernvisus ist nur leicht reduziert, weil die Abbildungsqualität durch die weite Pupille beeinträchtigt wird. Der Nahvisus ist durch die Akkommodationslähmung stärker beeinträchtigt.

Auch der Läsionsort und die Art der Schädigung hat Einfluss auf das Erscheinungsbild

- **Kerngebiet**

Eine Schädigung des Kerngebietes wird meistens durch eine Durchblutungsstörung verursacht. Eine beidseitige Okulomotoriusparese spricht für eine Läsion im Kerngebiet, da beide Kerngebiete sehr eng beieinander liegen. Im peripheren Verlauf liegen die Okulomotoriusnerven weiter auseinander.

- Es entsteht eine beidseitige Ptosis, weil die Mm. levator palpebrae beider Augen von einem gemeinsamen Subnucleus angesteuert werden.
- Es entsteht ein kontralateraler Ausfall des M. rect. superior, weil die Nervenfasern für den M. rect. superior im Kerngebiet zur Gegenseite kreuzen.

- **Faszikulus**

Eine Schädigung des Faszikulus wird meistens durch eine Ischämie oder eine Multiple Sklerose verursacht. Die Nervenfasern für die einzelnen Muskeln verlaufen breit gefächert durch das vordere Mittelhirn. Dadurch kann es zu Paresen einzelner vom N. oculomotorius versorgten Muskeln kommen. Die Faszikulusfasern des N. oculomotorius durchlaufen auch den Nucleus ruber und die Pyramidenbahn. Deshalb kann es bei einer Schädigung in diesem Bereich zu Zusatzsymptomen wie Gangstörungen (Ataxie) und einem Tremor kommen.

- **Peripher**
  - Eine Schädigung am Austritt aus dem Hirnstamm ist meistens durch ein Trauma oder eine Raumforderung bedingt. Das gilt auch für den Durchtritt durch die Dura mater. Dann kommt es meist zu einer kompletten Okulomotoriusparese.
  - Im Bereich der Schädelbasis verläuft der N. oculomotorius sehr nah an der Arteria communicans posterior vorbei. Durch ein Aneurysma dieser Arterie wird der Nerv geschädigt, häufig zuerst die knapp unter der Oberfläche des Nervens verlaufenden Pupillenfasern.
  - Eine Schädigung im peripheren Verlauf ist meistens durch eine Durchblutungsstörung bedingt. In vielen Fällen ist die Pupille nicht mitbetroffen, es liegt also nur eine äußere Okulomotoriusparese vor. Dies liegt daran, dass die Pupillenfasern nach dem Austritt aus dem Hirnstamm direkt unter der Nervenhülle liegen und dadurch eine stabilere Blutversorgung ermöglicht wird als für den restlichen Nerven.

- **Orbital**

Eine Schädigung innerhalb der Orbita kann traumatisch, raumfordernd oder entzündlich bedingt sein.

- Wenn nur der Ramus superior des N. oculomotorius betroffen ist, liegt nur eine Ptosis und eine Parese des M. rect. superior Parese vor.
- Wenn nur der Ramus inferior des N. oculomotorius betroffen ist, liegt eine Mydriasis, eine Akkommodationsstörung sowie eine Parese vom M. obl. inferior, M. rect. medialis und M. rect. inferior vor.
- Eine Schädigung im Ganglion ciliare ist oft entzündlich bedingt. Dann entsteht eine innere Okulomotoriusparese. Weil auch die sympathische Pupillenbahn durch das Ganglion ciliare verläuft, kann zusätzlich ein Horner-Syndrom vorliegen.

- **Fehlregenerationen**

Nach einer Läsion des Nervens kann es zu einer Fehlregeneration einzelner Nervenfasern kommen. Diese wachsen wieder in die Richtung des Versorgungsgebiets, innervieren aber nun den falschen Muskel. Es kommt zu einer gleichzeitigen Innervation von zwei Muskeln, die normalerweise getrennt voneinander innerviert werden (Synkinesie). Da der N. oculomotorius innere und äußere Augenmuskeln innerviert, kann es zu verschiedenen Varianten von Fehlregenerationen kommen, z. B.:

- **Synkinesien des Lids**
  - Lidretraktion im Abblick (Pseudo-Graefe-Zeichen): Nervenfasern, die dem M. rect. inferior zugeordnet sind, innervieren nun den M. levator palpebrae. Entsprechend kommt es zur Lidöffnung im Abblick.
  - Lidöffnung in Adduktion (Fuchs-Zeichen): Nervenfasern, die dem M. rect. medialis zugeordnet sind, innervieren nun den M. levator palpebrae. Entsprechend kommt es zur Lidöffnung in Adduktion.

- **Synkinesien zwischen den äußeren Augenmuskeln**
  - Bulbusretraktion bei geforderter Vertikalbewegung: Nervenfasern, die dem M. rect. superior zugeordnet sind, innervieren nun den M. rect. inferior oder umgekehrt. Durch die gleichzeitige Innervation von Antagonisten kommt es zur Bulbusretraktion.

- **Synkinesien des M. sphincter pupillae**
- Pupillenverengung in Adduktion: Nervenfasern, die dem M. rect. medialis zugeordnet sind, innervieren nun den M. sphincter pupillae. Entsprechend kommt es zur Miosis in Adduktion.

- **Synkinesien des M. ciliaris**
- blickrichtungsabhängige Myopisierung durch Akkommodation: Nervenfasern, die dem M. rect. medialis zugeordnet sind, innervieren nun den M. ciliaris. Entsprechend kommt es zur Akkommodation in Adduktion. Die Patientinnen bemerken ein Unscharfsehen in Adduktion.

> **Tipp für die Praxis**
>
> Nach der Nervenschädigung durch ein Trauma oder ein Aneurysma muss nach Fehlregenerationen gesucht werden. Gerade Fehlregenerationen mit einer Pupillen- oder Akkommodationsbeteiligung fallen nicht sofort ins Auge. Außerdem dauert es einige Sekunden, bis es z. B. zu einer Pupillenverengung kommt.

9.1.4.3 Differentialdiagnostische Untersuchungen

Eine komplette Okulomotoriusparese ist in der Regel leicht zu diagnostizieren und wird eigentlich nicht mit anderen Diagnosen verwechselt.

Eine inkomplette Okulomotoriusparese hat unterschiedliche Differentialdiagnosen, je nachdem welche Muskeln beteiligt sind. ◘ Tab. 9.3

9.1.4.4 Therapie

Im Vordergrund der Behandlung stehen zunächst die Klärung der Ursache und deren Behandlung. In der Regel werden Patientinnen mit einer erworbenen Okulomotoriusparese ohne bekannte Ursache schnellstmöglich zur neurologischen Abklärung mit Bildgebung weitergeleitet. Insbesondere bei einem Aneurysma kann eine zügige Diagnostik und Therapie lebensrettend sein, da es innerhalb von Tagen bis Wochen platzen kann. Bei einer vaskulären Ursache erfolgt im Verlauf eine internistische Mitbehandlung, z. B. um einen Diabetes oder Bluthochdruck einzustellen.

◘ **Tab. 9.3** Differentialdiagnosen zur Okulomotoriusparese

Differentialdiagnose	Beteiligte Muskeln	Differenzierende Befunde
Internukleäre Ophthalmoplegie (INO) ▶ Abschn. 9.7.3	M. rect. medialis	Konvergenz: – Bei einer M. rect. medialis-Parese ist die Adduktion immer eingeschränkt – Bei einer INO ist die Adduktion über die Konvergenz besser auslösbar
Endokrine Orbitopathie (EO) ▶ Abschn. 9.5.1	M. rect. superior M. rect. inferior	Schilddrüsenerkrankung: – Einer EO liegt in der Regel eine Autoimmunerkrankung zugrunde, z. B. ein Morbus Basedow. Diese erkennt man an den Antikörpern im Blut MRT: – Bei einer EO ist eine entzündliche Muskelverdickung sichtbar, z. B. des M. rect. inferior. Diese führt zu einer passiven Hebungseinschränkung – Bei der Okulomotoriusparese sind die Muskeldurchmesser im Normbereich. Die passive Beweglichkeit ist frei
Orbitabodenfraktur ▶ Abschn. 9.5.3	M. rect. superior M. rect. inferior	MRT: – Bei einer Orbitabodenfraktur kommt es zu einer Einklemmung oder Schädigung von Gewebe im Bereich des M. rect. inferior. Diese führt zu einer passiven Hebungseinschränkung – Bei einem Orbitatrauma kann der Ramus inferior des N. oculomotorius beschädigt werden. Die passive Beweglichkeit ist dann frei

■ ■ Konservative symptomatische Therapie

Die konservative Therapie konzentriert sich am Anfang auf die Beseitigung der Doppelbilder, wenn keine komplette Ptosis besteht.

- Prismen sind meist nicht hilfreich, weil:
  - der Schielwinkel zu groß und zu inkomitant ist.
  - eine Inzykloabweichung vorliegt, die nicht mit Prismen korrigiert werden kann.
  - das BES-Feld sehr klein ist.
  - Bei inkompletten Paresen ist eine Prismenversorgung ggf. möglich.
- Okklusion:
  - ist oft die einzige Lösung, um störende Doppelbilder zu vermeiden.
  - Einige Patientinnen benötigen keine Okklusion, weil die Doppelbilder sehr weit auseinander liegen und deshalb weniger stören.

Neben den Doppelbildern können auch die Symptome der inneren Okulomotoriusparese behandelt werden:

- Mydriasis
  - getönte Brillengläser
  - medikamentöse Therapie mit Augentropfen (Pilocarpin)
- Akkommodationsparese
  - Nahzusatz je nach Ausmaß

Bei einer kompletten Ptosis, besonders wenn sie beidseits vorhanden ist, hilft eine Ptosisbügelbrille. Dabei besteht die Gefahr der Austrocknung von Bindehaut und Hornhaut. Deshalb ist eine zusätzliche Benetzungstherapie notwendig.

■ ■ Augenmuskeloperation

Die Augenmuskeloperation erfolgt in der Regel 12 Monate nach dem Auftreten, um eine mögliche Regeneration abzuwarten. Das Ziel ist, das kleine Feld binokularen Einfachsehens in die Primärposition zu verlagern. Nicht alle Patientinnen kommen postoperativ damit zurecht, dass dennoch weiterhin Doppelbilder im Gebrauchsblickfeld vorhanden sind. Diese liegen nun eng beieinander und wechseln bei jeder Blickbewegung ihre Position. Die Lidoperation sollte deshalb immer erst im zweiten Schritt erfolgen, wenn die Patientinnen sich nicht durch die postoperative Doppelbildsituation gestört fühlen.

Häufig sind mehrere Augenmuskeloperationen notwendig, um ein zufriedenstellendes Ergebnis zu erzielen. Ggf. kann ein Restwinkel mit Prismen ausgeglichen werden.

Je nach Ausprägung und Erscheinungsbild der Okulomotoriusparese wird die Operationsmethode gewählt (Steffen und Kaufmann 2020, S. 422–424):

- eine kombinierte Operation der Horizontalmotoren (M. rect. medialis-Faltung, M. rect. lateralis Rücklagerung)
- ggf. ist ein stärkender Eingriff am paretischen Muskel ausreichend
- eine Gegenparese am kontralateralen Synergisten, z. B. eine M. obl. superior-Rücklagerung am anderen Auge bei einer M. rect. inferior-Parese
- Muskeltransposition in verschiedenen Varianten
  - des M. obl. superior
  - des M. rect. lateralis

■ ■ Lidoperation

Je nach der Restfunktion des M. levator palpebrae kommen folgende Methoden infrage:

- Eine Levatorresektion oder -faltung wird bei noch vorhandener Restfunktion des Lidhebers durchgeführt.
- Eine Frontalissuspension wird durchgeführt, wenn keine oder nur noch eine sehr geringe Levatorfunktion nachweisbar ist.

9.1.4.5 Prognose

Von allen Augenmuskelparesen hat die Okulomotoriusparese die schlechteste Prognose bzgl. einer vollständigen Rückbildung. Allgemein ist die Prognose aber auch abhängig von der Ursache.

- Vaskuläre Okulomotoriusparesen haben die beste Prognose. In den meisten Fällen kommt es zu einer vollständigen Rückbildung ohne Fehlregenerationen innerhalb von 3–6 Monaten.
- Traumatische und tumorbedingte Okulomotoriusparesen haben die schlechteste Prognose. Selten kommt es zu einer vollständigen Rückbildung. Außerdem kommt es häufig zu Fehlregenerationen.

- Bei einem Aneurysma ist die Prognose stark vom Zeitpunkt des neurochirurgischen Eingriffs abhängig und davon, wie stark der Nerv durch das Aneurysma geschädigt wurde. Auch Fehlregenerationen sind möglich.

> **Tipp für die Praxis**
>
> Die Patientinnen müssen ausführlich über das Ziel und die Grenzen der operativen Therapie aufgeklärt werden, um eine postoperative Enttäuschung zu vermeiden.
> - Bei kompletten äußeren Okulomotoriusparesen ist ein punkt- bzw. kreisförmiges BES-Feld in Primärposition das Ziel und wäre ein gutes postoperatives Ergebnis.
> - Bei der präoperativen Beratung muss erklärt werden, warum die Lidoperation erst im zweiten Schritt und auch nicht gleichzeitig mit der Augenmuskeloperation erfolgen kann.

9.1.4.6 Besondere Erscheinungsformen

Rezidivierende schmerzhafte ophthalmoplegische Neuropathie

(früher: Ophthalmoplegische Migräne)

Als ophthalmoplegische Migräne bezeichnet man wiederkehrende Augenmuskelparesen, meistens eine Okulomotoriusparese, die in zeitlichem Zusammenhang mit migräneartigen Kopfschmerzen auftreten. Die Pathogenese ist unklar.

■■ Besonderheiten
- Die Augenmuskelparese tritt im Anschluss an die Migräne-Attacke auf, es können sogar einige Tage bis zum Auftreten der Parese vergehen.
- Die neurologische und bildgebende Abklärung ergibt keine Auffälligkeiten. Es handelt sich um eine Ausschlussdiagnose, d. h. eine Abklärung muss auf jeden Fall erfolgen.
- Die Parese kann, genauso wie die Migräne, rezidivierend auftreten.
- In ca. 60 % der Fälle ist auch die Pupille mit betroffen. (Huber und Kömpf 1998)
- Meist kommt es innerhalb von wenigen Wochen zur kompletten Rückbildung. Aber nach mehreren Episoden können Symptome dauerhaft verbleiben.
- Die Krankheit kann grundsätzlich in jedem Alter auftreten, häufig treten erste Episoden schon im Kindesalter auf.

Migränesymptomatik im Kindesalter
Im Kindesalter können andere Symptome als die typischen Kopfschmerzen im Vordergrund stehen und dadurch die Diagnose erschweren!
Bei Kleinkindern kommt es eher zu:
- zyklischem Erbrechen
- kolikartigen Bauchschmerzen

Bei Schulkindern finden sich häufig:
- Reizbarkeit und Weinen
- Blässe
- Erbrechen
- Lichtscheu

Zyklische Okulomotoriusparese

Bei der zyklischen Okulomotoriusparese handelt es sich um eine komplette innere und äußere Okulomotoriusparese, die angeboren oder in den ersten 3 Lebensjahren erworben ist. Im Verlauf kommt es zu spastischen Phasen der Innervation.

■■ Ätiologie und Pathomechanismus
- Unklar
- Man geht von einer vorausgegangen Läsion des N. oculomotorius aus
- Es wurde auch über Fälle berichtet, bei denen die zyklische Okulomotoriusparese nach der Bestrahlung eines Schädelbasistumors aufgetreten ist. Es wird ein ähnlicher Mechanismus vermutet wie bei der Entstehung einer okulären Neuromyotonie. (Miller und Lee 2004)
▶ Abschn. 9.7.1

■■ Erscheinungsbild
Primär besteht eine Okulomotoriusparese. Während der spastischen Phase kommt es zu
- einer Lidretraktion mit Aufhebung der Ptosis
- einer Pupillenverengung mit Aufhebung der Mydriasis

- einer Bulbusbewegung zur Mittellinie oder sogar bis in eine konvergente Augenstellung mit Aufhebung der Adduktionseinschränkung
- häufig kündigt ein Lidzittern das Ende einer Phase an

Die Phasen treten in der Regel alle 1–3 min auf und dauern ca. 30 bis 100 s an. Die Zyklen halten lebenslang an und treten sogar im Schlaf auf. Sie können nur durch eine Narkose unterbrochen werden.

■■ Therapie
Die Behandlung ist schwierig. Eine medikamentöse Therapie z. B. mit Carbamazepin kann versucht werden.

Kongenitale Okulomotoriusparese
Angeborene Okulomotoriusparesen sind selten.

■■ Ätiologie und Pathomechanismus
- In einigen Fällen wird über ein Geburtstrauma oder eine Zangengeburt berichtet. Dann bildet sich die Parese in der Regel schnell zurück.
- Bei einem pränatalen Infarkt sind weitere neurologische Symptome zu finden.
- Eine ein- oder beidseitige Kernaplasie des Nucleus oculomotorius lässt auf eine Entwicklungsstörung in der 5. Schwangerschaftswoche schließen im Sinne einer CCDD, CFEOM Typ 2. ▶ Abschn. 9.3.2

■■ Besonderheiten
- Bei einer Schädigung des Nervus oculomotorius vor oder während der Geburt kann es im Verlauf zu Fehlregenerationen kommen.
- Die Amblyopiegefahr ist durch die frühe Störung groß. Die Patientinnen benötigen engmaschige Kontrollen und eine regelmäßige Anpassung der Amblyopietherapie.
- Ist die Pupille durch die Ptosis verdeckt, muss über eine frühe Ptosis-Operation nachgedacht werden.

9.2 Obliquus-Störungen

Unter dem Begriff Obliquus-Störungen werden verschiedene Formen des Vertikalschielens zusammengefasst, die ätiologisch und in ihrem Erscheinungsbild sehr unterschiedlich sein können. Ein und dasselbe Erscheinungsbild kann oft verschiedene Ursachen haben, z. B. beim kongenitalen Brown-Syndrom. In vielen Fällen ist die Ursache bis heute nicht geklärt. Neuere Erkenntnisse legen nahe, dass congenitale Fehlinnervationen (CCDD) für viele Krankheitsbilder in dieser Gruppe eine Erklärung geben können.

9.2.1 Strabismus sursoadductorius

Der Strabismus sursoadductorius ist ein frühkindliches inkomitantes, nicht paretisches Vertikalschielen, bei dem das betroffene Auge in Adduktion am höchsten steht. Im internationalen Sprachgebrauch wird der Begriff nicht verwendet. Stattdessen spricht man im Englischen von einer kongenitalen Trochlearisparese (congenital fourth nerve palsy) oder einer primären Obliquus inferior Überfunktion (primary inferior oblique overaction). Diese Begriffe zeigen, dass man die Motilitätsstörung nicht einem einzigen Muskel zuordnen kann. Das Erscheinungsbild kann stark variieren.

9.2.1.1 Ätiologie und Pathomechanismus

Durch intraoperative Beobachtungen weiß man schon lange, dass in vielen Fällen mit einem Strabismus sursoadductorius der M. obl. superior viele Anomalien aufweist und oft hypo- oder aplastisch ist. Neuere Möglichkeiten der Bildgebung haben gezeigt, dass nicht nur der Muskel oder die Sehne, sondern auch der Nerv oft nicht normal angelegt ist. Das lässt die Schlussfolgerung zu, dass die Muskel- oder Sehnenanomalien zum Teil nicht die Ursache sondern die Folge der Nervenanomalie sind. (Siepmann und Herzau 2005) Damit kann ein Großteil der Fälle mit einem Strabismus sursoadductorius in die Gruppe der CCDD eingeordnet werden.

9.2.1.2 Erscheinungsbild

Das Erscheinungsbild eines Strabismus sursoadductorius kann variieren, aber folgende Punkte gehören typischerweise dazu:
- Es besteht ein Höherstand in Adduktion. Die Abweichung ist im Auf- und Abblick etwa gleich groß oder im Aufblick sogar größer. Dies entsteht durch die Überfunktion des M. obl. inferior, der in Adduktion eine hebende Wirkung hat. Diese ist kombiniert mit der Unterfunktion des M. obl. superior, der in Adduktion eine senkende Wirkung hat. Ist die M. obl. superior Unterfunktion noch größer als die deutliche M. obl. inferior Überfunktion, würde man eher von einer kongenitalen Trochlearisparese sprechen.
- Es besteht eine V-Inkomitanz. Im Abblick fehlt die abduktorische Nebenwirkung des M. obl. superior, im Aufblick ist die abduktorische Nebenwirkung des M. obl. inferior verstärkt.
- Es besteht eine geringe Exzykloabweichung im gesamten Blickfeld. Diese entsteht durch die fehlende Inzyklorotation des M. obl. superior im Abblick und die verstärkte Exzyklodeviation des M. obl. inferior im Aufblick. In einigen Fällen kann auch eine paradoxe Inzykloabweichung angegeben werden. Insgesamt kann die Zykloabweichung von Fall zu Fall sehr unterschiedlich sein.
- Das Feld binokularen Einfachsehens liegt auf der Seite der Störung. Die Trennlinie verläuft eher vertikal. Außerhalb des BES-Feldes wird nicht immer doppelt gesehen, sondern oft supprimiert.
- Der Kopf wird oft zur Gegenseite gewendet, aber auch eine Neigung zur Gegenseite kann auftreten.
- In vielen Fällen kann auch eine größere vertikale Abweichung gut kompensiert werden. Es liegt eine erweiterte vertikale Fusionsbreite vor.
- Der Bielschowsky-Kopfneigetest kann positiv ausfallen. Dabei besteht die größere Differenz der Vertikalabweichung zwischen Rechts- und Linksneigung eher im Aufblick. Der BKNT kann aber auch negativ sein.
- Häufig findet sich durch die langbestehende Kopfzwangshaltung eine Gesichtsasymmetrie.

Der Strabismus sursoadductorius kann ein- oder beidseitig auftreten. Man muss ihn abgrenzen zu der Sursoadduktion, die im Rahmen einer frühkindlichen Störung auftritt und in der Regel ohne Binokularsehen einhergeht.

■■ Anamnestische Besonderheiten

Kinder werden häufig wegen einer auffälligen Kopfzwangshaltung vorgestellt. Nur selten bestehen subjektive Beschwerden wie z. B. Doppelbilder oder Kopfschmerzen. Erwachsene Patientinnen stellen sich häufig aufgrund von Beschwerden vor. Dies können Asthenopie oder auch Probleme mit der Halswirbelsäule sein. Nicht selten wird von einem plötzlichen Schielbeginn berichtet. Der Befund und die Fotoanamnese weisen dann aber eher auf einen dekompensierten Strabismus sursoadductorius hin. Bleibt die Zuordnung als nicht paretische Störung unsicher, muss trotzdem eine neurologische Abklärung erfolgen.

9.2.1.3 Differentialdiagnostische Untersuchungen

Die Abgrenzung des Strabismus sursoadductorius von der erworbenen Trochlearisparese ist im klinischen Alltag von Bedeutung. Bei einer erworbenen Parese muss eine Abklärung der Ursache erfolgen. ◘ Tab. 9.4

> **Tipp für die Praxis**
>
> Die Abgrenzung zwischen einem Strabismus sursoadductorius und einer erworbenen Trochlearisparese kann im Einzelfall schwierig sein. Einzelne Befunde können für eine der beiden Diagnosen sprechen, während die Gesamtheit der Befunde eher die andere Diagnose stützt. Für eine klare Abgrenzung ist immer die Beurteilung aller Aspekte notwendig.

9.2 · Obliquus-Störungen

Tab. 9.4 Differentialdiagnostische Befunde von Strabismus sursoadductorius und erworbener Trochlearisparese

Befunde	Erworbene Trochlearisparese	Strabismus sursoadductorius
Motilität	Geringes Senkungsdefizit in Adduktion	Sursoadduktion mit deutlicher Überfunktion des M. obl. inferior und Unterfunktion des M. obl. superior
Inkomitanz der Vertikalabweichung	Größter Höherstand des betroffenen Auges in Adduktion und Abblick	Höherstand des betroffenen Auges in Adduktion mit wenig Winkelunterschied zwischen dem Auf- und Abblick, ggf. ist die Vertikalabweichung im Aufblick am größten
Inkomitanz der Zykloabweichung	Größte Exzykloabweichung in Abduktion und Abblick	Geringe und meist konkomitante Exzykloabweichung. Ggf. paradoxe Inzykloabweichung
BKNT	Positiv, der Höherstand des betroffenen Auges nimmt bei Neigung zur Seite des betroffenen Auges zu. Dieser ist am größten im Abblick	Positiv oder negativ. Wenn positiv: Die Differenz ist im Aufblick am größten oder sie ist im Auf- und Abblick etwa gleich groß
Veränderungen durch die diagnostische Okklusion	Inkomitanz der Vertikalabweichung und der Zykloabweichung verstärkt sich und spricht deutlicher für die M. obl. superior Unterfunktion	Zunahme der Exzykloabweichung, Abnahme der Vertikalabweichung
BES-Feld	Horizontale Trennlinie	Vertikale Trennlinie
KZH	Kinnsenkung und Neigung zur Gegenseite des betroffenen Auges, ggf. auch Drehung zur Gegenseite	Drehung zur Gegenseite des betroffenen Auges, ggf. auch geringe Neigung
Stellung	In Primärposition eher kleine manifeste Vertikalabweichung	In Primärposition eher große Vertikalabweichung, die ggf. kompensiert werden kann
Anamnese	In der Regel plötzlicher Beginn	Lange bestehend, ggf. aber akut dekompensierend. Eine Fotoanamnese weist die lange bestehende KZH nach
Beschwerden	Verkippte und vertikale Doppelbilder, vor allem im Abblick	Asthenopische Beschwerden Beschwerden im Bereich der Halswirbelsäule durch lange bestehende KZH ggf. auch Diplopie
Fusionsbreite	Vertikal nicht erweitert	Vertikal erweitert

9.2.1.4 Therapie

Eine Augenmuskeloperation ist nicht in jedem Fall notwendig, z. B. bei einem gering ausgeprägten Strabismus sursoadductorius oder wenn keine Beschwerden vorliegen. Bei kleinen Schielwinkeln mit Doppelbildern oder Asthenopie kann ein geringes Vertikalprisma als Dauertherapie zu einer deutlichen Besserung der Beschwerden führen.

▪▪ Operative Therapie

Eine Operation ist indiziert, wenn:
- eine störende Kopfzwangshaltung besteht
- Beschwerden wie Asthenopie, Doppelbilder oder Halswirbelsäulenbeschwerden bestehen
- die Abweichung nicht mehr kompensiert werden kann

Methoden
- M. obl. inferior Rücklagerung in Verlaufsrichtung. Dieser Eingriff wird in der Regel durchgeführt, wenn die Vertikalabweichung in Adduktion nicht mehr als 10° beträgt.
- Kombinierte Obliquus-Chirurgie: M. obl. inferior Rücklagerung mit gleichzeitiger M. obl. superior Faltung. Bei einer Faltung des M. obl. superior besteht die Gefahr eines postoperativen Brown-Syndroms
- Besteht eine vertikale Abweichung mit nur geringer Exzykloabweichung, wird der Ansatz des M. obl. inferior anteriorisiert, d. h. der Muskel wird nicht nur in der Verlaufsrichtung zurückgelagert, sondern auch näher am Limbus wieder an der Sklera fixiert. (Gräf et al. 1994)
- Besteht eine kongenitale Trochlearisparese, wird primär der M. obl. superior gefaltet. Wenn dieser wegen einer Aplasie nicht aufzufinden ist, erfolgt alternativ eine M. obl. inferior Rücklagerung.
- M. rect. inferior Rücklagerung am Gegenauge nach dem Prinzip der Gegenparese. Dies wird durchgeführt, wenn nach der ersten Operation im Abblick noch eine deutliche Vertikalabweichung besteht.

9.2.1.5 Prognose

Es besteht eine gute Prognose für Beschwerdefreiheit im Gebrauchsblickfeld. Ein geringer Restwinkel wird in der Regel gut kompensiert. Die Kopfzwangshaltung wird meistens nach wenigen Tagen aufgegeben.

Eine Überkorrektur der Vertikalabweichung sollte vermieden werden, da die Fusionsbreite in dieser Richtung nicht ausreichend ist.

In Einzelfällen kann nach einer Operation auf der Gegenseite ebenfalls ein Strabismus sursoadductorius sichtbar werden, der vorher maskiert war.

9.2.2 Strabismus deorsoadductorius

Der Strabismus deorsoadductorius ist ein frühkindliches inkomitantes, nicht paretisches Vertikalschielen, bei dem das betroffene Auge in Adduktion tiefer steht.

9.2.2.1 Ätiologie und Pathomechanismus

Die Ursache des Strabismus deorsoadductorius ist noch ungeklärt. Es gibt verschiedene Hypothesen. Eine primäre M. obl. superior Überfunktion ist analog zur Erklärung des Strabismus sursoadductorius denkbar. Auch ein Zusammenhang mit der Gruppe der CCDD wird diskutiert.

9.2.2.2 Erscheinungsbild

- Es besteht ein Tieferstand in Adduktion. Die Abweichung ist im Auf- und Abblick etwa gleich groß oder im Abblick sogar größer. Dies entsteht durch die Überfunktion des M. obl. superior, der in Adduktion eine senkende Wirkung hat.
- Es besteht eine A-Inkomitanz. Im Abblick überwiegt die abduktorische Nebenwirkung des M. obl. superior, im Aufblick ist die abduktorische Nebenwirkung des M. obl. inferior reduziert.
- Es besteht eine geringe Inzykloabweichung im gesamten Blickfeld. Diese entsteht durch die stärkere Inzyklorotation

9.2 · Obliquus-Störungen

des M. obl. superior im Abblick und die reduzierte Exzyklodeviation des M. obl. inferior im Aufblick.
- Das Feld binokularen Einfachsehens liegt auf der Seite der Störung. Die Trennlinie verläuft eher vertikal. Außerhalb des BES-Feldes wird nicht immer doppelt gesehen, sondern oft supprimiert.
- Der Kopf wird oft zur Gegenseite gewendet, aber auch eine Neigung zur Seite des betroffenen Auges kann auftreten.
- In vielen Fällen kann auch eine größere vertikale Abweichung gut kompensiert werden. Es liegt eine erweiterte vertikale Fusionsbreite vor.
- Der Bielschowsky-Kopfneigetest kann positiv ausfallen. Dabei nimmt die Vertikalabweichung bei Neigung zur Gegenseite des betroffenen Auges zu. Die größere Differenz der Vertikalabweichung zwischen Rechts- und Linksneigung besteht eher im Abblick. Der BKNT kann aber auch negativ sein.

Der Strabismus deorsoadductorius kann ein- oder beidseitig auftreten. Man muss ihn abgrenzen zu der Deorsoadduktion, die im Rahmen einer frühkindlichen Störung auftritt und in der Regel ohne Binokularsehen einhergeht.

9.2.2.3 Differentialdiagnostische Untersuchungen

Bei einem Tieferstand in Adduktion muss ein Strabismus deorsoadductorius hauptsächlich von einem Brown-Syndrom abgegrenzt werden. Beim Strabismus deorsoadductorius ist die Hebung in Adduktion frei möglich. Beim Brown-Syndrom ist die Hebung in Adduktion eingeschränkt. ▶ Abschn. 9.2.3

9.2.2.4 Therapie

Eine Operation ist indiziert, wenn:
- eine störende Kopfzwangshaltung besteht
- Beschwerden wie Asthenopie, Doppelbilder oder Halswirbelsäulenbeschwerden bestehen
- die Abweichung nicht mehr kompensiert werden kann

Methoden
- M. obl. superior Rücklagerung in Verlaufsrichtung. Dieser Eingriff wird in der Regel durchgeführt, wenn die Vertikalabweichung in Adduktion nicht mehr als 10° beträgt.
- Kombinierte Obliquus-Chirurgie: M. obl. superior Rücklagerung mit gleichzeitiger M. obl. inferior Faltung.
- Besteht eine vertikale Abweichung mit nur geringer Inzykloabweichung, wird der Ansatz des M. obl. superior anteriorisiert, d. h. der Muskel wird nicht nur in der Verlaufsrichtung zurückgelagert, sondern auch näher am Limbus wieder an der Sklera fixiert.

9.2.2.5 Prognose

Es besteht eine gute Prognose für Beschwerdefreiheit im Gebrauchsblickfeld. Ein geringer Restwinkel wird in der Regel gut kompensiert. Die Kopfzwangshaltung wird meistens nach wenigen Tagen aufgegeben.

Eine Überkorrektur der Vertikalabweichung sollte vermieden werden, da die Fusionsbreite in dieser Richtung nicht ausreichend ist.

9.2.3 Brown-Syndrom

Synonym: M. obl. superior-Sehnenscheidensyndrom, Jaensch-Brown-Syndrom

Beim Brown-Syndrom handelt es sich um eine mechanische Hebungseinschränkung in Adduktion, die angeboren oder erworben sein kann. Der M. obl. superior muss erschlaffen, wenn der M. obl. inferior kontrahiert. Dabei muss die Sehne von hinten nach vorne durch die Trochlea gleiten. Es gibt verschiedene Störungen, die dies verhindern können.

9.2.3.1 Ätiologie und Pathomechanismus

■■ Kongenitales Brown-Syndrom

Es gibt verschiedene Hypothesen zur Entstehung des kongenitalen Brown-Syndroms:
- Die Sehne des M. obl. superior ist straff. Brown vermutete 1950 in seiner Erstbeschreibung eine verkürzte Sehne.

- Die Sehne des M. obl. superior ist verdickt und kann deshalb nicht durch die Trochlea gleiten. Mühlendyck fand intraoperativ spindelartige Verdickungen. (Mühlendyck 1996)
- Neben der Sehne des M. obl. superior kann ein Fibrosestrang zwischen der Trochlea und dem Bulbus verlaufen. Nach Fink kann man das als ein Überbleibsel aus der evolutionären Entwicklung (Atavismus) interpretieren. (Mühlendyck und Ehrt 2020)
- Neuere Hypothesen lassen eine angeborene Aplasie oder Hypoplasie des M. obl. superior vermuten. Man geht davon aus, dass Nervenfasern für den M. obl. inferior den M. obl. superior fehlinnervieren (CCDD). Bei versuchter Hebung in Adduktion werden beide Muskeln gleichzeitig innerviert, sodass keine Hebung möglich ist. (Nentwich et al. 2015)

Nice to know
In MRT-Aufnahmen wurde der Durchmesser des M. obl. superior im Auf- und Abblick verglichen. Dabei zeigte sich, dass bei Normalprobandinnen der Muskeldurchmesser im Abblick zunimmt und im Aufblick abnimmt. Bei einigen Patientinnen mit angeborenem Brown-Syndrom wurde der Muskelbauch im Abblick nicht dicker und im Aufblick nicht dünner. Außerdem konnte der N. trochlearis auf der betroffenen Seite nicht immer dargestellt werden. Daraus wurde geschlussfolgert, dass der M. obl. superior zwar von Geburt an innerviert wird, aber nicht vom N. trochlearis, sondern vom N. oculomotorius. Es handelt sich dann also um eine Fehlinnervation. (Kolling 2013)

▪▪ Erworbenes Brown-Syndrom
Es gibt verschiedene Ursachen für ein erworbenes Brown-Syndrom:
- Am häufigsten ist das postoperative Brown-Syndrom. Es entsteht nach der Faltung des M. obl. superior. Dadurch kommt es zu einer Verkürzung der Sehne, sodass der Muskelbauch dichter an der Trochlea liegt. Bei versuchter Hebung blockiert der Muskelbauch das Durchgleiten durch die Trochlea.
- Veränderungen im Bereich der Trochlea verhindern ein Durchgleiten der M. obl. superior-Sehne bedingt durch:
  - Raumforderungen, z. B. eine Mukozele oder ein Hämangiom
  - Entzündungen, z. B. eine Sinusitis oder rheumatisch-bedingte Entzündungen
  - Trauma, z. B. eine Läsion der Trochlea oder Vernarbungen
- idiopathisch

9.2.3.2 Erscheinungsbild
- Es besteht eine eingeschränkte Hebung des Bulbus in Adduktion stärker als in Abduktion. Die Hebung ist aktiv und passiv eingeschränkt.
- Es besteht ein Tieferstand des betroffenen Auges in Adduktion, der im Aufblick zunimmt.
- Es besteht ein V-Phänomen. Der M. obl. inferior kontrahiert. Die Hebung ist blockiert, aber die abduktorische Nebenwirkung bleibt intakt. Dadurch ist die Augenstellung im Aufblick divergenter als im Abblick.
- Es besteht eine Exzykloabweichung im Aufblick. Der M. obl. inferior kontrahiert. Die exzyklorotatorische Wirkung bleibt intakt. Dadurch kommt es besonders im Aufblick zu einer Exzyklorotation.
- In seltenen Fällen sind alle drei Funktionen des M. obl. inferior blockiert. Es entsteht dann neben der Hebungseinschränkung ein A-Phänomen und eine Inzykloabweichung im Aufblick.
- Es wird eine Kopfzwangshaltung im Sinne einer Kinnhebung eingenommen. Es kann auch eine Drehung zur Gegenseite vorliegen.
- Bei einem erworbenen Brown-Syndrom werden fast immer Doppelbilder angegeben. Beim kongenitalen Brown-Syndrom kann es auch zu Suppression kommen.
- Einige Patientinnen empfinden die versuchte Hebung in Adduktion als unangenehm oder schmerzhaft.

> **Tipp für die Praxis**
>
> Den Eltern von Kindern mit einem Brown-Syndrom fällt häufig der sekundäre Höherstand des nicht betroffenen Auges auf und sie halten das für das eigentliche Problem. Es kann hilfreich sein, den

> Eltern das Brown-Syndrom zu zeigen und den Mechanismus zu erklären, damit sie die Ursache des Schielens verstehen.

▪▪ M. obl. superior-Klick-Syndrom
In einigen Fällen kann die Hebung plötzlich frei möglich sein. Die Sehne des M. obl. superior kann nach der ursprünglichen Blockierung durch die Trochlea gleiten. Das kann als prognostisch günstiges Zeichen interpretiert werden, weil das Hindernis vielleicht auch dauerhaft überwunden werden kann. Bei den ersten „Klicks" kann die Sehne auch in der Trochlea festhängen. Dann kann das Auge nicht gesenkt werden, bis diese umgekehrte Blockierung wieder überwunden wird. Die Patientinnen beschreiben den „Klick" oft als sehr unangenehm.

9.2.3.3 Differentialdiagnostische Untersuchungen

Bei einem Tieferstand in Adduktion muss ein Brown-Syndrom hauptsächlich von einem Strabismus deorsoadductorius und einer M. obl. inferior-Parese abgegrenzt werden. Beim Strabismus deorsoadductorius ist die Hebung in Adduktion frei möglich. Bei der M. obl. inferior-Parese ist die Hebung eingeschränkt, aber passiv durch den Traktionstest auslösbar. Bei beiden Differentialdiagnosen besteht ein A-Phänomen und eine Inzykloabweichung, während beim Brown-Syndrom ein V-Phänomen und eine Exzykloabweichung typisch sind.

9.2.3.4 Therapie und Prognose

Häufig bildet sich das angeborene Brown-Syndrom im Laufe der Zeit wieder zurück. (Thaller-Antlanger 1988) Deshalb sollte mit einer operativen Therapie möglichst lange abgewartet werden.

Bei einem erworbenen Brown-Syndrom steht die Abklärung der Ursache durch eine Bildgebung mittels MRT zunächst im Vordergrund. Ggf. bessert sich das Brown-Syndrom auch mit der Behandlung der Ursache. Wenn Hinweise auf eine spontane Besserung bestehen, z. B. durch das Auftreten eines Klick-Syndroms, können Bewegungsübungen in Richtung der Einschränkung den Besserungsprozess eventuell unterstützen.

Die Wahl der Therapie hängt von der Ausprägung der Kopfzwangshaltung ab und nicht vom Ausmaß der Hebungseinschränkung.

— Ist die Kopfzwangshaltung gering ausgeprägt und verursacht keine Beschwerden, ist zunächst keine Therapie erforderlich.
— Ist die Kopfzwangshaltung ausgeprägt und/oder verursacht Beschwerden, kann zunächst ein Prismenausgleich der Vertikalabweichung im Geradeausblick probiert werden.
— Ist die Kopfzwangshaltung stark ausgeprägt oder droht der Verlust des Binokularsehens durch das Aufgeben der KZH, ist eine Augenmuskeloperation indiziert. Bei einem erworbenen Brown-Syndrom darf erst nach abgeschlossener Abklärung und ggf. Ursachenbehandlung operiert werden.

OP-Methoden:
— Rücklagerung des M. obl. superior in Verlaufsrichtung (nasale Transposition)
— Beim kongenitalen Brown-Syndrom kann ein bindegewebiger Strang durchtrennt werden, falls dieser vorhanden ist.
— Als Zweiteingriff kann eine Rücklagerung des gegenseitigen M. rect. superior erfolgen. (Prinzip der Gegenparese)

Postoperativ bleibt die Hebungseinschränkung in Adduktion häufig noch bestehen. Die Kopfzwangshaltung sollte sich aber deutlich gebessert haben, sodass Binokularsehen im Gebrauchsblickfeld möglich ist.

9.2.4 M. obl. superior Myokymie

Die M. obl. superior Myokymie ist ein sehr seltenes Krankheitsbild und tritt meist nur bei Erwachsenen auf. Es ist gekennzeichnet durch ein intermittierendes Bildwackeln. Die Patientinnen haben einen hohen Leidensdruck und fühlen sich häufig nicht ernst genommen, weil die objektiven Zeichen oft schwer zu entdecken sind.

9.2.4.1 Ätiologie und Pathomechanismus

Bei der M. obl. superior Myokymie kommt es zu unwillkürlichen Innervationsepisoden des Muskels durch den N. trochlearis. Als Ursache geht man in den meisten Fällen von einem neurovaskulären Kompressionssyndrom aus. Dabei kommt es zu einem Kontakt zwischen einem Blutgefäß und dem N. trochlearis im Verlauf des Nervens kurz nach dem Austritt aus dem Hirnstamm. Die Störung an sich ist harmlos, aber für die betroffenen Personen meist sehr unangenehm.

Nice to know
Es gibt auch andere Krankheitsbilder, bei denen der Kontakt zwischen einem Blutgefäß und einem Nerven Symptome verursacht. Die Art der Symptome hängt davon ab, ob es sich um einen sensorischen oder einen motorischen Nerv handelt. Bei einer Trigeminusneuralgie wird der N. trigeminus durch ein Blutgefäß gereizt und es kommt zu starken Gesichtsschmerzen. Der Nachweis eines solchen Kontakts im MRT ist oft schwierig. (Langner et al. 2012)

9.2.4.2 Erscheinungsbild

- episodenhaft auftretende tremorartige Kontraktionen des M. obl. superior
- tritt immer einseitig auf
- die Episoden halten ca. 10 bis 30 s an
- das Zittern ist typischerweise vertikal und rotatorisch und tritt im Abblick und Adduktion des betroffenen Auges auf
- Außerhalb der Episoden ist der Befund in den meisten Fällen unauffällig, in seltenen Fällen besteht in den Ruhephasen eine Trochlearisparese.
- Die Patientinnen empfinden ein Zittern des Auges und nehmen ein Bildwackeln (Oszillopsie) wahr. Manchmal wird das Bildwackeln als Verschwommensehen beschrieben. Doppelbilder werden selten angegeben.
- Das Augenzittern ist für die Untersucherin mit bloßem Auge nur schwer zu sehen. An der Spaltlampe kann man es aber gut beobachten, z. B. an den Irisstrukturen oder Gefäßen der Bindehaut oder der Netzhaut. Um die Episode auszulösen, lässt man die Patientinnen in den Abblick schauen.
- Die Patientinnen haben oft einen sehr hohen Leidensdruck und eine langjährige Diagnostik hinter sich. Mit der Diagnosestellung und der Aufklärung über die harmlose Ursache bessert sich die Symptomatik oft deutlich.

Tipp für die Praxis

Man muss an eine M. obl. superior Myokymie denken, wenn:
- in der Anamnese ein Bildwackeln angegeben wird und mit bloßem Auge kein Nystagmus sichtbar ist
- die Episoden von Bildwackeln mit Naharbeit und Abblick verknüpft sind
- das Gefühl besteht, dass das Auge wackelt oder zuckt

9.2.4.3 Differentialdiagnostische Untersuchungen

Bei gründlicher Untersuchung ist die Diagnose eindeutig zu stellen. Die Patientinnen haben häufig bereits viele Arztkonsultationen ohne eine Diagnosestellung hinter sich. Nicht selten wird eine psychosomatische Störung fehldiagnostiziert, mit der sich die Patientinnen nicht abfinden wollen.

9.2.4.4 Therapie und Prognose

Die Diagnosefindung und die Aufklärung über die harmlose Ursache erleichtern die Patientinnen oft schon sehr. Das führt dann häufig bereits zu einer deutlichen Besserung der Beschwerden.
Bleiben die Symptome störend, gibt es verschiedene Therapieansätze:
- Entspannungsübungen
- eine medikamentöse Therapie mit muskelentspannenden Wirkstoffen, z. B. Gabapentin. Diese Medikamente haben aber oft Nebenwirkungen wie Müdigkeit und eine allgemeine Muskelschwäche
- eine operative Therapie ist die letzte Option und wird nur bei ungemindert hohem Leidensdruck und ausführlicher Aufklärung über die Risiken und Folgen erwogen
  – Durchtrennung der Sehne des M. obl. superior, kombiniert mit einer

gleichseitigen Rücklagerung des M. obl. inferior. Dadurch entstehen eine Trochlearisparese und eine gleichseitige Hebungseinschränkung. In Primärposition besteht dann keine wesentliche Vertikal- oder Verrollungsabweichung. Trotzdem liegt nun eine komplexe Augenbewegungsstörung vor, deren Effekt nicht mehr rückgängig gemacht werden kann.
- neurochirurgische Entlastung. Dabei wird der Druck auf den N. trochlearis reduziert, indem ein Teflonschwämmchen zwischen dem Blutgefäß und dem Nerven platziert wird.
- Diese Operationsmethode ist riskant und kann auch eine Trochlearisparalyse auslösen. (Scharwey et al. 2000)

Da extrem selten auch eine Myokymie in Zusammenhang mit einem cerebralen Tumor beschrieben worden ist, sollte nach anderen neurologischen Auffälligkeiten gefragt werden und eine neurologische Abklärung unbedingt erfolgen. (Morrow et al. 1990)

9.3 Congenital Cranial Dysinnervation Disorders

Einige Augenbewegungsstörungen lassen sich nicht allein mit der Schädigung eines okulomotorischen Hirnnerven erklären. Die Störung entsteht schon in der embryonalen Entwicklung ca. im zweiten Schwangerschaftsmonat, bevor der Nerv den Muskel erreicht. In dieser Zeit steuern Gene die Bildung der Kerngebiete. Von hier sprießen Axone in Richtung des zugehörigen Muskels aus. Sie finden den richtigen Weg durch chemische Leitsignale in der Umgebung. An der Spitze des Axons befindet sich ein Wachstumskegel, aus dem Fühler die Signale aus verschiedenen Richtungen aufnehmen. Abstoßende Signale verhindern das falsche Abbiegen des Axons. Locksignale weisen den richtigen Weg bis zum Muskel. Nachfolgende Axone richten sich dann nach dem vorgegebenen Weg. (Costandi 2015)

Wenn in dieser Phase eine Störung auftritt, sodass die entsprechenden Gene nicht aktiviert werden, kann sich entweder das Kerngebiet nicht richtig ausbilden oder das Axon ist in seiner Wegfindung gestört. Je nachdem, welche Hirnnerven betroffen sind, kann das Krankheitsbild unterschiedlich ausfallen. Man spricht deshalb übergeordnet von angeborenen kranialen Fehlinnervationssyndromen. Engle prägte den Begriff der congenital cranial dysinnervation disorders (CCDD). (Engle et al. 1997)

9.3.1 Retraktionssyndrom

Synonym: Stilling-Türk-Duane-Syndrom

Das Retraktionssyndrom ist eins der häufigsten Krankheitsbilder aus der Kategorie der CCDD.

9.3.1.1 Ätiologie und Pathomechanismus

Es liegt eine Aplasie oder Hypoplasie des Abduzenskerngebiets oder des Nervus abducens vor. Der M. rect. lateralis zieht in der Embryonalphase seinen zuleitenden Nerven an. Tritt in dieser Zeit eine Störung auf, erreicht der Nervus abducens den M. rect. lateralis nicht oder erst verspätet. Der M. rect. lateralis wird ersatzweise von Nervenfasern des N. oculomotorius innerviert, meist von Axonen, die eigentlich den M. rect. medialis versorgen sollten. Selten sind es aber auch Nervenfasern, die andere äußere Augenmuskeln des NIII innervieren sollten.

Es kann familiär gehäuft auftreten, weil Gene die physiologische Entwicklung steuern.

9.3.1.2 Erscheinungsbild

Das Retraktionssyndrom kann ein- oder beidseitig auftreten. Häufiger ist das linke Auge betroffen. Typische Symptome sind:
- Einschränkung der Abduktion
  - Der M. rect. lateralis erhält keine ausreichende Innervation vom N. abducens. Die Abduktionseinschränkung kann unterschiedlich stark ausgeprägt sein.

- Lidspaltenerweiterung in Abduktion
  - Der M. rect. lateralis erhält keine oder nur eine geringe Innervation und ist erschlafft. Der M. rect. medialis erschlafft auch. Deshalb tritt der Bulbus gering nach vorne, sodass sich die Lidspalte vergrößert.
- Bessere Abduktionsfähigkeit im Aufblick und/oder Abblick
  - Es wird vermutet, dass auch Nervenfasern, die ursprünglich für den M. rect. superior oder M. rect. inferior vorgesehen waren, in den M. rect. lateralis eingewachsen sind. Bei versuchter Hebung oder Senkung werden dann auch die fehlinnervierenden Fasern im M. rect. lateralis aktiv und der Muskel kontrahiert besser. (Kirsch et al. 2004)
- Einschränkung der Adduktion
  - Es kommt zu einer unterschiedlich stark ausgeprägten Adduktionseinschränkung. Das kann verschiedene Ursachen haben:
    - Der M. rect. medialis erhält vom N. oculomotorius weniger Nervenfasern als vorgesehen.
    - Der M. rect. lateralis erhält viele Axone des N. oculomotorius, die ursprünglich für den M. rect. medialis vorgesehen waren. Er kontrahiert ggf. sogar stärker als der M. rect. medialis und es kommt zu einer mechanischen Einschränkung.
    - Der M. rect. lateralis hat nicht innervierte Anteile, die fibrotisch sind. Dies führt auch zu einer mechanischen Einschränkung der Adduktion.
- Retraktion in Adduktion
  - In Adduktion kontrahiert der M. rect. medialis, weil er vom N. oculomotorius eine entsprechende Innervation erhält. Gleichzeitig erhält der M. rect. lateralis eine Innervation vom N. oculomotorius und kontrahiert ebenfalls. Weil diese beiden Muskeln eigentlich Antagonisten sind, kommt es bei gleichzeitiger Kontraktion zur Retraktion des Bulbus.
- Lidspaltenverengung in Adduktion
  - Durch die Retraktion des Bulbus nach hinten verengt sich die Lidspalte.
- Up- und/oder Down-shoot in Adduktion
  - In Adduktion kann es zu vertikalen Bulbusbewegungen nach oben oder unten kommen, ähnlich wie bei einer Surso- oder einer Deorsoadduktion. Ggf. ist dies erst sichtbar, wenn der Bulbus etwas über die Mittellinie gehoben oder unter die Mittellinie gesenkt wird.
  - Das kann verschiedenen Ursachen haben:
    - Durch die gleichzeitige Kontraktion des M. rect. lateralis und des M. rect. medialis wird die Spannung auf den Bulbus so hoch, dass die Muskeln nach oben oder unten abrutschen. Dadurch erhalten sie eine hebende oder senkende Wirkung.
    - Fasern, die eigentlich den M. rect. medialis versorgen sollten, sprießen in die geraden Vertikalmotoren ein. Bei Adduktion kontrahieren der M. rect. superior und/oder der M. rect. inferior und ziehen das Auge nach oben oder unten.
- Geringer Schielwinkel in Primärposition bei einer ausgeprägten Bewegungseinschränkung
- Kopfzwangshaltung
  - In der Regel wird der Kopf nach rechts oder links gedreht. Dafür gibt es verschiedene Ursachen:
    - Die Bewegungseinschränkungen führen sehr häufig zu einer Schielstellung in Primärposition. Um Binokularsehen zu erreichen, wird der Kopf in die Richtung der stärkeren Bewegungseinschränkung gedreht.
    - Besteht bereits in Primärposition eine für die Patientin unangenehme Retraktion oder ein Up- oder Downshoot, wird eine Kopfzwangshaltung eingenommen, damit das betroffene Auge in Abduktion fixieren kann.

▪▪ Einteilung des Retraktionssyndroms nach Huber

Verschiedene Autoren haben versucht, das Retraktionssyndrom in verschiedene Typen einzuteilen. Obwohl diese verschiedenen Typen viele gemeinsame Symptome haben,

kann die Ausprägung der Bewegungseinschränkungen sehr unterschiedlich sein. Ursachen dafür sind:
- Teilweise wird der M. rect. lateralis nur von Nervenfasern innerviert, die ursprünglich für den M. rect. medialis vorgesehen waren.
- Teilweise wird der M. rect. lateralis von Nervenfasern des N. abducens innerviert und zusätzlich von Nervenfasern des N. oculomotorius.
- Teilweise sprießen Nervenfasern in den M. rect. lateralis ein, die eigentlich den M. rect. superior oder M. rect. inferior innervieren. Dann entsteht ein vertikales Retraktionssyndrom oder auch eine deutliche A- oder V-Inkomitanz.
- Teilweise werden Anteile des M. rect. lateralis nicht innerviert, die dann fibrosieren.

Die Einteilung des Erscheinungsbild nach Huber wird am häufigsten verwendet.

- **Retraktionssyndrom Typ 1**
- Dieser Typ kommt am häufigsten vor. Es sind nur wenige oder keine Nervenfasern vom N. abducens vorhanden. Es sind überwiegend Nervenfasern, die ursprünglich den M. rect. medialis versorgen sollten, in den M. rect. lateralis eingesprossen.
- Die Abduktionseinschränkung ist deutlich ausgeprägter als die Adduktionseinschränkung.
- Es besteht eine geringe Esotropie in Primärposition.
- Es besteht eine geringe Kopfdrehung zur Seite des Retraktionssyndroms.

- **Retraktionssyndrom Typ 2**
- Der M. rect. lateralis wird zum Teil normal durch den N. abducens innerviert. Ein anderer Teil wird von Nervenfasern fehlinnerviert, die ursprünglich den M. rect. medialis versorgen sollten.
- Ein weiterer Anteil des M. rect. lateralis ist fibrotisch.
- Die Adduktionseinschränkung ist ausgeprägter als die Abduktionseinschränkung.
- Es besteht eine geringe Exotropie in Primärposition.
- Es besteht eine geringe Kopfdrehung zur Gegenseite des Retraktionssyndroms.

- **Retraktionssyndrom Typ 3**
- Dieser Typ kommt am seltensten vor. Es sind nur wenige oder keine Nervenfasern vom N. abducens vorhanden. Eine Hälfte der Nervenfasern vom N. oculomotorius, die ursprünglich den M. rect. medialis versorgen sollten, sind in den M. rect. lateralis eingesprossen. Wenn das Auge adduzieren soll, werden beide Muskeln gleichermaßen kontrahiert und der Bulbus wird nach hinten gezogen. Wenn das Auge abduzieren soll, werden beide Muskeln gleichermaßen gehemmt und der Bulbus tritt etwas nach vorne.
- Die Adduktionseinschränkung und die Abduktionseinschränkung sind beide deutlich ausgeprägt.
- Es besteht keine wesentliche Abweichung in Primärposition. Es kann eine geringe Esotropie oder eine geringe Exotropie vorliegen.
- Es besteht keine Kopfzwanghaltung oder eine geringe Kopfdrehung entsprechend der Abweichung in Primärposition.

9.3.1.3 Differentialdiagnostische Untersuchungen

Je nach Typ des Retraktionssyndroms können unterschiedliche Differentialdiagnosen abgegrenzt werden. ◘ Tab. 9.5

Oft sind bereits die anamnestischen Angaben der Patientinnen wegweisend, wie z. B., dass die Störung von Geburt an besteht.

9.3.1.4 Therapie und Prognose

Grundsätzlich gilt: Das Krankheitsbild ist nicht zu beseitigen, die Fehlinnervationen bleiben immer bestehen. Eine Augenmuskeloperation kann die Beweglichkeit des betroffenen Auges nicht verbessern. Darüber müssen die Patientinnen unbedingt aufgeklärt werden, um postoperative Unzufriedenheit zu vermeiden.

Nicht jede Patientin mit einem Retraktionssyndrom hat einen Vorteil von einer Augenmuskeloperation. Manchmal, gerade bei erwachsenen Patientinnen, kann der kleine

Tab. 9.5 Differentialdiagnostische Kriterien beim Retraktionssyndrom

Retraktionssyndrom	Differentialdiagnose	Unterscheidungsmerkmale
Typ 1	Abduzensparese ▶ Abschn. 9.1.2	Bei der Abduzensparese ist der Schielwinkel in Primärposition bei einer deutlichen Abduktionseinschränkung in der Regel auch groß. Es kommt nicht zur Retraktion mit Lidspaltenverengung in Adduktion, auch wenn es zur geringen Lidspaltenerweiterung in Abduktion kommen kann
Typ 2	Partielle Okulomotoriusparese (primär M. rect. medialis paretisch) ▶ Abschn. 9.1.4	Bei der isolierten M. rect. medialis-Parese ist nur die Adduktion eingeschränkt, die Abduktion ist frei. Es findet sich keine Lidspaltensymptomatik
Typ 3	Kombinationsparese (Abduzens- und Okulomotoriusparese) ▶ Abschn. 9.6	Bei einer kombinierten Abduzensparese mit einer Okulomotoriusparese kommt es in der Regel auch zu einer vertikalen Bewegungseinschränkung. Es findet sich keine Lidspaltensymptomatik

Schielwinkel in Primärposition auch prismatisch gut ausgeglichen werden. Ein Retraktionssyndrom sollte nur bei einer störenden Kopfzwangshaltung operiert werden. Eine Sonderindikation stellen z. B. ein störender Up-/Down-shoot oder eine unangenehme Retraktion bereits in Primärposition dar.

Die Kopfzwangshaltung wird beseitigt durch die Korrektur des primären Schielwinkels in Primärposition. Die Augenmuskeloperation muss deshalb am betroffenen Auge erfolgen. Grundsätzlich sollten eher Rücklagerungen durchgeführt werden, da Resektionen oder Faltungen die Retraktion verstärken können.
— Bei einer deutlichen Abduktionseinschränkung mit einer Esotropie in Primärposition wird der M. rect. medialis rückgelagert.
— Bei einer deutlichen Adduktionseinschränkung mit einer Exotropie in Primärposition wird der M. rect. lateralis rückgelagert.
— Bei einer Kopfzwangshaltung ohne großen Schielwinkel, z. B. wegen einer störenden Retraktion können beide Horizontalmotoren des betroffenen Auges rückgelagert werden.

Da viele Patientinnen mit einem Retraktionssyndrom erstmals bereits im Kindesalter vorgestellt werden, ist eine Skiaskopie in Zykloplegie und Vollkorrektur eines Refraktionsfehlers obligatorisch. Eine Amblyopietherapie ist wegen des Binokularsehens oft nicht erforderlich, allerdings sollten diese Kinder regelmäßig kontrolliert werden.

> **Tipp für die Praxis**
>
> Immer wieder kommt es vor, dass Kinder Probleme in der Schule haben, weil ihr Sitzplatz im Klassenzimmer ihnen die Einnahme der Kopfzwangshaltung erschwert. Wenn sie falsch platziert wurden, müssen die Kinder ggf. in die Blickrichtung der Bewegungseinschränkung schauen, was sie normalerweise auf jeden Fall vermeiden würden. Deshalb muss die Orthoptistin bei unklaren Beschwerden solche und ähnliche Alltagssituationen gezielt erfragen und entsprechend beraten.

9.3.2 Kongenitales Fibrosesyndrom

Synonym: congenital fibrosis of the extraocular muscles (CFEOM).

Das kongenitale Fibrosesyndrom ist eine sehr seltene, komplexe, angeborene Augenbewegungsstörung und gehört in die Gruppe der CCDD. Es kann vererbt werden.

9.3.2.1 Ätiologie und Pathomechanismus

Engle fand heraus, dass die verschiedenen Arten des Fibrosesyndroms auf eine Fehlanlage der motorischen Kerne im Hirnstamm zurückzuführen sind. (Engle 2002) Früher ist man eher von einer primären Muskelfibrose ausgegangen. Engle unterschied zunächst drei Typen:

- CFEOM 1: Der Defekt liegt auf dem Chromosom 12. In der Folge wird der obere Anteil des Okulomotoriuskerngebiets nicht richtig angelegt.
- CFEOM 2: Der Defekt liegt auf dem Chromosom 11q13. In der Folge werden die Kerngebiete des N. oculomotorius und des N. trochlearis nicht richtig angelegt.
- CFEOM 3: Der Defekt liegt auf dem Chromosom 16. Es ist noch nicht genau bekannt, welche Kerngebiete wie betroffen sind.

Mittlerweile werden noch weitere Typen unterschieden.

Weil durch die Hypo- oder Aplasie der Hirnnerven die Augenmuskeln nicht regelrecht innerviert werden, kommt es zur fibrotischen Umwandlung des Muskelgewebes. Deshalb ist die passive Beweglichkeit auch eingeschränkt.

9.3.2.2 Erscheinungsbild

Allen Typen zeigen eine beidseitige Ptosis, eine Kopfzwangshaltung in Form einer Kinnhebung und auffällige Augenbewegungen wie z. B. nystagmusähnliche Konvergenz- und Divergenzeinschübe. Das Bell-Phänomen ist häufig nicht intakt. ◘ Tab. 9.6

9.3.2.3 Differentialdiagnostische Untersuchungen

Je nachdem, wie alt die Patientin bei der Erstvorstellung ist, müssen folgende Differentialdiagnosen ausgeschlossen werden:

- Eine beidseitige Heberparese, bei der die Hebung über den vestibulo-okulären Reflex besser auslösbar ist
- Ein dorsales Mittelhirnsyndrom, insbesondere wenn ein Konvergenz-Retraktionsnystagmus bei versuchtem Aufblick besteht. Hier besteht beidseits eine Licht-Nah-Dissoziation der Pupillen.
- Eine komplette oder inkomplette Okulomotoriusparese, bei der die passive Motilität frei ist

■■ **Besonderheiten bei der Untersuchung**

Patientinnen mit einem kongenitalen Fibrosesyndrom sind mit unseren herkömmlichen Untersuchungsmethoden schwer zu untersuchen. Eine Stellungsbeurteilung ist teilweise kaum möglich, weil beide Augen die Primärposition oft nicht erreichen können. Die Augenstellung muss gut und genau beschrieben werden, z. B. beide Augen stehen in Abduktion, es besteht eine deutliche Vertikalabweichung, die Fixation kann nur im max. Abblick aufgenommen werden. Die Schielwinkelmessung mit Prismen ist in der Regel nicht möglich. Der Schielwinkel kann oft nur grob geschätzt werden. Auch die Motilität muss genau beschrieben werden. Sie kann nur nach Führungsbewegungen beurteilt werden.

◘ Tab. 9.6 Besonderheiten der Erscheinungsbilder bei CFEOM 1–3

CFEOM 1	CFEOM 2	CFEOM 3
– Beidseits ist die Hebung nicht über die Mittellinie möglich – Im Abblick besteht Parallelstand bzw. eine minimale Stellungsabweichung – Die horizontale Motilität kann normal oder deutlich eingeschränkt sein	– Beide Augen sind komplett oder teilweise in Abduktion fixiert – Die Augenbewegungen sind in alle Richtungen stark eingeschränkt oder gar nicht möglich – Der Traktionstest ist positiv – Häufig sind die Pupillen eng und lichtstarr	– Die Ausprägung kann sehr unterschiedlich sein z. B. nur eine Hebungseinschränkung – Bei einer starken Ausprägung kann die Hebung gar nicht möglich sein und eine deutliche Exotropie vorliegen

9.3.2.4 Therapie und Prognose

Grundsätzlich gilt: Die Motilitätseinschränkungen sind nicht zu beseitigen, die Fibrose der Augenmuskeln bleibt immer bestehen. Eine Augenmuskeloperation kann die Beweglichkeit der Augen nicht verbessern. Das Ziel ist die Verbesserung der Kopfzwangshaltung und eine leichtere Fixationsaufnahme im mittleren Blickfeld. Darüber müssen die Patientinnen unbedingt aufgeklärt werden, um postoperative Unzufriedenheit zu vermeiden.

Da die Patientinnen mit einem Fibrosesyndrom erstmals bereits im Kindesalter vorgestellt werden, ist eine Skiaskopie in Zykloplegie und Vollkorrektur eines Refraktionsfehlers obligatorisch. Ggf. ist die Messung nur in der Kopfzwangshaltung möglich. Eine Amblyopietherapie ist wegen der eingeschränkten Fixationsfähigkeit oft sinnvoll. Regelmäßige Kontrollen sind notwendig.

Bei fehlendem Bell-Phänomen kann ggf. eine Hornhautpflege zur Nacht notwendig sein.

■ ■ Augenmuskeloperation

Je nach Augenstellung und Ausprägung der Bewegungseinschränkung verfolgt man mit der Operation verschiedene Ziele:
- Die Schielwinkelkorrektur, wenn in Primärfixation fixiert werden kann.
- Eine Blickverlagerung, wenn beide Augen die Primärposition nicht einnehmen können.

Eine frühe Augenmuskeloperation bereits im Säuglingsalter kann die Ausbildung von Sekundärveränderungen an der Bindehaut und der Tenonkapsel verhindern. Bei späteren Eingriffen ist oft eine Bindehautplastik notwendig.

■ ■ Ptosis-Operation

Bei einer störenden Ptosis kommt eine vorsichtig dosierte Frontalissuspension mit Kunststofffäden infrage. Eine Levatorfaltung ist wegen des fehlenden Bell-Phänomens nicht sinnvoll. ▶ Abschn. 12.2.1 Die Augenmuskeloperation sollte immer vor dem Eingriff am Lid erfolgen.

9.4 Myopathien

Okuläre Myopathien sind Erkrankungen der äußeren Augenmuskeln. Es kommt zu Bewegungseinschränkungen, die nicht durch eine Hirnnervenparese oder ein Trauma verursacht wurden.

9.4.1 Okuläre Myositis

Eine okuläre Myositis ist eine meist einseitige Entzündung eines oder mehrerer äußerer Augenmuskeln. Diese führt zu einer Verdickung des Muskelbauches und der Muskelsehne und es kommt zu einer aktiven und passiven Motilitätseinschränkung. Sie betrifft häufig Erwachsene im mittleren Lebensalter, selten sind auch Kinder betroffen.

9.4.1.1 Ätiologie und Pathomechanismus

Die okuläre Myositis tritt oft im Zusammenhang mit anderen Autoimmunerkrankungen auf, z. B. einem Morbus Crohn. Nicht selten bleibt die Ursache aber auch nach einer internistischen und/oder serologischen Abklärung ungeklärt.

9.4.1.2 Erscheinungsbild

Das Leitsymptom einer okulären Myositis ist ein Augenbewegungsschmerz in die Blickrichtung, bei der der betroffene Muskel gedehnt wird. Weitere Symptome sind:
- eine aktive Motilitätseinschränkung, d. h. die Kontraktionsfähigkeit des betroffenen Muskels ist gestört
- eine passive Motilitätseinschränkung, d. h. die Dehnbarkeit des betroffenen Muskels ist gestört
- am häufigsten betroffen sind der M. rectus medialis und der M. rectus lateralis
- teilweise besteht eine blau-rötliche Verfärbung des betroffenen Muskelansatzes
- eine Bindehautrötung und -schwellung
- ein Exophthalmus
- eine Lidschwellung
- Diplopie

Zusätzlich kommt es meist auch zu allgemeinen Krankheitssymptomen wie Fieber und Abgeschlagenheit.

Man unterscheidet zwei Formen der okulären Myositis:
– die akute exophthalmische okuläre Myositis: Dabei können sich auch andere Orbitagewebe entzündlich verändern, z. B. kann sich eine Retrobulbärneuritis entwickeln.
– die chronische okuläre Myositis: Dabei ist der Verlauf eher schubartig mit anschließender Remission. Während der Schübe können unterschiedliche Augenmuskeln betroffen sein.

Die Diagnosesicherung gelingt heute mit der Kernspintomographie auch in leichteren Fällen. Die Therapie der Wahl ist die Behandlung mit Kortikosteroiden, hierunter kommt es in 90 % innerhalb von Tagen zur Abheilung. Bei zu kurzer Therapiedauer sind Rezidive häufig. Bei Therapieresistenz ist die niedrigdosierte Bestrahlung meist effizient. (Berkhoff et al. 1997)

9.4.1.3 Differentialdiagnostische Untersuchungen

Differentialdiagnosen können andere Entzündungen des Orbitainhaltes sein, z. B. ein Orbitaspitzensyndrom. ▶ Abschn. 9.6.2 Eine häufigere Differentialdiagnose ist die Endokrine Orbitopathie (EO). Diese kann mithilfe der Muskeldarstellung im MRT gut differenziert werden:
– Bei der okulären Myositis ist der gesamte Muskel vom Ursprung bis zum Ansatz spindelförmig verdickt, denn die Sehne ist mitbetroffen. Außerdem ist die okuläre Myositis viel häufiger einseitig.
– Bei der endokrinen Orbitopathie ist in der Regel nur der Muskelbauch verdickt. Am häufigsten sind der M. rect. inferior und der M. rect. medialis betroffen. Die EO ist außerdem oft beidseitig vorhanden.
    ▶ Abschn. 9.5.1

Werden Bewegungsschmerzen und eine allgemeine Krankheitssymptomatik schon in der Anamnese angegeben, kann der Verdacht auf eine okuläre Myositis gestellt werden. Dann sucht die Orthoptistin gezielt nach Einschränkungen der Augenbewegungen und die typische Verfärbung am Sehnenansatz der betroffenen Augenmuskeln.

9.4.1.4 Therapie

Die Therapie der Wahl besteht in einer hoch dosierten Kortikosteroid-Behandlung. Eine Verbesserung der Symptome wird oft schon nach einer Woche bemerkt.

Sollten Doppelbilder über längere Zeit bestehen, kann eine Prismenfolie verordnet werden. Besteht die Hoffnung auf eine schnelle Besserung, ist eine Brillenokklusion meist praktischer. Wenn sich die Bewegungseinschränkung auch über einen langen Zeitraum nicht bessert, kann eine Augenmuskeloperation notwendig werden.

9.4.1.5 Prognose

Die okuläre Myositis kann rezidivierend auftreten, besonders wenn die Kortikosteroid-Therapie zu kurz durchgeführt wurde.

9.4.2 Chronisch-progressive externe Ophthalmoplegie (CPEO)

Die CPEO ist eine Mitochondriopathie. Die Mitochondrien sind Bestandteile einer Körperzelle und sind die „Energiekraftwerke" der Zelle. Sie regeln die Energiegewinnung und den Sauerstofftransport der Zelle. Besonders stoffwechselaktive Zellen haben viele Mitochondrien, z. B. die Zellen der Herzmuskulatur und der Augenmuskeln.

9.4.2.1 Ätiologie und Pathomechanismus

Bei einer Mitochondriopathie kann in den Zellen nicht genug Energie bereitgestellt werden. Das Fehlen der Energie in den Muskelzellen bewirkt, dass diese sich nicht mehr angemessen kontrahieren können. Für die Entwicklung der CPEO ist ein Defekt in der mitochondrialen DNA verantwortlich, der vererbt werden kann. Es ist noch umstritten, ob es sich bei der CPEO um ein eigenständiges Krankheitsbild handelt.

9.4.2.2 Erscheinungsbild

Das Leitsymptom für die CPEO ist die langsam fortschreitende, meist symmetrische Lähmung aller äußeren Augenmuskeln einschließlich des M. levator palpebrae bis hin zur kompletten externen Ophthalmoplegie. Die Erkrankung manifestiert sich typischerweise zwischen dem 20. und 50. Lebensjahr. Es kann aber auch schon in der Kindheit zu ersten Symptomen kommen.

Die Symptome sind:
- Zu Beginn haben die Patientinnen eine langsam zunehmende beidseitige Ptosis. Sie kompensieren diese durch eine Kinnhebung und der Innervation des M. frontalis. Dies ist oft der Grund der Erstvorstellung.
- Im weiteren Verlauf wird die Beweglichkeit der Augen immer weiter eingeschränkt. Da das schleichend und symmetrisch auftritt, bemerken die Patientinnen keine Doppelbilder.
- Doppelbilder treten auf, wenn im Verlauf die Konvergenz gestört ist und/oder wenn die Ophthalmoplegie asymmetrisch fortschreitet.
- Als Folge der Hebungseinschränkung ist das Bell-Phänomen nicht mehr auslösbar.
- Insgesamt fällt auch eine schlaffe Gesichtsmuskulatur auf, auch der M. orbicularis oculi kann beteiligt sein. Dies kann einen kompletten Lidschluss verhindern und eine Schädigung der Hornhaut verursachen.

Die innere Augenmuskulatur ist nicht mitbetroffen. Die Pupillomotorik und die Akkommodation sind intakt.

Da durch die Mitochondriopathie auch die Bereitstellung von Energie in den Zellen anderer Organe beeinträchtigt ist, findet man häufig noch weitere Krankheitssymptome, z. B.:
- Eine Lähmung der Gesichts- und Schluckmuskulatur (okulopharyngeale Dystrophie)
- Eine Retinopathia pigmentosa
- Eine Störung der Bewegungskoordination (Ataxie) durch eine Degeneration im Kleinhirn

Kearns-Sayre-Syndrom

Die Kombination von einer CPEO mit folgenden Symptomen nennt man auch Kearns-Sayre-Syndrom oder CPEO plus:
- atypische Funduspigmentierungen („Pfeffer-und Salz"-Fundus)
- Reizleitungsstörung des Herzens
- ggf. Minderwuchs

Da die Reizleitungsstörung des Herzens lebensbedrohend sein kann, ist es wichtig bei der Diagnose einer CPEO auch eine kardiologische Abklärung zu veranlassen.

9.4.2.3 Differentialdiagnostische Untersuchungen

Ohne eine genaue Motilitätsprüfung kann das Krankheitsbild zu Beginn leicht übersehen werden, weil die Einschränkung anfangs nur endgradig sichtbar ist. Bei etwas asymmetrischer Ausprägung kann zunächst der Eindruck einer Heterophorie oder einer geringen Augenmuskelparese entstehen. Die Messung der monokularen Exkursionen zeigt allseits eingeschränkte Bewegungsstrecken.

Obwohl klinisch primär die Augenmuskeln betroffen sind, finden sich die mitochondrialen Gendefekte auch an allen Skelettmuskeln. Deshalb kann die Diagnose auch durch eine Biopsie aus dem Oberschenkelmuskel gesichert werden. Mikroskopisch sind Veränderungen der Muskelfasern sichtbar, sogenannte ragged red fibers („fransige rote Fasern").

9.4.2.4 Therapie

Die Ursache der Mitochondriopathie ist genetisch. Deshalb kann die CPEO nur symptomatisch behandelt werden.
- Die Diplopie kann prismatisch ausgeglichen werden.
- Solange die Krankheit noch weiter fortschreitet, sollte man mit einer operativen Therapie zurückhaltend sein. Der

9.4 · Myopathien

langfristige Effekt einer Augenmuskeloperation ist dann noch nicht sicher absehbar.
— Wenn bei einer bereits kompletten Ophthalmoplegie größere Schielwinkel bestehen, kann eine Augenmuskeloperation erfolgen.
— Solange mithilfe der Frontalisinnervation die Gesichtslinien in Kopfzwangshaltung noch frei sind, kann mit einer Ptosisoperation abgewartet werden. Eine Ptosisbügelbrille kann unterstützend getragen werden.
— Bei fehlendem Bell-Phänomen wird in der Regel eine Frontalissuspension durchgeführt. Ohne Frontalisinnervation bleibt die Ptosis bestehen und die Hornhaut wird benetzt. Mit Frontalisinnervation ist eine weitere Lidöffnung möglich.
— Es ist wichtig, die Hornhaut zu pflegen, z. B. mit Salbe zur Nacht.

9.4.2.5 Prognose

Bisher ist es nicht gelungen, das Fortschreiten der Erkrankung zu verhindern.

9.4.3 Myasthenia gravis

Die Myasthenia gravis ist eine Autoimmunkrankheit. Es besteht eine Störung der neuromuskulären Reizübertragung. Dadurch kommt es zu einer pathologischen Ermüdbarkeit der Skelettmuskeln unter Belastung.
Es gibt zwei typische Altersgipfel für den Beginn der Erkrankung:
— zwischen dem 15. und 30. Lebensjahr, hier sind überwiegend Frauen betroffen
— zwischen dem 60. und 75. Lebensjahr, hier sind überwiegend Männer betroffen

Außerdem kann die Myasthenie selten auch schon angeboren oder im Kindesalter auftreten. Man spricht dann von der juvenilen Form.
Bei den meisten Patientinnen ist die Erstsymptomatik nur auf die Augen bezogen. Im Verlauf können auch andere Muskeln betroffen sein, man spricht dann von einer generalisierten Myasthenie. Je älter die Patientinnen sind, wenn die ersten okulären Symptome auftreten, desto geringer ist die Wahrscheinlichkeit einer Generalisierung.
Man kann die Myasthenie in verschiedene Schweregrade einteilen. (Wiendl et al. 2022)
Die rein okuläre Myasthenie ist die leichteste Form.

9.4.3.1 Ätiologie und Pathomechanismus

Wenn ein Muskel kontrahieren soll, wird normalerweise Acetylcholin (ACh) aus der präsynaptischen Membran der Nervenfaser in den synaptischen Spalt ausgeschüttet. An der postsynaptischen Membran der Muskelfaser befinden sich Rezeptoren, an denen das ACh andockt. Das ist das Signal für die Muskelkontraktion. Danach wird das ACh durch das Protein Acetylcholinesterase im synaptischen Spalt abgebaut und wieder durch die präsynaptische Membran aufgenommen. Dort wartet es als neues ACh in Vesikeln auf das nächste Aktionspotenzial. Im synaptischen Spalt verbleibt eine geringe Menge ACh, die ausreicht um die Muskelkontraktion aufrecht zu erhalten.

Bei der Myasthenie kommt es zur Bildung von Antikörpern gegen die Acetylcholinrezeptoren der motorischen Endplatten am Übergang vom Nerven zum Muskel. Ein Teil der Rezeptoren wird zerstört oder blockiert, sodass weniger Rezeptoren für die Reizübertragung zur Verfügung stehen.

Am Anfang der Reizübertragung sind genügend ACh-Moleküle im synaptischen Spalt, um eine Muskelkontraktion auszulösen. Die geringere Menge an ACh-Molekülen im synaptischen Spalt reicht bei der Myasthenie nicht aus, um die Innervation längerfristig aufrecht zu erhalten. Die wenigen ACh-Moleküle finden nicht mehr ausreichend intakte Rezeptoren. Dies führt zu einer schnellen Ermüdbarkeit der Muskeln.

Bei Patientinnen mit einer Myasthenie ist die Thymusdrüse oft vergrößert. Man nimmt an, dass hier die Acetylcholinrezeptor-Antikörper gebildet werden. Die Thymusdrüse spielt eine wichtige Rolle in der Entwicklung und Funktion des Immunsystems. Sie liegt hinter dem Brustbein und nimmt bis zur

Pubertät an Größe zu. Danach ist die Entwicklung des Immunsystems weitgehend abgeschlossen und die Thymusdrüse wird wieder kleiner.

9.4.3.2 Erscheinungsbild

▪▪ Augensymptomatik
Okuläre Symptome sind z. B.:
- Eine Schwäche des M. levator palpebrae tritt häufig als Erstsymptom in Form einer wechselnden Ptosis auf. Dies kann ein- oder beidseitig, symmetrisch oder asymmetrisch auftreten.
- Die Schwäche der äußeren Augenmuskeln zeigt sich in wechselnden Augenbewegungseinschränkungen. Die Patientinnen bemerken intermittierende Doppelbilder, die unterschiedlich angeordnet sein können.
- Die Symptomatik nimmt typischerweise im Tagesverlauf und unter Belastung zu.

▪▪ Allgemeine Symptomatik der generalisierten Form
- Es besteht eine belastungsabhängige Schwäche der Extremitäten und Atemmuskulatur. Die Patientinnen fühlen sich weniger belastbar und brauchen mehr Ruhepausen.
- Es besteht eine Schwäche der Gesichts-, Sprech-, Kau- und Schluckmuskulatur. Dadurch kann es dazu kommen, dass sich die Patientinnen verschlucken, was eine Lungenentzündung begünstigen kann. Weil auch die Atemmuskulatur betroffen ist, kann die Myasthenie auch lebensbedrohlich werden (myasthene Krise).

9.4.3.3 Differentialdiagnostische Untersuchungen

Eine gezielte Anamneseerhebung kann wegweisend sei, weil die Belastungsabhängigkeit der Symptome charakteristisch ist. Die Beschwerden wie die Ptosis oder die Doppelbilder nehmen im Tagesverlauf und bei körperlicher Anstrengung zu.
Die Belastungsabhängigkeit der Ptosis kann gezielt getestet werden:
- Simpson-Test
  - Die Patientin wird aufgefordert, ohne Unterbrechung für ca. 1 min den maximalen Aufblick einzunehmen. Dabei soll möglichst nicht geblinzelt werden.
  - Währenddessen wird die Oberlidstellung beobachtet. Wenn das Lid im Verlauf absinkt, ist der Test positiv und deutet auf eine Myasthenie hin. Bei einem unklaren Befund kann die Lidspaltenweite vor und nach dem Test gemessen werden.
- Umgekehrter Simpson-Test (bei Patientinnen mit ausgeprägter Ptosis)
  - Die Patientin wird aufgefordert, für ca. 10 s die Augen fest zuzukneifen.
  - Dies führt zu einer Hemmung der Mm. levator palpebrae.
  - Kommt es nach dem Öffnen des Lides zu einer deutlichen Verbesserung der Ptosis, ist der Test positiv und deutet auf eine Myasthenie hin. Bei unklarem Befund kann die Lidspaltenweite vor und nach dem Test gemessen werden.
- „Ice-Test"
  - Ein Gelkühlkissen wird für 2 min auf das geschlossene Lid aufgelegt. Bei einer beidseits symmetrischen Ptosis wird nur eine Seite gekühlt, um den Effekt im Seitenvergleich besser beurteilen zu können.
  - Kommt es danach zu einer Reduktion der Ptosis, ist der Test positiv und deutet auf eine Myasthenie hin. Es wird angenommen, dass die Kälte die Acetylcholinesterase hemmt und dadurch mehr ACh im synaptischen Spalt verbleibt.

Von einem positiven Ergebnis spricht man bei allen genannten Testen, wenn sich die Lidspalte um mindestens 2 mm verändert hat.
Die Belastungsabhängigkeit der Augenbewegungsstörung kann gezielt getestet werden:
- Inkomitanzmessung an der Harms-Wand
  - Die Schielwinkelangaben sind sehr schwankend und wenig reproduzierbar.
  - Lässt man die Patientin für ca. 30 s in die Zugrichtung des eingeschränkten Muskels schauen, vergrößert sich der Schielwinkel stetig.
- Sakkadenprüfung

9.4 · Myopathien

- Tritt während der Sakkadenprüfung eine Ermüdung ein, werden die Sakkaden hypometrisch und hypokinetisch.
- Wenn nach dem Erreichen des Blickziels diese Position nicht gehalten werden kann, driftet das Auge zurück (postsakkadische Ermüdung). Es kann zu Korrektursakkaden kommen, die wie ein Nystagmus aussehen.

▪▪ Medikamentöser Nachweis einer Myasthenie

Tensilon®-Test (Edrophonium-Test)

Tensilon® ist ein Acetylcholinesterasehemmer. Das bedeutet, dass es den Abbau des ACh im synaptischen Spalt reduziert. Dadurch verbleibt dort mehr ACh und die Wahrscheinlichkeit erhöht sich, dass die wenigen intakten ACh-Rezeptoren erregt werden.

Das Medikament wird intravenös gespritzt. Dieser Test wird in der Neurologie durchgeführt. Wenn sich die Symptome wie die Ptosis unter der Tensilon®-Gabe verbessern, ist der Test positiv und stützt die Diagnose einer Myasthenie.

▪▪ Serologischer Nachweis einer Myasthenie

Im Blut können bei den meisten Patientinnen mit Myasthenie ACh-Rezeptor-Antikörper oder Antikörper gegen Muskel-spezifische Kinase (MuSK) nachgewiesen werden. Bei einigen Patientinnen sind die Antikörper nicht nachweisbar, was die Diagnosestellung erschwert.

▪▪ Abklärung einer Thymusveränderung

Weil bei Patientinnen mit einer Myasthenie die Thymusdrüse vergrößert oder erkrankt sein kann, muss eine radiologische Abklärung erfolgen. Im Thorax-CT oder Thorax-MRT kann ein Tumor der Thymusdrüse (Thymom) oder eine Thymushyperplasie nachgewiesen werden.

▪▪ Differentialdiagnosen

Es gibt viele mögliche Differentialdiagnosen, weil die Myasthenie besonders zu Beginn verschiedene Formen von Schielen, Augenbewegungsstörungen und Lidstörungen vortäuschen kann. Wenn die Ermüdungs- und Belastungsabhängigkeit ausgeprägt ist, kommen kaum noch Differentialdiagnosen infrage.

9.4.3.4 Therapie

▪▪ Orthoptische Therapie

- Bei wechselnden Schielwinkeln mit unterschiedlich angeordneten Doppelbildern ist ein Prismenausgleich schwierig. Dann ist eine Okklusion, z. B. mit einer Bangerter-Folie möglich.
- Bei stabilen Schielwinkeln kann ein Prismenausgleich versucht werden.
- Wenn die Ptosis die Fixationsaufnahme erschwert, kann eine Ptosisbügelbrille verordnet werden.
- Im Verlauf kann die Myasthenie „ausbrennen", sodass die Befunde stabil sind. Dann kann eine Augenmuskeloperation und/oder eine Lidoperation durchgeführt werden.

Insgesamt können die Patientinnen dahingehend beraten werden, dass starke körperliche Anstrengungen vermieden und ausreichend Ruhepausen eingeplant werden.

▪▪ Medikamentöse Therapie

Für die medikamentöse Therapie werden auch Acetylcholinesterasehemmer eingesetzt. Da Tensilon® aber nur eine kurze Wirkdauer hat, werden andere Medikamente aus der gleichen Wirkstoffgruppe eingesetzt, z. B. Mestinon®. Es kann auch in Kombination mit dem ACh-Esterasehemmer immunsupprimierend oder immunmodulierend therapiert werden.

Wann und ob eine medikamentöse Therapie eingeleitet wird, entscheidet die Neurologie zusammen mit den Patientinnen.

9.4.3.5 Prognose

Bei einem geringen Anteil der Patientinnen mit einer okulären Myasthenie tritt eine Spontanremission ein. Diese kann dauerhaft anhalten. Es kann aber auch zu einem Rezidiv kommen. In der Regel verläuft die Krankheit langsam progredient. Die Prognose ist am besten, wenn nur okuläre Symptome bestehen.

9.5 Orbitopathien

Zu dieser Gruppe werden alle Erkrankungen gezählt, bei denen orbitales Gewebe krankhaft verändert ist.

9.5.1 Endokrine Orbitopathie

Die Endokrine Orbitopathie (EO) ist eine Autoimmunerkrankung, die meist zusammen mit einer Schilddrüsenfehlfunktion auftritt. Am häufigsten tritt sie in Kombination mit dem Morbus Basedow auf.

9.5.1.1 Ätiologie und Pathomechanismus

Der Morbus Basedow ist eine Schilddrüsenerkrankung, bei der durch eine Autoimmunreaktion eine Schilddrüsenüberfunktion entsteht. Dabei werden Antikörper gegen die TSH-Rezeptoren in der Schilddrüse gebildet. Weil in der Orbita sehr ähnliche Rezeptoren vorhanden sind, kann auch das Orbitagewebe mit angegriffen werden.

Selten tritt eine EO auch im Rahmen einer anderen Schilddrüsenerkrankung auf, z. B. der Hashimoto-Thyreoiditis oder einer Hypothyreose. Sehr selten liegt auch gar keine Schilddrüsenfehlfunktion vor.

Im Rahmen der Autoimmunreaktion infiltrieren Entzündungszellen die Orbita und das Muskel-, Fett- und Bindegewebe schwillt an. Insbesondere kommt es zur Vermehrung von Fettgewebe und Wassereinlagerung. Es kommt außerdem im Verlauf zum Elastizitätsverlust der Augenmuskeln durch das Einlagern von Fibroblasten (Fibrose).

Ein Großteil der Patientinnen entwickelt eine EO innerhalb von 6 Monaten nachdem sich eine Schilddrüsenüberfunktion manifestiert hat. Bei einigen Patientinnen kann es aber auch erst Jahre später zur EO kommen. Ganz selten tritt die EO vor der Schilddrüsenfehlfunktion auf.

Frauen sind häufiger betroffen als Männer. Typischerweise beginnt die Erkrankung im mittleren Lebensalter. Risikofaktoren sind eine genetische Veranlagung aber auch Umweltfaktoren, wie z. B. Nikotinkonsum oder Stress.

9.5.1.2 Erscheinungsbild

Zum charakteristischen Erscheinungsbild gehören vor allem:
- Entzündungssymptome wie
  - Schwellung der Lider, der Bindehaut und der Karunkel
  - Rötung der Lider und der Bindehaut
- eine Oberlidretraktion durch
  - eine fibrotische Verkürzung des M. levator palpebrae
  - eine Überinnervation des M. tarsalis Müller
  - oder sekundär durch eine vermehrte Aufblickinnervation bei einer Hebungseinschränkung (Pseudooberlidretraktion)
- Motilitätsstörungen
  - Die Dehnung der fibrotisch veränderten Augenmuskeln ist stark vermindert, deshalb kommt es vor allem zu einer mechanischen Bewegungseinschränkung.
  - Am häufigsten kommt es zu einem Hebungsdefizit durch eine Fibrose des M. rect. inferior: Bei symmetrischer beidseitiger Ausprägung kommt es nicht zum Schielen. Bei asymmetrischer Ausprägung steht das stärker betroffene Auge tiefer.
  - Am zweithäufigsten kommt es zu einem Abduktionsdefizit durch eine Fibrose des M. rect. medialis: Dann entsteht ein Einwärtsschielen mit Diplopie.
  - Es kommt häufig auch zu einer Konvergenzschwäche (Möbius-Zeichen).
  - Es können aber grundsätzlich alle äußeren Augenmuskeln betroffen sein
- ein Exophthalmus
  - durch eine Zunahme des Orbitafettgewebes
  - durch die Verdickung mehrerer Augenmuskeln
- ein Anstieg des Augeninnendrucks
  - durch den erhöhten Druck des vermehrten Orbitagewebes auf den Bulbus
  - durch die mechanische Bewegungseinschränkung bei einer Augenmuskelfibrose. Hier ist der Augeninnendruck in der Blickrichtung erhöht, in der der betroffene Muskel erschlaffen sollte.
- eine Benetzungsstörung

9.5 · Orbitopathien

- durch die weitere Lidspalte und die schlechtere Lidbeweglichkeit
- durch ein vermindertes Bell-Phänomen in der Folge der Fibrose des M. rect. inferior
- durch eine eingeschränkte Tränensekretion, weil auch die Tränendrüse betroffen sein kann
— eine Visusminderung
  - häufig kommt es zu einer schlechteren Benetzung des Auges, ggf. kann es im Verlauf zu einer Hornhautschädigung kommen
  - kann die Folge des Drucks der verdickten Augenmuskeln im Orbitatrichter auf den N. opticus sein (Optikuskompression)
  - kann die Folge des erhöhten Augeninnendrucks sein (Sekundärglaukom)
  - das erste Anzeichen einer Optikusbeteiligung ist eine Verminderung des Kontrast- und Farbensehens

Alle Symptome können ein- oder beidseitig auftreten.

Nice to know
Typische Lidzeichen bei einer Endokrinen Orbitopathie
— Kocher-Zeichen: Es besteht eine Oberlidretraktion.
— Dalrymple-Zeichen: Die Sklera ist oberhalb des Limbus sichtbar.
— von Graefe-Zeichen: Das Oberlid bleibt beim Abblick zurück.
— Stellwag-Zeichen: Es kommt seltener zum Lidschlag.

Subjektive Beschwerden sind vor allem:
— Augenschmerzen und Augenbrennen
— ein Fremdkörper- oder Druckgefühl
— ein Tränensee (Epiphora) und/oder Trockenheitsgefühl
— erhöhte Lichtempfindlichkeit
— blickrichtungsabhängige Diplopie
— psychische Belastung durch das auffällige Erscheinungsbild
— die Lebensqualität kann stark herabgesetzt sein, auch weil die Patientinnen teilweise über einen längeren Zeitraum arbeitsunfähig sein können

Der Schweregrad einer EO wird anhand der äußerlich sichtbaren Symptome und der Funktionsminderungen bestimmt. Eine visusbedrohende EO ist der höchste Schweregrad. (Bartalena et al. 2021)

9.5.1.3 Differentialdiagnostische Untersuchungen

Eine standardisierte Beurteilung der Krankheitsaktivität und des Schweregrades der Erkrankung ist wichtig für eine erfolgreiche Therapie. Dafür bieten sich Fragebögen an, die die Aktivität mithilfe einer Punkteskala messen (Clinical Activity Score CAS). Ein visusbedrohender Verlauf bedarf einer schnellstmöglichen Therapie, während bei einem milden Verlauf ggf. noch abgewartet und beobachtet werden kann. Wichtige differentialdiagnostische Untersuchungen sind:
— eine grobe Inspektion der Augen
  - Besteht eine Rötung und/oder Schwellung der Lider?
  - Besteht eine Rötung und/oder Schwellung der Bindehaut?
  - Besteht eine Oberlidretraktion? Sieht man Skleraweiß oberhalb des Limbus?
  - Besteht ein sichtbares Schielen?
  - Besteht ein Exophthalmus?
— eine genaue Beurteilung der Lider
  - Wie groß ist die Lidspaltenweite, auch im Seitenvergleich?
  - Kommt es im Abblick zu einem Zurückbleiben des Oberlides durch die Fibrose des M. levator palpebrae (Lid lag)?
  - Besteht eine Pseudoptosis durch den Tieferstand eines Auges?
  - Besteht eine Pseudooberlidretraktion durch die vermehrte Heberinnervation infolge der Fibrose des M. rect. inferior?
  - Ist der Lidschluss komplett oder besteht ein Lidschlussdefekt? ▶ Abschn. 12.1.4
— eine Prüfung der Sehfunktionen
  - Ist der Visus altersentsprechend gut bzw. im Verlauf gleichbleibend?
  - Liegt eine Rotentsättigung als frühes Zeichen einer Optikusschädigung vor? Dann werden Rottöne blasser als auf der Gegenseite wahrgenommen.

- Ist das Gesichtsfeld intakt?
- Besteht ein relativer afferenter Pupillendefekt? ▶ Abschn. 11.2.1
— eine Motilitätsprüfung
  - Ist die Beweglichkeit eines oder beider Augen in eine oder mehrere Richtungen eingeschränkt, z. B. die Hebung? Dann erlaubt die Messung der monokularen Exkursionsstrecke eine Quantifizierung, insbesondere in der Verlaufsbeobachtung.
  - Bestehen blickrichtungsabhängige Doppelbilder? Wo liegt das Feld binokularen Einfachsehens und wie groß ist es? Bei einer symmetrischen Bewegungseinschränkung beider Augen kommt es unter Umständen eher nicht zu Diplopie.
— eine Messung der Kopfzwangshaltung
  - Warum wird die Kopfzwangshaltung eingenommen? Auch bei einer symmetrischen Hebungseinschränkung ohne Diplopiewahrnehmung wird der Kopf oft gehoben, um im Abblick zu fixieren.
— die Messung des Exophthalmus mit dem Hertel-Exophthalmometer

▪▪ Interdisziplinäre Beurteilung

Zu einer vollständigen Untersuchung gehört die ophthalmologische Beurteilung des Sehnervens, der vorderen Augenabschnitte sowie eine Messung des Augeninnendrucks im Geradeausblick und ggf. in den Blickrichtungen. (Dickinson und Perros 2001)

Darüber hinaus sind die Erhebung von Laborbefunden sowie bildgebende Verfahren in der Diagnosesicherung und in der Verlaufsbeobachtung wichtig:
— eine Untersuchung der Blutwerte
— eine Bildgebung der Orbita
  - Welche Augenmuskeln sind verdickt?
  - Reichern die Augenmuskeln Kontrastmittel an als Zeichen für eine Entzündungsaktivität?
  - Besteht durch die Verdickung mehrerer Augenmuskeln eine Gefahr für den Sehnerven in der Orbitaspitze?
  - Finden sich Hinweise auf eine andere Orbitaerkrankung, z. B. eine Myositis? ▶ Abschn. 9.4.1
— eine endokrinologische Einordnung des Schilddrüsenbefunds

Nice to know
Relevante Laborwerte bei einer Endokrinen Orbitopathie
TSH (Thyreoidea Stimulating Hormon): Bei einem zu niedrigen Wert liegt eine Schilddrüsenüberfunktion vor. Ist der Wert zu hoch, liegt eine Schilddrüsenunterfunktion vor.
Antikörper:
— TRAK (TSH-Rezeptor-Antikörper): Bei einem erhöhten Wert liegt ein Morbus Basedow vor.
— TPO-AK (Thyreo-Peroxidase-Antikörper) und Tg-AK (Thyreoglobulin-Antikörper): Bei erhöhten Werten liegt eine Hashimoto-Thyreoiditis vor.

Auch die Messwerte der freien Schilddrüsenhormone fT3 (Trijodthyronin) und fT4 (Thyroxin) können eine genauere Aussage über die Funktion der Schilddrüse oder die medikamentöse Einstellung geben.

Eine ausführliche Anamnese der Schilddrüsenvorgeschichte ist wichtig, um das weitere Vorgehen zu planen:
— Sind Auffälligkeiten der Schilddrüse bekannt? Wurde an der Schilddrüse bereits operiert?
— Sind bereits eine Radiojod-Therapie oder eine Bestrahlung erfolgt?
— Welche Medikamente werden in welcher Dosierung eingenommen? Ist die Schilddrüse damit gut und stabil eingestellt? Wann wurden die Schilddrüsenwerte zuletzt bestimmt?
— Liegen Risikofaktoren für eine Schilddrüsenerkrankung oder einen ungünstigen Krankheitsverlauf vor, z. B. Nikotinkonsum?
— Liegen weitere Autoimmunerkrankungen und Allgemeinerkrankungen vor, z. B. ein Diabetes?

9.5.1.4 Therapie

Die Art der Therapie und der Zeitpunkt des Beginns hängen sowohl vom Schweregrad als auch von der Aktivität der EO ab. Sie sollte im interdisziplinären Team stattfinden. Eine Therapie wird in der Regel in der Phase der aktiven Erkrankung begonnen, um eine Verschlechterung zu verhindern oder einen Rückgang der Symptome zu erreichen. Eine zu spät eingeleitete Therapie kann den Verlauf der Erkrankung nicht mehr verändern.

9.5 · Orbitopathien

Es stehen verschiedene Therapieoptionen zur Verfügung, z. B.:
- eine Raucherentwöhnung
- die Einnahme von Selen, eventuell schon in einem frühen Stadium, um einer Verschlechterung vorzubeugen
- eine intravenöse Therapie mit Glukokortikoiden. Diese wirken antientzündlich und können in jeder aktiven Phase angewendet werden.
- eine Radiojod-Therapie mit dem Ziel der dauerhaften Beseitigung der Schilddrüsenüberfunktion, die aber oft wenig Einfluss auf die Motilitätseinschränkung hat
- eine Bestrahlung der Augenmuskeln / der Orbitaspitze mit dem Ziel der Besserung der Augenbeweglichkeit durch eine Hemmung der Entzündung in den Augenmuskeln
- immunsupprimierende Medikamente mit dem Ziel die Autoimmunreaktion zu hemmen. Die Suche nach neuen Therapiemöglichkeiten fokussiert sich seit einiger Zeit auf sogenannte Biologika. (Eckstein et al. 2024)

Nice to know
Nebenwirkungen von Glukokortikoiden (Cortison)
- Diabetes
- Leberschädigung
- Gewichtszunahme
- Magengeschwüre
- Osteoporose
- Ansteigen des Herzinfarkt- und Schlaganfallrisikos

▪▪ Visusbedrohende endokrine Orbitopathie

Durch die Volumenzunahme verschiedener orbitaler Gewebe, auch der Augenmuskeln, kann es zu einer Kompression des N. opticus kommen. Man erkennt eine Optikuskompression an einem Visusverlust, Gesichtsfelddefekten und/oder einer Papillenschwellung. Wird nicht schnell genug gehandelt, kann der Sehnerv irreparabel geschädigt werden. Therapieoptionen sind:
- eine hochdosierte intravenöse Steroidtherapie
- eine Orbitadekompression durch
  - eine knöcherne Orbitadekompression. Es können theoretisch alle vier Wände der Orbita entfernt werden, am häufigsten werden die mediale Orbitawand und der Orbitaboden operiert. Die Augenbeweglichkeit verschlechtert sich durch diesen Eingriff meistens noch, aber die Entlastung des N. opticus und die Reduzierung des Exophthalmus sind entscheidend.
  - eine Orbitafettresektion nach Olivari. Durch die Oberlidfalte wird Fett aus der Orbita entfernt und dadurch wird der Druck innerhalb der Orbita gesenkt. Der Exophthalmus wird reduziert und der Augeninnendruck sinkt. Auch die Augenbeweglichkeit kann sich verbessern. Diese Methode wird seltener durchgeführt.

> **Reihenfolge chirurgischer Maßnahmen bei einer Endokrinen Orbitopathie**
> Die chirurgischen Eingriffe bei einer EO werden in folgende Reihenfolge durchgeführt:
> 1. Orbitachirurgische Maßnahmen
> 2. Augenmuskeloperationen
> 3. Lidoperationen

▪▪ Augenmuskeloperationen

Eine Augenmuskeloperation sollte erst durchgeführt werden, wenn die EO keine Aktivitätszeichen mehr zeigt und ein stabiler Motilitätsbefund vorliegt. Das Ziel besteht zunächst in der Verbesserung der Augenbeweglichkeit. Dadurch kann die Kopfzwangshaltung reduziert werden. Liegt ein Schielen vor, sollte es im mittleren Blickfeld gut korrigiert werden.

Wenn das Ziel die Beseitigung von Doppelbildern ist:
- werden die betroffenen Muskeln rückgelagert, z. B. Rücklagerung des fibrotischen M. rect. inferior bei einer Hebungseinschränkung
- werden größere Abweichungen durch die Kombination der Rücklagerung mit einer Verkürzung des Antagonisten beseitigt. Rücklagerungen sind grundsätzlich zu bevorzugen.

Wenn das Ziel die Beseitigung einer Kinnhebung bei symmetrischer Hebungseinschränkung ist, werden beidseits die fibrotischen Mm. recti inferiores rückgelagert.

Sollen mit der Operation das Vertikalschielen und die beidseitige Hebungseinschränkung korrigiert werden, können die Mm. recti inferiores asymmetrisch rückgelagert werden.

Besonderheiten Die Dosis-Wirkungs-Beziehung kann bei fibrotisch veränderten Augenmuskeln anders sein als bei gesunden Augenmuskeln. Deshalb kann die Operation in Lokalanästhesie durchgeführt werden, um den Effekt an wachen Patientinnen intraoperativ zu beurteilen. Es eignen sich nachjustierbare Nähte, um ggf. noch bis zu 24h nach der Operation eine Feinkorrektur des Operationseffekts zu ermöglichen.

Eine Rücklagerung des M. rect. inferior ist nur um 8 mm möglich, weil dann die Abrollstrecke aufgebraucht ist. Wenn der Muskel weiter geschwächt werden soll, kann die Sehne durch ein sogenanntes Interponat verlängert werden, z. B. mit Tutopatch®.

Botulinumtoxin-Injektionen können als Überbrückung bis zu einer Augenmuskeloperation genutzt werden, wenn noch keine vollständige Fibrosierung vorliegt.

Lidoperationen

Die Ziele für eine Lidoperation können sein:
- Korrektur der Oberlidretraktion
- Verbesserung der Benetzung der Hornhaut und Bindehaut
- ggf. Korrektur eines Unterlidtieferstands nach M. rect. inferior Rücklagerung

Botulinumtoxin-Injektionen in das Oberlid können bei einer schweren Benetzungsstörung als Überbrückung bis zu einer Lidoperation hilfreich sein.

9.5.2 IgG4-assoziierte Orbitopathie

Die IgG4-assoziierte Orbitopathie gehört zu der Gruppe der IgG4-assoziierten Erkrankungen. Es handelt sich um eine Autoimmunerkrankung, bei der es zu einer Entzündung von Orbitageweben kommt, die im Verlauf fibrosieren können.

9.5.2.1 Ätiologie und Pathomechanismus

Die Ursache der IgG4-assoziierten Erkrankung ist bisher weitgehend unbekannt. IgG4 (Immunglobulin G4) sind Antikörper, die normalerweise in geringer Menge im Blut gesunder Menschen vorhanden sind. Im Rahmen der Erkrankung werden vermehrt IgG4-Antikörper produziert. In unterschiedlichen Organen können in der Folge Entzündungsprozesse ausgelöst werden, z. B. der Niere, der Schilddrüse oder der Speicheldrüse.

Die IgG4-assoziierte Orbitopathie ist insgesamt selten und tritt bei etwa einem Fünftel der IgG4-Erkrankungen auf. (Kroll et al. 2019)

9.5.2.2 Erscheinungsbild

Folgende orbitale Strukturen können unter anderem betroffen sein:
- am häufigsten die Tränendrüse
- Augenmuskeln
- Orbitales Fettgewebe
- Augenlid

Durch die Beteiligung der unterschiedlichen Strukturen kann das klinische Erscheinungsbild sehr unterschiedlich sein, z. B.:
- Exophthalmus
- Motilitätsstörungen mit Diplopie
- Lidschwellung oder periorbitale Schwellung

9.5.2.3 Differentialdiagnostische Untersuchungen

Die Diagnosesicherung erfolgt über:
- ein MRT: in den betroffenen Organen zeigen sich entzündliche Veränderungen
- Serologie: in der Regel findet man erhöhte IgG4-Antikörper, aber auch normale Antikörper-Werte schließen die Diagnose nicht aus.
- Biopsie: im Gewebe können unter anderem Entzündungsinfiltrate und IgG4-positive Plasmazellen nachgewiesen werden

Die IgG4-assoziierte Orbitopathie ist eine wichtige Differentialdiagnose zur idiopathischen orbitalen Entzündung, zur endokrinen Orbitopathie und zu Orbitatumoren. Patientinnen mit IgG4-assoziierter Orbitopathie stellen sich bei der Orthoptistin vor, wenn sie Augenbewegungsstörungen und Doppelbilder bemerken.

9.5.2.4 Therapie und Prognose

Die IgG4-assoziierte Orbitopathie spricht gut auf Kortikosteroide an. Ggf. werden auch immunsupprimierende Medikamente eingesetzt. Wichtig sind klinische und bildgebende Verlaufskontrollen, weil sich besonders bei zu kurzer Cortison-Gabe Rezidive entwickeln können.

9.5.3 Orbitafrakturen

Orbitafrakturen sind Frakturen des Orbitatrichters, bei denen es zur traumatischen Einklemmung von Gewebe und Nerven kommen kann. Sie können isoliert oder im Zusammenhang mit Gesichtsfrakturen auftreten.

9.5.3.1 Ätiologie und Pathomechanismus

Orbitafrakturen treten oft im Zusammenhang mit Unfällen und Schlagverletzungen auf:
- Faustschläge
- Verkehrsunfälle
- Stürze
- Sportunfälle

Oft sind Männer betroffen, meistens im jungen Erwachsenenalter. Die Fraktur der linken Orbita ist bei Schlagverletzungen häufiger als die der rechten.

Theoretisch kann jede der vier Orbitawände betroffen sein. Am häufigsten sind aber die Orbitabodenfrakturen, weil der Knochen dort sehr dünn ist. ▶ Abschn. 2.1.2 Auch die mediale Orbitawand ist sehr dünn und ist deshalb am zweithäufigsten betroffen. Die laterale Orbitawand und das Orbitadach sind kräftiger und selten isoliert betroffen.

Die Frakturen können nach der Lage oder dem Entstehungsmechanismus eingeteilt werden. Frakturen von mehr als einer Orbitawand treten oft im Rahmen einer Mittelgesichtsfraktur, sogenannte Le Fort-Frakturen auf. Diese teilt man nach dem Bruchmuster ein:
- Die horizontale Le Fort I-Fraktur: Es handelt sich um einen horizontalen Oberkieferbruch, die Orbitaknochen sind nicht betroffen.
- Die pyramidale Le Fort II-Fraktur: Es handelt sich um eine pyramidenförmige Oberkieferfraktur, die orbitale Bruchlinie verläuft entlang der medialen Orbitawand, durch den Orbitaboden und das Foramen infraorbitale.
- Die transversale Le Fort III-Fraktur: Es handelt sich um eine komplette Fraktur zwischen Mittelgesicht und Schädelbasis. Die orbitale Bruchlinie verläuft entlang der medialen Orbitawand bis nach hinten in den Canalis opticus und über den Orbitaboden zur lateralen Orbitawand.

■■ Sonderfall Orbitabodenfraktur

Beim Entstehungsmechanismus der Orbitabodenfraktur unterscheidet man:
- Den Schlag auf den Bulbus („Blow-out"-Mechanismus):
Sinngemäß kann man „blow-out" am besten mit einer plötzlichen Druckentlastung übersetzen. Der Bulbus bewegt sich durch den stumpfen Schlag von vorn nach hinten. Das Orbitagewebe wird komprimiert und der Druck innerhalb der Orbita steigt an. An ihrer schwächsten Stelle, dem Orbitaboden, kommt es durch den Bruch des Orbitabodens zu einer Druckentlastung wie bei einem Überdruckventil.
- Den Schlag auf den Orbitarand (Mechanismus der Knochentransmission, ohne „blow-out"):
Der Orbitarand kann die Schlagenergie noch abfedern. Er wird gestaucht, kann aber in seine ursprüngliche Position zurückkehren. Die Schlagenergie wird aber zum Orbitaboden weitergeleitet. Der Orbitaboden bricht, weil er dünn ist und den geringsten Widerstand bietet.

Es ist denkbar, dass bei einem Schlag der Bulbus und der Orbitarand getroffen werden. Deshalb kann es auch zu einer Kombination beider Mechanismen kommen. Der Orbitaboden bricht meistens an seiner schwächsten Stelle, also im Bereich des Canalis infraorbitalis und nasal davon.

Bei Kindern und Jugendlichen gibt es einige Besonderheiten. Die Orbitaknochen sind noch elastischer als beim Erwachsenen, sodass es nach einem Bruch zu einem Zurückfedern des Orbitabodens kommen kann. Der Frakturspalt schließt sich wieder, kann aber orbitales Gewebe einklemmen („Trapdoor"- oder Falltürmechanismus). Die Einklemmung nennt man auch Inkarzeration. Der M. rect. inferior selbst ist nur sehr selten eingeklemmt. Bei weit hinten liegenden Orbitabodenfrakturen kann der Ramus inferior des N. oculomotorius betroffen sein. Es kann also zu einer Kombination von einer mechanischen und einer neurogenen Motilitätsstörung kommen.

Wenn der Orbitarand intakt geblieben ist, spricht man von einer reinen Blow-out-Fraktur. Wenn der Orbitarand auch gebrochen ist, spricht man von einer unreinen Blow-out-Fraktur. (Baldissera 2012)

9.5.3.2 Erscheinungsbild

Nach einer Orbitafraktur kann es zu einer Vielzahl von Symptomen kommen:
- Motilitätsstörungen durch
    - eine Einklemmung von Orbitagewebe, ggf. auch des Muskels.
    - ein direktes Muskeltrauma.
    - eine Nervenschädigung, z. B. des Ramus inferior des N. oculomotorius.
- Typische Symptome einer mechanischen Bewegungseinschränkung
    - Anschlagphänomen: Die Bewegungseinschränkung setzt plötzlich ein. Am Ende der monokularen Exkursionsstrecke kommt es zu einem sprunghaften Anstieg des Schielwinkels.
    - Umschlagphänomen: Es kommt zu einer aktiven Bewegungseinschränkung in Zugrichtung des betroffenen Muskels, weil seine Kontraktionsfähigkeit beeinträchtigt ist. Es kommt zu einer passiven Bewegungseinschränkung in die Gegenrichtung, weil Orbitagewebe eingeklemmt ist und sich nicht mehr dehnen kann. Das Vorzeichen des Schielwinkels wechselt, z. B. von +VD zu -VD.
    - Bulbusretraktion entgegengesetzt der Zugrichtung des eingeklemmten Muskels: Ist z. B. der M. rect. inferior eingeklemmt, kann er bei versuchtem Aufblick nicht erschlaffen. Der M. rect. superior kontrahiert. Weil diese Muskeln Antagonisten sind, kommt es zur Retraktion.
    - Augeninnendrucksteigerung entgegengesetzt der Zugrichtung des eingeklemmten Muskels: Ist z. B. der M. rect. inferior eingeklemmt, steigt der Augeninnendruck beim Blick nach oben an.
    - positiver Traktionstest: Die passive Beweglichkeit entgegengesetzt der Zugrichtung des eingeklemmten Muskels ist eingeschränkt.
    - Diese Symptome treten auch auf, wenn der Muskel selbst nicht eingeklemmt ist, sondern nur das umgebende Gewebe.
- Schielabweichung im Gebrauchsblickfeld
- Kopfzwangshaltung
    - Wenn eine Kopfzwangshaltung eingenommen wird, um binokulares Einfachsehen zu nutzen, wird sie bei der Okklusion eines Auges aufgegeben.
    - Wenn eine Kopfzwangshaltung eingenommen wird, um Schmerzen zu vermeiden, wird sie monokular und binokular eingenommen.
- Enophthalmus: Wenn der Orbitaboden bricht, kann ein erheblicher Teil des Orbitainhalts in die Kieferhöhle absacken. Durch diese Volumenverlagerung kann der Bulbus nach hinten sinken.
- In seltenen Fällen kommt es zu einer Volumenvergrößerung durch eine Einblutung oder eine Schwellung in der Orbita. Dann kommt es zu einem Exophthalmus.
- Sensibilitätsstörungen im Versorgungsbereich des N. infraorbitalis zwischen dem Unterlid und der Oberlippe
- Visusminderung durch eine Verletzung des Bulbus, z. B. durch
    - eine traumatische Katarakt

- Einblutungen in die Vorderkammer oder in den Glaskörper
- eine Netzhautablösung
- Hämatome der Lider oder der Bindehaut (Hyposphagma). Manchmal sieht man dem Auge und den Lidern das Trauma nicht an, findet aber trotzdem eine ausgeprägte Motilitätsstörung. Dann spricht man von einer „white-eyed blow-out fracture".

> Patientinnen dürfen sich nach einer Orbitafraktur 2 Wochen lang nicht die Nase putzen („Schneuzverbot").

Durch eine Fraktur kann eine Verbindung zu den Nasennebenhöhlen entstehen, sodass Luft in die Orbita gelangen kann (Orbitaemphysem). Durch das Naseputzen kann sich der intraorbitale Druck erhöhen und zu einer Optikuskompression beitragen.

Subjektive Beschwerden:
- Schmerzen, ggf. auch Augenbewegungsschmerz
- blickrichtungsabhängige Diplopie
- Durch den Muskelzug bei einer Einklemmung kann der okulokardiale Reflex ausgelöst werden. Starke Schmerzen, Übelkeit und Erbrechen sind dann häufige Begleitsymptome.

9.5.3.3 Differentialdiagnostische Untersuchungen

Patientinnen mit einer akuten Orbitabodenfraktur haben häufig Schmerzen bei Augenbewegungen. Dann kann die Befunderhebung ggf. nur orientierend erfolgen. Folgende Fragen sollten geklärt werden:
- Bestehen binokulare und/oder monokulare Doppelbilder? Nach einem Trauma der vorderen Augenabschnitte kann es auch mal zu monokularen Doppelbildern kommen. Dann erwartet man auch eine Visusminderung, die sich mit der stenopäischen Blende bessern lässt.
- Ist die Motilität eingeschränkt?
- Ist die monokulare Exkursionsstrecke des betroffenen Auges im Seitenvergleich reduziert?
- Findet sich bei der Inkomitanzmessung ein Umschlagphänomen?
- Wo liegt das Feld binokularen Einfachsehens?
- Wird eine Kopfzwangshaltung eingenommen?
- Liegt ein Enophthalmus oder ein Exophthalmus vor? Dies wird mit dem Hertel-Exophthalmometer gemessen.
- Bestehen Schmerzen bei Augenbewegungen? Starke Schmerzen in Kombination mit einer ausgeprägten Bewegungseinschränkung sind Hinweise auf eine Trapdoor-Fraktur.
- Liegt eine Sensibilitätsstörung vor? Dafür werden z. B. Tupfer gleichzeitig über beide Wangen gestrichen und nach einer unterschiedlichen Empfindung gefragt.
- Gibt es inspektorische Auffälligkeiten der Pupille? Ist die Pupille entrundet, kleiner oder größer als die gesunde Pupille?

Ophthalmologische Zusatzuntersuchungen sind:
- ein Traktionstest
- die Blickrichtungstonometrie
- der Organbefund

Das Weitstellen der Pupille sollte nur nach Rücksprache mit der Augenärztin erfolgen, weil es nach einem Trauma der Iris durch die medikamentöse Mydriasis zum Einreißen des M. sphincter pupillae kommen kann. Dann bliebe die Pupille dauerhaft weit.

■■ **Interdisziplinäre Beurteilung**
Bei Orbitafrakturen ist eine enge Zusammenarbeit mit der Mund-Kiefer-Gesichtschirurgie (MKG), der Radiologie und ggf. weiteren Fachdisziplinen notwendig. Eine Bildgebung muss erfolgt sein, um das Ausmaß der Fraktur und eine mögliche Gewebeeinklemmung beurteilen zu können. Die MKG ist für die operative Versorgung der Fraktur, z. B. eine Orbitabodenrekonstruktion, verantwortlich.

Nice to know
Bei Verdacht auf eine Orbitafraktur wird in der Regel ein Orbita-CT veranlasst. Es stellt die knöchernen Strukturen am besten dar, z. B. Knochenfragmente und

Frakturlinien. Auch die orbitalen Weichteile sind gut zu erkennen, z. B. wenn sie in die Nasennebenhöhlen verlagert sind.

In der Regel weist die Anamnese auf eine Orbitafraktur hin und andere Differentialdiagnosen kommen selten in Betracht. Eine Augenmuskelparese durch das Trauma ist zusätzlich möglich.

9.5.3.4 Therapie

Die Diagnose einer Orbitafraktur muss durch ein Orbita-CT gesichert werden. Danach wird entschieden, ob eine operative oder eine konservative Therapie indiziert ist.
- Die Diplopie wird in vielen Fällen spontan weniger und stört im Gebrauchsblickfeld nicht.
- Liegt ein Enophthalmus vor, ist eine operative Versorgung der Fraktur meist unumgänglich und sollte zügig erfolgen. Eine zu späte Korrektur führt meist zu schlechteren Ergebnissen.

Die Ziele der operativen Therapie durch die MKG sind:
- die Befreiung des eingeklemmten Gewebes
- die Rekonstruktion und Stabilisierung des Frakturbereichs

Die häufigsten postoperativen Komplikationen sind Motilitätsstörungen, die ggf. sogar die bestehende Diplopie noch verschlechtern kann. Häufig kommt es im Verlauf zu einer spontanen Besserung über mehrere Wochen bis Monate.

Orthoptische und ophthalmologische Therapieziele sind:
- ein doppelbildfreies Gebrauchsblickfeld
- ein voller Visus
- Verhindern von Komplikationen, wie z. B. eine orbitale Infektion

Bei Orbitafrakturen ohne Einklemmung reicht häufig eine konservative Therapie aus. Konservative Therapieoptionen sind:
- Schmerzmittel bei Schmerzen
- Schneuzverbot zur Vermeidung eines orbitalen Emphysems
- Abschwellende Medikamente (lokal und systemisch)
- ggf. Antibiotika zur Verhinderung einer orbitalen Infektion
- ggf. Bewegungsübungen, um eine Narbenbildung zu verhindern. Dies wird aber nur empfohlen, wenn keine Muskeleinklemmung vorliegt.
- Ein Prismenausgleich oder eine vorübergehende Okklusion kann bei Doppelbildern im Gebrauchsblickfeld sinnvoll sein.

■■ Augenmuskeloperation

Bleibt eine Augenbewegungsstörung mit Doppelbildern im Gebrauchsblickfeld auch nach 6 Monaten noch bestehen, ist eine Augenmuskeloperation möglich. Dabei sollte sichergestellt werden, dass die MKG keine weiteren Eingriffe plant. Zunächst operiert man betroffenen Auge. Hier können Vernarbungen und Verklebungen gelöst werden, sodass der Muskel wieder besser beweglich ist. Ggf. kann im zweiten Schritt eine Operation nach dem Prinzip der Gegenparese durchgeführt werden, indem der kontralaterale Synergist geschwächt wird.

9.5.3.5 Prognose

Insgesamt haben diese Patienten eine gute Prognose, wieder Einfachsehen im Gebrauchsblickfeld zu erreichen. Abhängig vom Ausmaß der Gewebeschädigung sind dafür ggf. mehrere Operationen nötig. Orbitafrakturen ohne Gewebeschädigung können auch nur mit einer konservativen Behandlung zu Beschwerdefreiheit führen.

9.6 Kombinationsparesen

Augenmuskelparesen können isoliert oder kombiniert auftreten. Die Unterscheidung ist vor allem für die Suche nach dem Ort der Läsion wichtig. Kombinationsparesen treten nur dort auf, wo sich die Hirnnerven im Verlauf von den Kerngebieten zu den Muskeln besonders nah kommen:
- im Sinus cavernosus
- in der Fissura orbitalis superior
- in der Orbita

Je nachdem in welcher Kombination die Hirnnerven betroffen sind, kann der Läsionsort und die Ursache noch weiter eingegrenzt werden. Neben dem N. oculomotorius, dem N. abducens und dem N. trochlearis können auch noch der N. opticus, der N. trigeminus und die zum Auge ziehenden sympathischen Nervenbahnen für den M. dilatator pupillae und den M. tarsalis beteiligt sein.

Bei allen Kombinationsparesen müssen unter anderem folgende Zusatzuntersuchungen durchgeführt werden, um die verschiedenen Differentialdiagnosen voneinander abzugrenzen:
— eine Inkomitanzmessung an der Harms-Wand
— eine Untersuchung der Pupillomotorik
— eine Untersuchung der Lider
— die Messung des Exophthalmus mit dem Hertel-Exophthalmometer
— die Prüfung des Gesichtsfelds
— die Untersuchung der Papille, da eine Schädigung des N. opticus irreparabel sein kann

9.6.1 Sinus-cavernosus-Syndrom

Der Sinus cavernosus ist eine schwammähnliche venöse Kammer, die sich zu beiden Seiten der Sella turcica unter dem Chiasma opticum ausdehnt. Die Hypophyse wird vom Sinus cavernosus umschlossen. ◘ Abb. 9.7 Folgende Nerven durchlaufen den Sinus cavernosus:
— Der N. oculomotorius durchläuft ihn außen und am weitesten oben.
— Der N. trochlearis durchläuft ihn außen, unter dem N. oculomotorius.

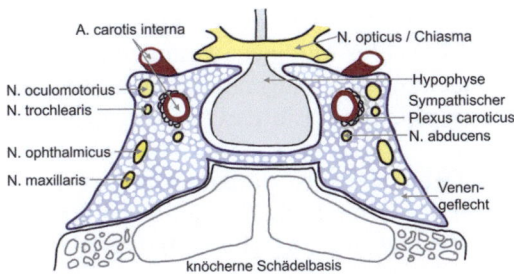

◘ Abb. 9.7 Sinus cavernosus mit den ihn durchlaufenden Strukturen

— Der N. abducens durchläuft ihn innen und unterhalb der Arteria carotis interna.
— Der erste Trigeminusast, der N. ophthalmicus durchläuft ihn außen und unterhalb des N. trochlearis.
— Der zweite Trigeminusast, der N. maxillaris durchläuft ihn außen und am weitesten unten.
— Die sympathischen Nervenbahnen kommen mit der A. carotis interna als Plexus caroticus in den Sinus cavernosus und verlassen ihn mit dem N. abducens.
— Die Arteria carotis interna durchläuft den Sinus cavernosus in einer ausgedehnten Schleife.

9.6.1.1 Ätiologie und Pathomechanismus

Mögliche Ursachen für ein Sinus cavernosus Syndrom sind:
— ein Aneurysma bzw. eine Gefäßmissbildung der Arteria carotis interna
— ein Tumor, z. B. ein Hypophysenadenom oder ein Keilbeinflügelmeningeom
— ein Schädelhirntrauma
— eine Sinus-cavernosus-Thrombose in Folge einer Infektion, z. B. einer Sinusitis maxillaris
— eine Carotis-Sinus-cavernosus-Fistel
— eine Entzündung, z. B. ein Herpes zoster ophthalmicus

9.6.1.2 Erscheinungsbild

Der Krankheitsverlauf beginnt oft mit Kopfschmerzen im Bereich der Stirn und der Schläfen. Die weiteren Symptome im Verlauf hängen davon ab, welche Nerven in welcher Reihenfolge betroffen sind:
— N. trigeminus
    Die Schmerzen im Versorgungsbereich des N. ophthalmicus sind andauernd und nicht anfallsartig wie bei einer Trigeminusneuralgie. Zusätzliche Empfindungsstörungen im Bereich der anderen beiden Äste, dem N. maxillaris und N. mandibularis sind möglich. Diese äußern sich in verminderter Schmerzempfindlichkeit und verminderter Berührungsempfindlichkeit, z. B. eine verringerte Hornhautsensibilität.
— N. opticus

Durch die direkte Nachbarschaft des N. opticus zum Sinus cavernosus kann der Nerv atrophieren. Es kommt dann zu einer Visusminderung mit Gesichtsfeldausfällen, im schlimmsten Fall zur vollständigen Erblindung.
- Augenmuskelnerven
Je nachdem, wo die Störung im Sinus cavernosus liegt, z. B. an der Hypophyse oder am Keilbeinflügel, können unterschiedliche Nerven zuerst betroffen sein.
    - Bei einem Hypophysentumor kommt es meist zuerst zu einer Abduzensparese, ▶ Abschn. 9.1.2 weil der N. abducens am dichtesten an der Hypophyse liegt.
    - Bei einem Keilbeinflügelmeningeom kommt es eher zu einer kombinierten Okulomotorius- und Trochlearisparese, weil der N. oculomotorius und der N. trochlearis am weitesten außen liegen.
    - Breitet sich eine Störung im Sinus cavernosus aus, können im Verlauf auch alle drei Augenmuskelnerven betroffen sein. Dann liegen eine Ptosis und eine komplette Ophthalmoplegie mit weiter Pupille vor.
- sympathische Nervenfasern
Durch eine Schädigung der sympathischen Pupillenbahn tritt ein Horner-Syndrom auf ▶ Abschn. 11.3.1, erkennbar an einer engen Pupille. Liegt zusätzlich eine innere Okulomotoriusparese vor, wäre die Pupille dann nicht eng, sondern mittelweit und lichtstarr.

Weitere Symptome sind meist:
- ein schmerzhafter Exophthalmus. Dieser entsteht durch den Rückstau von venösem Blut. Man kann dies auch an geschlängelten Venen am Fundus erkennen.
- ein reduziertes Allgemeinbefinden.

9.6.1.3 Differentialdiagnostische Untersuchungen

Für die Differenzierung der Ursache ist eine Bildgebung notwendig, z. B. mit Ultraschall, CT oder MRT. Um auch Gefäßveränderungen nachzuweisen, ist eine zerebrale Angiographie sinnvoll.
Differentialdiagnosen ◘ Tab. 9.7

9.6.1.4 Therapie

Ist die Ursache eine Entzündung, wird mit Cortison behandelt.

Ist die Ursache ein Tumor oder ein Aneurysma, ist in der Regel ein neurochirurgischer Eingriff erforderlich.

Bleiben Augenbewegungsstörungen oder eine Ptosis auch nach der Behandlung der Ursache bestehen, können diese im Verlauf durch eine Augenmuskel- oder Lidoperation behandelt werden.

9.6.1.5 Prognose

Eine spontane Rückbildung ist nicht zu erwarten. Der Rückgang unter der Therapie ist abhängig von der Ursache, der Ausprägung der Symptome und dem Zeitpunkt des Therapiebeginns. Unter der Therapie können sich die Augenmuskellähmungen auch komplett regenerieren. Fehlregenerationen sind beim N. oculomotorius möglich.

9.6.2 Fissura-orbitalis-superior-Syndrom und Orbitaspitzensyndrom

Die Fissura orbitalis superior ist eine Knochenspalte in der hinteren Orbita, durch die viele Nerven und Gefäße in die Orbitaspitze eintreten. ▶ Abschn. 2.1.2 und ◘ Abb. 2.3

Weitere Strukturen in Nachbarschaft der Fissura orbitalis superior sind:
- das Foramen opticum: Hier treten der N. opticus und die A. ophthalmica in die Orbita ein.
- der Anulus tendineus communis, in dem alle äußeren Augenmuskeln außer dem M. obl. inferior ihren Ursprung haben.

Die Orbitaspitze ist die hinterste und engste Stelle des Orbitatrichters. Sämtliche Strukturen, die hier in die Orbita eintreten oder hier ihren Ursprung haben liegen auf engstem Raum zusammengedrängt.

9.6.2.1 Ätiologie und Pathomechanismus

Mögliche Ursachen für eine Störung in der Fissura orbitalis superior und/oder der Orbitaspitze sind z. B.:
- eine Entzündung in der Keilbeinhöhle oder in den Siebbeinzellen (Sinusitis sphenoidale et ethmoidale)
- ein Tumor im Bereich des Sinus cavernosus, der direkt hinter der Fissura orbitalis superior liegt
- ein Aneurysma der Arteria carotis interna, die durch den Sinus cavernosus verläuft
- ein Trauma, z. B. durch einen Fremdkörper
- ein Hämatom als Folge eines Traumas

9.6.2.2 Erscheinungsbild

Bei einem Fissura-orbitalis-superior-Syndrom sind meist alle drei Augenmuskelnerven betroffen. Der N. trochlearis kann aber ausgespart bleiben, weil er am weitesten außen oben durch die Fissura orbitalis superior in die Orbita eintritt und nicht durch den Anulus tendineus communis verläuft. Häufig ist auch der N. ophthalmicus mitbetroffen.

Die typischen Symptome des Fissura-orbitalis-superior-Syndroms sind:
- eine komplexe Augenbewegungsstörung durch die Parese der Augenmuskelnerven
- eine Ptosis
- eine Akkommodationslähmung
- eine mittelweite Pupille, wenn sowohl die parasympathische Innervation durch den N. oculomotorius als auch die sympathische Pupilleninnervation ausgefallen sind
- ein Exophthalmus, weil
  - alle geraden äußeren Augenmuskeln paretisch sind und der Muskelzug auf den Bulbus fehlt
  - es zu einem venösem Rückstau und damit zu einem Ödem in der Orbita kommt
- Sensibilitätsstörungen im Versorgungsbereich des N. ophthalmicus, insbesondere eine reduzierte Hornhautsensibilität
- Schmerzen hinter dem Auge und um das Auge herum

Wenn zusätzlich auch der N. opticus betroffen ist, kommt es zu einer Visusminderung und einer Opticusatrophie. Dann spricht man vom Orbitaspitzensyndrom. Erste Anzeichen für die Beteiligung des N. opticus sind ein Zentralskotom und fortschreitende Gesichtsfeldeinschränkungen bis hin zu einer Amaurose. Aus einem Fissura-orbitalis-superior-Syndrom kann sich ein Orbitaspitzensyndrom entwickeln. Das Orbitaspitzensyndrom kann aber auch primär auftreten.

▪▪ Besonderheiten

Besteht eine Okulomotoriusparese ohne eine Abduzensparese kann es sich nicht um ein Fissura-orbitalis-superior-Syndrom handeln, da der Abduzensnerv direkt zwischen dem oberen und dem unteren Ast des N. oculomotorius verläuft.

In manchen Fällen ist auch der Sinus cavernosus betroffen, von dem die Fissura orbitalis superior nur durch eine dünne Bindegewebsschicht getrennt ist. Dann wäre z. B. auch noch der N. maxillaris betroffen.

Differentialdiagnosen ◘ Tab. 9.7

9.6.2.3 Therapie

Zunächst muss die Ursache durch eine Bildgebung abgeklärt werden. Je nach Ursache wird individuell durch die HNO oder Neurologie oder Neurochirurgie weiterbehandelt, z. B.:
- mit einer Antibiotika-Therapie bei Entzündungen
- mit einer Operation eines Tumors oder eines Aneurysmas

Da in den meisten Fällen eine Ptosis besteht, haben die Patientinnen keine Doppelbilder. Wenn sich im Verlauf der Regeneration die Ptosis zurückbildet können störende Doppelbilder auftreten. Diese können dann prismatisch ausgeglichen werden oder später operativ korrigiert werden.

9.6.2.4 Prognose

Eine Vollheilung ist selten möglich. Insgesamt hängt die Prognose aber vor allem von der Behandlung der ursächlichen Erkrankung ab.

Tab. 9.7 Übersicht über verschiedene Differentialdiagnosen im Themenfeld Kombinationsparesen

Krankheitsbild	Ätiologie Spezifische Kriterien	Entscheidende Symptome	Motilitätsstörung	Entscheidende Diagnostik	Therapieansatz
Sinus cavernosus Syndrom	Am häufigsten: Hypophysenadenom Keilbeinflügelmeningeom Carotis-Sinus-cavernosus-Fistel	Verminderte Sensibilität im Bereich von N. ophthalmicus und N. maxillaris Exophthalmus	NIII mgl NIV mgl NVI mgl	MRT Angiographie	Je nach Ursache
Fissura orbitalis superior Syndrom	Vielfältig, z. B. Entzündungen, Sinusitis sphenoidalis Tumore, Traumata	Ausfall des N. ophthalmicus, N. oculomotorius und N. abducens sind gemeinsam betroffen. Exophthalmus	NIII und NVI kombiniert, NIV seltener	MRT, CT, Blutuntersuchung (Entzündungszeichen)	Je nach Ursache
Orbitaspitzensyndrom	Vielfältig, z. B Trauma, Hämatom, Entzündungen	Wie Fissura orbitalis superior Syndrom, aber mit Optikusbeteiligung und Visusminderung Exophthalmus	NIII mgl NVI mgl NIV mgl	MRT, CT, Blutuntersuchung (Entzündungszeichen)	Je nach Ursache
Tolosa-Hunt-Syndrom	Granulomatöse, entzündliche Gewebeveränderung	Starke Schmerzen als Erstsymptom	NIII am häufigsten, NIV am seltensten	MRT schnelle Schmerzreduktion unter Cortison	Cortison
Orbitaphlegmone	Bakterielle Infektion, häufig bei Sinusitis oder postoperativ, häufiger sind Kinder betroffen	Akute Schwellung, auch der Lider	Keine Parese, diffuse Motilitätseinschränkungen	Hohe Entzündungswerte	Antibiotikum
Arteriitis temporalis	Autoimmunerkrankung (Morbus Horton)	Schläfenkopfschmerz, Schmerzen beim Kämmen und beim Kauen	NVI mgl	Entzündungswerte Biopsie der A. temporalis	Cortison Immunsuppressiva

(Fortsetzung)

9.6 · Kombinationsparesen

Tab. 9.7 (Fortsetzung)

Krankheitsbild	Ätiologie Spezifische Kriterien	Entscheidende Symptome	Motilitätsstörung	Entscheidende Diagnostik	Therapieansatz
Idiopathische orbitale Entzündung	Nicht-infektionsbedingte entzündliche Gewebsveränderung, kann einzelne Orbitastrukturen betreffen, Tränendrüse am häufigsten	Entzündungszeichen, z. B. Lidschwellung und -rötung periorbitale Schmerzen, Visusminderung, ggf. harte Gewebeveränderung tastbar	Einzelne Augenmuskeln können beteiligt sein, ggf. Myositis eines Muskels	Biopsie MRT	Cortison Immunsuppressiva
Idiopathische intrakranielle Hypertension	Adipositas besonders bei Frauen	Stauungspapille, morgendliche Kopfschmerzen und Übelkeit	NVI typisch, ggf. bilateral v. a. bei Kindern	MRT Liquorpunktion Perimetrie, besonders des blinden Flecks	Schnelle Hirndrucksenkung entwässernde Medikamente, Liquorpunktion, Shunt, mittel- bis langfristig Gewichtsabnahme
Miller-Fisher-Syndrom (Sonderform des Guillain-Barré-Syndroms)	Autoimmunreaktion, tritt häufig nach Infekten auf	Trias aus Ophthalmoplegie, Areflexie und Ataxie (beim Guillain-Barré-S. kommt es eher zu schlaffen Lähmungen der Extremitäten als zur Ophthalmoplegie)	NIII mgl NVI mgl NIV mgl	Nachweis von Antikörpern gegen Ganglioside	Immunglobuline Plasmapherese

9.6.3 Tolosa-Hunt-Syndrom

Das Tolosa-Hunt-Syndrom wurde nach zwei Neurochirurgen benannt, die das Syndrom in der Mitte des 20. Jahrhunderts erstmals beschrieben haben.

9.6.3.1 Ätiologie und Pathomechanismus

Das Tolosa-Hunt-Syndrom ist eine chronische, nicht infektionsbedingte Entzündung in der Orbita. Sie kann sich bis in den Sinus cavernosus ausbreiten. Die Ursache ist eine Reaktion des Immunsystems, bei der sich Fresszellen (Makrophagen) im Gewebe einlagern und dieses entzündlich verändern (granulomatöse Veränderung). (Kapila et al. 2022) Männer sind häufiger betroffen als Frauen.

9.6.3.2 Erscheinungsbild

Der Krankheitsbeginn zeichnet sich durch sehr starke retro-orbitale Schmerzen aus, die über Tage bis Wochen anhalten können. Dann kommt es im weiteren Verlauf zu einseitigen Paresen eines oder mehrerer Augenmuskelnerven. Am häufigsten ist der N. oculomotorius betroffen und am seltensten der N. trochlearis. Weitere Symptome können sein:
- eine reduzierte Sensibilität im Bereich des N. ophthalmicus
- eine Beteiligung des N. opticus
- selten auch eine Fazialisparese

9.6.3.3 Differentialdiagnostische Untersuchungen

Die Diagnose wird durch die neuroradiologische Untersuchung gestellt. Die granulomatösen Veränderungen sind im MRT dadurch sichtbar, dass sie Kontrastmittel aufnehmen.

Differentialdiagnosen ◘ Tab. 9.7

9.6.3.4 Therapie

Durch die Gabe von Kortikosteroiden kommt es zu einer sehr schnellen Besserung der Schmerzen. Kommt es unter Cortison zu keiner Besserung der Schmerzen, kann ein Tolosa-Hunt-Syndrom ausgeschlossen werden. Die Diagnose ist aber durch die Besserung der Schmerzen noch nicht bewiesen.

Trotz Schmerzlinderung durch Cortison bessern sich die anderen Symptome nicht so schnell. Wahrscheinlich wird der weitere Verlauf dadurch nicht verändert.

9.6.3.5 Prognose

Bei den meisten Patientinnen heilt das Tolosa-Hunt-Syndrom ohne weitere Therapie innerhalb von Wochen oder wenigen Monaten aus. Bei einigen Patientinnen kommt es aber zu Rezidiven auf derselben oder der anderen Seite.

9.6.4 Idiopathische orbitale Entzündung

Synonym: Pseudotumor orbitae

Der Pseudotumor orbitae ist eine sehr schmerzhafte, raumfordernde und nicht infektionsbedingte Entzündung der Orbita. Sie kann alle Gewebe in der Orbita betreffen und wird dann häufig nach dem betroffenen Gewebe benannt, z. B. Skleritis, Dakryoadenitis (Tränendrüsenentzündung), Myositis.

9.6.4.1 Ätiologie und Pathomechanismus

Es wird eine ähnliche Pathogenese wie beim Tolosa-Hunt-Syndrom vermutet, wahrscheinlich handelt es sich auch um eine Autoimmunreaktion. Das betroffene Gewebe ist entzündlich infiltriert.

9.6.4.2 Erscheinungsbild

Der Pseudotumor orbitae tritt meistens einseitig auf. Der Krankheitsbeginn ist plötzlich. Es zeigen sich unter anderem weitere Symptome:
- Entzündungszeichen, wie z. B. ein Lidödem oder eine Bindehautrötung
- Motilitätseinschränkungen, die einen oder mehrere Augenmuskeln betreffen können
- Durch eine Optikuskompression kann es zu einer Visusminderung mit Gesichtsfeldausfällen kommen.
- Ggf. kommt es durch die Gewebezunahme in der Orbita zu einem Exophthalmus.
- Es ist oft eine harte Gewebeveränderung tastbar.

9.6 · Kombinationsparesen

— Es kommt oft zu starken Schmerzen durch eine Reizung des N. ophthalmicus oder durch die Raumforderung selbst.

9.6.4.3 Differentialdiagnostische Untersuchungen

Wenn die Entzündung nicht nur die Augenmuskeln betrifft, ist eine Biopsie für die Diagnosestellung erforderlich. Im MRT sind die entzündlichen Veränderungen als Kontrastmittelanreicherungen sichtbar. (Lieb 2021)

9.6.4.4 Therapie und Prognose

Die Behandlung mit systemischen Kortikosteroiden führt in der Regel zu einer schnellen Besserung. Dabei spricht die Erkrankung am besten auf Cortison an, wenn die Therapie zügig nach dem Auftreten der ersten Symptome beginnt. Bei späterem Therapiebeginn und nicht ausreichend langer Dauer der Therapie, kommt es häufiger zu Rezidiven. Eine zusätzliche Gabe von Immunsuppressiva kann die Symptomatik ggf. zusätzlich bessern.

Wenn störende Doppelbilder verbleiben, können diese prismatisch ausgeglichen werden oder später operativ korrigiert werden.

9.6.5 Idiopathische intrakranielle Hypertension

Synonym: Pseudotumor cerebri, benigne intrakranielle Drucksteigerung

Bei der idiopathischen intrakraniellen Hypertension handelt es sich um eine Erkrankung mit Kopfschmerzen ohne Nachweis einer organischen Erkrankung. Es besteht ein erhöhter Liquordruck, eine Stauungspapille und ggf. eine Abduzensparese. Im Liquor finden sich keine Entzündungszeichen.

9.6.5.1 Ätiologie und Pathomechanismus

Die Erkrankung betrifft häufig Frauen zwischen der Pubertät und der Menopause mit Übergewicht. Kinder und ältere Patientinnen können nach einer Behandlung mit Vitamin-A-Präparaten ebenfalls daran erkranken.

Der Anstieg des Hirndrucks entsteht durch eine vermehrte Liquorproduktion, eine gestörte Liquorzirkulation oder eine verminderte Liquorresorbtion. Wie es dazu kommt, ist bislang ungeklärt.

9.6.5.2 Erscheinungsbild

Die idiopathische intrakranielle Hypertension zeigt folgende Symptome:
— Es treten vor allem morgens starke Kopfschmerzen mit Nackensteifigkeit auf.
— Es kommt zu Übelkeit ggf. mit Erbrechen.
— Es besteht eine Visusminderung mit Gesichtsfeldausfällen. Zu Beginn zeigt sich eine Vergrößerung des blinden Flecks und im Verlauf eine fortschreitende konzentrische Gesichtsfeldeinengung. Die Patientinnen bemerken ggf. kurzzeitige Verdunkelungen, sogenannte Obskurationen.
— Es besteht eine Stauungspapille.
— Bei Kindern kommt es oft zu einer Abduzensparese.
— Selten kommt es auch zu einer Fazialislähmung, einem Tinnitus und Sensibilitätsstörungen in den Armen.
— Bei Erwachsenen sind die Beschwerden häufig weniger eindeutig.

■■ Besonderheiten

Kommt es zu einer Kompression der Hypophyse (Empty-sella-Syndrom), kann diese zu wenig oder zu viele Hormone ausschütten. In diesen Fällen kann wegen der Nähe der Hypophyse zum Chiasma eine bitemporale Hemianopie entstehen.

9.6.5.3 Differentialdiagnostische Untersuchungen

Andere Ursachen für eine intrakranielle Drucksteigerung müssen ausgeschlossen werden.
— Im MRT sind kein Tumor oder keine Sinusthrombose nachweisbar.
— Die Messung des Liquordrucks ergibt einen Wert über 220 mm Wassersäule. Normwerte liegen in der Regel unter 200 mm Wassersäule.
— Die Liquorzusammensetzung ist normal, es finden sich insbesondere keine Entzündungszeichen.

Wichtige orthoptische und ophthalmologische Untersuchungen sind:
- die Farbsinn- und/oder Kontrastsehprüfung, um frühe Optikusschädigungen zu erkennen
- die Perimetrie mit genauer Bestimmung des blinden Flecks
- eine ausführliche Motilitätsuntersuchung
- eine Fundusuntersuchung zum Ausschluss einer Stauungspapille, z. B. auch mit einem OCT

■■ Übersicht über verschiedene Differentialdiagnosen
(Siehe ◘ Tab. 9.7)

9.6.5.4 Therapie

Das Ziel der Therapie ist die Senkung des Hirndrucks. Eine schnelle Besserung der Symptome, vor allem der Kopfschmerzen, kann z. B. erreicht werden:
- mit entwässernden Medikamenten (Diuretika)
- durch eine Lumbalpunktion, ggf. mehrmals

Längerfristige Methoden zur Drucksenkung sind:
- das Legen eines Shunts zur Ableitung von Liquor durch ein Ventil
- Gewichtsabnahme

Wenn die Stauungspapille auf die Therapie nicht ausreichend anspricht und das Sehvermögen in Gefahr ist, wird eine Optikusscheiden-Fensterung durchgeführt. (Wüllner et al. 2019)

9.6.5.5 Prognose

Die Prognose für die Sehschärfe hängt davon ab, wie lange und wie stark der N. opticus komprimiert wurde. Das gleiche gilt für die Prognose der Abduzensparese und den N. abducens.

Die dauerhafte Gewichtsreduktion ist oft schwierig, sodass Symptome bestehen bleiben. Auch Rezidive sind möglich.

9.7 Blickbewegungsstörungen

9.7.1 Okuläre Neuromyotonie

Die Okuläre Neuromyotonie ist eine seltene Augenbewegungsstörung, bei der es zu unwillkürlichen Kontraktionen eines äußeren Augenmuskels kommt. Es können der N. oculomotorius, N. abducens oder seltener der N. trochlearis betroffen sein.

9.7.1.1 Ätiologie und Pathomechanismus

Die Ursache ist noch nicht abschließend geklärt. In allen Fällen ist eine Schädigung des Nerven durch eine Raumforderung aufgetreten. Entweder die Raumforderung selbst oder die Behandlung durch eine Bestrahlung löst eine Nervenschädigung aus. Die okuläre Neuromyotonie kann auch noch Jahre nach der Erkrankung auftreten.

Es werden zwei Mechanismen für die Entstehung der okulären Neuromyotonie diskutiert: (Wermund und Salchow 2009)
- Die Raumforderung schädigt die schützende Myelinscheide der Axone. Dadurch können sich zwei Axone direkt berühren. Die Erregung wird dadurch elektrisch übertragen wie bei zwei Kabeln, die sich berühren (Ephapse). Es entsteht ein Kreislauf der Erregung, sodass der Muskel für einige Zeit eine Dauerinnervation erhält.
- Normale nicht synaptische Verbindung einer Nervenzelle zu ihrer Nachbarzelle (gap junctions) werden ersatzweise genutzt, um trotz einer Schädigung eine Innervation zu ermöglichen.

9.7.1.2 Erscheinungsbild
- Nachdem das Auge in die Zugrichtung des betroffenen Muskels bewegt wurde, bleibt es dort hängen. Der Muskel entspannt nicht, wenn die Gegenrichtung oder die Primärposition eingenommen werden soll. Es handelt sich um eine un-

willkürliche Reaktion auf eine willkürliche Augenbewegung. Dies kann für einige Sekunden bis Minuten anhalten und führt zu Diplopie.
— Häufig ist es vorher durch die Schädigung des Nervens schon zu einer Augenmuskelparese gekommen.

▶ **Beispiel für eine okuläre Neuromyotonie bei der Schädigung des rechten N. abducens**

Soll der Rechtsblick eingenommen werden, bewegt sich das rechte Auge in die Abduktion, soweit es möglich ist. Im Verlauf setzt die unwillkürliche Dauerkontraktion des rechten M. rect. lateralis ein. Wenn dann die Primärposition wieder eingenommen werden soll, bleibt das rechte Auge in Abduktion stehen und es kommt zu einer Exotropie mit einer Adduktionseinschränkung. Nach einiger Zeit löst sich die Dauerkontraktion und das rechte Auge kehrt in die ursprüngliche Augenstellung zurück. ◀

9.7.1.3 Therapie

Als Standardtherapie wird Carbamazepin eingesetzt. (Lee und Lee 2022) Es soll die Erregbarkeit der Nervenzellen reduzieren.

9.7.2 Pränukleäre Paresen

Von pränukleären Augenbewegungsstörungen spricht man, wenn die Läsion in den Verbindungsbahnen zwischen den Blickzentren ▶ Abschn. 6.2.2 und den Kerngebieten der okulomotorischen Nerven liegen.

Bei einer pränukleären Störung sind die Augen nicht symmetrisch betroffen. Deshalb führen sie immer zu einem inkomitanten Schielen und müssen von einer infranukleären Störung abgegrenzt werden. Eine pränukleäre Augenbewegungsstörung ist immer dann zu vermuten, wenn:
— das Inkomitanzmuster nicht zu einer infranukleären Parese passt.
— nur eine Art der Augenbewegungen gestört ist, eine andere aber nicht. Zum Beispiel können Versionen gestört sein, während Vergenzen funktionieren.
— zusätzliche Symptome wie zum Beispiel ein Nystagmus auftreten.

9.7.3 Internukleäre Ophthalmoplegie (INO)

Bei einer internukleären Ophthalmoplegie (INO) sind die horizontalen Versionen gestört.

9.7.3.1 Ätiologie und Pathomechanismus

Bei horizontalen Versionen werden Signale vom Kerngebiet des N. abducens über internukleäre Neurone an das gegenseitige Kerngebiet des N. oculomotorius, speziell des Subnucleus für den M. rect. medialis, gesendet. ▶ Abschn. 6.2.2 Bei einer INO kommt es in diesem Bereich zu einer Läsion. ◘ Abb. 9.8

Die häufigsten Ursachen für eine INO sind:
— ein Hirnstamminfarkt. Dieser tritt eher bei älteren Patientinnen auf und führt häufiger zu einer einseitigen INO.
— eine multiple Sklerose. Diese betrifft eher jüngere Patientinnen und kann zu einer ein- oder beidseitigen INO führen.

Selten gibt es auch andere Ursachen, z. B. einen Tumor oder eine Enzephalitis.

9.7.3.2 Erscheinungsbild

Es kommt bei einer INO zu einer Adduktionseinschränkung, die nur auftritt, wenn Versionen ausgelöst werden sollen. Wenn eine Konvergenz gefordert wird, ist die Adduktion frei.

Wenn eine horizontale Blickbewegung (Version) zu einer Seite gefordert wird, muss der gleichseitige M. rect. lateralis die gleiche Innervation erhalten wie der gegenseitige M. rect. medialis. Bei einer Läsion der Internukleärneurone erhält der M. rect. medialis aber keine Innervation. Es kommt zu einem Adduktionsdefizit und einer divergenten Abweichung.

In Primärposition kommt es auch schon zu einer verminderten Innervation des M. rect. medialis. Bei einer guten Fusionsfähigkeit kann die divergente Abweichung aber kompensiert werden.

Wenn eine Konvergenzbewegung gefordert wird, erhält der M. rect. medialis eine

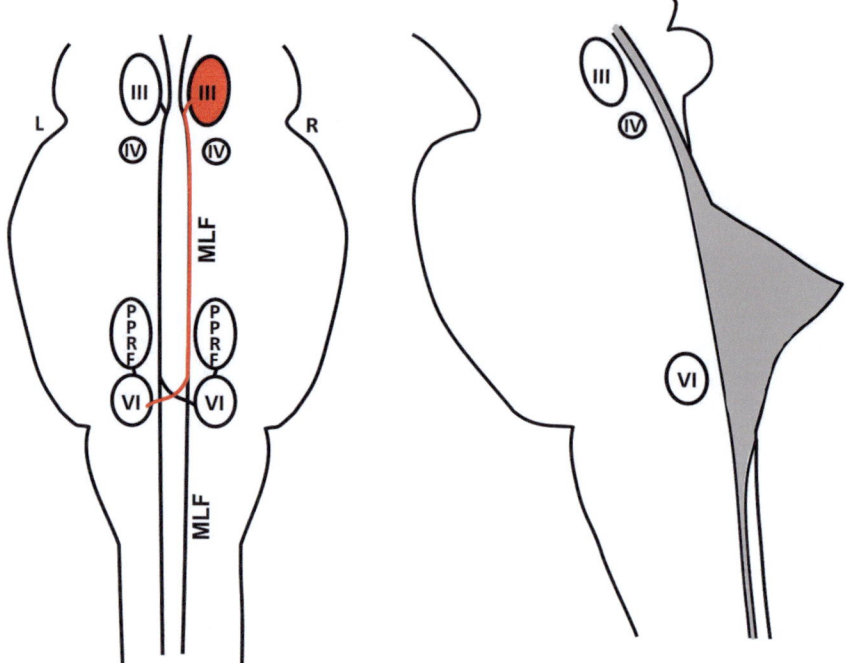

Abb. 9.8 Läsionsort bei einer INO rechts. Der rechte M. rect. medialis wird bei Linksblick nicht mit angesteuert, weil im Verlauf des Medialen longitudinalen Faszikulus (MLF, rote Linie) eine Läsion liegt

normale Innervation, weil das Medialiskerngebiet in dieser Situation vom Vergenzzentrum angesteuert wird und nicht über die Internukleärneurone.

Am abduzierten Auge kann man häufig einen dissoziierten Blickrichtungsnystagmus mit einer schnellen Bewegung nach temporal sehen. Am adduzierten Auge ist der Nystagmus nicht zu sehen, weil der M. rect. medialis keine Innervation erhält.

Eine beidseitige INO führt meistens zu einer deutlichen Exotropie. Die willkürlichen horizontalen Augenbewegungen fehlen fast vollständig, sodass beide Augen in Abduktion festzuhängen scheinen (wall-eyed bilateral INO).

Im gleichen Nervenstrang mit den Internukleärneuronen (MLF) verlaufen auch Nervenfasern für die vertikalen Augenbewegungen. Deshalb kommt es in seltenen Fällen zusätzlich zu einer INO auch zu einem Vertikalschielen (Skew deviation).

9.7.3.3 Differentialdiagnostische Untersuchungen

Eine INO kann man nachweisen, indem man bei der Fixation eines Objekts in der Ferne den Kopf so weit dreht, dass das betroffene Auge nicht mehr weiter adduzieren kann. Dann wird ein Objekt in der Nähe in die geforderte Blickrichtung gehalten. Dadurch wird die Konvergenz gefordert und man beobachtet eine bessere Adduktion des Auges.

Außerdem kann man eine deutlich verlangsamte Adduktionssakkade des betroffenen Auges beobachten.

Die wichtigste Differentialdiagnose ist die isolierte Medialis-Parese. Dann wäre die Adduktion auch über die Konvergenz nicht auslösbar.

9.7.3.4 Therapie und Prognose

Wenn noch keine Ursache für die INO bekannt ist, muss eine neurologische Abklärung erfolgen. Wenn die Ursache ein

Hirnstamminfarkt ist, kommt es oft zur Spontanheilung. Wenn die Ursache eine MS ist, ist die Prognose vom Stadium der Erkrankung abhängig.

Einige Patientinnen nehmen eine Kopfzwangshaltung ein, um die Augenstellung besser kompensieren zu können. Auch eine Schielwinkelreduktion mit Prismen kann zur besseren Kompensation beitragen.

9.7.4 Eineinhalb-Syndrom

Beim Eineinhalb-Syndrom tritt neben einer einseitigen INO eine Blicklähmung zur selben Seite auf.

9.7.4.1 Ätiologie und Pathomechanismus

Die Störung liegt im Bereich der Internukleärneurone (MLF) und des horizontalen Blickzentrums. ▶ Abschn. 6.2.2 Dieses Blickzentrum für horizontale Sakkaden befindet sich in unmittelbarer Nähe des Abduzenskerngebiets und der Internukleärneurone. ◘ Abb. 9.9

Die häufigste Ursache für ein Eineinhalb-Syndrom ist eine multiple Sklerose (MS). Seltenere Ursachen sind Blutungen im Bereich der Pons, Tumore oder Entzündungen.

9.7.4.2 Erscheinungsbild
- Das Auge auf der Seite der Läsion kann keine horizontalen Augenbewegungen ausführen. Die Adduktion und die Abduktion sind gestört.
- Das Auge auf der Gegenseite der Läsion kann abduzieren. Die Adduktion ist gestört.
- Es kann eine Exotropie vorliegen.
- Beim Eineinhalbsyndrom liegt die Läsion auf der Seite des horizontal völlig unbeweglichen Auges.

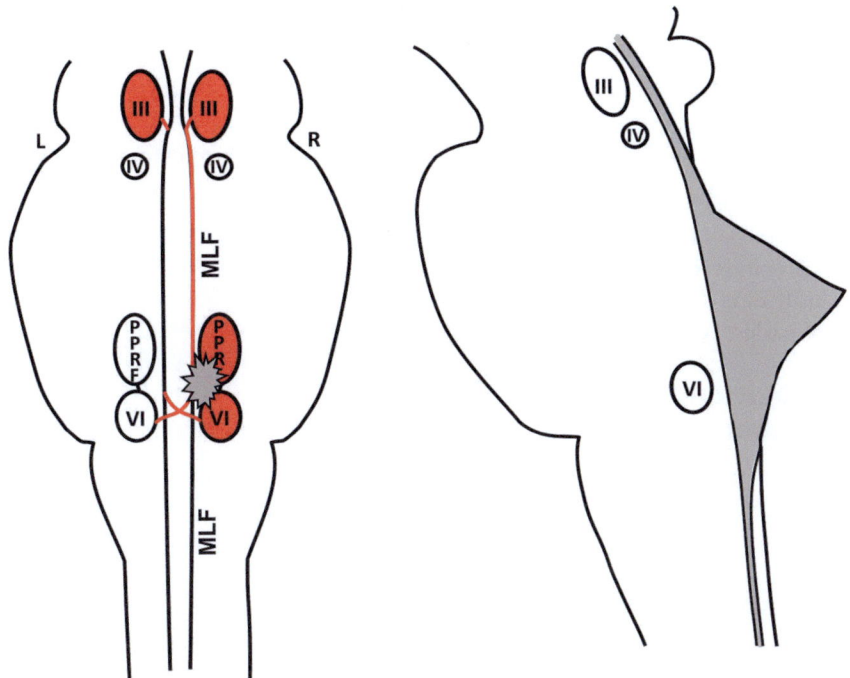

◘ Abb. 9.9 Läsionsort bei einem Eineinhalb-Syndrom. Die Läsion liegt im rechten Hirnstamm und führt zur Blicklähmung nach rechts und einer INO am rechten Auge.

▶ **Beispiel für ein Eineinhalbsyndrom mit der Läsion im rechten Hirnstamm**

Das Blickzentrum für Sakkaden nach rechts liegt nahe des rechten Abduzenskerngebiets. Hier liegt die Läsion, die auch die Internukleärneurone vom linken Abduzenskerngebiet zum rechten Medialiskerngebiet betrifft.
Es besteht eine Blicklähmung nach rechts, sodass das rechte Auge nicht abduzieren kann und das linke Auge nicht adduzieren kann. Zusätzlich besteht eine INO am rechten Auge, sodass das rechte Auge auch nicht adduzieren kann. ◘ Abb. 9.9 ◀

9.7.4.3 Therapie und weitere Abklärung

Wenn noch keine Ursache für das Eineinhalb-Syndrom bekannt ist, muss eine neurologische Abklärung erfolgen. Wenn die Ursache eine MS ist, ist die Prognose vom Stadium der Erkrankung abhängig. Eine Schielwinkelreduktion mit Prismen kann zur besseren Kompensation beitragen. Bei großen Schielwinkeln mit Diplopie kann eine Augenmuskeloperation erfolgen.

9.7.5 Monokulare Heberparese

Synonym: doppelte Heberparese

Die monokulare Heberparese ist eine pränukleäre Störung, bei der das betroffene Auge nur dann eine Hebungseinschränkung hat, wenn Sakkaden gefordert werden.

9.7.5.1 Ätiologie und Pathomechanismus

In der Regel ist die Ursache einer monokularen Heberparese ein Hirnstamminfarkt im Mittelhirn.

Die vertikalen Augenbewegungen werden im vertikalen Blickzentrum (riMLF) ▶ Abschn. 6.2.2 gesteuert. Von beiden vertikalen Blickzentren werden jeweils Signale über die infranukleären Fasern zum gleichseitigen Subnucleus des M. obl. inferior und zum gegenseitigen Subnucleus des M. rect. superior gesendet. So werden alle vier Muskeln innerviert, die am Aufblick beteiligt sind.

Die Störung liegt im Bereich der Internukleärneurone, die zum gegenseitigen Subnucleus des M. rect. superior ziehen. Es ist nicht sicher, ob auch die Internukleärneurone geschädigt werden, die zum gleichseitigen Subnucleus des M. obl. inferior ziehen. Deshalb ist der Begriff der doppelten Heberparese ungünstig.

9.7.5.2 Erscheinungsbild

In Primärposition besteht keine Schielstellung. Wenn der Aufblick gefordert wird, bleibt das betroffene Auge anschlagartig zurück. In Adduktion ist die Hebung ggf. besser auslösbar, aber auch nicht frei. Wird der Aufblick über eine andere Art der Augenbewegung gefordert, z. B. über das Bell-Phänomen oder den VOR, ist die Hebung gut möglich.

9.7.5.3 Differentialdiagnostische Untersuchungen

Es gibt einige Differentialdiagnosen, die von einer einseitigen Hebungseinschränkung abgegrenzt werden müssen. ◘ Tab. 9.8

Alle Differentialdiagnosen haben gemeinsam, dass die Beweglichkeit des Auges nach oben bei allen Arten der Augenbewegungen eingeschränkt bleibt.

◘ **Tab. 9.8** Differentialdiagnosen bei einer einseitigen Hebungseinschränkung

Differentialdiagnose	Differenzierende Befunde
Erworbenes Brown-Syndrom	Die Hebung ist in Adduktion stärker eingeschränkt als in Abduktion
M. rect. inferior-Fibrose bei einer endokrinen Orbitopathie	Es besteht ein Tieferstand des betroffenen Auges in Primärposition. Es finden sich ggf. endokrine Zeichen
Isolierte M. rect. superior-Parese bei einer faszikulären Okulomotoriusparese	Es besteht ein Tieferstand des betroffenen Auges in Primärposition. Es finden sich ggf. neurologische Zusatzsymptome

9.7.5.4 Therapie und Prognose

Wenn noch keine Ursache für die monokulare Heberparese bekannt ist, muss eine neurologische Abklärung erfolgen. Eine orthoptische Therapie ist meist nicht nötig, weil in Primärposition keine Stellungsabweichung besteht.

∎∎ **Weitere seltene Krankheitsbilder mit pränukleärer Störung der vertikalen Motilität**
— Monokulare Senkerparese:
Nach einem Mittelhirninfarkt kommt es zu einer partiellen Schädigung der Internukleärneurone, die vom vertikalen Blickzentrum zum gleichseitigen Subnukleus des M. rect. inferior ziehen. Es kommt zu einer monokularen Senkungseinschränkung bei Sakkaden nach unten.
— Gekreuzte vertikale Blickparese (auch. crossed vertical gaze palsy):
Nach einem Mittelhirninfarkt kommt es zu einer Kombination aus einer monokularen Heberparese und einer kontralateralen monokularen Senkerparese.

9.7.6 Ocular tilt reaction

Synonym: Gravizeptive Auge-Kopf-Neigung
Die Ocular tilt reaction (OTR) ist eine komplexe Augenbewegungsstörung, die durch eine Störung des Otolithenreflexes entsteht.

9.7.6.1 Ätiologie und Pathomechanismus

Die Ursache der OTR ist eine Läsion der gravizeptiven Bahn. Diese verläuft vom Otolithenapparat ▶ Abschn. 6.2.1 über den Hirnstamm zur Hirnrinde. Aus der gravizeptiven Bahn gehen Informationen an verschiedene Zentren im Gehirn ab, die die Halsmuskulatur, die Augenmuskeln und die räumliche Orientierung steuern. Dies ermöglicht eine Anpassung der Körperhaltung und der Augenbewegungen an eine veränderte Lage im Raum, z. B. Liegen oder Stehen.
Eine Störung in diesem Bereich führt zu einer falschen subjektiven Einschätzung der bewussten und unbewussten räumlichen Orientierung. Eine Läsion der gravizeptiven Bahn kann verschiedene Ursachen haben, z. B.:
— eine Durchblutungsstörung
— eine Raumforderung
— selten entzündlich oder traumatisch

9.7.6.2 Erscheinungsbild

Die Ocular tilt reaction setzt sich aus 4 typischen Symptomen zusammen:
1. die vertikale Schielstellung (skew deviation, Synonym: Hertwig-Magendie-Schielstellung)
Es besteht eine meist konkomitante Vertikalabweichung ohne paretische Zeichen mit Doppelbildern.
2. die Verrollung beider Augen in die gleiche Richtung
Beide Augen sind in die Richtung des tiefer stehenden Auges verrollt.
Steht z. B. das linke Auge zu tief, steht das linke Auge in einer Exzykloposition und das rechte Auge in einer Inzykloposition. Dies ist keine kompensatorische Verrollung der Augen bei Kopfneigung. Subjektiv empfindet die Patientin diese Verrollung nicht.
3. die Kopfneigung
Der Kopf wird immer zur Seite des tiefer stehenden Auges geneigt. Das entsteht durch die Fehlansteuerung der Halsmuskeln.
4. die Verkippung der subjektiven visuellen Vertikalen
Das subjektive Empfinden für die Vertikale ist gestört. Zusammen mit der Kopfneigung bedingt dies eine Fehlhaltung des gesamten Körpers mit einer Fallneigung zur Seite. Diese stören die Patientinnen, aber sie können sie nicht korrigieren, weil subjektiv alles gerade erscheint.

Nicht immer sind alle vier Symptome gleichzeitig vorhanden. Je nach Läsionsort kann die Ausprägung der beteiligten Komponenten unterschiedlich sein. Dies liegt daran, dass einige Nervenfasern die gravizeptive Bahn unterwegs verlassen, z. B. zweigen die Axone für die Steuerung der Halsmuskulatur schon unten im Hirnstamm ab. Das kann die Diagnosestellung und die Suche nach dem Läsionsort erschweren.

Alle vier Komponenten treten zu selben Seite auf. Dabei hängt die Richtung vom Läsionsort ab.
- Liegt die Läsion zwischen dem Otolithenapparat und der unteren Pons, sind die Symptome zur selben Seite ausgeprägt.
- Liegt die Läsion im weiteren Verlauf der Bahn, also weiter oben im Hirnstamm, sind alle Symptome zur Gegenseite ausgeprägt. Das liegt daran, dass die graviizeptive Bahn nach dem Nucleus vestibularis, also in der Pons, zur Gegenseite kreuzt. Dort schließt sie sich dem MLF an und gelangt zum Nucleus interstitialis Cajal.

▪▪ Besonderheiten
Eine Kombination mit anderen Augenbewegungsstörungen ist möglich. Sind z. B. von einer Läsion der MLF und die gravizeptiven Bahn betroffen, kommt es zu einer INO und einer Skew deviation.

9.7.6.3 Differentialdiagnostische Untersuchungen

Der Orthoptistin können die Fallneigung und die Kopfschiefhaltung schon auffallen, wenn die Patientin den Raum betritt. Meist wird von einem plötzlichen Beginn der Beschwerden berichtet.
Folgende Untersuchungen führen zur Diagnosestellung:
- Bei der Inkomitanzmessung zeigt sich kein typisches Inkomitanzmuster, sondern eine durchgehende Vertikalabweichung. Weil beide Augen in die gleiche Richtung verrollt sind, misst man keine wesentliche Zykloabweichung.
- Die Untersuchung der subjektiven visuellen Vertikalen (SVV) kann an der Harms-Wand oder mit dem Eimer-Test erfolgen. (Frenzel und Rettinger 2009)
Die Messung der SVV an Harms-Wand erfolgt in der Regel monokular mit dem Lichtstrich im dunklen Raum. Es darf keine Orientierung an anderen Strukturen im Raum möglich sein.
- Die Messung der Kopfschiefhaltung erfolgt z. B. im freien Raum mit einem Winkelmesser.
- Die Messung der Verrollung beider Augen erfolgt monokular, z. B. mit einem Torsiometer im freien Raum oder mithilfe der Fundusfotografie.

Mögliche Differentialdiagnosen sind:
- eine Trochlearisparese
Auch hier wird der Kopf in die Richtung des tieferstehenden Auges geneigt. Es besteht aber eine Exzyklodeviation und verkippte Doppelbilder.
- eine vertikale Stellungsabweichung, z. B. eine dekompensierte Vertikalphorie.

9.7.6.4 Therapie und Prognose

Wenn noch keine Ursache für die OTR bekannt ist, muss eine neurologische Abklärung erfolgen. Bei einer vaskulären Ursache muss eine Regeneration abgewartet werden. Ansonsten muss ursächlich behandelt werden.
Die vertikalen Doppelbilder können mit Prismen ausgeglichen werden. Diese beseitigen aber nicht die Kopfschiefhaltung, Fallneigung oder Verkippung der subjektiven visuellen Vertikalen.
Wenn eine vertikale Schielabweichung länger als 12 Monate bestehen bleibt, kann diese mit einer Augenmuskeloperation korrigiert werden.

9.7.7 Okulomotorische Apraxie

Synonym: angeborene okulomotorische Apraxie (congenital oculomotor apraxia, COMA), Cogan-Syndrom Typ II.
Die okulomotorische Apraxie ist eine Störung der willkürlichen horizontalen Sakkaden, die im frühen Kindesalter auftritt.

> **Begriffserklärung: Apraxie**
>
> Bei einer Apraxie können Bewegungsabläufe nicht willkürlich gesteuert werden, obwohl die Bewegungsfähigkeit selbst normal ist.

9.7.7.1 Ätiologie und Pathomechanismus

Die genaue Ursache ist bisher unklar. Meist tritt die Störung sporadisch auf, aber familiäre Häufungen kommen vor. Eine Hypothese geht von einer fehlerhaften supranukleären Ansteuerung der PPRF aus. Die PPRF selbst ist aber intakt.

Einige Kindern mit okulomotorischer Apraxie haben eine psychomotorische Entwicklungsstörung, z. B. in Folge einer Balkenagenesie oder Kleinhirnhypoplasie. Diese sind jedoch nicht die Ursache für die okulomotorische Apraxie.

9.7.7.2 Erscheinungsbild

Es besteht eine Unfähigkeit, horizontale Sakkaden willkürlich auszuführen. Die unwillkürlichen Sakkaden können aber normal ausgeführt werden.

In den ersten Lebensmonaten fallen die Kinder auf, weil sie keine sichere Fixationsaufnahme zeigen. Sie werden deshalb oft für blind oder hochgradig sehbehindert gehalten.

Etwa ab dem 4.-6. Lebensmonat entwickelt sich ein Kompensationsmechanismus. Der Kopf wird in die gewünschte Blickrichtung geschleudert. Dadurch wird der VOR ▶ Abschn. 6.2.2 ausgelöst. Die Augen werden bis an das Ende der Bewegungsstrecke gegengedreht und dann durch eine weitere Kopfdrehung bis zum gewünschten Blickziel mitgezogen. Dann wird der Kopf leicht zurückgedreht, während die Augen stabil auf dem Blickziel bleiben. Diese typischen Kopfschleuderbewegungen sind das charakteristische Symptom der okulomotorischen Apraxie.

Im Verlauf der ersten 10 Lebensjahre werden die Schleuderbewegungen immer weniger. Im Erwachsenenalter sind dann oft nur noch kleine Bewegungen des Kopfes erforderlich, um die Blickbewegung auszulösen. Die Patientinnen blinzeln oft während der Blickbewegung, um die Fixation zu unterbrechen.

Bei einigen Patientinnen liegt zusätzlich ein Schielen vor.

9.7.7.3 Differentialdiagnostische Untersuchungen

Wenn man die Kinder sehr früh sieht und das Krankheitsbild noch nicht eindeutig diagnostizieren kann, muss eine ausführliche ophthalmologische und neurologische Abklärung inkl. MRT erfolgen. Bei der okulomotorischen Apraxie handelt es sich um eine harmlose Störung. Sobald die typischen Kopfschleuderbewegungen die Diagnose sichern, sind nur noch regelmäßige Verlaufskontrollen nötig.

■■ Besonderheiten

Es gibt auch eine erworbene okulmotorische Apraxie, bei der in der Regel die horizontalen und die vertikalen Sakkaden betroffen sind. Dann muss eine neurologische Abklärung erfolgen. Mögliche Ursachen sind z. B. MS, ein Hirnstammtumor oder ein Hirnstamminfarkt.

9.7.8 Supranukleäre Paresen

Synonym: Blicklähmungen

Bei einer Blicklähmung sind immer die Bewegungen beider Augen gestört. Sie entstehen durch Läsionen in den Blickzentren, die für die gleichgerichteten Augenbewegungen zuständig sind. Deshalb sind vor allem die Sakkaden und die Folgebewegungen beeinträchtigt. Andere Arten von Augenbewegungen, wie z. B. der vestibulo-okuläre Reflex können intakt bleiben.

Bei einer reinen Blicklähmung ist die Bewegungseinschränkung auf beiden Augen gleich stark ausgeprägt. Dann entsteht kein Schielen. Durch die Nähe zu anderen Strukturen im Hirnstamm kann es aber gleichzeitig auch zu nukleären oder infranukleären Paresen mit entsprechenden Inkomitanzen kommen.

9.7.9 Horizontale Blickparesen

Man unterscheidet einseitige und beidseitige horizontale Blickparesen. Diese Bezeichnung ist missverständlich. Der Begriff einseitig bedeutet hier, dass nur eine Blickrichtung eingeschränkt ist.

9.7.9.1 Ätiologie und Pathomechanismus

Es gibt verschiedene Läsionsorte, an denen es zu einer horizontalen Blicklähmung kommen kann.

- In der Pons kann es je nach Ursache und Ausmaß der Schädigung zu einer einseitigen oder einer beidseitigen Blicklähmung kommen. Die möglichen Läsionsorte sind:
  - das gleichseitige Abduzenskerngebiet mit den Motoneuronen und den Internukleärneuronen
  - die gleichseitige paramediane pontine retikuläre Formation (PPRF), dem horizontalen Blickzentrum ▶ Abschn. 6.2.2
- Bei einer gegenseitigen Läsion in der Großhirnhemisphäre kommt es immer zu einer beidseitigen Blicklähmung.

Mögliche Ursachen für eine Läsion in der Pons sind:
- Hirnstamminfarkte
- Tumore
- Multiple Sklerose

Mögliche Ursachen für eine Läsion in der Großhirnhemisphäre sind vor allem:
- Schlaganfall
- neurodegenerative Erkrankungen

9.7.9.2 Erscheinungsbild

Die Beweglichkeit beider Augen ist in eine Blickrichtung (Rechts- oder Linksblick) im gleichen Ausmaß gestört. Die Patientin schielt nicht. Die Bewegungsstörung unterscheidet sich je nach dem Läsionsort. ◘ Tab. 9.9

Die Rolle der Augenfelder bei der Blickbewegung
In den Blickzentren im Hirnstamm entstehen die Nervenimpulse, die an die Kerngebiete der Augenmuskelnerven weitergeleitet werden.
In der Hirnrinde gibt es verschiedene Augenfelder, die visuelle Informationen verarbeiten und die Aufmerksamkeit auf die wichtigen Blickziele richten. Dort werden dann die entscheidenden Impulse generiert, die Blickbewegungen ermöglichen.
Eine Läsion im frontalen Augenfeld führt z. B. nicht zu einer Blicklähmung, sondern zur Unfähigkeit, Blickbewegungen zur Gegenseite der Läsion zu unterdrücken. Solche Störungen sind oft schwierig zu diagnostizieren.

Bei einer beidseitigen Blicklähmung sind beide Augen bei Versionen horizontal völlig unbeweglich. Prüft man den VOR oder den OKN, sind diese aber meist auslösbar. Auch die Konvergenz ist in der Regel normal.

▪▪ Angeborene isolierte horizontale Blickparese
Die Ursache einer angeborenen horizontalen Blicklähmung ist unbekannt. Auch bildgebend finden sich keine Auffälligkeiten. Im Laufe des Lebens verändert sich der Be-

◘ **Tab. 9.9** Läsionsorte bei horizontalen Blickparesen (Lee und Brazis 1998)

Läsion im Abduzenskerngebiet	Läsion in der PPRF	Läsion in der Großhirnhemisphäre
Die Motoneurone des N. abducens und die Internukleärneurone des MLF sind betroffen	Die Neurone im horizontalen Blickzentrum sind betroffen	Die Hirnrindenregion oder die Nervenbahnen, die von der Hirnrinde zu den Kerngebieten der Pons führen, sind betroffen
Alle Arten von Bewegungen zur Seite der Läsion sind gestört: – Sakkaden – Folgebewegungen – OKN – VOR	Die Sakkaden und die schnellen Phasen des OKN zur Seite der Läsion sind gestört Die Folgebewegungen und der VOR sind nicht gestört Es kann zu einer tonischen Blickdeviation zur Seite der Läsion mit einem Spontannystagmus zur Gegenseite kommen. (blickparetischer Nystagmus)	Die Blickbewegung zur Gegenseite der Läsion ist gestört. Es kommt zu einer Blicklähmung zur Gegenseite der Läsion und oft zu einer tonischen Blickdeviation zur Seite der Läsion

fund nicht. Diese Form der Blicklähmung darf nicht mit der okulomotorischen Apraxie ▶ Abschn. 9.7.7 verwechselt werden. Bei dieser sind nur die Willkürsakkaden betroffen und sie bessert sich mit den Jahren.

■■ **Subjektive Symptome**
Die Patientinnen bemerken keine Diplopie. Sie beschreiben ein Wegdriften der Augen oder ein Festhängen in einer Blickrichtung. Durch das Verwischen des Netzhautbildes entsteht der Eindruck des Verschwommensehens, obwohl keine Visusminderung vorliegt.

9.7.9.3 Differentialdiagnostische Untersuchungen
Entscheidend für die Diagnosestellung ist eine ausführliche Motilitätsprüfung. Dabei müssen die verschiedenen Arten von Blickbewegungen geprüft werden:
— Sakkaden
— Folgebewegungen
— VOR

Die Sakkaden können aus der Mitte auch in die ungestörte Richtung verlagert werden. Dies ist für die Patientinnen leichter. Die Sakkade in die Richtung der Blicklähmung ist auch hier schon stark verlangsamt.

9.7.9.4 Therapie und Prognose
Die Abklärung der Ursache steht im Vordergrund des therapeutischen Vorgehens. Da die Patientinnen keine Diplopie wahrnehmen, ist in der Regel keine orthoptische Therapie möglich. Die Prognose hängt von der jeweiligen Ursache ab, ggf. kann sich der Befund spontan bessern.

9.7.10 Dorsales Mittelhirnsyndrom

Synonym: Parinaud-Syndrom
Beim dorsalen Mittelhirnsyndrom handelt es sich um eine beidseitige Lähmung des Aufblicks und/oder Abblicks. Zusätzlich ist die Pupillenverengung gestört.

9.7.10.1 Ätiologie und Pathomechanismus
Es besteht eine Läsion der Nervenfasern in der Commissura posterior. An dieser Stelle im hinteren Mittelhirn kreuzen folgende Nervenfasern zur Gegenseite:
— Nervenfasern, die die vertikalen Blickzentren (riMLF) beider Seiten miteinander verbinden.
— Nervenfasern, die die Umschaltstellen der parasympathischen Pupilleninnervation (Nucleus praetectalis und Nucleus Edinger Westphal) beider Seiten miteinander verbinden. ▶ Abschn. 11.1.2

Die häufigsten Ursachen sind:
— ein Mittelhirninfarkt
— ein Pinealistumor

Nice to know
Die Pinealisdrüse (Glandula pinealis, Epiphyse) ist eine Hirnanhangsdrüse, die hinter dem Mittelhirn liegt. Sie produziert u. a. Melatonin und hat einen Einfluss auf den Tag-Nacht-Rhythmus.

In manchen Fällen ist die Läsion im Mittelhirn ausgedehnter und kann die Blickzentren einschließen. Dann ist immer auch der Abblick mit betroffen.

9.7.10.2 Erscheinungsbild
Am häufigsten ist beim dorsalen Mittelhirnsyndrom der Aufblick gelähmt. Das zeigt sich durch folgende Symptome:
— Die Sakkaden nach oben sind nicht oder nur unvollständig auslösbar.
— Bei dem Versuch, Sakkaden nach oben auszuführen, kommt es zu einem Konvergenzimpuls. Gleichzeitig zeigt sich meistens eine Retraktion. Wenn die Aufblickinnervation aufrechterhalten wird, z. B. bei der Prüfung des vertikalen OKN, wird der Konvergenzimpuls erneuert. Dann sieht man einen Konvergenz-Retraktion-Nystagmus.
— Die Folgebewegungen sind besser auslösbar, aber nicht normal.
— Über den VOR und das Bell-Phänomen ist der Aufblick normal auslösbar.

Außerdem besteht eine Licht-Nah-Dissoziation der Pupillenverengung. Das bedeutet:
- Die Pupillen verengen sich beidseits nicht auf Licht.
- Bei maximaler Naheinstellung kommt es aber zur Pupillenverengung.

9.7.10.3 Differentialdiagnostische Untersuchungen

Der Aufblick muss mit unterschiedlichen Methoden geprüft werden, um die Störung zu entdecken.
- Bei der orientierenden Motilitätsprüfung nach Folgebewegungen kann die vertikale Blickstörung übersehen werden.
- Bei der Prüfung von vertikalen Sakkaden ist der Konvergenz-Retraktions-Nystagmus auslösbar.
- Über den VOR ist der Aufblick gut auslösbar.

Die Licht-Nah-Dissoziation ist durch den Vergleich der Lichtreaktion mit der Nahmiosis nachweisbar.
- Im leicht abgedunkelten Raum werden die Pupillen beleuchtet. Es kommt zu keiner Verengung.
- Dann wird der Patientin ein Objekt sehr nah zum Fixieren angeboten. Der Konvergenzimpuls löst eine deutliche Nahmiosis aus.

Die Abklärung der Ursache steht im Vordergrund der weiteren Diagnostik, insbesondere eine Bildgebung des Mittelhirns mit dem MRT.

9.7.10.4 Therapie und Prognose

Die Behandlung der Ursache durch die Neurologinnen oder Neurochirurginnen hat Priorität und bestimmt die Prognose.

Es gibt keine orthoptische Therapie. Die Verordnung von Mehrstärkengläsern sollte vermieden werden, da der Wechsel zwischen Fern- und Nahteil schwierig ist. Ggf. können zusätzlich blickverlagernde Prismen hilfreich sein.

9.7.11 Progressive supranukleäre Parese (PSP)

Synonym: Steele-Richardson-Olszewski-Syndrom

Die PSP ist eine fortschreitende, degenerative extrapyramidale Erkrankung mit einer Blickparese nach unten und häufigen Stürzen.

9.7.11.1 Ätiologie und Pathomechanismus

Bei der progressiven supranukleären Parese handelt es sich um eine neurodegenerative Erkrankung, die nicht erblich bedingt ist. Sie gehört zu den Parkinson-Erkrankungen, bei denen die Produktion des Neurotransmitters Dopamin im Gehirn ist gestört. Der Auslöser ist unbekannt.

9.7.11.2 Erscheinungsbild

Der Krankheitsbeginn liegt um das 70. Lebensjahr herum. Neben typischen Parkinson-Symptomen wie einer Gangstörung, Zittern und Verlangsamung sind die Augenbewegungen gestört:
- Die vertikalen Augenbewegungen, vor allem die Sakkaden nach unten, sind gestört. Der Abblick ist nur über den VOR möglich. Im Verlauf können auch die horizontalen Sakkaden betroffen sein.
- Es bestehen Leseschwierigkeiten trotz einer altersentsprechenden Sehschärfe. (Spieth et al. 2004)
- Es kommt zu unwillkürlichen Unterbrechungen der Fixation, sogenannte square wave jerks.
- Im Verlauf kommt es zu einer kompletten externen Ophthalmoplegie inklusive einer Konvergenzparese.

Weitere Symptome sind unter anderem:
- häufige Stürze
- eine reduzierte Gesichtsmimik
- im weiteren Verlauf eine fortschreitende Demenz

9.7.11.3 Differentialdiagnostische Untersuchungen

In der Anamnese werden häufige Stürze sowie Leseprobleme angegeben. Häufig fallen Gangunsicherheiten schon auf, wenn die Patientinnen den Untersuchungsraum betreten. Eine aufmerksame Beobachtung der Patientinnen während der Anamnese und Untersuchung kann die Diagnostik unterstützen.

Die vertikalen Augenbewegungen müssen mit unterschiedlichen Methoden geprüft werden, um die Störung zu entdecken.

- Bei der orientierenden Motilitätsprüfung nach Folgebewegungen kann die vertikale Blickstörung übersehen werden.
- Über den VOR ist der Abblick gut auslösbar.

Die Sicherung der Diagnose erfolgt in der neurologischen und neuropsychologischen Abklärung.

9.7.11.4 Therapie und Prognose

Die PSP ist eine degenerative fortschreitende Erkrankung. Eine Behandlung mit Dopamin-Agonisten wie L-Dopa erfolgt durch die Neurologinnen.

Es gibt keine orthoptische Therapie. Die Verordnung von Mehrstärkengläsern sollte vermieden werden, da das Nahteil wegen der Senkungseinschränkung nicht benutzt werden kann..

Die Behandlung muss interprofessionell erfolgen, z. B. auch durch die Physiotherapie, die Ergotherapie und eine psychosoziale Betreuung.

Literatur

Baldissera I (2012) Orbitabodenfrakturen. orthoptik-pleoptik 35:5–17

Bartalena L, Kahaly GJ, Baldeschi L, on behalf of EUGOGO. et al (2021) The 2021 European Group on Graves' orbitopathy (EUGOGO) clinical practice guidelines for the medical management of Graves' orbitopathy. Eur J Endocrinol 185(4):G43–G67

Berkhoff M, Sturzenegger SG, Hess CW (1997) Okuläre Myositis. Nervenarzt 68:792–800

Costandi M (2015) 50 Schlüsselideen Hirnforschung. Springer-Verlag, Berlin Heidelberg, S 120–123

Dickinson AJ, Perros P (2001) Controversies in the clinical evaluation of active thyroid-associated orbitopathy: use of a detailed protocol with comparative photographs for objective assessment. Clin Endocrinol (Oxf) 55(3):283–303

Eckstein A, Stöhr M, Görtz G, Gulbins A, Möller L, Fuehrer-Sakel D, Oeverhaus M (2024) Aktuelle Therapieansätze der endokrinen Orbitopathie – sind die zielgerichteten Therapien die Zukunft? Klin Monatsbl Augenheilkd 241(1):48–68

Eisenschmid S (2010) Abduzensparese bei Liquorunterdrucksyndrom. orthoptik-pleoptik 33:18–25

Engle E (2002) The molecular basis of the congenital fibrosis syndromes. Strabismus 10(2):125–128

Engle EC, Goumnerov BC, McKeown CA, Schatz M, Johns DR, Porter JD, Beggs AH (1997) Oculomotor nerve and muscle abnormalities in congenital fibrosis of the extraocular muscles. Ann Neurol 41:314–325

Flodin S, Karlsson P, Rydberg A, Andersson Grönlund M, Pansell T (2022) Surgical outcome of graded Harada-Ito procedure in the treatment of torsional diplopia – a retrospective case study with long-term results. Strabismus 30(1):8–17

Frenzel C, RN (2009) Der „Eimertest" – eine einfache Methode zur Bestimmung der subjektiven visuellen Vertikalen. orthoptik-pleoptik 32:5–11

Gräf M, Krzizok T, Kaufmann H (1994) Kombinierte Obliquusoperation mit Ansatzverlagerung bei Strabismus sursoadductorius. Klin Monatsbl Augenheilk 205:329–335

Holzapfel B, Heinen F, Holzapfel D, et al (2012) Nervenläsionen nach minimal-invasiver Hüftendoprothetik. Orthopäde 41:354–364. ▶ https://doi.org/10.1007/s00132-011-1890-7

Kapila AT, Ray S, Lal V (2022) Tolosa-Hunt Syndrome and IgG4 diseases in Neuro-Ophthalmology. AIAN 25(2):S83-90

Kirsch A, Nobis H, Pink U (2004) Retraktionssyndrom. Besonderheiten der Abduktion im Vergleich zur Abduzensparese. orthoptik-pleoptik 28:35–45

Kolling GH (2013) Genese und Mechanik von Strabismus sursoadductorius und kongenitalem Brown-Syndrom. orthoptik-pleoptik 36:11–20

Kömpf D (1998) Okulomotoriusparese. in: Huber A, Kömpf D (Hrsg.) Klinische Neuroophthalmologie. Thieme Verlag, Stuttgart, NewYork, S. 418–429

Kroll J, Pitz S, Brockmann MA (2019) Orbitale Manifestation der IgG4-assoziierten Erkrankung: eine Fallserie – Klin Monatsbl Augenheilkd 236(1):25–30

Langner S, Schroeder HW, Hosten N, Kirsch M (2012) Diagnostik neurovaskulärer Kompressionssyndrome. Rofo 184(3):220–228

Lee AG, Brazis PW (1998) Clinical Pathways in Neuro-ophthalmology: An Evidence-based Approach. Thieme, New York

Lee SK, Lee MS (2022) Ocular neuromyotonia: a review of diagnosis and treatment. Curr Opin Ophthalmol 33(6):465–470

Lieb W (2021) Idiopathische orbitale Entzündungen. Ophthalmologe 118:777–786

Matejčík V, Haviarová Z, Kuruc R (2024) Variability in the peripheral nervous system. In: Peripheral Nervous System. Springer, Cham. ▶ https://doi.org/10.1007/978-3-031-73744-2_1

Miller NR, Lee AG (2004) Adult-onset acquired oculomotor nerve paresis with cyclic spasms: relationship to ocular neuromyotonia. Am J Ophthalmol 137:70–76

Morrow MJ, Sharpe JA, Ranalli PJ (1990) Superior oblique myokymia associated with a posterior fossa tumor: oculographic correlation with an idiopathic case. Neurology 40(2): 367–370

Mühlendyck H (1996) Jaensch-Brown-Syndrom – Ursache und operatives Vorgehen Klin Monbl Augenheilkd 208(1):37–47

Mühlendyck H, Ehrt O (2020) Atavistischer Obliquus-superior-Brown-Syndrom: Ätiologie der verschiedenen Arten von Motilitätsstörungen beim kongenitalen Brown-Syndrom. Die Ophthalmologie 117(1):1–18

Nentwich MM, Nentwich MF, Maertz J, Brandlhuber U, Rudolph G (2015) Kongenitale kraniale Dysinnervationssyndrome (CCDD). Klin Monbl Augenheilk 232(3):275–280

Scharwey K, Krzizok T, Samii M, Rosahl SK, Kaufmann H (2000) Remission of superior oblique myokymia after microvascular decompression. Ophthalmologica 214(6):426–428

Schneider P, Bjerre A (2024) An evaluation of 30 years' experience in the use of botulinum toxin injections in the management of sixth nerve palsies. Strabismus 8:1–9

Siepmann K, Herzau V (2005) Ist der einseitige Strabismus sursoadductorius eine paretische Störung? – Kernspintomographische Untersuchungen. Klin Monatsbl Augenheilk 222(5):413–418

Spieth B, MacAskill M, Anderson T (2004) Der Einfluss von Morbus Parkinson auf die Ausführung von Sakkaden. orthoptik-pleoptik 28:68–80

Steffen H, Kaufmann H. (2020) Strabismus, 5. Aufl., Thieme Verlag, Stuttgart, S 416

Sturm V, Schöffler C (2010) Long-term follow-up of children with benign abducens nerve palsy. Eye 24:74–78

Thaller-Antlanger H (1988) Zum spontanen Verlauf des angeborenen Brown-Syndroms. Z Prakt Augenheilk 9:268–272

Thömke F (2008) Augenbewegungsstörungen. 2. Auflage, Thieme Verlag Stuttgart, S. 110

Wermund TK, Salchow D (2009) Die okuläre Neuromyotonie – klinisches Bild und Gedanken zur Pathogenese. Klin Monatsbl Augenheilkd 226:881–885

Wiendl H., Meisel A. et al., Diagnostik und Therapie myasthener Syndrome, S2k-Leitlinie, 2022, DGN, in: Deutsche Gesellschaft für Neurologie (Hrsg.), Leitlinien für Diagnostik und Therapie in der Neurologie. Online: ▶ www.dgn.org/leitlinien (zuletzt abgerufen am 28.04.2025)

Wüllner U. et al. (2019) Idiopathische intrakranielle Hypertension (IIH), S1Leitlinie, 2019. In: Deutsche Gesellschaft für Neurologie (Hrsg) Leitlinien für Diagnostik und Therapie in der Neurologie. ▶ www.dgn.org/leitlinien. (zuletzt abgerufen 28.04.2025)

Nystagmus

Inhaltsverzeichnis

10.1 Physiologische Nystagmusformen – 280
10.1.1 Optokinetischer Nystagmus (OKN) – 280
10.1.2 Nystagmus bei Reizung des Vestibularorgans – 281
10.1.3 Endstellnystagmus – 281
10.1.4 Willkürnystagmus – 282

10.2 Frühkindlicher und kindlicher Nystagmus – 282
10.2.1 Nystagmus latens – 282
10.2.2 Frühkindlicher idiopathischer Nystagmus – 283
10.2.3 Sensorischer Defekt-Nystagmus – 287
10.2.4 Spasmus nutans – 288

10.3 Erworbene Nystagmusformen – 289
10.3.1 Vestibuläre Nystagmusformen – 290
10.3.2 Nicht-vestibuläre Nystagmusformen – 290
10.3.3 Nystagmusähnliche Augenbewegungen – 290

Literatur – 290

© Der/die Autor(en), exklusiv lizenziert an Springer-Verlag GmbH, DE, ein Teil von Springer Nature 2025
C. Schöffler and B. Wahl, *Lehrbuch für die Orthoptik*,
https://doi.org/10.1007/978-3-662-71354-9_10

Der Begriff Nystagmus stammt aus dem Griechischen (nystagmos = nicken) und bedeutet Augenzittern. Damit ist eine periodische Abfolge von unwillkürlichen Augenbewegungen gemeint. Es gibt verschiedene Arten von Nystagmus, die man nach der Erscheinungsform oder auch der Ursache einteilen kann.

Man beurteilt bei einem Nystagmus verschiedene Aspekte:
- Die Schlagform:
  - der Rucknystagmus: Dieser besteht aus zwei Phasen.
    In der langsamen Phase driftet die Fovea vom Fixierobjekt weg. Die Fixation kann aufgrund einer Störung nicht ruhig gehalten werden.
    In der schnellen Phase erfolgt eine Sakkade als Korrekturbewegung. Sie stellt die foveolare Fixation des Fixierobjekt kurzfristig wieder her. Der Rucknystagmus wird nach der schnellen Phase benannt, z. B. ist ein Upbeat-Nystagmus ein Rucknystagmus mit der schnellen Phase nach oben.
  - der Pendelnystagmus: Dabei ist die Geschwindigkeit der Hin- und Herbewegung gleich.
  - Es kommen auch Mischformen vor. Die Schlagform eines Nystagmus kann sich im Laufe der Zeit aber auch noch verändern.
- Die Manifestation des Nystagmus:
  - Ein manifester Nystagmus ist bei monokularer und binokularer Fixation sichtbar.
  - Ein latenter Nystagmus ist nur bei monokularer Fixation sichtbar.
  - Ein manifest-latenter Nystagmus ist binokular sichtbar, verstärkt sich aber bei der Okklusion eines Auges.
- Die Symmetrie:
  - Ein assoziierter Nystagmus ist bezüglich der Schlagform, der Richtung und der Intensität an beiden Augen gleich ausgeprägt.
  - Ein dissoziierter Nystagmus ist an beiden Augen unterschiedlich ausgeprägt und ggf. auch nur an einem Auge sichtbar. Die Schlagform ist in der Regel an beiden Augen gleich, aber die Richtung und Intensität kann unterschiedlich ausgeprägt sein.
- Die Intensität:
  - Die Amplitude beschreibt die Länge der Bewegungsstrecke. Eine Hin- und Herbewegung nennt man eine Periode.
  - Die Frequenz beschreibt die Anzahl der Perioden pro Sekunde mit der Einheit Hertz. Je schneller die Augenbewegungen sind, desto höher ist die Frequenz.

> **Tipp für die Praxis**
>
> Es kann manchmal schwierig sein, die Schlagform eines Nystagmus mit bloßem Auge zu erkennen. Deshalb muss man sich Zeit nehmen, um die Augen über einen längeren Zeitraum, z. B. eine ganze Minute, zu beobachten. Dafür lässt man die Patientin in die Ferne schauen. Beim Blick in die Ferne ist der Nystagmus in vielen Fällen stärker ausgeprägt und kann deshalb besser beurteilt werden.
> Wenn Patientinnen es erlauben, kann man die Augen auch filmen. Bei einer reduzierten Wiedergabegeschwindigkeit lassen sich schnelle und langsame Nystagmusphasen oft besser unterscheiden.

Es gibt physiologische und pathologische Nystagmusformen.

10.1 Physiologische Nystagmusformen

Einige Nystagmusformen treten physiologisch auf:
- der optokinetische Nystagmus
- der vestibuläre Nystagmus
- der Endstellnystagmus

10.1.1 Optokinetischer Nystagmus (OKN)

Der optokinetische Nystagmus ist ein Rucknystagmus. Er wird durch die Bewegung der

Umwelt ausgelöst, z. B. beim Blick aus dem Fenster im Zug. Dabei verschiebt sich das Netzhautbild, was eine Folgebewegung auslöst. Am Ende der Bewegungsstrecke kann dem Fixierobjekt nicht mehr gefolgt werden. Deshalb muss eine Sakkade in die entgegengesetzte Richtung ausgeführt werden, um das nächste Objekt zu fixieren. Der OKN besteht aus dem ständigen Wechsel von Folgebewegungen und Refixationssakkaden. ▶ Abschn. 6.2.1

Der Ausfall des OKN kann ein Zeichen für eine Störung im Kleinhirn, im Kortex oder auch im Hirnstamm sein.

10.1.2 Nystagmus bei Reizung des Vestibularorgans

Der vestibuläre Nystagmus ist ein Rucknystagmus. Er wird durch die Reizung der Sinneszellen in den Bogengängen ausgelöst, basiert also auf dem vestibulo-okulären Reflex. ▶ Abschn. 6.2.2

Dreht man den Kopf in eine Richtung, führt das zu einer kompensatorischen Augenbewegung in die Gegenrichtung. Die Endolymphe in den Bogengängen des Vestibularorgans reizt die Sinneszellen:
— Der Bogengang auf der Seite, zu der gedreht wird, wird gereizt.
— Der kontralaterale Bogengang wird gehemmt.

Dreht man sich längere Zeit in eine Richtung, kommt es zu einer Anpassung der Signale vom Vestibularorgan. Wird die Drehbewegung aber angehalten, bewegt sich die Endolymphe aufgrund der Trägheit noch etwas in die ursprüngliche Drehrichtung weiter. Dadurch erfolgt eine umgekehrte Reizung der Sinneszellen in den Bogengängen:
— Der Bogengang auf der Seite, zu der gedreht wurde, wird nun gehemmt.
— Der kontralaterale Bogengang wird nun gereizt.

Deshalb tritt wieder ein Nystagmus auf, obwohl der Kopf nun stillsteht. Das nennt man einen postrotatorischen Nystagmus. Dieser erschöpft sich nach einiger Zeit und verschwindet wieder von allein.

> ▶ **Beispiel für einen postrotatorischen Nystagmus**
>
> Auf einem Drehstuhl dreht man sich rechts herum. Die Augen machen eine kompensatorische Augenbewegung nach links (langsame Phase). Am Anschlag der Bewegungsstrecke kommt es zu einer Korrektursakkade nach rechts (schnelle Phase). Es kommt zu einem Rechtsrucknystagmus.
> Dreht man sich auf dem Drehstuhl immer weiter, stoppt der Rechtsrucknystagmus wieder.
> Hält man die Drehbewegung plötzlich an, entsteht das Gefühl, man drehe sich nach links. Die Augen machen nun eine kompensatorische Augenbewegung nach rechts und eine Korrektursakkade nach links. Es kommt zu einem postrotatorischer Linksrucknystagmus. ◀

■ ■ Kalorische Reizung

Die Bogengänge werden nicht nur durch Kopfbewegungen gereizt. Wird das Ohr mit warmem oder kaltem Wasser gespült, kommt es auch zu Bewegungen der Endolymphe in den Bogengängen. Diese Bewegungen haben den gleichen Effekt wie die, welche durch Kopfbewegungen ausgelöst werden.

10.1.3 Endstellnystagmus

Der Endstellnystagmus tritt bei vielen Menschen auf, wenn sie ihre Augen bis fast an das Ende der physiologischen Bewegungsstrecke bewegen, also über 35°. Es kommt dann zu einem kleinen Abdriften zurück in die Richtung der Primärposition. Wird die Blickrichtung weiterhin gefordert, kommt es zu einer Korrektursakkade in die ursprüngliche Blickrichtung. Die Amplitude ist in der Regel sehr klein. Diesen Rucknystagmus sieht man nur für eine kurze Zeit (bis ca. 20 s). Danach verschwindet er, man sagt auch, der Endstellnystagmus ist erschöpflich. Wenn er nicht erschöpflich ist, spricht das für einen Blickrichtungsnystagmus und muss abgeklärt werden.

Der Endstellnystagmus ist häufig in den Seitblicken zu sehen, seltener im Auf- oder

Abblick. Er kann durch ein Bildwackeln bemerkt werden.

10.1.4 Willkürnystagmus

Der sogenannte Willkürnystagmus ist eigentlich nur eine Abfolge von sehr kurzen Sakkaden, die sehr schnell hin und her ausgeführt werden. Nur wenige Menschen können dieses hochfrequente Zittern auslösen. Oft wird er von einem Konvergenzimpuls oder einem leichten Lidschluss begleitet. Die Fähigkeit für einen Willkürnystagmus kann vererbt werden.

Der Willkürnystagmus wird, wie der Name sagt schon, willentlich ausgelöst. Meistens kann er aber nur kurz aufrechterhalten werden. In der Regel verschwindet das Zittern, wenn man aufgefordert wird, die Augen weit zu öffnen und nicht zu blinzeln.

10.2 Frühkindlicher und kindlicher Nystagmus

Verschiedene Nystagmusformen treten bereits im frühen Kindesalter auf. Sie können ein Hinweis auf eine andere Erkrankung sein oder auch idiopathisch auftreten.

10.2.1 Nystagmus latens

Synonym: Latenter Nystagmus, Nystagmus vom Latens-Typ, Fusion-maldevelopment nystagmus syndrome (FMNS).

Der Nystagmus latens ist ein Zeichen für eine frühe Störung in der Entwicklung des Binokularsehens.

10.2.1.1 Ätiologie und Pathomechanismus

Ein Nystagmus latens entsteht, wenn sich in den ersten Lebensmonaten im visuellen Kortex keine Binokularneurone gebildet haben. Er ist ein typisches Zeichen eines frühkindlichen Schielsyndroms. Er kann aber auch bei anderen Störungen des Binokularsehens im frühen Kindesalter auftreten, z. B. bei einer einseitigen kongenitalen Katarakt. Meistens wird er nur sichtbar, wenn sehr tief supprimiert oder ein Auge okkludiert wird.

— Innerhalb der ersten 3 Lebensmonate kann bei monokularer Fixation nur auf nasal gerichtete Bewegungen von Objekten im Außenraum reagiert werden. Es werden kompensatorische Augenbewegungen ausgeführt. Auf temporal gerichtete Bewegungen wird nicht reagiert (naso-temporale Asymmetrie des OKN). ▶ Abschn. 8.1.1. Mit der Entwicklung der Binokularneurone in den ersten 3 Lebensmonaten ist die Reaktion in beide Richtungen möglich.
— Wenn sich das Binokularsehen nicht richtig entwickelt, bleibt die naso-temporale Asymmetrie des OKN erhalten. Das Abdriften des fixierenden Auges nach nasal wird deshalb verspätet bemerkt. Die foveolare Fixation wird dann mit einer Sakkade nach temporal wiederhergestellt. Dieser Wechsel zwischen Abdriften und Korrektursakkaden entspricht dem Nystagmus latens.

Früher nahm man an, dass der Nystagmus latens zuerst entsteht und das frühkindliche Einwärtsschielen daraus folgte, um den Nystagmus zu beruhigen (Nystagmus-Blockierungs-Syndrom). Mittlerweile weiß man, dass das Schielen die Entwicklung der Binokularneurone behindert und der Nystagmus daraus resultiert.

10.2.1.2 Erscheinungsbild

Der Nystagmus latens ist ein assoziierter Rucknystagmus, der immer zur Seite des fixierenden Auges schlägt. Bei Rechtsfixation kommt es zum Rechtsrucknystagmus, bei Linksfixation kommt es zum Linksrucknystagmus.

Die Amplitude ist in Adduktion geringer als in Abduktion. Man unterscheidet die Intensität auch danach, ob der Nystagmus latens bereits in Adduktion sichtbar ist oder erst in Primärposition oder nur in Abduktion. Die Beurteilung erfolgt in der Regel bei der Funduskopie, weil der Nystagmus dann durch die Vergrößerung deutlicher zu sehen ist.

10.2 · Frühkindlicher und kindlicher Nystagmus

Nice to know
Der Nystagmus latens sieht bei monokularer Sehweise immer gleich aus. Bei starker einseitiger Visusminderung kann der latente Nystagmus manifest werden, d. h. er zeigt sich auch, wenn beide Augen offen sind. Je nach Ausprägung kann man unterschiedliche Augenbewegungen sehen:
- Die Fixation kann durch Fixationsunterbrechungen (square wave jerks) gestört sein.
- Es kann sich ein torsionaler Nystagmus zeigen.
- Es kann sich ein manifester Rucknystagmus zur Seite des Führungsauges zeigen. Die Frequenz und die Amplitude sind binokular aber geringer als monokular.

Die monokulare Sehschärfe ist durch die Verstärkung des Nystagmus bei monokularer Fixation schlechter. Die Patientinnen mit latentem Nystagmus fixieren meistens in Adduktion und nehmen dafür eine Kopfwendung zur Seite des fixierenden Auges ein. Das verbessert die Abbildungsqualität. Bei einem höheren Refraktionsfehler verschlechtert sie sich aber durch die Kopfwendung wieder, weil nicht mehr durch die optische Mitte des Brillenglases geschaut wird. Ein Bildwackeln wird in der Regel nicht bemerkt.

■■ Besonderheiten bei der Visusprüfung bei einem Nystagmus latens
Bei der monokularen Visusprüfung verstärkt sich der Nystagmus unter einer normalen Okklusion. Die Sehschärfe wird deshalb schlechter eingeschätzt als sie ist. Um den Nystagmus auch unter monokularen Bedingungen nicht zu verstärken, kann man das nicht geprüfte Auge:
- Mit einer Mattfolie oder dem Spielmann-Cover abdecken: Es erhält noch Lichtreize, so dass der Nystagmus sich nicht deutlich verstärkt.
- Mit hohem Plusglas vernebeln, z. B. + 8,0dpt.

10.2.1.3 Therapie
Der Nystagmus latens kann nicht behandelt werden. Er muss aber berücksichtigt werden, wenn Augenmuskeloperationen geplant werden. Liegt bei binokularer Sehweise eine ausgeprägte Kopfzwangshaltung zur Nystagmusberuhigung vor, dann wird bei einem frühkindlichen Innenschielen am Führungsauge operiert. Die Rücklagerung des M. rect. medialis schwächt die Adduktion, so dass postoperativ bereits im Geradeausblick ein erhöhter Adduktionsimpuls den Nystagmus latens beruhigt.

Der Nystagmus latens beeinflusst ggf. auch die Durchführung einer Amblyopiebehandlung. Wird eine faziale Okklusion durchgeführt, so verstärkt sich der Nystagmus anfangs deutlich. Längere Okklusionszeiten am Stück sind deshalb besser als mehrere kurze Okklusionszeiträume. Eine geeignete Alternative wäre eine Penalisation mit Atropin, bei der beide Augen offenbleiben.
▶ Abschn. 7.5.2

10.2.2 Frühkindlicher idiopathischer Nystagmus

Synonym: congenital idiopathic nystagmus (CIN), kongenitaler motorischer Nystagmus

Der kongenitale idiopathische Nystagmus besteht selten von Geburt an. Meistens entwickelt er sich innerhalb der ersten 3 Lebensmonate, also in der Zeit, in der sich die Fixation und das Blickfolgesystem stabilisieren müssten.

10.2.2.1 Ätiologie und Pathomechanismus
Bei einem kongenitalen idiopathischen Nystagmus (CIN) gibt es keine auslösende Erkrankung, d. h. die Ursache ist unbekannt. Es wird eine Störung im Blickfolgesystem vermutet, die wohl auch vererbt werden kann. (Brodsky 2021)

10.2.2.2 Erscheinungsbild
Die typischen Symptome des frühkindlichen idiopathischen Nystagmus sind:
- die assoziierte Schlagform: Am häufigsten findet man eine horizontale Bewegungsrichtung, ggf. kombiniert mit rotatorischen Bewegungen, sehr selten mit vertikalen Anteilen. (Abadi & Bjerre 2002)
- die gemischte Schlagform: Es kann ein Pendel- und/oder Rucknystagmus vorliegen. Beim Rucknystagmus steigert sich

die Geschwindigkeit in der langsamen Phase, so dass der Eindruck eines hochfrequenten Pendelnystagmus entstehen kann.
- Zu Beginn ist der Nystagmus oft noch sehr grobschlägig und unregelmäßig. Im Verlauf des ersten Lebensjahres entsteht dann die typische Schlagform und der Nystagmus erscheint regelmäßiger. Dies ist aber kein Zeichen einer Besserung.
- Die nur leichte Beeinträchtigung der Sehentwicklung: Der Visus mit optimaler Korrektur ist im Erwachsenenalter meistens besser als 0,63.
- Meist besteht Parallelstand und gutes Binokularsehen, es kann aber auch ein Schielen vorliegen
- Die Verstärkung der Nystagmusintensität bei Fixation (Fixationsnystagmus): Die Amplitude und/oder Frequenz nehmen bei einer Fixationsanforderung oder bei psychischer Belastung zu. Im Schlaf oder bei geschlossenen Augen wird der Nystagmus ruhiger.
- Eine Neutralzone oder Nullzone: Häufig findet sich eine Blickrichtung, in der der Nystagmus viel ruhiger ist. Diese kann im Geradeausblick liegen. Oft liegt sie aber im Seitblick und wird durch das Einnehmen einer Kopfzwangshaltung genutzt.
- Die Beruhigung durch die Konvergenz: In vielen Fällen ist der Nystagmus ruhiger beim Blick in die Nähe. Bei einigen Patientinnen beruhigt sich der Nystagmus vollständig, wenn stark konvergiert wird.
- Die gestörte Blickmotorik:
    - Der optokinetische Nystagmus kann horizontal schlechter ausgelöst werden als vertikal.
    - Der vestibulo-okuläre Reflex kann nicht ausreichend gehemmt werden.
    - Die Folgebewegungen sind sakkadiert.

Weitere und z. T. seltene Symptome sind:
- Ein Astigmatismus: Es wird vermutet, dass sich durch den horizontalen Nystagmus die Hornhaut verformt. Dies führt zu einer stärkeren Brechung im vertikalen Meridian.
- Ein Head nodding (Kopfwackeln): Das Head nodding tritt oft nur bei Aufregung auf. Es ist aber keine Kompensation für die Augenbewegungen, das Kopfwackeln ist langsamer als das Augenzittern.
- Die Überlagerung durch einen latenten Nystagmus: Durch eine Störung der Binokularentwicklung kann es zusätzlich zu einem latenten Nystagmus kommen. Dann findet sich in der Regel auch ein Schielen. Durch den Nystagmus latens mit einem Einwärtsschielen kommt es zu einer Fixation in Adduktion, die man aber nicht mit einer Neutralzone des frühkindlichen idiopathischen Nystagmus verwechseln darf.
- Die Wahrnehmung von Bildwackeln (Oszillopsie): Man nimmt zwar an, dass bei einem so früh entstandenen Nystagmus keine Oszillopsie auffällt. Auf Nachfrage geben aber einige Patientinnen an, dieses zumindest zeitweise zu bemerken.
- Eine extreme Kopfwendung: Selten kommt es vor, dass die Augen durch eine Kopfdrehung bis an das Ende der Bewegungsstrecke gebracht werden, um die Nystagmusamplitude zu verkleinern.

Sonderform frühkindlicher periodisch alternierender Nystagmus

Wenn die Neutralzone nicht stabil ist und die Patientinnen eine wechselnde Kopfwendung einnehmen, spricht man vom periodisch alternierenden Nystagmus (PAN). Es handelt sich immer um einen Rucknystagmus. Die Schlagrichtung ändert sich im Geradeausblick regelmäßig. Während die Augen nach rechts rucken, liegt die Neutralzone im Linksblick. Während die Augen nach links rucken, liegt die Neutralzone im Rechtsblick.

10.2.2.3 Differentialdiagnostische Untersuchungen

Die wichtigste Differentialdiagnose zum frühkindlichen idiopathischen Nystagmus ist der sensorische Defekt-Nystagmus. Deshalb konzentriert sich die Untersuchung als erstes auf den Ausschluss einer visusmindernden Erkrankung. Da die Sehschärfe aber im frühen Kindesalter noch nicht verlässlich geprüft werden kann, erfolgt der Ausschluss eines sensorischen Defekt-Nystagmus zunächst

10.2 · Frühkindlicher und kindlicher Nystagmus

durch die Beurteilung der vorderen und hinteren Augenabschnitte.

Wenn ein sensorischer Defekt ausgeschlossen werden konnte, steht die Visusentwicklung im Vordergrund. Dafür sind die folgenden Untersuchungen notwendig:
- eine regelmäßige Refraktionsbestimmung in Zykloplegie
- eine regelmäßige Visusprüfung
- der Ausschluss eines Schielens durch die Beurteilung der Augenstellung und des Binokularsehens mithilfe altersentsprechender Untersuchungsmethoden

Für die Entscheidung über eine operative Therapiemöglichkeit sind weitere Untersuchungen sinnvoll:
- die Kopfzwangshaltung in der Ferne und in der Nähe ausmessen bzw. die Lage der Neutralzone beurteilen
- wie stark sich der Nystagmus über die Konvergenz beruhigt, zusätzlich durch die fusionale Konvergenz bei der Messung der horizontalen Fusionsbreite
- die Stellungsbeurteilung, besonders eine mögliche Heterophorie muss ausgemessen werden. Bei einem grobschlägigen Nystagmus kann es sinnvoll sein, objektive Messmethoden durch subjektive zu ersetzen, z. B. mit einem Hellrotglas oder an der Tangentenskala.
- die Bestimmung des Binokularsehens unter möglichst natürlichen, wenig dissoziierenden Bedingungen
- ein Prismentrageversuch

10.2.2.4 Therapie

In den ersten Lebensjahren steht die konservative Therapie im Vordergrund. Zur bestmöglichen Unterstützung der Visusentwicklung werden regelmäßig der Visus und die Refraktion überprüft und eine Vollkorrektur verordnet.

> **Was ist bei der Korrektur eines Refraktionsfehlers bei einem Nystagmus zu beachten?**
>
> Die Brille muss so angepasst werden, dass das Fixieren durch die optische Mitte möglich ist, was besonders bei größeren Kopfzwangshaltungen herausfordernd sein kann. Werden die Brillengläser nicht ausreichend dezentriert, entstehen prismatische Nebenwirkungen, die vor allem bei einer Anisometropie eine fusionale Belastung oder Entlastung bedeuten können. Bei einer höheren Hyperopie können die prismatischen Nebenwirkungen der Brillengläser zu weniger Kopfwendung führen.
>
> Die Brillenfassung muss möglichst groß und dünn sein, damit in der bevorzugten Blickrichtung das Blickfeld möglichst wenig beeinträchtigt wird.
>
> Alternativ zur Brille können Kontaktlinsen einige dieser Probleme umgehen. Sie bewegen sich in alle Blickrichtungen mit. Dadurch entstehen keine prismatischen Nebenwirkungen. Aber vor allem wird immer durch die optische Mitte der Korrektur geschaut, so dass die bestmögliche Netzhautabbildung gewährleistet wird.

Eine langfristige Behandlung mit Prismen ist meist nicht möglich, weil die einzuschleifenden Prismen zu stark sein müssten. Denkbar wäre das Tragen von blickverlagernden Prismen in der Brille bei einer nur geringen Kopffehlhaltung. Prismen mit der Basis außen können probiert werden, wenn eine mäßige fusionale Konvergenz schon zu einer deutlichen Nystagmusberuhigung führt.

Der Orthoptistin kommt aber auch eine beratende Funktion zu, z. B.:
- für die Sitzplatzwahl in der Schule
- im interdisziplinären Austausch, z. B. mit Physiotherapeutinnen um Folgeschäden durch die Kopfzwangshaltung vorzubeugen

▪▪ Operative Therapie beim frühkindlichen idiopathischen Nystagmus

Über eine operative Therapie wird im Vorschul- oder Schulalter entschieden. Diese ist nicht notwendig oder sinnvoll, wenn der Visus mindestens 0,63 ist und keine auffällige Kopfzwangshaltung besteht.

Die Augenmuskeloperation hat das Ziel, den Nystagmus im Geradeausblick zu beruhigen und damit ggf. die Sehschärfe zu verbessern. Es gibt zwei Möglichkeiten, vorhandene Mechanismen der Nystagmusberuhigung operativ auszunutzen:

Blickverlagernde Operation Wird eine lateralisierte Neutralzone durch eine Kopfzwangshaltung genutzt, kann diese durch eine Blickverlagerung in den Geradeausblick verschoben werden.

Anderson-Operation: Die Muskeln, die in der Kopfzwangshaltung kontrahiert sind, werden durch eine langstreckige Rücklagerung geschwächt. Dadurch bestehen in Primärposition die Innervationsverhältnisse, die vorher in der Kopfzwangshaltung bestanden haben.

> ▶ **Beispiel Anderson-Operation**
> Eine Rechtswendung zeigt an, dass die Neutralzone im Linksblick liegt. Der rechte M. rect. medialis und der linke M. rect. lateralis werden durch die Rücklagerung so geschwächt, dass bereits im Geradeausblick eine Linksblickinnervation aufgebracht werden muss. ◀

Kestenbaum-Operation: Die Muskeln, die in der Kopfzwangshaltung kontrahiert sind, werden durch eine langstreckige Rücklagerung geschwächt. Die Muskeln, die in der Kopfzwangshaltung gehemmt sind, werden durch eine Verkürzung gestärkt.

Die Dosierung der blickverlagernden Operation wird durch einen Prismentrageversuch ermittelt.

Dafür werden beidseits Prismen mit der Basis zur Seite der Kopfwendung gegeben, bis unter Visusbelastung keine Kopfzwangshaltung mehr gemessen werden kann. Die benötigte Prismenstärke kann für den Blick in die Ferne und die Nähe unterschiedlich sein.

Artifizielle Divergenz-Operation Wenn der Nystagmus über die Konvergenz beruhigt wird, kann operativ ein geringes divergentes Schielen herbeigeführt werden. Dafür wird der M. rect. medialis beidseits rückgelagert oder an einem Auge die Rücklagerung des M. rect. medialis mit der Verkürzung des M. rect. lateralis kombiniert. Diese artifizielle Divergenz muss postoperativ bereits in der Ferne durch andauernde fusionale Konvergenz kompensiert werden.

Die künstlich hervorgerufene Exophorie muss permanent kompensiert werden. Dies birgt die Gefahr von asthenopischen Beschwerden. Deshalb muss bereits vor der Operation im Prismentrageversuch die Dauerbelastung der fusionalen Konvergenz getestet werden. Dazu misst man die horizontale Fusionsbreite mit Prismen Basis außen in der Ferne. Die Prismen sollten beim Prismentrageversuch möglichst symmetrisch auf beide Augen verteilt werden.

Gibt es eine lateralisierte Neutralzone und eine zusätzliche Beruhigung über die Konvergenz, können auch beide Methoden kombiniert werden.

Kann keine Nystagmusberuhigung über eine Kopfzwangshaltung oder über die Konvergenz nachgewiesen werden, können alle vier Horizontalmotoren rückgelagert werden. Diese Schwächung soll die Nystagmusintensität durch eine Verkleinerung der Amplitude verringern.

■■ Weitere Methoden zur Nystagmusberuhigung

Eine medikamentöse Nystagmusberuhigung kann im Erwachsenenalter ggf. mit neuroaktiven Substanzen, z. B. Gabapentin, probiert werden. (McLean et al. 2007)

Es gibt auch komplementäre Methoden wie autogenes Training oder Biofeedback, die bei starkem Leidensdruck durchgeführt werden können, z. B. um dem Effekt der Verstärkung des Nystagmus bei Aufregung entgegenzuwirken.

10.2.2.5 Prognose

Der frühkindliche idiopathische Nystagmus kann nicht geheilt werden. Man kann ihn aber therapeutisch positiv beeinflussen.

Die messbare Sehschärfenverbesserung durch die operative Therapie ist in der Regel nicht so groß. Aber die Beruhigung des Nystagmus wird trotzdem von den Patientinnen oft als deutliche Besserung beschrieben.

Nach einer blickverlagernden Augenmuskeloperation besteht eine unauffälligere Kopfhaltung, so dass weniger orthopädische Beschwerden im Hals- und Schulterbereich auftreten und die Patientinnen im sozialen Umfeld besser zurechtkommen. Eine geringe Überkorrektur der Kopfhaltung gilt als prognostisch günstig für einen langfristig guten Operationseffekt.

Bei der artifiziellen Divergenz kann es langfristig zum Verlust der Fusion kommen. Dann geht der ursprüngliche Effekt der Nystagmusberuhigung verloren. Außerdem ist eine erneute Augenmuskeloperation zur Korrektur des divergenten Schielens nötig.

10.2.3 Sensorischer Defekt-Nystagmus

Synonym: sensory deficit nystagmus (SDN), infantile nystagmus with ocular pathology

Bei einem sensorischen Defekt-Nystagmus liegt immer eine auslösende, beidseitige Augenerkrankung vor.

10.2.3.1 Ätiologie und Pathomechanismus

Wenn in den ersten Lebensmonaten die Entwicklung einer stabilen Fixation an beiden Augen behindert wird, entsteht ein Nystagmus. Bei den Störungen sind die brechenden Medien, die Netzhaut oder die Sehnerven betroffen, z. B.:
— eine beidseitige Medientrübung, z. B. eine beidseitige kongenitale Katarakt
— eine Augenfehlbildung, z. B. eine Aniridie
— ein Albinismus
— eine erbliche Netzhauterkrankung, z. B. eine Achromatopsie
— eine Frühgeborenenretinopathie

10.2.3.2 Erscheinungsbild

Der sensorische Defekt-Nystagmus hat eine ähnliche Erscheinungsform wie der frühkindliche idiopathische Nystagmus und muss deshalb immer als mögliche Differentialdiagnose berücksichtigt werden. ▶ Abschn. 10.2.2.2 Das wichtigste Unterscheidungsmerkmal ist das Vorhandensein einer Erkrankung, die die Sehentwicklung behindert. Die Symptome sind:
— die assoziierte Schlagform
— oft ein Pendelnystagmus, der im Verlauf ggf. in eine gemischte Schlagform übergehen kann
— die starke Beeinträchtigung der Sehentwicklung: Der Visus mit optimaler Korrektur ist im Erwachsenenalter selten besser als 0,3.
— die Verstärkung der Nystagmusintensität bei Fixation
— die gestörte Blickmotorik
— oft ein Astigmatismus
— ggf. eine lateralisierte Neutralzone mit resultierender Kopfzwangshaltung
— ggf. eine Beruhigung über die Konvergenz
— ggf. Oszillopsie
— ggf. Head nodding

Weitere Symptome richten sich nach der zugrunde liegenden Erkrankung, z. B. eine Blendempfindlichkeit bei Albinismus oder Aniridie.

Nice to know
Der Blindennystagmus ist eine Sonderform des sensorischen Defekt-Nystagmus. Bei jeder früh erworbenen Blindheit treten auffällige unwillkürliche Augenbewegungen auf. Sie zeigen in der Regel eine sehr gemischte Schlagform und Richtung auf und können sogar dissoziiert sein. Die Intensität variiert oft stark: Müdigkeit hemmt den Blindennystagmus, Aufregung verstärkt ihn.

10.2.3.3 Differentialdiagnostische Untersuchungen

Viele der o. g. Ursachen können vererbt werden, so dass der Nachweis der zugrundeliegenden Erkrankung im Vordergrund der Diagnostik steht. Einige typische Grunderkrankungen, die einen sensorischen Defekt-Nystagmus auslösen, sollen hier kurz erläutert werden.

■■ **Albinismus**
Beim Albinismus ist die Pigmentierung im Auge isoliert (okulärer Albinismus) oder gemeinsam mit der Haut und den Haaren (okulokutaner Albinismus) gestört. Die okuläre Form kann X-chromosomal vererbt werden oder wie die okulokutane Form, die autosomal rezessiv vererbt wird.

Typische Symptome sind:
- eine ausgeprägte Lichtempfindlichkeit
- eine herabgesetzte Sehschärfe: meist 0,2 bis 0,4
- reduziertes Binokularsehen mit oder ohne Schielen durch eine vermehrte Kreuzung der Sehnervenfasern im Chiasma
- ein heller Fundus mit durchscheinenden chorioretinalen Gefäßen und einer Foveahypoplasie
- häufig eine Optikushypoplasie
- eine Durchleuchtbarkeit der Iris (Kirchenfensterphänomen), die ggf. nur an der Iriswurzel sichtbar ist

Der Schwerpunkt der Therapie ist es, die bestmöglichen Sehbedingungen zu schaffen. Es sind in jedem Fall Lichtschutzgläser zu verordnen, auch wenn kein wesentlicher Refraktionsfehler vorliegt.

▪▪ Aniridie
Die Aniridie ist eine erbliche Erkrankung, bei der die Iris ganz oder teilweise fehlt. Je nach Ausprägung besteht ein Visus von 0,05 bis 0,3. Die Patientinnen sind sehr lichtempfindlich. Es muss eine Untersuchung der Nieren erfolgen, um einen Wilms-Tumor auszuschließen, der mit einer Aniridie gemeinsam auftreten kann.

Der Schwerpunkt der Therapie ist es, die bestmöglichen Sehbedingungen zu schaffen. Es sind in jedem Fall Kantenfiltergläser zu verordnen, auch wenn kein wesentlicher Refraktionsfehler vorliegt.

▪▪ Achromatopsie
Die Achromatopsie ist eine erbliche Erkrankung, bei der eine Zapfenblindheit vorliegt.
Typische Symptome sind:
- eine extreme Lichtempfindlichkeit, so dass die Augen typischerweise zugekniffen werden
- eine herabgesetzte Sehschärfe je nach Ausprägung 0,1 bis ca. 0,6
- ein pathologisches photopisches ERG

Der Schwerpunkt der Therapie ist es, die bestmöglichen Sehbedingungen zu schaffen. Es sind in jedem Fall Kantenfiltergläser zu verordnen, auch wenn kein wesentlicher Refraktionsfehler vorliegt.

Alle orthoptischen Untersuchungen sind wie beim frühkindlichen idiopathischen Nystagmus durchzuführen. ▶ Abschn. 10.2.2.3
Der Einordnung des Sehvermögens ist für die Diagnosestellung und Therapieplanung wichtig, allerdings im frühen Kindesalter oft nicht zuverlässig möglich. In einigen Fällen, z. B. wenn die visusmindernde Erkrankung im Rahmen von Syndromen mit einer generalisierten Entwicklungsstörung auftritt, ist diese ggf. besser in Zentren für Blinde und Sehbehinderte möglich.

Der visuellen Frühförderung kommt gerade in der ersten Zeit nach der Diagnosestellung eine besondere Rolle zu. Außerdem können Selbsthilfegruppen für die Eltern eine wichtige Unterstützung sein.

Eine humangenetische Analyse und Beratung können für Patientinnen mit sensorischem Defekt-Nystagmus von großer Bedeutung sein, auch wenn diese in der Regel für die Patientinnen nicht therapierelevant ist. Die Kenntnis über einen Vererbungsgang der visusmindernden Grunderkrankung kann für die Familienplanung von Interesse sein und ggf. zu einer frühzeitigen Abklärung und der Einleitung einer möglichen Therapie bei neugeborenen Familienmitgliedern führen.

10.2.3.4 Therapie und Prognose
Der sensorische Defekt-Nystagmus selbst ist nicht behandelbar. Er kann sich aber teilweise zurückbilden, wenn die auslösende Erkrankung rechtzeitig beseitigt wird.

Die Intensität des Nystagmus kann ggf. durch die gleichen Maßnahmen reduziert werden wie beim frühkindlichen idiopathischen Nystagmus. ▶ Abschn. 10.2.2.4 Allerdings ist eine Verbesserung der Sehschärfe dadurch nicht möglich, weil diese durch die Grunderkrankung reduziert ist.

10.2.4 Spasmus nutans

Der Spasmus nutans ist eine harmlose erworbene Nystagmusform im frühen Kindesalter, die sich spontan zurückbildet. Der Begriff leitet sich aus dem Lateinischen ab: spasmus (Krampf) und nutare (nicken).

10.2.4.1 Ätiologie und Pathomechanismus

Die Ursache ist unbekannt. Meistens tritt der Spasmus nutans sporadisch auf. Es gibt aber auch eine genetische Disposition, so dass eine familiäre Häufung auftreten kann.

10.2.4.2 Erscheinungsbild

Der Spasmus nutans tritt zwischen dem 4. bis 12. Lebensmonat auf, selten später.

Er zeigt sich in einer typischen Trias aus (Gottlob & Reinecke 1996):
- Nystagmus
  - Meistens besteht ein Pendelnystagmus, der überwiegend horizontal ist, aber auch gemischt mit einer vertikalen und torsionalen Komponente.
  - Die Frequenz ist mittel bis hoch, die Amplitude meistens klein.
  - Der Nystagmus ist deutlich dissoziiert und ist teilweise sogar nur monokular sichtbar.
  - Der Spasmus nutans kann von einem latenten Nystagmus überlagert sein.
- Kopfwackeln (Head nodding)
  - Das Kopfwackeln verstärkt sich bei intensiver Fixation.
  - Die Richtung der Kopfbewegungen ist den Augenbewegungen entgegengesetzt, so dass der Nystagmus dadurch ruhiger wird. Das Kopfwackeln scheint also eine kompensatorische Funktion zu haben.
- Kopffehlhaltung
  - Nur etwa die Hälfte der Patientinnen weisen eine Kopffehlhaltung auf. Es handelt sich dann meistens um eine Kopfdrehung und/oder Kopfneigung.
  - Die Kopffehlhaltung scheint keinen wesentlichen Einfluss auf die Nystagmusintensität zu haben.

Der Nystagmus bildet sich meist bis zum 3. bis 5. Lebensjahr zurück. Man kann den Spasmus nutans aber oft auch später noch elektrophysiologisch nachweisen, auch wenn er klinisch nicht mehr auffällt. Die Diagnose kann oft erst rückblickend gestellt werden, wenn sich der Spasmus nutans zurückgebildet hat.

Die Visusentwicklung wird durch den Spasmus nutans in der Regel nicht beeinträchtigt. Es kommt jedoch häufig zusätzlich zu einem Schielen und damit ggf. auch zu einer Amblyopie.

10.2.4.3 Differentialdiagnostische Untersuchungen

Es gibt Erkrankungen des Gehirns, die zu einem erworbenen Nystagmus führen, der einem Spasmus nutans sehr ähnelt (spasmus nutans-like disease), z. B. ein Optikusgliom oder eine Arachnoidalzyste. Deshalb sollte grundsätzlich eine kinderneurologische Untersuchung mit Bildgebung erfolgen, auch wenn keine weiteren Symptome wie z. B. eine Stauungspapille oder Optikusatrophie zu finden sind.

Eine wichtige Differentialdiagnose ist der frühkindliche Nystagmus, weil er etwa im gleichen Alter auffällig werden kann. Die Schlagform ist beim frühkindlichen Nystagmus aber assoziiert und tritt mit einer größeren Amplitude auf.

10.2.4.4 Therapie und Prognose

Der Spasmus nutans ist therapeutisch nicht zu beeinflussen. Wie bei jedem Kind mit einer Auffälligkeit während der Visusentwicklung sollte eine Skiaskopie in Zykloplegie erfolgen und ein relevanter Brechungsfehler ausgeglichen werden. Wenn zusätzlich ein Schielen vorliegt, wird ggf. eine Okklusionsbehandlung durchgeführt. Man behält die Kinder in regelmäßigen Kontrollen, auch mit einer Untersuchung des Organbefundes bis sich der Spasmus nutans zurückgebildet hat.

10.3 Erworbene Nystagmusformen

Ein erworbener Nystagmus kann in jedem Lebensalter auftreten, häufiger jedoch liegt der Beginn im Erwachsenenalter. Die Störung liegt oft im Gleichgewichtsorgan, dann spricht man von einem vestibulären Nystagmus. Es gibt aber auch verschiedene andere

Ursachen, die man unter nicht-vestibulären Formen zusammenfasst.

Ein Leitsymptom für einen erworbenen Nystagmus ist die Wahrnehmung der Bildbewegung (Oszillopsie).

10.3.1 Vestibuläre Nystagmusformen

Zu den vestibulären Nystagmusformen gehören unter anderem:
- der vestibuläre Spontannystagmus
- der benigne paroxysmale Lagerungsschwindel
- der zentrale Lagenystagmus

Man erkennt einen erworbenen vestibulären Nystagmus typischerweise daran, dass die Nystagmusintensität von der Lage des Körpers im Raum oder von Kopfbewegungen abhängig ist. Der zentrale Lagenystagmus ist z. B. ausgeprägter in der Seitenlage als bei aufrechter Körperhaltung. Oft wird der vestibuläre Nystagmus von Schwindelattacken und Übelkeit begleitet.

Bei einer typischen Symptomatik mit einem plötzlichen Beginn ist eine HNO-ärztliche Abklärung und Therapieplanung notwendig. Ggf. ist zusätzlich eine neurologische Mitbeurteilung sinnvoll.

10.3.2 Nicht-vestibuläre Nystagmusformen

Zu den nicht-vestibulären Nystagmusformen gehören unter anderem:
- der See-saw-Nystagmus
- der Blickrichtungsnystagmus
- der erworbene Pendelnystagmus

Die Ursache für einen erworbenen nicht-vestibulären Nystagmus kann vielfältig sein, z. B. eine Läsion in den Blickzentren oder in anderen Strukturen des Hirnstamms. Auslöser für diese Läsionen sind meistens Infarkte oder Raumforderungen. Deshalb ist in der Regel eine neurologische Abklärung notwendig, wenn diese nicht bereits erfolgt ist.

10.3.3 Nystagmusähnliche Augenbewegungen

Es gibt auch pathologische Augenbewegungen, die einem Nystagmus ähneln. Solche Augenbewegungen sieht man z. B. bei erworbenen ein- oder beidseitigen hochgradigen Visusminderungen oder bei einer Blindheit. Diese Augenbewegungen können auch erst Jahre nach dem Visusverlust auftreten.

Andere nystagmusähnliche Augenbewegungen können auf eine degenerative Erkrankung hindeuten, z. B. die Square wave jerks bei der progressiven supranukleären Parese.

▪▪ Leseempfehlung

Ausführlich werden die erworbenen Nystagmusformen und nystagmusähnliche Augenbewegungen im Kapitel „Orthoptische Diagnostik bei erworbenen Nystagmusformen und Störungen der Blickstabilisation" von Frenzel (2025) beschrieben.

Literatur

Abadi RV, Bjerre A (2002) Motor and sensory characteristics of infantile nystagmus. Br J Ophthalmol 86:1152–1160

Brodsky M (2021) The Evolutionary Basis of Strabismus and Nystagmus in Children. Springer. Kapitel 14

Frenzel C (2025) Erworbener Nystagmus. In: van Waveren M, Weis J (2025) Orthoptik Plus – ein interprofessionelles Praxisbuch. Springer, Berlin, Heidelberg

Gottlob I, Reinecke RD (1996) Spasmus nutans: Neue Erkenntnisse und Differentialdiagnose. Spektrum Augenheilkd 10:97–99

McLean R, Proudlock F, Thomas S, Degg C, Gottlob I (2007) Congenital nystagmus: Randomized, controlled, double-masked trial of memantine/gabapentin. Ann Neurol 61(2):130–138

Pupillenstörungen

Inhaltsverzeichnis

11.1 Anatomie und Physiologie der Pupille – 292
11.1.1 Pupillenweite und Pupillenreaktion – 292
11.1.2 Pupilleninnervation – 292

11.2 Untersuchung der Pupillen – 296
11.2.1 Inspektion der Pupille – 296

11.3 Efferente Pupillenstörungen – 299
11.3.1 Horner-Syndrom – 299
11.3.2 Störung der parasympathischen Pupilleninnervation – 301
11.3.3. Okulomotoriusparese – 303
11.3.4 Ganglionitis ciliaris – 304
11.3.5 Pharmakologisch ausgelöste Mydriasis – 305
11.3.6 Dorsales Mittelhirnsyndrom – 305
11.3.7 Afferente Pupillenstörungen – 306
11.3.8 Relativer afferenter Pupillendefekt – 306
11.3.9 Sonderfälle afferenter Pupillenstörungen – 307

11.4 Zentrale Pupillenstörungen – 308

Literatur – 308

Ergänzende Information Die elektronische Version dieses Kapitels enthält Zusatzmaterial, auf das über folgenden Link zugegriffen werden kann ▶ https://doi.org/10.1007/978-3-662-71354-9_11. Die Videos lassen sich durch Anklicken des DOI Links in der Legende einer entsprechenden Abbildung abspielen, oder indem Sie diesen Link mit der SN More Media App scannen.

© Der/die Autor(en), exklusiv lizenziert an Springer-Verlag GmbH, DE, ein Teil von Springer Nature 2025
C. Schöffler and B. Wahl, *Lehrbuch für die Orthoptik*,
https://doi.org/10.1007/978-3-662-71354-9_11

11.1 Anatomie und Physiologie der Pupille

11.1.1 Pupillenweite und Pupillenreaktion

Für die Beschreibung der Pupillenweite werden folgende Begriffe verwendet:
- Miosis für das Verengen der Pupillen bzw. den Zustand einer engen Pupille
- Mydriasis für die Erweiterung der Pupille bzw. den Zustand einer weiten Pupille

Eine Miosis bezeichnet eine Pupille, die kleiner als 3 mm im Durchmesser ist. Eine Mydriasis bezeichnet eine Pupille, die größer als 8 mm ist. Als normale, mittlere Pupillenweite werden Werte von 3–4 mm im Hellen und 4–8 mm im Dunkeln angenommen.
◘ Abb. 11.1.

Die Pupillenweite wird durch zwei Muskeln reguliert:
- Musculus sphincter pupillae: Dieser Ringmuskel verengt die Pupille.
- Musculus dilatator pupillae: Diese sehr dünnen, strahlenförmig über die gesamte Iris ausgedehnten Muskelzellen erweitern die Pupille, wenn sie kontrahieren.

Die Pupillengröße wird in erster Linie von der Menge des einfallenden Lichtes bestimmt. Je mehr Licht auf die Netzhaut trifft, desto enger wird die Pupille. Aber auch sogenannte psychovegetativen Faktoren beeinflussen die Pupillenweite:
- Parasympathische Einflüsse (Entspannung, Schlaf) führen zur Verengung der Pupille.
- Sympathische Einflüsse wie Angst, Schreck, Schmerz, akuter Stress wie auch Aufregung führen zur Mydriasis.

Neben diesen Einflüssen, die die Pupillenweite z. B. im Tagesverlauf oder abhängig vom Allgemeinbefinden verändern, hat auch das Alter einen Einfluss auf die Pupillen. Bei Neugeborenen und Säuglingen sind die Pupillen

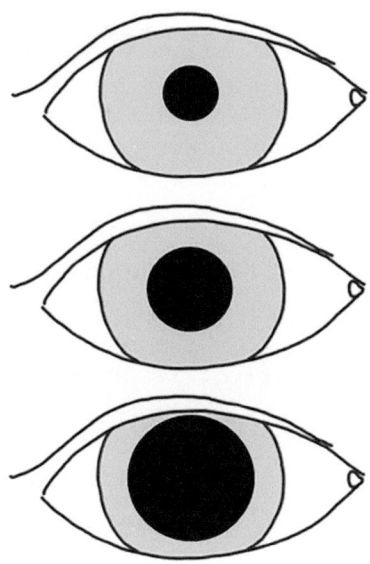

◘ Abb. 11.1 Pupillengrößen im Vergleich. a) Miosis, b) Norm, c) Mydriasis

eher eng, bei Kindern und jungen Erwachsenen eher weit. Im höheren Lebensalter werden die Pupillen dann tendenziell wieder enger.

11.1.2 Pupilleninnervation

Zum Verständnis:
- Efferenz bedeutet, dass Nervenimpulse vom zentralen Nervensystem an ein Endorgan gesendet werden, man spricht auch von efferenten Bahnen.
- Afferenz bedeutet, dass Reizinformationen vom Endorgan zum zentralen Nervensystem gesendet werden, man spricht von afferenten Bahnen.

Die Ansteuerung des M. sphincter pupillae und des M. dilatator pupillae erfolgt über zwei efferente Bahnen.

Der M. dilatator pupillae wird zentral aus dem sympathischen Teil des vegetativen Nervensystems gesteuert. Die zentrale Steuerung des M. sphincter pupillae ist auf Informationen über die retinale Leuchtdichte angewiesen. Es bedarf also einer afferenten Bahn, um diesen Regelkreis zu schließen. ◘ Abb. 11.2

11.1 · Anatomie und Physiologie der Pupille

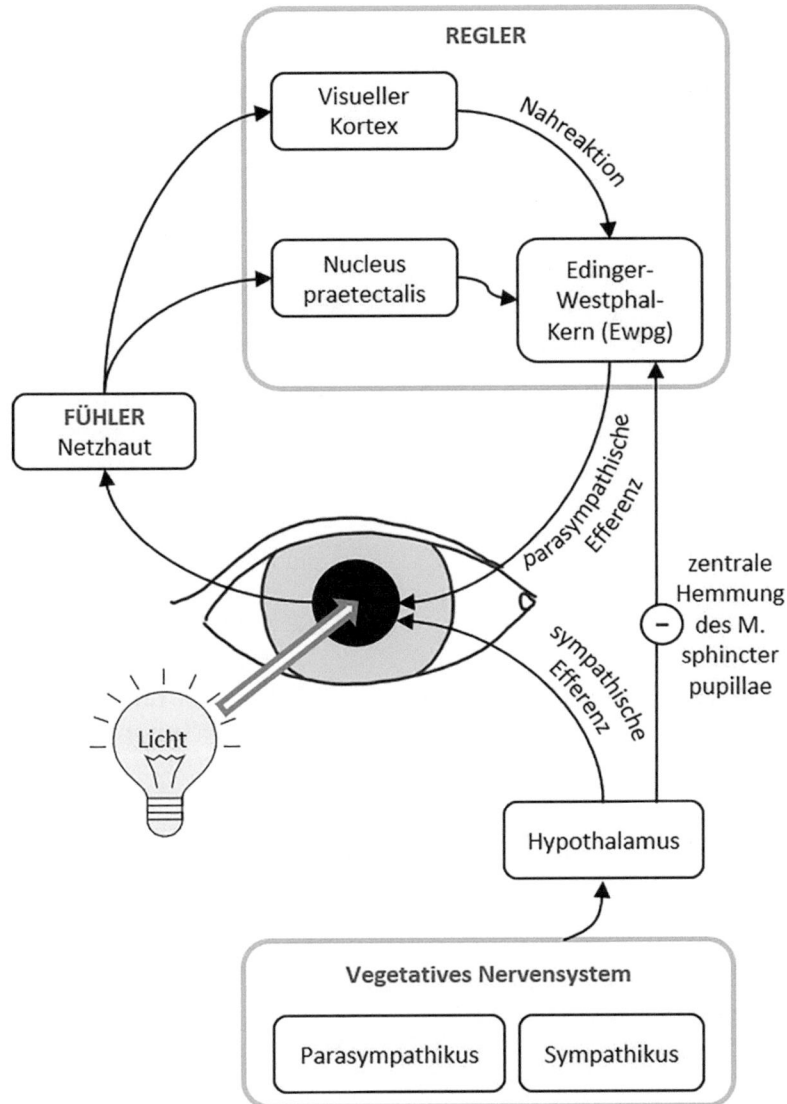

Abb. 11.2 Der Regelkreis der Pupille. Zwei Systeme bestimmen die Pupillenweite, sodass es mehr als eine Fühlgröße gibt

Allgemeine Physiologie des Sympathikus

- Wird auch als Angstnerv bezeichnet, sogenannter „fight-or-flight-Nerv"
- bewirkt kurzzeitige Leistungssteigerung z. B. bei Angriffs- oder Fluchtverhalten,
- relevante Nervenzentren liegen im Brust- und Lendenwirbelbereich sowie im Hypothalamus
- Neurotransmitter sind präganglionär Acetylcholin, postganglionär Noradrenalin

Allgemeine Physiologie des Parasympathikus

- Wird auch als Ruhenerv bezeichnet, sogenannter „rest-and-digest-Nerv"
- dient dem Stoffwechsel und der Regeneration
- relevante Nervenzentren liegen im Hirnstamm und im sakralen Rückenmark
- Neurotransmitter ist prä- und postganglionär Acetylcholin

11.1.2.1 Sympathische Pupilleninnervation

Die Innervation des M. dilatator pupillae erfolgt über drei Neurone: ◘ Abb. 11.3
- Fasern des ersten Neurons entspringen im hinteren Anteil des Hypothalamus
- verlaufen nach unten bis ins Rückenmark zum Centrum ciliospinale (= sympathisches Reflexzentrum) im Bereich des 8. Halswirbel bis zum bis 2. Brustwirbelzwischenraums
- Die Umschaltung auf das zweite Neuron erfolgt in diesem Kerngebiet im Seitenhorn der grauen Rückenmarkssubstanz
- Axone des zweiten Neurons verlassen das Rückenmark und ziehen im Halsgrenzstrang nach oben zum Ganglion cervicale superius, dem oberen Halsganglion. Hier erfolgt die Umschaltung auf das dritten Neuron
- Axone des dritten Neurons ziehen in das Schädelinnere als Plexus caroticus, der die Arteria carotis interna umgibt wie ein Netz
- im Sinus cavernosus sammeln sich die Fasern wieder in einem Nervenstrang. Dort erfolgt der Anschluss zuerst an den Nervus abducens, dann an den Nervus ophthalmicus (NV_1, 1. Ast des Nervus trigeminus,)
- die restliche Fasern laufen als Nervi ciliares longi (= lange Ziliarnerven) unverschaltet durch das Ganglion ciliare direkt zum M. dilatator pupillae

Bis zur Orbita verlaufen im selben Nervenstrang auch Axone für den M. tarsalis superior und M. tarsalis inferior sowie für die Schweißdrüsen der Stirn. Diese verlassen den Strang kurz vor dem Ganglion ciliare, um die genannten Muskeln anzusteuern.

11.1.2.2 Parasympathische Pupilleninnervation

Die Pupillenbahn für den M. sphincter pupillae wird unterteilt in den afferenten Anteil

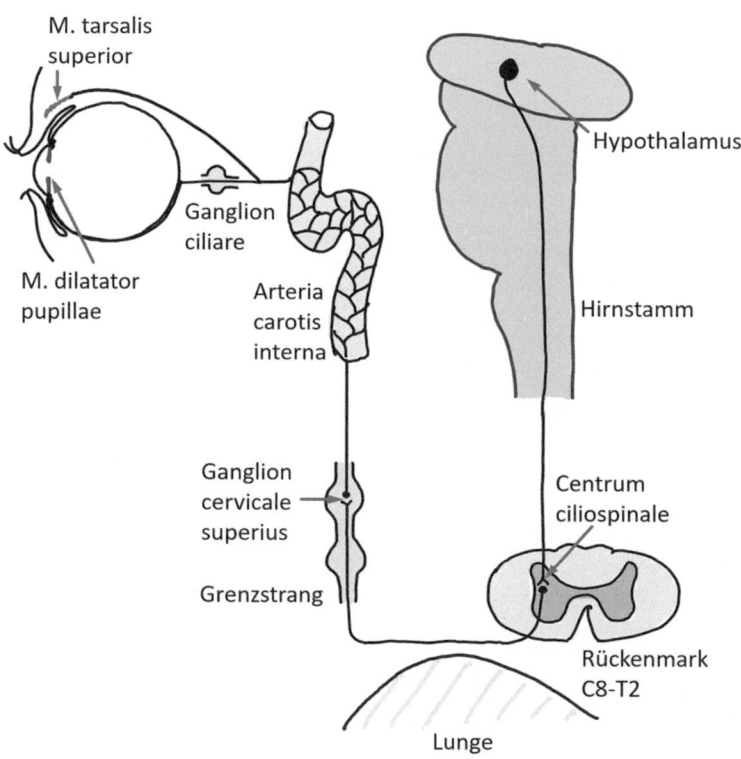

◘ **Abb. 11.3** Schematische Darstellung der sympathischen Pupilleninnervation

11.1 · Anatomie und Physiologie der Pupille

und den efferenten Anteil, der die eigentliche parasympathische Pupilleninnervation ausmacht ◘ Abb. 11.4.

Die Afferenz
- beginnt in den Ganglienzellen der Retina, über deren Axone die Information über die retinale Leuchtdichte in den Nervus opticus und durch das Chiasma opticum in den Tractus opticus weitergeleitet werden. Dabei verlaufen die Axone entsprechend ihrer retinalen Herkunft gekreuzt oder ungekreuzt
- kurz vor dem Corpus geniculatum laterale verlassen die pupillomotorischen Axone den Tractus opticus. Einige Axone verlaufen wohl auch noch im postgeniculären Teil der Sehbahn
- pupillomotorische Axone ziehen zum gleichseitigen Nucleus praetectalis im Mittelhirn

Der Nucleus praetectalis projiziert in etwa gleichen Teilen zum gegenseitigen Nucleus praetectalis und zu beiden Nuclei accessorii

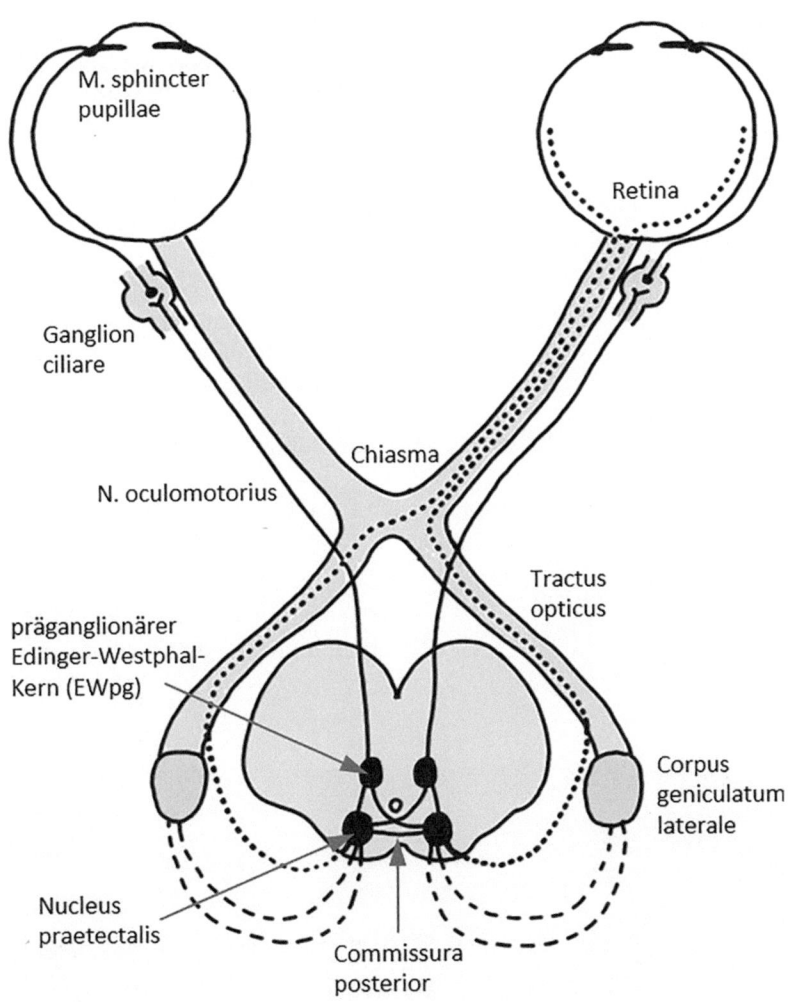

◘ **Abb. 11.4** Schematische Darstellung der parasympathischen Pupilleninnervation. Gepunktete Linie: Afferenz von der rechten Retina – nasal entspringende Neurone kreuzen im Chiasma, temporal entspringende Neurone verlaufen ohne Kreuzung; gestrichelte Linie: bisher nicht vollständig geklärte postgeniculäre, corticale Faserverläufe; durchgezogene Linien: Querverschaltung im Mittelhirn mit Verbindung jedes Nucleus praetectalis zum gegenseitigen Nucleus praetectalis, zum gegenseitigen und zum gleichseitigen Edinger-Westphal-Kern sowie die Efferenz von beiden Edinger-Westphal-Kernen zum jeweils ipsilateralen M. sphincter pupillae nervi oculomotorii (Edinger Westphal). Kreuzende Fasern verlaufen durch die Commissura posterior. Deshalb erhalten beide Edinger-Westphal-Kerne Informationen von beiden Augen. Deshalb sind beide Pupillen gleich weit, auch wenn nur ein Auge beleuchtet ist (konsensuelle Pupillenreaktion am Gegenauge).

Die parasympathische Efferenz Die parasympathische Efferenz zur Pupillenverengung beginnt im Kerngebiet des N. oculomotorius (NIII),im Edinger-Westphal-Kern ▶ Abschn. 6.2.2. Die Nervenfasern verlaufen:
- mit dem NIII zur Orbita
- folgen dem Ramus inferior bis zum Ganglion ciliare
- hier erfolgt eine Umschaltung auf die Nn. ciliares breves, diese ziehen zum M. sphincter pupillae

Aus dem Ganglion ciliare verlaufen in noch größerer Anzahl auch Nn. ciliares breves zum M. ciliaris und steuern dort die Akkommodation.

11.2 Untersuchung der Pupillen

Die Pupillenuntersuchung sollte systematisch erfolgen, wobei je nach Fragestellung nicht alle Punkte notwendig sind:
- Inspektion der Pupillen
- Beurteilung der Pupillenweite bei verschiedenen Helligkeiten
- Direkte Lichtreaktion, ggf. indirekte Lichtreaktion
- Nahmiosis
- Dilatation
- Swinging Flashlight Test

Um den Ort einer Läsion eingrenzen zu können, prüft man einerseits die Lichtreaktion, die Nahmiosis und die Dilatation. Andererseits sind ggf. auch pharmakologische Tests notwendig.

11.2.1 Inspektion der Pupille

Die orientierende Betrachtung der Pupillen steht immer am Anfang jeder Beurteilung. Hier achtet man besonders auf eine Seitendifferenz bei:
- der Pupillengröße
- der Pupillenform ◘ Abb. 11.5
- der Irisfarbe

Eine Fehlbildung des Auges, z. B. bei einem Mikrophthalmus, erschwert die Beurteilung der Pupillenfunktionen häufig, weil meist auch die Vorderabschnitte insgesamt kleiner oder fehlgebildet sind.

11.2.1.1 Beurteilung der Pupillenweite bei verschiedenen Helligkeiten

Die Pupillengröße beider Augen vergleicht man im hellen und im abgedunkelten Raum.

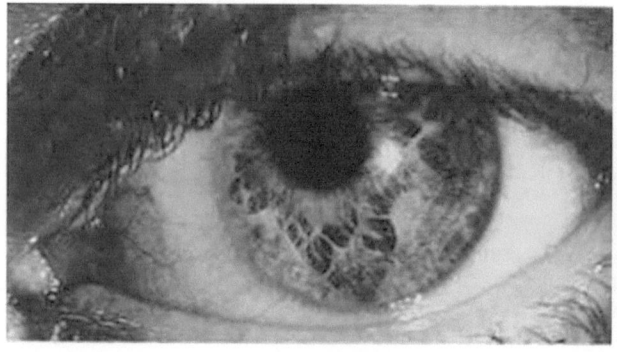 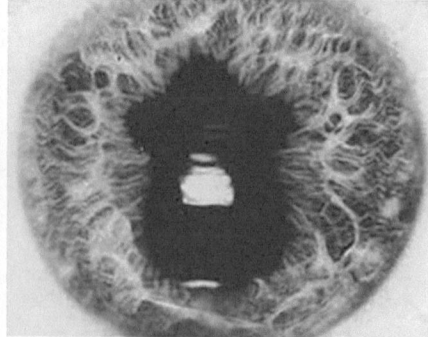

◘ **Abb. 11.5** Unrunde Pupillenformen: **a** dezentrierte Pupille, **b** Kleeblattpupille bei hinteren Synechien. (Quelle: Alexandridis 1982)

11.2 · Untersuchung der Pupillen

- Isokorie bedeutet, dass die Pupillen beider Augen gleich groß sind.
- Anisokorie bedeutet, dass die Pupillen beider Augen unterschiedlich groß sind.

Die Pupillengröße verändert sich ständig ein wenig, dies nennt man auch „Pupillenunruhe". Dies zeigt den Einfluss der retinalen Leuchtdichte im Regelkreis. ◘ Abb. 11.2

Die Messung der Pupillengröße kann mit einem Pupillenlineal nach Haab erfolgen, die man neben das Auge hält. ◘ Abb. 11.6 Der Größenvergleich zwischen der Pupille und der Abbildung gelingt aber nur im Hellen gut. Autorefraktoren messen die Pupillengröße ebenfalls, sie wird aber durch die Nahmiosis, die durch die Gerätekonvergenz ausgelöst wird, zusätzlich beeinflusst. (Schmidt-Bacher & Kolling 2011) Handgehaltene Photoscreener messen aus einer größeren Entfernung beide Pupillen bei unterschiedlichen Beleuchtungsverhältnissen und sind deshalb besser geeignet.

Tipp für die Praxis

Die Beobachtung der Pupillen in verschiedenen Beleuchtungsverhältnissen kann gezielt oder während anderer Untersuchungen geschehen. Es ist z. B. sinnvoll, die Pupillen bereits während der Anamnese zu beobachten, beim Covertest oder der Motilitätsprüfung. Ein kurzer Blick genügt meistens, um deutliche Auffälligkeiten in Bezug auf die Form, die Lage und einen Seitenunterschied zu bemerken. Man kann sich die Pupillen auch anschauen, wenn Untersuchungen im abgedunkelten Raum stattfinden, z. B. bei der Visusprüfung oder der Fixationsprüfung mit dem Visuskop. Besonders beim Brückner-Durchleuchtungstest fällt eine Anisokorie schnell auf.

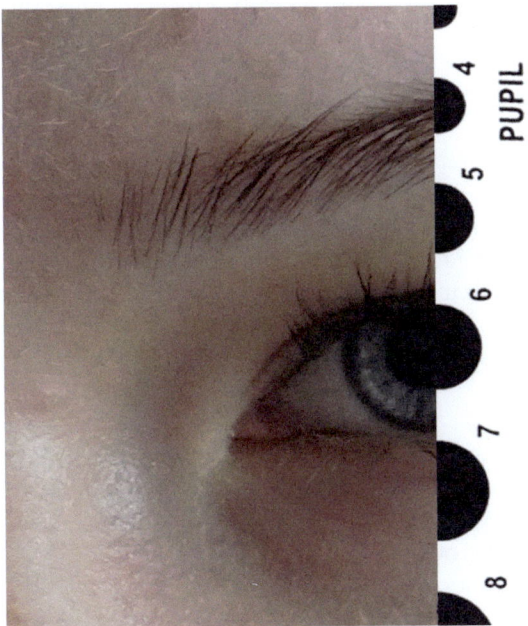

◘ Abb. 11.6 Messung der Pupillenweite mit dem Pupillenlineal nach Haab

11.2.1.2 Direkte Beleuchtung der Augen

Nun wird untersucht, ob sich die Pupille bei direkter Beleuchtung verengt (direkte Lichtreaktion). Wenn sich auch die Pupille des anderen Auges verengt, spricht man von der indirekten oder konsensuellen Lichtreaktion. Die Prüfung der konsensuellen Lichtreaktion ist routinemäßig nicht sinnvoll, sondern nur dann, wenn eine einseitige Störung der direkten Lichtreaktion auffällt.

Für die Untersuchung wird der Raum leicht abgedunkelt. Mit einer hellen Lichtquelle werden die Augen einzeln von ca. 45° schräg unten beleuchtet, während die Patientin in die Ferne schaut. So soll die Akkommodation ausgeschaltet werden.

Durch den schrägen Lichteinfall wird die gesamte Netzhaut ausgeleuchtet, aber auch eine gewisse Blendung verursacht. Sie soll die Akkommodation zusätzlich ausschalten. Beurteilt wird immer, wie stark und wie schnell sich die Pupille verengt. Eine träge Verengung wird oft erst im Seitenvergleich deutlich.

> **Tipp für die Praxis**
>
> Die Stablampe ist für die direkte Beleuchtung der Augen nicht geeignet, da sie meist nicht hell genug ist und keine homogene Leuchtfläche bildet! Ophthalmoskope sind besonders gut geeignet, da die Helligkeit hier gut regulierbar ist.

11.2.1.3 Nahmiosis

Die Nahmiosis gehört neben der Konvergenz und Akkommodation zur Naheinstellungstrias ▶ Abschn. 2.3. Sie muss nur geprüft werden, wenn sich die Pupillen ein- oder beidseitig nicht verengen. Die Nahmiosis kann bei einigen Krankheitsbildern erhalten bleiben, wie z. B. bei einer Pupillotonie. Um eine ergiebige Nahmiosis auszulösen, ist keine Akkommodationsfähigkeit notwendig. Ausreichend ist ein starker Konvergenzimpuls. Dieser wird durch die Aufforderung zum Fixieren eines Objekts etwa in der Entfernung der Nasenspitze ausgelöst.

> **Tipp für die Praxis**
>
> Bei der Prüfung der Nahmiosis sollte das Fixierobjekt so nah wie möglich, aber auf Augenhöhe gehalten werden. Eine Nahfixation im leichten Abblick verkleinert die Lidspalte und erschwert die Beurteilung der Pupillen.

11.2.1.4 Dilatation

Es ist etwas schwieriger, die Erweiterung der Pupillen zu beurteilen, da sie im Dunkeln auftritt. Wenn man das zu untersuchende Auge die ganze Zeit seitlich schwach beleuchtet, kann man die Dilatation am Ende der direkten, intensiven Beleuchtung des Gegenauges beobachten. Normalerweise hat die Pupille sich nach 3–5 s wieder vollständig erweitert.

11.2.1.5 Swinging Flashlight Test

Mit dem Swinging Flashlight Test (SFT) wird geprüft, ob ein relativer (einseitiger oder seitendifferenter) afferenter Pupillendefekt vorliegt. Dieser zeigt nur verwertbare Ergebnisse, wenn die efferente Pupilleninnervation beidseits intakt ist. Deshalb sollte der SFT nicht vor der Prüfung der Efferenz erfolgen.

Die Patientin fixiert in einem abgedunkelten Raum in die Ferne. Dann wird mit einer hellen Lichtquelle ein Auge für 2 s von schräg unten beleuchtet. Anschließend wechselt man zügig zum anderen Auge, das ebenfalls 2 s beleuchtet wird. Dann wechselt man weiter im gleichen Tempo 4 bis 5mal hin und her. Es wird immer das gerade beleuchtete Auge betrachtet. Beurteilt wird, wie stark und wie schnell sich die Pupille verengt. Ein rasches Wechseln zwischen den Augen ist wichtig, damit beide Augen nicht über einen längeren Zeitraum unbeleuchtet bleiben. Die Augen sollten auch nicht unterschiedlich lange beleuchtet werden, da Adaptationsmechanismen die Pupillenreaktion beeinflussen können. ◘ Abb. 11.7

Ein modifizierter SFT kann auch bei gestörter Efferenz Hinweise auf eine Afferenzstörung geben, dies ist aber insgesamt etwas schwerer beurteilbar.

11.3 · Efferente Pupillenstörungen

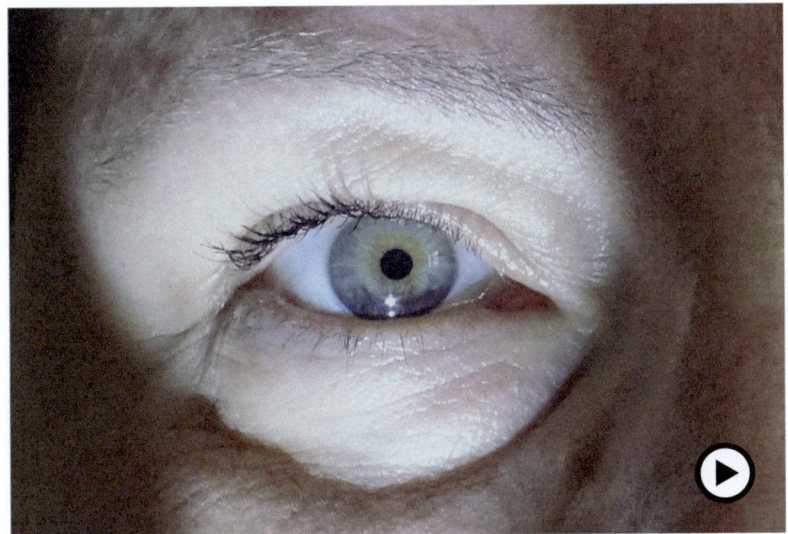

Abb. 11.7 Swinging Flashlight Test (▶ https://doi.org/10.1007/000-gyj)

11.3 Efferente Pupillenstörungen

Eingeteilt werden die efferenten Pupillenstörungen entsprechend der beiden Pupillenbahnen in
- sympathisch
  - Horner-Syndrom
  - Dilatatorhypoplasie
- parasympathisch
  - Pupillotonie
  - innere Okulomotoriusparese
  - Ganglionitis ciliaris
  - Pharmakologische Mydriasis
- supranukleär
  - dorsales Mittelhirnsyndrom

> **Anisokorie als Leitsymptom der efferenten Pupillenstörung**
> Efferente Pupillenstörungen verursachen eine Anisokorie, wenn sie einseitig oder asymmetrisch ausgeprägt sind.

11.3.1 Horner-Syndrom

Eine Störung der sympathischen Pupilleninnervation wird als Horner-Syndrom bezeichnet. Das Leitsymptom des Horner-Syndroms ist eine im Seitenvergleich engere Pupille auf dem betroffenen Auge. Die Lichtreaktion und die Nahmiosis bleiben erhalten. Dazu kommt ipsilateral eine geringe Ptosis und gelegentlich ein dezenter Unterlidhöherstand.

11.3.1.1 Ätiologie und Pathomechanismus

Oft ist die Ursache des Horner-Syndroms bei der Erstvorstellung bereits bekannt, z. B. ein Trauma oder eine vorangegangene Operation im Hals- oder Kopfbereich. Manchmal findet sich auch keine Ursache. In ca. 40 % der Fälle ist die Ursache durch eine Bildgebung zu ermitteln. Hier ist die Carotis-Dissektion die akut gefährlichste Ursache gefolgt von Raumforderungen. (Almog et al. 2010) Selten wird vorher eine lokalisierende Diagnostik mit Augentropfen durchgeführt.

■■ **Mögliche Ursachen eines Horner-Syndroms nach dem Ort der Läsion**
1. Neuron: Hirnstamminfarkte oder –tumore (z. B. Wallenberg-Syndrom), Rückenmarkstumor, -trauma oder ein Bandscheibenvorfall der Halswirbelsäule
2. Neuron: Rückenmarkstumor, -trauma oder ein Bandscheibenvorfall der Brustwirbelsäule,
Lungenspitzentumor (z. B. Bronchialkarzinom)
Entzündungen im Hals- und Gesichtsbereich
Sympathoblastom, Thymom

Thrombose der V. subclavia
3. Neuron: Dissektion der A. carotis interna, Sinus-cavernosus-Fisteln/-Tumore, Epipharynxtumore, Tumore an oder in der Schädelbasis, Trauma, Bing-Horton-Syndrom (Cluster-Kopfschmerz)

11.3.1.2 Erscheinungsbild

- Es besteht eine Anisokorie bei normaler Beleuchtung von durchschnittlich 1 mm, selten mehr als 2 mm. Sie kann allerdings im Dunkeln deutlicher sein.
- Die Pupillenerweiterung (Dilatation) ist im Dunkeln reduziert. Die Dilatationszeit der betroffenen Pupille ist verlängert auf mehr als 5 s, häufig sogar mehr als 10 s (Krzizok et al. 1995)
- Eine Ptosis ist bei 10–15 % gar nicht nachweisbar und der Seitenunterschied ist nur selten ausgeprägter als 2 mm. (Wilhelm 2022)
- Bei einigen Patientinnen kommt es zu halbseitigen Schweißsekretionsstörungen, Störungen der Temperaturregulation und fehlender Verengung der Kapillargefäße. Das zeigt sich durch eine blassere und trockenere, wärmere Haut auf der betroffenen Seite oder durch übermäßiges Schwitzen und Rötung auf der Gegenseite. Diese Störung tritt streng halbseitig auf und wird deshalb auch Harlekin-Zeichen genannt.

11.3.1.3 Differentialdiagnostische Untersuchungen

Zunächst fällt das Horner-Syndrom durch die Anisokorie auf. Man bestätigt die Dilatationsstörung durch die verlangsamte und/oder unvollständige Dilatation der engeren Pupille bei Abdunklung. Wenn diese mit einer engeren Lidspalte auf derselben Seite zusammentrifft, ist ein Horner-Syndrom bereits recht wahrscheinlich.

Die vollständige Diagnostik bei einem Horner-Syndrom beinhaltet eine pharmakologische Pupillenprüfung. Durch den Apraclonidin-Test oder den Kokain-Test kann eine physiologische Anisokorie von einem Horner-Syndrom abgegrenzt werden, vor allem dann, wenn keine zusätzliche Ptosis mit einem Unterlidhöherstand vorliegt.

Auch bei Kindern kann man mit Apraclonidin ein Horner-Syndrom nachweisen. Es darf allerdings im ersten Lebensjahr nicht oder nur unter enger Überwachung der Vitalzeichen angewendet werden. (Watts et al. 2007) Bei diesen Kindern wird weiterhin der Test mit 2,5 % Kokain-Augentropfen empfohlen.

> **Pharmakologischer Nachweis des Horner-Syndroms**
>
> Apraclonidin ist ein schwaches Sympathomimetikum, also ein Wirkstoff, der die sympathischen Nerven erregen. Es kann die Horner-Pupille erweitern, weil die gestörten Rezeptoren am M. dilatator pupillae überempfindlich reagieren. Dies gilt nur, wenn das Horner-Syndrom schon wenigstens 3 Tage besteht, da sich diese Überempfindlichkeit erst entwickelt. Die betroffene Pupille erweitert sich unter Apraclonidin, die normal innervierte Partnerpupille nicht, sodass es sogar zur Umkehr der Anisokorie kommen kann. Auch die Rezeptoren an den sympathisch innervierten Lidmuskeln werden durch Apraclonidin angesprochen und die Lidspalte erweitert sich.
>
> Kokain hemmt die Wiederaufnahme von Noradrenalin im synaptischen Spalt. Besteht eine Stunde nach der Gabe von 5 %igen Kokain-Augentropfen in das Auge mit der engeren Pupille immer noch eine Anisokorie von 1 mm oder mehr, gilt das Horner-Syndrom als bewiesen. Das gleiche gilt, wenn nach beidseitigem Tropfen die Anisokorie zunimmt. Zur Pupillenerweiterung kann es nämlich nur kommen, wenn das 3. sympathische Neuron spontan Noradrenalin in den synaptischen Spalt ausschüttet.

Bei einem nachgewiesenen Horner-Syndrom kann mit Pholedrin 5 %, Tyramin oder Hydroxyamphetamin eine Unterscheidung zwischen einer präganglionären/zentralen und einer postganglionären/peripheren Läsion getroffen werden. Da der Test erst 3 Tage nach anderen pharmakologischen Tests möglich ist und die Fortschritte in der neuro-radiologischen Diagnostik den Test weitgehend überflüssig gemacht haben, hat dieser Test zunehmend an Bedeutung verloren.

> **Carotis-Dissektion**
> Geben Patientinnen mit einem V. a. ein akutes Horner-Syndrom Schmerzen im Bereich von Hals und Gesicht an, muss umgehend eine Carotis-Dissektion durch eine Bildgebung ausgeschlossen werden. Es besteht eine hohe Schlaganfallgefahr.

11.3.1.4 Therapie und Prognose

Ob ein Horner-Syndrom auch wieder abheilt, ist von der Ursache abhängig. Bei kurzzeitiger Kompression oder nach einer Lokalanästhesie im Halsbereich kann sich die Pupilleninnervation innerhalb weniger Tagen wieder normalisieren.

■■ **Sonderform kongenitales oder frühkindliches Horner-Syndrom**

Beim einem kongenitalen oder frühkindlichen Horner-Syndrom besteht typischerweise eine zusätzliche Heterochromie der Iris. Dabei ist die Iris der betroffenen Seite heller gefärbt als die der Gegenseite. Die Heterochromie bildet sich erst langsam aus, deshalb kann man ein erworbenes Horner-Syndrom mit einer lebensbedrohlichen Ursache ausschließen, wenn eine passende Heterochromie vorliegt.

Bei einem Verdacht auf ein kongenitales oder frühkindlich erworbenes Horner-Syndrom ist eine Abklärung immer erforderlich. Ein Geburtstrauma muss hier von einer neoplastischen Erkrankung abgegrenzt werden. Neuroblastome treten in der Regel bis zum Vorschulalter, meist aber bereits bei Kleinkindern auf. Ein primäres Neuroblastom findet sich meistens an der Nebenniere und kann durch eine Katecholaminbestimmung im Urin und durch eine Bildgebung (Sonographie/MRT) diagnostiziert werden.

11.3.1.5 Verzögerte Dilatatorreifung/ Dilatatorunreife/ Dilatatorhypoplasie

Ist der M. dilatator pupillae nicht voll ausgereift, besteht eine Miosis. Dies erklärt auch, warum Neugeborene noch sehr enge Pupillen haben. Reifen die Irismuskeln asymmetrisch heran, kann eine Anisokorie auftreten. Sie reagieren auf Sympathomimetika anders als das Horner-Syndrom:
Gabe von Phenylephrin- Augentropfen:
– Bei einem Horner-Syndrom kommt es zur Erweiterung.
– Bei einer Dilatatorunreife kommt es nicht zu einer Erweiterung oder sie ist deutlich weniger ausgiebig.

Es ist noch unklar, ob ein Dilatator dauerhaft unzureichend reagieren kann oder wie schnell mit einer Reifung des M. dilatator pupillae zu rechnen ist. Es liegt nahe, dass dies individuell variiert und auch die Erklärung für die physiologische Anisokorie sein kann.

> **Physiologische Anisokorie**
> Eine gering ungleiche Pupillengröße ist mit einer Prävalenz von ca. 20 % recht häufig und in aller Regel physiologisch, insbesondere wenn sie im Tagesverlauf oder tagesformabhängig schwankt. Dennoch ist die physiologische Anisokorie immer erst durch den Ausschluss einer Efferenzstörung bewiesen. (Lam et al. 1987)

11.3.2 Störung der parasympathischen Pupilleninnervation

Das Leitsymptom einer parasympathischen Pupillenstörung ist eine weitere Pupille auf dem betroffenen Auge im Vergleich zum Gegenauge. Die Lichtreaktion und die Nahmiosis sind dabei gleichermaßen betroffen, weil die Innervation des M. sphincter pupillae gestört ist. Man unterscheidet verschiedene Störungen der parasympathischen Pupilleninnervation nach dem Ort der Läsion.

11.3.2.1 Pupillotonie

Die Pupillotonie ist die häufigste pathologische Ursache für eine Anisokorie. Sie tritt meistens im jungen Erwachsenenalter auf. (Thompson 1977)

Ätiologie und Pathomechanismus

Es liegt eine Schädigung der vom Ganglion ciliare ausgehenden Nervi ciliares breves vor. Es gibt weniger pupilleninnervierende als akkommodationssteuernde Fasern. Als Ursache für die Licht- Nah- Dissoziation nimmt man an, dass es zu einer Fehlregeneration kommt, bei der die für den Musculus ciliaris bestimmten Fasern zur Akkommodationssteuerung die Fasern für den M. sphincter pupillae ersetzen. Diese zwingen dann dem M. sphincter pupillae mindestens in den fehlregenerierten Segmenten ihren Grundtonus auf. Das ist wahrscheinlich auch die Erklärung dafür, dass im Laufe der Zeit die Pupille wieder enger wird.

Häufig ist der Auslöser der Pupillotonie unklar. Es kann ein Zusammenhang mit einer Entzündung oder mit einer Krebserkrankung bestehen. Bei einer Erstmanifestation nach dem 60. Lebensjahr muss an eine Arteriitis temporalis gedacht werden, dann müssen die Entzündungsparameter bestimmt werden. Bei einer beidseitigen Pupillotonie ist eine Lues-Serologie durchzuführen. Nicht selten liegt eine syndromale Systemerkrankung vor, die insbesondere Acetylcholin-gesteuerte Synapsen betrifft, wie das Holmes-Adie-Syndrom.

Erscheinungsbild

Das typische Zeichen der Pupillotonie ist eine Anisokorie mit einer weiten lichtstarren Pupille auf der betroffenen Seite. Bei der Naheinstellung reagiert die Pupille jedoch (Licht-Nah-Dissoziation). Diese ist Teil einer Trias:
1 verlangsamte, aber ausgiebige Nahmiosis bei ausgefallener Lichtmiosis. Bei erneutem Blick in die Ferne ist die Wiedererweiterung ebenfalls verlangsamt.
2 segmentale Kontraktion des M. sphincter pupillae, sog. „wurmförmige Kontraktionen". Die Pupille verengt sich nicht perfekt rund. Das lässt sich besonders gut an der Spaltlampe beobachten.
3 Die Pupillen verengen sich nach dem Tropfen von Pilocarpin 0,1 %.

Die meisten Pupillotonien sind zumindest zu Beginn streng einseitig, häufig kommt es im Verlauf zu einer beidseitigen Pupillotonie. Da die Fehlregeneration oft schon eingetreten ist, wenn die Patientin sich vorstellt, kann die Pupille bei der Erstvorstellung wieder etwas enger sein als anamnestisch beschrieben. Dies kann evtl. durch Fotos belegt werden.

Sonderform Holmes-Adie-Syndrom

Bei bis zu 50 % der Fälle finden sich zusätzlich zur Pupillotonie abgeschwächte oder ausgefallene Muskeldehnungsreflexe vor allem an den Beinen. Dies wurde 1931 von Adie und Holmes erstmals beschrieben.

Auch multiple Schweißsekretionsstörungen und eine Kollapsneigung können durch eine beeinträchtigte Kreislaufregulation auftreten. Dieses sogenannte Ross-Syndrom ist eine Sonderform des Adie-Syndroms.

Häufiger sind Frauen betroffen, das Syndrom ist insgesamt aber selten und wird autosomal-dominant vererbt. Die Ursache ist nicht eindeutig geklärt. (Hope-Ross et al. 1990)

Differentialdiagnostische Untersuchungen

Die Gabe von Pilocarpin 0,1 % führt zu einer Verengung der Pupille. Dies ist ein Zeichen für eine Überempfindlichkeit des M. sphincter pupillae. Wird ein Muskel einige Zeit nicht innerviert, so reagiert er überempfindlich auf den entsprechenden Neurotransmitter. Erst wenn die fehlende Innervation über eine längere Zeit anhält, degeneriert der Muskel. Ein normal innervierter M. sphincter pupillae würde erst bei 1 %-igem Pilocarpin mit einer Kontraktion reagieren.

> Sowohl die idiopathische als auch die Adie-Pupillotonie sind harmlose Störungen. Bei einem eindeutigen Befund ohne weitere Beschwerden und dem Fehlen weiterer neurologischer Symptome kann auf eine weiterführende Diagnostik verzichtet werden.

11.3 · Efferente Pupillenstörungen

Therapie

Zur Beseitigung der störenden Blendung kann zu Beginn mit Pilocarpin 0,1 % behandelt werden. Langfristig wird die Pupille oft von allein wieder eng genug, um eine störende Blendung zu vermeiden.

11.3.3. Okulomotoriusparese

Eine periphere Okulomotoriusparese ▶ Abschn. 9.1.4 ist eine häufige Ursache für eine parasympathische Pupillenstörung. Man erkennt eine periphere Okulomotoriusparese in der Regel an folgenden weiteren Symptomen:
— ipsilaterale Ptosis
— ipsilaterale typische Motilitätsstörung

Es kann jedoch auch zu einer isolierten Pupillenstörung mit oder ohne Akkommodationsstörung kommen (innere Okulomotoriusparese).

11.3.3.1 Ätiologie und Pathomechanismus

Gelegentlich kann die Pupillenstörung der erste Hinweis darauf sein, dass der Nerv komprimiert wurde. Die Pupillenfasern verlaufen direkt unter der Nervenhülle des N III und können deshalb zuerst geschädigt werden. Liegt eine äußere Okulomotoriusparese vor, also wenn die Pupillenfunktion nicht betroffen ist, kann ein Aneurysma oder eine andere Art von raumfordernder Genese aber nicht grundsätzlich ausgeschlossen werden.

> Bei Okulomotoriusparesen mit einer Pupillenbeteiligung kann eine Kompression des Nerven vorliegen, z. B. durch ein Aneurysma der Arteria communicans posterior. Das ist potenziell lebensbedrohlich.

Auch bei einer mikrovaskulär verursachten Okulomotoriusparese, z. B. durch diabetische Gefäßveränderungen, kann es zu einer Pupillenbeteiligung kommen. So ist die Unterscheidung der Ursache nur anhand der Symptome schwierig. Deshalb muss immer eine neurologische und bildgebende Abklärung erfolgen.

Nice to know

Der Nervus oculomotorius (N III) verläuft im Bereich der Schädelbasis sehr nah an der Arteria communicans posterior. Deshalb kommt es hier bei einem Aneurysma relativ häufig zu Okulomotoriusparesen.

Mikrovaskulär bedingte Okulomotoriusparesen gehen oft ohne Pupillenbeteiligung einher, weil die Pupillenfasern von den die Nervenhülle versorgenden Kapillaren mitversorgt werden. Nervenfasern für die äußeren Augenmuskeln haben eine eigene Versorgung.

Auch im Kerngebiet bzw. dem faszikulären Verlauf des N III im Mittelhirn kann ein umschriebener Mittelhirninfarkt den etwas abseits gelegenen Edinger-Westphal-Kern und die daraus entspringenden pupillomotorischen Fasern aussparen, sodass es nur zu einer äußeren Okulomotoriusparese kommt.

11.3.3.2 Erscheinungsbild

Die betroffene Pupille ist weit. Sie verengt sich nicht, weder durch direkte oder indirekte Beleuchtung noch im Rahmen der Naheinstellungstrias.

Dass der gestörten Lichtreaktion kein Afferenzdefekt zugrunde liegt, erkennt man an der Anisokorie und daran, dass sich bei Beleuchtung des betroffenen Auges die kontralaterale Pupille verengt.

11.3.3.3 Differentialdiagnostische Untersuchungen

Bei einer gestörten parasympathischen Efferenz der Pupille ohne Beteiligung der Augenmuskeln muss immer eine ausführliche Diagnostik erfolgen:
— Beurteilung der Anisokorie im Hellen und Dunklen: ipsilateral ist die Pupille größer, im Hellen besteht eine deutlichere Seitendifferenz.
— Prüfung der Lichtreaktion: am betroffenen Auge ist keine Pupillenverengung auf direkte und konsensuelle Beleuchtung sichtbar.
— Die Nahmiosis fehlt auf dem betroffenen Auge. Dies ermöglicht die Abgrenzung der inneren Okulomotoriusparese zur Pupillotonie.
— Fehlt jeder weitere Hinweis auf eine Okulomotoriusparese, muss eine pharmakologische Testung erfolgen: nach wenigen Ta-

gen entwickelt sich eine Denervierungshypersensibilität auf Pilocarpin 0,1 %; dies ermöglicht die Abgrenzung zur Sphinkterblockade durch Zykloplegika, z. B. aus Pflanzengiften wie Scopolamin oder Atropin.

Die Diagnostik zur Ursachenklärung übernehmen die Fachgebiete der Neurologie und Neuroradiologie bzw. der Internisten.

11.3.3.4 Therapie und Prognose

Die Beseitigung einer Nervenkompression kann zur vollständigen Abheilung führen. Bei mikrovaskulären Paresen kommt es häufig zu einer Spontanremission. Es stehen keine therapeutischen Mittel zur Verfügung, die die Heilung einer inneren Okulomotoriusparese beschleunigen könnten.

▪▪ Fehlregenerationen nach Okulomotoriusparese

Eine gestörte Regeneration kann nach einer Schädigung des peripheren N. oculomotorius auftreten, insbesondere nach einem Trauma. Aber auch bei einer Kompression durch einen Tumor oder ein Aneurysma kann es zu Fehlregenerationen kommen. Nervenfasern wachsen in Muskeln ein, die primär nicht ihr Zielorgan sind. Auf diese Weise kann es zu einer blickrichtungsabhängigen Pupillenverengung kommen. ▶ Abschn. 9.1.4

Anamnestisch sind derartige Fehlregenerationen aufgrund der vorausgegangenen Parese in der Regel einfach zuzuordnen. Selten kann eine Fehlregeneration ohne den Hinweis auf eine Parese auftreten, z. B. bei einem langsam wachsendem Tumor wie einem Meningeom oder auch bei Aneursymen. (Carrasco et al. 2022)

11.3.4 Ganglionitis ciliaris

Eine isolierte Schädigung des Ganglion ciliare führt zum Ausfall der Lichtreaktion, der Naheinstellungsmiosis und der Akkommodation.

11.3.4.1 Ätiologie und Pathomechanismus

— Entzündungen des Ganglions oder des Orbitagewebes
— Mitbefall bei infektiösen Erkrankungen (Herpes zoster, Masern, Mumps, Influenza, Röteln, Syphilis und bei chronischen Nasennebenhöhleninfekten)
— möglicherweise auch Kontusion oder Schädigung durch intraorbitale OP's

11.3.4.2 Erscheinungsbild

Das Erscheinungsbild ist abhängig davon, ob nur die im Ganglion umgeschaltete parasympathische Bahn gestört ist oder auch die unverschalteten sympathischen Nervenfasern. Man findet folgende Befunde:
— In der Regel ist die Ganglionitis einseitig.
— Die Pupillen verengen sich bei direkter und indirekter Beleuchtung oder Naheinstellung nicht ausreichend. Deshalb besteht eine Anisokorie mit einer Mydriasis auf der betroffenen Seite. Sie kann stark schwanken, je nach Beleuchtung und psychovegetativem Zustand.
— Wenn die Innervation des M. dilatator pupillae auch gestört ist, ist die Pupille mittelweit.
— Der Akkommodationsnahpunkt ist reduziert, ebenso der Nahvisus.
— ggf. konjunktivale Injektion sowie eine Läsion des ersten Trigeminusastes

Subjektive Beschwerden sind z. B.:
— Blendempfindlichkeit
— Schmerzen im Bereich des Auges (periorbital)
— Hyposensibilität und abgeschwächte Hornhautsensibilität

11.3.4.3 Differentialdiagnostische Untersuchungen

Bei einer akut auftretenden Mydriasis ist die Ganglionitis ciliaris als Ursache eine Ausschlussdiagnose, die nach folgenden Untersuchungen gestellt werden kann:

11.3 · Efferente Pupillenstörungen

— unauffälliger neurologischer Befund, vor allem keine weiteren Hirnnervenausfälle;
— unauffälliges CT/MRT des Schädels und Orbita sowie Liquoruntersuchungen und EEG
— Nachweis einer Denervierungsüberempfindlichkeit der parasympathischen Zellen des Ganglion ciliare im Pilocarpin-Test.

Sind diese Untersuchungen unauffällig geblieben, kann auf die Durchführung einer kranialen Angiographie verzichtet werden, die zum Ausschluss eines Aneurysmas als lebensbedrohliche Ursache für eine innere Okulomotoriusparese notwendig wäre. (Ries & Clarenbach 1985)

11.3.4.4 Therapie und Prognose

Zur Beseitigung der störenden Blendung kann mit Pilocarpin 0,1 % behandelt werden. Je nach Ursache ist eine Spontanremission möglich.

11.3.5 Pharmakologisch ausgelöste Mydriasis

Wenn unbeabsichtigt pupillenerweiternde bzw. akkommodationslähmende Wirkstoffe wie Scopolamin oder Atropin ins Auge gelangen, wird neben einer ausgeprägten Mydriasis auch eine Zykloplegie ausgelöst. Es sind also die Pupillenverengung auf Licht, der Naheinstellungsreflex sowie die Akkommodation gestört. Pflanzengifte und verwandte chemische Verbindungen kommen in einigen Pflanzen vor, z. B. in der Engelstrompete, aber auch in Reisepflastern gegen Übelkeit bei See- und Flugreisen.

Die Pupille lässt sich dann auch mit Pilocarpin 1,0 % nicht wesentlich verengen, was eine Blockade des M. sphincter pupillae beweist.

11.3.6 Dorsales Mittelhirnsyndrom

Synonym: Parinaud-Syndrom.

11.3.6.1 Ätiologie und Pathomechanismus

Es handelt sich um eine Schädigung der Nervenfasern, die in der Commissura posterior kreuzen, z. B. durch einen Pinealistumor. Diese Nervenfasern laufen vom Nucleus praetectalis zum Edinger-Westphal-Kern.
◘ Abb. 11.8

11.3.6.2 Erscheinungsbild

— Die Pupillen sind beidseits weit. Die Lichtreaktion ist ausgefallen.

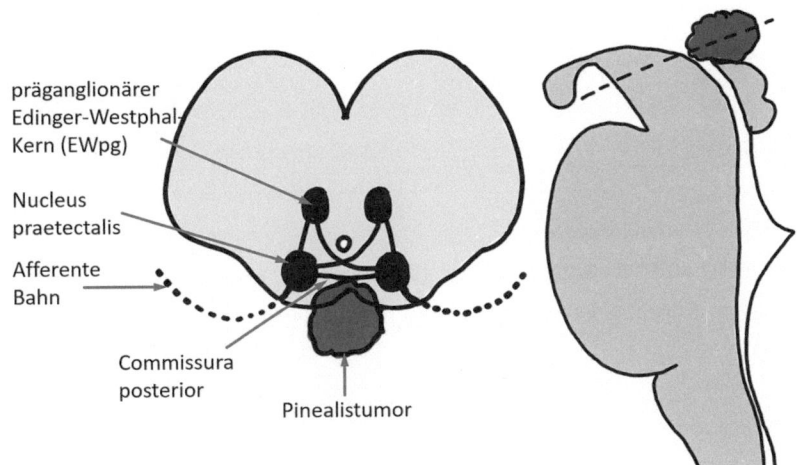

◘ **Abb. 11.8** Lage eines Pinealistumors. In der Commissura posterior findet die Querverschaltung der parasympathischen Pupillenbahn statt. ◘ Abb. 11.4 Der Pinealistumor bedrängt die Commissura posterior von hinten. Deshalb ist beidseits die Lichtreaktion ausgefallen. Der Hirnstamm in der Seitenansicht zeigt die Lage des Querschnitts

- Bei der Naheinstellung ist eine ausgiebige Pupillenverengung möglich. Im fortgeschrittenen Stadium kann sie aber auch ausgefallen sein.
- Die Akkommodation bleibt erhalten, solange sich die Läsion nicht auf das Kerngebiet des Okulomotorius ausweitet.
- Die Augenbewegungen zeigen die typische bilaterale Hebungseinschränkung ohne Zeichen einer nukleären Okulomotoriusparese. ▶ Abschn. 9.7.10

Nice to know
Die Argyll-Robertson-Pupillen sind mittelweit und reagieren nicht auf Beleuchtung. Die Nahmiosis ist aber möglich. Das entspricht also einer beidseitigen Licht-Nah-Dissoziation wie bei einem dorsalen Mittelhirnsyndrom ▶ Abschn. 9.7.10, aber ohne eine Motilitätsstörung. Über die Verwendung des Begriffs „Argyll-Robertson-Pupille" besteht keine Einigkeit. Alexandridis (1982, S. 54) lokalisiert den wahrscheinlichen Läsionsort im Mittelhirn im Bereich der kreuzweisen Verschaltung zwischen Nuclei praetectales und Edinger-Westphal-Kernen. Wilhelm (2022) argumentiert, dass die Argyll-Robertson-Pupille eigentlich eine beidseitige länger bestehende Pupillotonie sei, also keine eigene Diagnose. Er plädiert für die Streichung des Begriffs.

11.3.7 Afferente Pupillenstörungen

Bei einer Störung der Reizaufnahme und Reizübertragung im Bereich der Sehbahn kann es zu einer afferenten Pupillenstörung kommen.

11.3.8 Relativer afferenter Pupillendefekt

Ein relativer afferenter Pupillendefekt liegt vor, wenn die Pupillenverengung bei der Beleuchtung des betroffenen Auges fehlt oder im Vergleich zur Gegenseite vermindert ist.

> Afferente Pupillenstörungen verursachen keine Anisokorie.

11.3.8.1 Ätiologie und Pathomechanismus

Bei einer einseitig gestörten Afferenz, z. B. bei einer Optikusneuritis, wird dem Nucleus praetectalis eine geringere Leuchtdichte angezeigt als tatsächlich vorhanden ist. Auf der Grundlage dieser falschen Information wird ein geringeres Innervationssignal an die Pupillen weitergegeben als tatsächlich erforderlich wäre. Bei ausgeprägten afferenten Störungen kann eine Pupillenverengung auch ganz fehlen und sogar eine Erweiterung (pupillary escape) auftreten.

Die afferente Pupillenbahn verläuft ähnlich wie die Sehbahn. Der Ort der Läsion bestimmt, ob es zu einem RAPD kommt und ob diese ipsi- oder kontralateral auftritt. ◻ Tab. 11.1 Einige Besonderheiten sind dabei zu beachten:
- von der nasalen Netzhauthälfte entspringen mehr pupillomotorisch aktive Fasern,

◻ **Tab. 11.1** Die Lage der Läsion bei relativen afferenten Pupillendefekte

Art/Ort der Schädigung	relativer afferenter Pupillendefekt (RAPD)
Makulaerkrankungen	nur bei stark asymmetrischer Ausprägung
großflächige Netzhauterkrankungen	wenn einseitig, dann ipsilateral
einseitige Schädigung des N. opticus	immer ipsilateral
beidseitige Schädigung des N. opticus	nur bei asymmetrischer Ausprägung
Chiasma-Läsion	bei inkongruenten Gesichtsfeldausfällen häufig
Schädigung des Tractus opticus	meistens kontralateral
im oder dicht hinter dem CGL	bei ca. 1/3 der Patienten, gering, kontralateral
weit hinter dem CGL	i. d. R. kein RAPD

- die Pupillenbahn kreuzt also stärker als die Sehbahn
- die Pupillenfasern verlassen die Sehbahn bereits vor dem Corpus geniculatum laterale (CGL). Auf diesem kleinen Abschnitt vor dem Erreichen des Nucleus praetectalis kann es bei einer Läsion zum afferenten Pupillendefekt ohne Visusverlust oder Gesichtsfeldeinschränkung kommen. (Donaldson et al. 2020)
- in der Sehstrahlung gibt es auch pupillomotorisch wirksame Fasern, deren Verlauf und Verbindung zum Mittelhirn aber bisher ungeklärt sind.

Bei Medientrübungen liegt in der Regel kein RAPD vor. Es kann jedoch in seltenen Fällen zu einem inversen RAPD kommen: Die getrübte Linse streut das Licht bei schräger Beleuchtung so stark, dass dadurch die pupillomotorisch empfindliche Netzhautmitte großflächig beleuchtet wird. Das Auge mit der getrübten Linse ist außerdem u. U. dunkeladaptiert und empfindet die plötzliche Lichtmenge als Blendung und reagiert dann durch eine verstärkte Pupillenverengung. Dies würde einen RAPD auf dem nicht betroffenen Auge vortäuschen oder einen vorhandenen RAPD des betroffen Auges verschleiern.

Eine ausgeprägte Amblyopie kann auch einen ipsilateralen geringen RAPD aufweisen.

Fehlt der RAPD bei einer Visusminderung und es findet sich auch kein anderer Hinweis auf eine visusmindernde Erkrankung, muss eine funktionelle Sehstörung vermutet werden. (Wilhelm 2006) ▶ Abschn. 2.2.5

11.3.8.2 Erscheinungsbild

Das Leitsymptom der afferenten Pupillenstörung ist die im Seitenvergleich weniger ausgeprägte und langsamere Verengung der betroffenen Pupille. Sie ist bereits bei der Prüfung der direkten Lichtreaktion auffällig und kann mit dem Swinging Flashlight Test (SFT) bestätigt werden. Ein normales Testergebnis schließt allerdings eine symmetrische afferente Störung nicht aus.

> Der Nachweis einer einseitigen afferenten Pupillenstörung besagt nicht, dass das andere Auge gesund ist. Deshalb ist es wichtig, von einem relativen afferenten Pupillendefekt (RAPD) zu sprechen.

11.3.8.3 Differentialdiagnostische Untersuchungen

■■ Swinging flashlight Test

Ein relativer afferenter Pupillendefekt kann bei intakter Efferenz mit dem Swinging Flashlight Test ermittelt werden. Es besteht zwar ein gewisser Zusammenhang zwischen der Visusminderung und dem Ausmaß des RAPD, jedoch finden sich je nach Ursache unterschiedliche Ausprägungen. Die Ursache des RAPD kann in der Regel erst durch andere Tests (z. B. Perimetrie, Funduskopie, Bildgebung) ermittelt werden.

■■ Modifizierter Swinging flashlight Test

Bei einer einseitigen efferenten Störung wird während des SFT immer das nicht gestörte Auge beobachtet. Hier wird die konsensuelle mit der direkten Lichtreaktion verglichen. Bei direkter Beleuchtung verengt sich die intakte Pupille, bei indirekter Beleuchtung erweitert sie sich.

Bei einer beidseitig gestörten Efferenz ist eine Prüfung der Afferenz mithilfe der Pupillen nicht möglich.

11.3.9 Sonderfälle afferenter Pupillenstörungen

11.3.9.1 Extremfall der afferenten Störung: Amaurotische Pupillenstarre

Die Pupille der blinden Seite ist evtl. eine Spur weiter als auf der gesunden, da die konsensuelle Pupillenverengung in der Regel geringer schwächer ist als die direkte. Bei einem

Lichteinfall in das amaurotische Auge reagiert keine der Pupillen, bei einem Lichteinfall in das gesunde Auge reagieren beide. Die Konvergenzreaktion ist erhalten.

11.3.9.2 Besonderheiten bei Hemianopien

▪▪ Homonym-hemianopische Pupillenstarre nach Wernicke
Eine Läsion des Tractus opticus hat eine homonyme Hemianopie zur Folge. Die Pupillen beider Augen reagieren nicht, wenn die blinde Netzhauthälfte angeleuchtet wird. Sie reagieren aber prompt auf die Beleuchtung der sehenden Hälfte.

▪▪ Bitemporal-hemianopische Pupillenstarre
Eine Läsion der Sehbahn am Chiasma verursacht eine bitemporale Hemianopie. Die Pupillen reagieren auf die Beleuchtung der temporalen Netzhauthälften, nicht aber auf die Beleuchtung der nasalen.

Beide Phänomene sind nur durch gezielte Beleuchtung der jeweiligen Netzhauthälften deutlich auslösbar, z. B. an der Spaltlampe. Sie zeigen aber, wie wichtig normalerweise beim SFT die Beleuchtung beider Augen von senkrecht unten und nicht von der Seite ist.

11.4 Zentrale Pupillenstörungen

Bei schweren Störungen des zentralen Nervensystems kann es zu unterschiedlichen Pupillenstörungen kommen, die in der orthoptischen Sprechstunde nur sehr selten zu sehen sind. Diese Patientinnen sind in der Regel neurologisch schwer erkrankt oder liegen im Koma. Je nach Lokalisation der Schädigung kann es zu ähnlichen Störungen kommen wie in 11.2. beschrieben. Entsprechend der Anatomie der parasympathischen und sympathischen Pupillenbahnen kommen folgende Läsionsorte, zugehörige Ätiologien und Störungsbilder in Betracht (Wilhelm 1998):

— Bei einem beidseitigen Horner-Syndrom liegt die Störung am Ursprung der sympathischen Pupillenbahn im Hypothalamus.
— Bei einem dorsalen Mittelhirnsyndrom mit oder ohne eine Blickparese liegt die Störung in der Commissura posterior, dem Nucleus praetectalis oder der sehr kurzen Verbindungsbahn zum Edinger-Westphal-Kern.
— Bei einer nach nasal oben verlagerten Pupille (◘ Abb. 11.5) liegt eine partielle Schädigung des Edinger-Westphal-Kerns vor.
— Bei extrem engen Pupillen (sog. „Stecknadelpupillen") kann die Schädigung auf der gesamten Strecke vom Hypothalamus bis in die Pons liegen. Dabei ist die Hemmung der parasympathischen Bahn durch den Sympathikus gestört.
— Bei einer beidseitigen Mydriasis, die ggf. einseitig beginnt, führt eine Drucksteigerung zur Bedrängung des Hirnstamms, z. B. nach einem schweren Schädelhirntrauma, einer massiven Blutung oder einer Arteria basilaris-Thrombose.

Eine zentrale Störung der parasympathischen und sympathischen Innervation kann auch durch Intoxikationen, z. B. mit Narkotika, Cholinesterasehemmer wie sie bei der Behandlung der Myasthenie eingesetzt werden oder Pflanzen- und Tiergifte ausgelöst werden. (Alexandridis 1982, S. 69–77).

Literatur

Alexandridis E (1982) Abb. 20d und Abb. 24 aus Pathologische Pupille. In: Die Pupille. Springer, Berlin, Heidelberg. ▶ https://doi.org/10.1007/978-3-662-00496-8_3

Almog Y, Gepstein R, Kesler A (2010) Diagnostic value of imaging in Horner syndrome in adults. J Neuroophthalmol 30:7–11

Carrasco JR, Savino PJ, Bilyk JR (2022) Primary aberrant oculomotor nerve regeneration from a posterior communicating artery aneurysm. Arch Ophthalmol 120(5):663–665

Donaldson L, Rebello R, Rodriguez AR (2020) Relative Afferent Pupillary Defect with Normal Vision: Unique Localisation to the Contralateral Brachium of the Superior Colliculus. Neuro-Ophthalmology 44(2):128–130

Hope-Ross M, Buchanan TAS, Archer DB, Allen JA (1990) Autonomic function in Holmes Adie Syndrome. Eye 4:607–612

Literatur

Krzizok T, Gräf M, Klaus S (1995) Foto- und videographische Messungen des Dilatationsdefizits zur Differentialdiagnose beim Horner-Syndrom. Ophthalmologe 92:125–131

Lam BL, Thompson HS, Corbett JJ (1987) The prevalence of simple anisocoria. Am J Ophthalmol 104(1):69–73

Ries F, Clarenbach P (1985) Die Ganglionitis ciliaris – Ein Beitrag zur Differentialdiagnose der akuten Ophthalmoplegia interna. Akt Neurol 12:171–173

Schmidt-Bacher A, Kolling G (2011) Zur Pupillenmessung. Z prakt Augenheilk 32:357–360

Thompson HS (1977) Adie's syndrome: some new observations. Trans Am Ophthalmol Soc 75:587–626

Watts P, Satterfield D, Lim MK (2007) Adverse effects of apraclonidine used in the diagnosis of Horner syndrome in infants. J AAPOS 11:282–283

Wilhelm H (1998) in: Huber A, Kömpf D (Hrsg) Klinische Neuroophthalmologie. Thieme-Verlag Stuttgart NewYork, S. 627

Wilhelm H (2006) Swinging-flashlight-Test und relativer afferenter Pupillendefekt. Z prakt Augenheilk 27:379–389

Wilhelm H (2022) Vorgehen bei Anisokorie und gestörter Pupillenlichtreaktion. Z prakt Augenheilk. 43:417–429

Lidstörungen

Inhaltsverzeichnis

12.1 Anatomie und Physiologie der Lider – 312
12.1.1 Oberlid – 312
12.1.2 Unterlid – 313
12.1.3 M. orbicularis oculi – 314
12.1.4 Untersuchung der Lidfunktionen – 314

12.2 Angeborene Lidstörungen – 317
12.2.1 Einfache kongenitale Ptosis – 317
12.2.2 Marcus-Gunn-Syndrom – 319
12.2.3 Kongenitales Fibrosesyndrom – 319
12.2.4 Blepharophimose-Ptosis-Epikanthus inversus-Syndrom (BPES) – 319

12.3 Erworbene Lidstörungen – 320
12.3.1 Involutive Ptosis – 320
12.3.2 Pseudoptosis – 321
12.3.3 Ptosis bei Fehlregeneration des N. oculomotorius – 321
12.3.4 Ptosis bei Myasthenie – 321
12.3.5 Traumatische/ mechanische Ptosis – 321
12.3.6 Horner-Syndrom – 322
12.3.7 Fazialisparese – 322
12.3.8 Blepharospamus – 325

Literatur – 326

© Der/die Autor(en), exklusiv lizenziert an Springer-Verlag GmbH, DE, ein Teil von Springer Nature 2025
C. Schöffler and B. Wahl, *Lehrbuch für die Orthoptik*,
https://doi.org/10.1007/978-3-662-71354-9_12

Die Lider des Auges werden von Muskeln bewegt, die von verschiedenen Nerven innerviert werden. Bei einer Störung kann es deshalb zu vielfältigen Lidbewegungsstörungen kommen.

12.1 Anatomie und Physiologie der Lider

Die oberen und unteren Augenlider haben vor allem eine Schutzfunktion:
- Der Lidschlag verteilt den Tränenfilm und schützt die Hornhaut vor Austrocknung.
- Die Wimpern lenken den Luftstrom vom Auge weg und schützen so vor Austrocknung und vor Fremdkörpern.
- Das Zukneifen der Augenlider kann bei starker Helligkeit oder Blendung den Lichteinfall regulieren.

An der Lidbewegung sind glatte und quergestreifte Muskeln beteiligt. ◘ Tab. 12.1

12.1.1 Oberlid

Für die Bewegung des Oberlides ist der M. levator palpebrae zuständig. ◘ Abb. 12.1

M. levator palpebrae Der M. levator palpebrae wird als Lidheber bezeichnet. Er bewegt das Oberlid aktiv nach oben. Es besteht eine synergistische Verbindung zwischen dem M. levator palpebrae und dem M. rect. superior. Beide werden gemeinsam innerviert, damit sich das Oberlid auch hebt, wenn der Bulbus gehoben wird. Wird der Abblick eingenommen, erschlaffen der M. rect. superior und der M. levator palpebrae und die Lidspalte verkleinert sich.

Bei einem Lidschluss kommt es zu einer entgegengesetzten Innervation. Während der M. levator palpebrae erschlafft, wird der M. rect. superior trotzdem innerviert. Das Auge bewegt sich unter dem geschlossenen Lid nach oben. Dies nennt man das Bell-Phänomen.

Der M. levator palpebrae entspringt in der Orbitaspitze am Zinn-Ring, dem Anulus tendineus communis. Er hat mit dem M. rect. superior eine gemeinsame Sehnenscheide und verläuft mit ihm zusammen nach vorne. Hier geht der M. levator palpebrae in eine Sehnenplatte über, die sogenannte Levatoraponeurose. Diese teilt sich in zwei Anteile auf, die beide für die Lidöffnung verantwortlich sind.

Der vordere Anteil inseriert aufgefächert in das Septum orbitale. Dadurch bildet sich auch die Oberlidfurche. Der hintere Anteil bildet den Müller-Muskel, den M. tarsalis superior.

M. tarsalis superior Der M. tarsalis superior ist der hintere Teil der Aponeurose. Er inseriert in den oberen Tarsus. Der Tarsus, die Aponeurose des M. levator palpebrae und das Septum orbitale bilden im Oberlid eine Bindegewebsplatte, die den vorderen Abschluss der Orbita darstellt. Sie liegt bogenartig horizontal über dem Augapfel und ist mit einem inneren und äußeren Lidband

◘ **Tab. 12.1** Muskeln der Lider

Muskel	Funktion	Innervation
M. levator palpebrae	Hebung des Oberlides	Quergestreift und willkürlich durch den N. oculomotorius
M. tarsalis superior (Müllerscher Muskel)	Haltefunktion des Oberlides	Glatt und unwillkürlich durch Sympathikusfasern
M. tarsalis inferior	Haltefunktion des Unterlides	Glatt unwillkürlich durch Sympathikusfasern
M. orbicularis oculi	Lidschluss	Quergestreift und willkürlich durch den N. facialis

12.1 · Anatomie und Physiologie der Lider

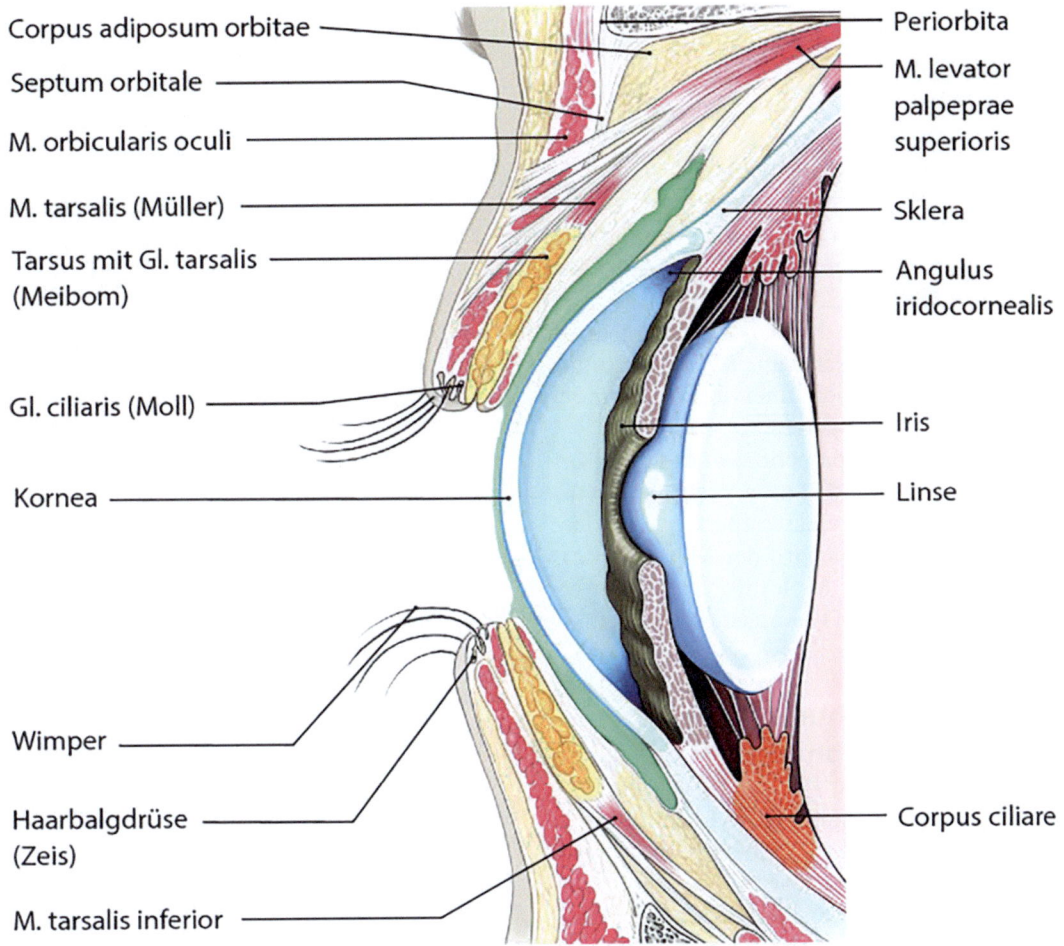

◘ Abb. 12.1 Anatomie der Lider. (Quelle: Dahlmann 2019)

(Ligamentum palpebrae) am inneren und äußeren Orbitarand verankert.

12.1.2 Unterlid

Das Unterlid ist ähnlich aufgebaut wie das Oberlid, es fehlt jedoch ein Muskel, der dem M. levator palpebrae entspricht. ◘ Abb. 12.1

M. tarsalis inferior Der M. tarsalis inferior hat eine Haltefunktion und ist zu einem geringen Anteil für die Senkung des Unterlides im Abblick verantwortlich. Er entspringt an der Kreuzungsstelle (Lockwood-Ligament) des M. obliquus inferior und des M. rectus inferior. Er inseriert in den unteren Tarsus.

Wie beim Oberlid geben das Septum orbitale und der Tarsus dem Unterlid die notwendige Stabilität.

Tarsus Der Tarsus ist eine feste Bindegewebsplatte. Er ist fest mit der Bindehaut des Ober- und Unterlides verwachsen, ebenso gibt es eine feste Verbindung mit dem Müller-Muskel.

Septum orbitale Das Septum orbitale besteht aus einer Bindegewebsschicht, die nicht elastisch ist. Es ist mit dem Tarsus fest verbunden. Im Alter verliert das Septum orbitale an Festigkeit, so können sich z. B. Tränensäcke bilden.

12.1.3 M. orbicularis oculi

Der M. orbicularis oculi ist ein Ringmuskel, der sich um das gesamte vordere Auge herumzieht. ◘ Abb. 12.1 Er besteht aus dem palpebralen Anteil, der den Lidschlag überwiegend unwillkürlich steuert. Der orbitale Anteil wird willkürlich innerviert und ermöglicht den festen Lidschluss.

Der M. levator palpebrae und der M. orbicularis oculi sind antagonistische Muskeln, die entgegengesetzt innerviert werden: Bei einem Lidschluss wird der M. orbicularis oculi innerviert, der M. levator palpebrae erschlafft. Bei der Lidöffnung ist es umgekehrt.

12.1.4 Untersuchung der Lidfunktionen

Mit der Untersuchung der Lidfunktionen kann das Ausmaß von Lidbewegungsstörungen ermittelt werden. Wenn eine Lidoperation geplant ist, kann die Messung der Lidfunktionen zur Entscheidung beitragen, welche OP-Methode geeignet ist. Die Messung der Lidfunktionen wird immer an beiden Augen durchgeführt, um beide Seiten gut miteinander vergleichen zu können. Bei kleinen Kindern ist oft nur eine grobe Einschätzung möglich. Je nach Fragestellung werden verschiedene Aspekte beurteilt.

Vertikale Lidspaltenweite

Die vertikale Lidspaltenweite wird von der Position von Ober- und Unterlid beeinflusst. Sie kann willkürlich vergrößert werden, indem der Stirnmuskel (M. frontalis) zusätzlich innerviert wird. Der M. frontalis ist ein Teil der mimischen Gesichtsmuskulatur und hebt unter anderem die Augenbraue. Um den Einfluss der Frontalisinnervation zu prüfen, wird die vertikale Lidspaltenweite mit und ohne Frontalisinnervation gemessen. ◘ Abb. 12.2

Durchführung:
— Mit Innervation des M. frontalis
  – Für die Messung wird im Geradeausblick fixiert und ein Lineal vertikal an die Unterlidkante gehalten.
  – Die Strecke bis zur Oberlidkante ergibt die vertikale Lidspaltenweite in mm.
— Ohne Innervation des M. frontalis
  – Zunächst wird im Abblick fixiert, damit der M. frontalis erschlafft.
  – Die Untersucherin drückt oberhalb der mittleren Augenbraue auf die ungefähre Insertionsstelle des M. frontalis. Sie verhindert damit, dass der M. frontalis die Lidspalte beeinflusst. Der Druck darf die Augenbraue aber nicht nach unten schieben und die Lidspalte dadurch verkleinern.
  – Dann wird wieder im Geradeausblick fixiert und die Messung wie oben durchgeführt.

Die Messung der vertikalen Lidspaltenweite kann ergänzend auch im Auf- und Abblick durchgeführt werden. Damit kann zum Beispiel das Zurückbleiben des Oberlides im Abblick (lid lag) gemessen werden.

Horizontale Lidspaltenweite

Es kann in einigen Fällen auch sinnvoll sein, die horizontale Lidspaltenweite zu messen. Dabei wird die Strecke zwischen dem nasalen und dem temporalen Lidwinkel gemessen. Bei einigen Krankheitsbildern ist die Lidspalte pathologisch verkürzt, z. B. bei einem Blepharophimose-Syndrom.

Levatorfunktion

Die Differenz der Oberlidposition zwischen dem Abblick und dem Aufblick wird durch die Funktion des M. levator palpebrae bestimmt.
Durchführung: ◘ Abb. 12.3
— Die Messung erfolgt ohne Frontalisinnervation, der M. frontalis muss wie bei der Messung der vertikalen Lidspaltenweite abgedrückt werden.
— Die Patientin schaut maximal nach unten, die Untersucherin legt das Lineal vertikal an die Oberlidkante und markiert den Nullpunkt.

12.1 · Anatomie und Physiologie der Lider

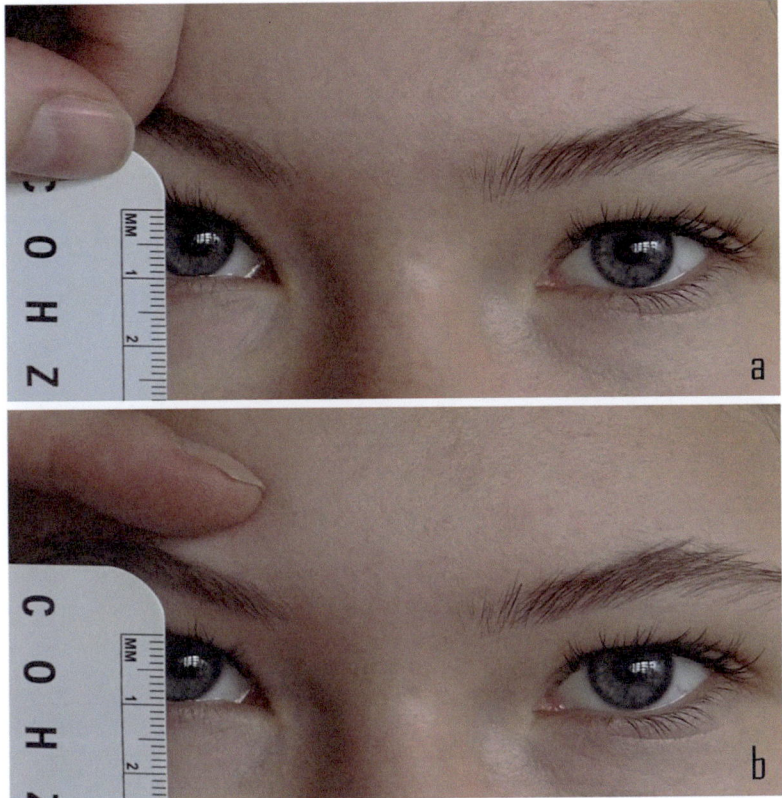

Abb. 12.2 Die Messung der Lidspaltenweite mit dem Lineal. **a** Die Lidspalte ist durch die Frontalisinnervation vergrößert. **b** Durch Abdrücken an der Augenbraue kann die korrekte Lidspaltenweite gemessen werden

- Die Patientin schaut nun maximal nach oben, ohne dabei den Kopf mitzubewegen. Das Lineal darf dabei nicht verrutschen.
- Am Lineal wird die Strecke in mm abgelesen, die die Oberlidkante zwischen dem Abblick und dem Aufblick zurückgelegt hat.

▶ **Beispiel für das Ablesen der Levatorfunktion**

- Im maximalen Abblick liegt die Oberlidkante bei 0 mm.
- Im maximalen Aufblick liegt die Oberlidkante bei 12 mm.
- Die Levatorfunktion beträgt also 12 mm.

◄

Eine normale Levatorfunktion liegt bei 15 mm oder mehr, bis 12 mm spricht man noch von einer guten Levatorfunktion. (Bowling 2016, S. 40)

■ **Lidschluss**

Es ist wichtig, dass das Auge komplett geschlossen werden kann. Verschiedene Störungen können den Lidschluss beeinträchtigen. Wenn der lockere Lidschluss inkomplett ist, kann es zu Benetzungsstörungen kommen. Bei der Planung einer Ptosis-Operation ist die Beurteilung des Lidschlusses wichtig für die Auswahl der Operationsmethode.

Durchführung:
- Die Patientin wird aufgefordert, die Augen locker „wie beim Schlafen" zu schließen.

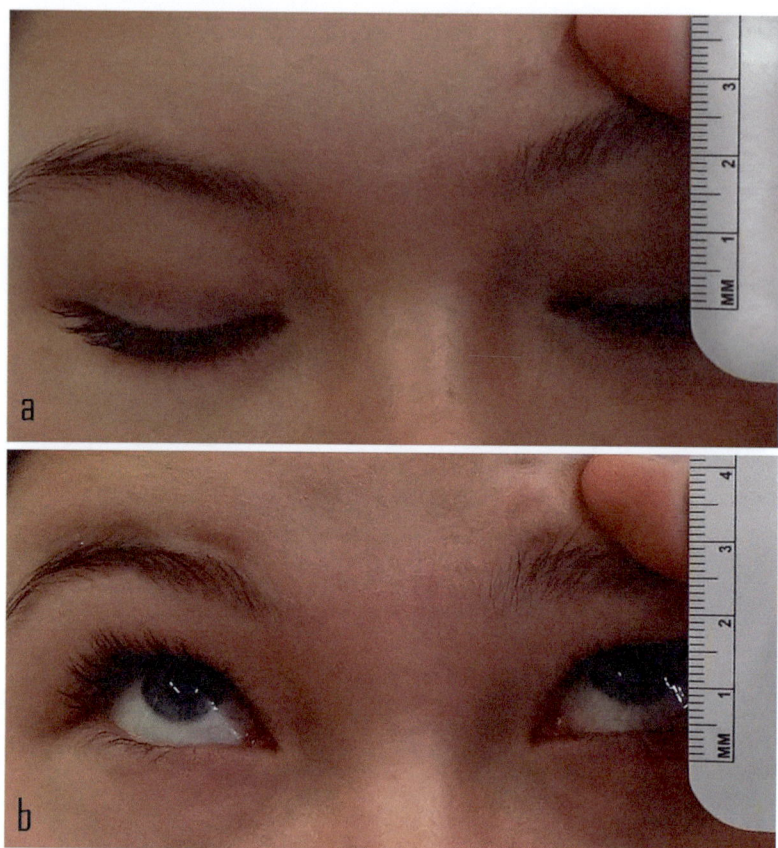

Abb. 12.3 Messung der Levatorfunktion mit dem Lineal. **a** Bei maximalem Abblick wird das Lineal bei der Oberlidkante in Position gebracht. **b** Bei maximalem Aufblick wird die Strecke abgelesen, die das Oberlid zurückgelegt hat (hier 16 mm)

- Die Untersucherin schaut von unten, ob beide Augen komplett geschlossen sind.
- Wenn ein Lidschlussdefekt besteht, wird dieser wie bei der Messung der vertikalen Lidspaltenweite bestimmt.
- Wenn der lockere Lidschluss nicht vollständig möglich ist, wird der feste Lidschluss geprüft.
- Während die Patientin die Augen so fest wie möglich zukneift, schaut die Untersucherin wieder von unten, ob beide Augen komplett geschlossen sind.

- **Bell Phänomen**

Werden die Augen zugekniffen, weichen sie normalerweise zum Schutz der Hornhaut nach oben und außen ab. Dieser Mechanismus kann z. B. bei Hebungseinschränkungen des Auges gestört sein.

Durchführung:
- Die Patientin wird aufgefordert, die Augen so fest wie möglich zuzukneifen.
- Die Untersucherin öffnet gegen den Widerstand das Ober- und Unterlid und beurteilt die Augenposition.
- Die Untersucherin kann auch zuerst das Ober- und Unterlid geöffnet festhalten und die Patientin versucht, gegen den Widerstand die Lider zu schließen.

- **Mittlere Reflexdistanz (MRD)**

Bei Geradeausblick wird der Abstand zwischen dem Hornhautreflexbild (HHRB) und der Oberlidkante gemessen. Bei Erwachsenen beträgt die MRD 4 bis 4,5 mm.

Dies ist eine weitere Möglichkeit, den Schweregrad einer Ptosis einzuschätzen:
- Bei einer leichten Ptosis beträgt die MRD noch mehr als 2 mm.
- Bei einer mäßigen Ptosis beträgt die MRD 1 bis 2 mm.
- Bei einer schweren Ptosis beträgt die MRD weniger als 1 mm oder der Hornhautreflex ist verdeckt.

- **Lidfurche**

Die Insertion des vorderen Anteils der Levatoraponeurose bildet die Lidfurche. Die Lidhaut bildet an dieser Stelle eine kleine Falte. Beim Abblick verstreicht diese Furche bei jungen Menschen normalerweise noch, bei älteren Menschen bleibt sie bestehen.

- **Deckfalte**

Die Deckfalte ist die vordere Begrenzung der Lidfurche, die als Linie oberhalb der Oberlidkante zu sehen ist. Es kann sinnvoll sein, den Abstand von der Oberlidkante zur Deckfalte zu messen, um das Ausmaß einer Ptosis zu beurteilen, z. B. bei involutiver Ptosis.

12.2 Angeborene Lidstörungen

Bei angeborenen Lidstörungen liegt entweder eine Fehlbildung der Lider vor oder die Innervation der Lidmuskeln ist gestört.
Die kongenitale Ptosis unterteilt man in die einfache Form und die komplizierte Form (Hübner 2012):
- mit einer Heberparese
- mit einer Synkinesie
- das kongenitale Fibrosesyndrom
- das Blepharophimose-Ptosis-Epikanthus-inversus-Syndrom (BPES)

12.2.1 Einfache kongenitale Ptosis

Bei der einfachen kongenitalen Ptosis kann das Ausmaß des Oberlidtieferstands sehr unterschiedlich ausgeprägt sein.

12.2.1.1 Ätiologie und Pathomechanismus

Bei einer einfachen kongenitalen Ptosis ist der M. levator palpebrae strukturell verändert und teilweise durch Bindegewebe ersetzt. Die Ursache kann eine genetische Störung im Sinne der CCDD sein, durch die der M. levator palpebrae keine ausreichende Innervation erhält. (Bowling 2016, S. 766)

12.2.1.2 Erscheinungsbild
- Es besteht meist eine einseitige, seltener eine beidseitige Ptosis.
- Die Haut des Oberlides ist glatt und dünn, die Oberlidfurche ist nur schwach ausgeprägt oder fehlt komplett.
- Die Mitbewegung des Oberlides bei vertikalen Blickbewegungen ist reduziert.
  - Im Aufblick ist die Lidspaltenweite geringer, weil die Levatorfunktion eingeschränkt ist.
  - Im Abblick ist die Lidspaltenweite größer, weil durch die mangelnde Elastizität des M. levator palpebrae das Oberlid zurückbleibt (Lid lag).
- Häufig liegt auf dem betroffenen Auge ein Astigmatismus vor, da das Oberlid den Bulbus verformt.
- Wenn das Oberlid die optische Achse verdeckt, kann es zu einer Amblyopie kommen.
- Es werden oft Kompensationmechanismen eingesetzt:
  - Mit einer Kopfzwangshaltung in Form einer Kinnhebung kann die weitere Lidspalte im Abblick besser genutzt werden. Die optische Achse ist frei.
  - Durch die Frontalisinnervation wird das Oberlid nach oben gezogen und die Lidspalte erweitert. Die optische Achse ist frei.
- In einigen Fällen ist auch die Hebung des Auges eingeschränkt, weil der M. rect. superior ebenfalls betroffen ist.

12.2.1.3 Differentialdiagnostische Befunde

Die angeborene Ptosis muss von anderen Erkrankungen abgegrenzt werden, bei denen eine Ptosis auch zum Erscheinungsbild gehört. ◘ Tab. 12.2

Tab. 12.2 Differentialdiagnosen zur einfachen kongenitalen Ptosis

Differentialdiagnose	Differenzierende Befunde
Marcus Gunn Syndrom	Die Ptosis nimmt bei Innervation der Kaumuskulatur ab. ▶ Abschn. 12.2.2
Myasthenie	Die Ptosis ist wechselhaft und ermüdungsabhängig
Pseudoptosis bei einer Parese des M. rect. superior	Es besteht eine Hebungseinschränkung, bei Fixation mit dem betroffenen Auge vergrößert sich die Lidspalte
Horner-Syndrom	Es besteht eine Miosis am betroffenen Auge. ▶ Abschn. 11.3.1
Angeborene Okulomotoriusparese	Es bestehen entsprechende Motilitätsstörungen. ▶ Abschn. 9.1.4
Blepharophimose-Ptosis-Epikanthus-inversus-Syndrom (BPES)	Die Ptosis besteht immer beidseits, die horizontale Lidspaltenweite ist verkürzt. ▶ Abschn. 12.2.4

12.2.1.4 Therapie

Bei Babys und Kleinkindern steht zunächst im Vordergrund, eine möglichst normale Visusentwicklung zu gewährleisten.

Konservative Therapie
- Skiaskopie in Zykloplegie oder Mydriasis und Verordnung der Vollkorrektur
- ggf. Amblyopieprophylaxe oder Amblyopietherapie

Operative Therapie
Mit einer Operation wird möglichst lange abgewartet. Einerseits sind die Lidstrukturen bei Babys noch sehr klein und deshalb schwieriger zu operieren und zu dosieren. Die Größenverhältnisse zwischen den Lidstrukturen und dem umgebenden Gewebe verändern sich noch mit dem Wachstum. Andererseits sind die Lidfunktionen in diesem Alter nur grob zu bestimmen. Außerdem ist das OP-Ergebnis häufig besser, wenn in Lokalanästhesie operiert werden kann.

Die Ptosis-OP sollte nur dann früh erfolgen, wenn die Ptosis den Ausblick ein- oder beidseitig verhindert.

Es gibt verschiedene Lidoperationsmethoden:

Levatorresektion Bei einer Verkürzung der M. levator palpebrae wird ein Teil der Aponeurose reseziert. Diese Methode wird durchgeführt, wenn die Levatorfunktion besser als 4 mm ist. (Sonnleithner et al. 2015).

Levatorfaltung Eine alternative Methode, den M. levator palpebrae zu stärken ist die Levatorfaltung. Diese Methode wird auch gewählt, wenn die Levatorfunktion besser als 4 mm ist.

Frontalissuspension Wenn die Levatorfunktion unter 4 mm liegt, besteht bei einer Levatorresektion oder -faltung die Gefahr, dass postoperativ ein Lidschlussdefekt entsteht. Dieser würde zu Benetzungsstörungen und in der Folge zu Hornhautdefekten führen. Deshalb wird bei der Frontalissuspension eine Aufhängung des Tarsus an zwei Schlingen aus nicht-resorbierbaren Fäden (z. B. Fascia lata oder Goretex®) durchgeführt. Diese führen von mehreren, meistens 3 Stellen oberhalb der Augenbraue zum Tarsus und wieder zurück. Die Nähte können während und oft auch nach der Operation noch eingestellt (justiert) werden, um die beste Lidstellung zu erreichen. Nach der Operation kann die Patientin das Lid mithilfe der Frontalisinnervation weiter öffnen als bisher. Wenn der Frontalis nicht innerviert wird, kann das Lid auch noch geschlossen werden.

Eine Ptosis-OP muss besonders gut überlegt werden, wenn:
- Das Bell-Phänomen fehlt.
- Der Lidschluss schon defekt ist.
- Bereits eine ausgeprägte Benetzungsstörung des Auges besteht.

12.2.1.5 Prognose

Bei einer geringen Ptosis mit guter Levatorfunktion kann durch eine Lidoperation eine symmetrische Lidspalte erreicht werden. Bei einer ausgeprägten Ptosis mit schlechter Levatorfunktion kann zwar eine Besserung erreicht werden, aber selten eine kosmetisch unauffällige Situation.

12.2.2 Marcus-Gunn-Syndrom

Synonyme: Mandibulo-palpebrale Synkinese.

Beim Marcus Gunn Syndrom handelt es sich um eine gleichzeitige Innervation des M. levator palpebrae mit einem der Kaumuskeln.

12.2.2.1 Ätiologie und Pathomechanismus

Es besteht eine angeborene Fehlinnervation des M. levator palpebrae. Das Marcus-Gunn-Syndrom wird in die Gruppe der CCDD eingeordnet. ▶ Abschn. 9.3 Nervenfasern des N. trigeminus, die eigentlich den gleichseitigen M. pterygoideus lateralis innervieren, ziehen in den M. levator palpebrae. Wenn der M. pterygoideus lateralis kontrahiert, z. B. bei der Mundöffnung oder einer seitlichen Kieferbewegung, öffnet sich auch das Lid.

12.2.2.2 Erscheinungsbild
— Es kann eine Ptosis bestehen, oft ist aber keine Ptosis vorhanden.
— Durch Kieferbewegungen zur Seite wird das Lid angehoben, sodass eine Ptosis verringert wird oder es sogar zu einer größeren Lidspalte auf dieser Seite kommt.
— Beim Kauen oder Saugen sieht man eine rhythmische Lidöffnung. Das fällt oft bereits beim Stillen auf.

12.2.2.3 Differentialdiagnostische Untersuchungen

Wenn der Verdacht auf ein Marcus-Gunn-Syndrom besteht, kann der Einfluss der Mund- oder Kieferbewegungen auf die Lidöffnung gezielt geprüft werden, z. B. durch:
— Saugen an einer Flasche oder beim Stillen
— Kauen von z. B. Gummibärchen
— das seitliche Verschieben des Unterkiefers

12.2.2.4 Therapie

Die Symptome des Marcus Gunn Syndroms sind behandelbar, die Störung selbst nicht.

■■ Konservative Therapie

Die konservative Therapie konzentriert sich bei Babys und Kleinkindern hauptsächlich auf die Amblyopieprophylaxe:
— Skiaskopie in Zykloplegie oder Mydriasis und ggf. Verordnung der Vollkorrektur
— ggf. Amblyopietherapie, je nachdem, wie stark eine Ptosis die Sehentwicklung beeinflusst

Bei älteren Kindern, die sich im täglichen Umfeld durch die wechselnde Lidposition gestört fühlen, kann ein isometrisches Anspannungstraining probiert werden. Einigen Patientinnen gelingt es durch ein Training vor dem Spiegel, die Position des fehlinnervierten Oberlides zu kontrollieren. Dabei wird die Kaumuskulatur angespannt ohne den Kiefer sichtbar zu bewegen.

■■ Operative Therapie

Besteht neben der Fehlinnervation eine störende Ptosis, kann diese operiert werden. Wie bei der kongenitalen Ptosis erfolgt diese möglichst spät. Die Fehlinnervation wird durch die Lidoperation aber nicht beeinflusst.

12.2.3 Kongenitales Fibrosesyndrom

Das kongenitale Fibrosesyndrom ist eine komplexe Augenbewegungsstörung, die mit einer Ptosis einhergeht. Sie ist der Kategorie der CCDD zuzuordnen. ▶ Abschn. 9.3

12.2.4 Blepharophimose-Ptosis-Epikanthus inversus-Syndrom (BPES)

Synonym: Blepharophimosesyndrom

Das BPES ist eine angeborene Störung, die durch eine beidseitige Ptosis und eine kurze horizontale Lidspalte (Blepharophimose) gekennzeichnet ist.

12.2.4.1 Ätiologie und Pathomechanismus

Es handelt sich um eine autosomal dominant vererbte Erkrankung mit einer Mutation auf dem FOXL2-Gen. Sie tritt aber häufig auch sporadisch auf. (Tyers & Meyer-Rüsenberg 2012)

12.2.4.2 Erscheinungsbild

Das BPES ist durch diese typischen Merkmale gekennzeichnet:
- Es besteht eine beidseitige kongenitale Ptosis mit schlechter Levatorfunktion.
- Die horizontale Lidspalte ist beidseits verkürzt (Blepharophimose).
- Eine Lidfalte zieht vom Unterlid aus über den nasalen Lidwinkel (Epikanthus inversus). Der innere Lidwinkel und die Tränenpünktchen verlagern sich in Richtung der Lidspaltenmitte (Telecanthus).

Durch die beidseitige Ptosis oder einen zusätzlichen Strabismus kann es auch zu einer Amblyopie kommen.

Bei einigen weiblichen Patientinnen sind nicht nur die Augen betroffen. Es kann zu Unfruchtbarkeit durch eine Insuffizienz der Eierstöcke (Ovarialinsuffizienz) kommen. Deshalb wird eine frühe humangenetische Untersuchung empfohlen.

12.2.4.3 Differenzierende Befunde

Bei einer beidseitigen Ptosis in Kombination mit der beidseits verkürzten horizontalen Lidspalte ist meist eine Blickdiagnose möglich.

12.2.4.4 Therapie und Prognose

Die auffällige Lidkonfiguration kann nur operativ verbessert werden. Bis zum Operationszeitpunkt steht die konservative Therapie im Vordergrund.

▪▪ Konservative Therapie
- Skiaskopie in Zykloplegie oder Mydriasis und Verordnung der Vollkorrektur
- ggf. Amblyopieprophylaxe oder Amblyopietherapie

▪▪ Operative Therapie

Wie bei der kongenitalen Ptosis wird auch beim BPES mit einer Operation möglichst lange abgewartet. Bei einer ausgeprägten Blepharophimose werden die Epikanthusfalten zuerst korrigiert. Im Anschluss kann eine Ptosis-Operation erfolgen. Da die Levatorfunktion meist schlecht ist, wird in der Regel eine Frontalissuspension durchgeführt.

Die Lidoperationen können zu einer relativ unauffälligen Lidkonfiguration führen.

12.3 Erworbene Lidstörungen

12.3.1 Involutive Ptosis

Synonym: senile Ptosis

Bei der involutiven Ptosis kommt zu einer erworbenen beidseitigen Ptosis im höheren Lebensalter.

12.3.1.1 Ätiologie und Pathomechanismus

Involutiv bedeutet, dass sich Gewebe oder Organe altersphysiologisch verändern und dadurch ihre Funktion beeinträchtigt wird. Die Ursache für die erworbene Ptosis liegt in einer altersbedingten Erschlaffung der Levatoraponeurose.

12.3.1.2 Erscheinungsbild

- Es besteht in der Regel eine beidseitige Ptosis. Die Ausprägung kann asymmetrisch sein.
- Die Levatorfunktion ist gut.
- Die Lidfurche ist meist nach oben verlagert.
- Die Deckfalte kann fehlen, wenn zusätzlich zur Schwäche der Levatoraponeurose das Orbitafett schwindet.
- Oft sieht man auch überschüssige Oberlidhaut, die über die Lidkante auf den Wimpern hängen kann (Dermatochalasis/Blepharochalasis).

12.3 · Erworbene Lidstörungen

Gleichzeitig kann ein involutiver Strabismus auftreten. ▶ Abschn. 8.3.1

12.3.1.3 Differenzierende Befunde

Die langsame Zunahme der Ptosis kann mithilfe von alten Fotos nachvollzogen werden. Zur Sicherung der Diagnose werden die Lidfunktionen gemessen. Besonders eine normale Levatorfunktion unterstützt die Diagnose der involutiven Ptosis.

Um die funktionelle Beeinträchtigung durch die Ptosis objektiv zu beurteilen, erfolgt eine Gesichtsfelduntersuchung, insbesondere die Dokumentation der Gesichtsfeldaußengrenzen.

12.3.1.4 Therapie

Meist wird eine Levatorfaltung oder eine Levatorresektion durchgeführt. Ist zusätzlich eine Dermatochalasis vorhanden, kann gleichzeitig auch noch die überschüssige Oberlidhaut entfernt werden (Exzision).

Wenn durch die Ptosis eine Einschränkung des Gesichtsfelds nach oben auf weniger als 30° vorliegt, ist die Lidoperation eine Kassenleistung. Wird keine entsprechende Gesichtsfeldeinschränkung gemessen, gilt eine operative Korrektur als kosmetische Operation und muss von den Patientinnen selbst bezahlt werden.

12.3.1.5 Prognose

Die involutive Ptosis ist operativ sehr gut zu behandeln. Bei einer normalen Levatorfunktion besteht postoperativ sehr häufig ein unauffälliger Befund.

12.3.2 Pseudoptosis

Bei einem vertikalen Strabismus kommt es beim Tieferstand des abgewichenen Auges zu einer vorgetäuschten Ptosis. Die synergistische Innervation des M. levator palpebrae und des M. rect. superior führt zu einem Tieferstand des Oberlides.

Lässt man Patientinnen mit dem tiefer stehenden Auge in Primärposition fixieren, verschwindet die Ptosis wieder. Es kann sogar zu einer Oberlidretraktion kommen, wenn der Tieferstand des betroffenen Auges durch eine Hebungseinschränkung bedingt ist. Die vermehrte Hebungsinnervation führt dann zu einer überschießenden Lidöffnung.

Eine Korrektur kann nur durch eine Augenmuskeloperation erfolgen. Dabei erfolgt meist eine Operation nach dem Prinzip der Gegenparese. Dafür wird die Hebung auch auf dem Gegenauge geschwächt, z. B. durch eine M. rect. superior Rücklagerung oder -Fadenoperation. Der nötige Hebungsimpuls am Gegenauge bewirkt auch die Lidhebung auf der betroffenen Seite in Primärposition.

12.3.3 Ptosis bei Fehlregeneration des N. oculomotorius

Bei einer traumatischen Schädigung des N. oculomotorius kommt es häufig zu Fehlregenerationen, die auch den M. levator palpebrae betreffen können. Die durch die Parese verursachte Ptosis kann in bestimmten Blickrichtungen aufgehoben werden, weil z. B. Nervenfasern für den M. rect. medialis den M. levator palpebrae fehlinnervieren. ▶ Abschn. 9.4.1 Ggf. kann diese Situation bei der Augenmuskeloperation genutzt werden, um gleichzeitig die Lidstellung in Primärposition positiv zu beeinflussen.

12.3.4 Ptosis bei Myasthenie

Bei der Myasthenia gravis besteht eine autoimmun bedingte Störung der neuromuskulären Reizübertragung. Eine Schwäche des M. levator palpebrae tritt häufig als Erstsymptom in Form einer wechselhaften ermüdungsabhängigen Ptosis auf. Diese kann ein- oder beidseitig, symmetrisch oder asymmetrisch sein. ▶ Abschn. 9.4.3

12.3.5 Traumatische/ mechanische Ptosis

Eine Ptosis kann auch durch ein Gesichtstrauma mit direkter Beteiligung des M. levator palpebrae verursacht werden. Dabei werden die Aponeurose des Muskels oder der Muskel selbst verletzt oder gedehnt. Auch eine Lidschwellung, die z. B. durch einen Tumor, Hämangiom oder einen Insektenstich verursacht wurde, führt zu einer verkleinerten Lidspalte. Bei Kindern besteht in solchen Fällen eine Amblyopiegefahr. Deshalb wird nach der Erstversorgung der Verletzung möglichst zügig eine Rekonstruktionsoperation geplant.

Bei einem Trauma kann auch der N. oculomotorius selbst verletzt worden sein, die Ptosis ist neurogen. Dann sollte ein Jahr abgewartet werden, ob es zu einer spontanen Regeneration kommt. Besteht die Ptosis weiterhin, kann dann eine Ptosis-OP erfolgen. ▶ Abschn. 9.1.4

12.3.6 Horner-Syndrom

Das Horner-Syndrom ist eine sympathische Pupillenstörung, bei der auf dem betroffenen Auge eine Miosis und eine geringe Ptosis besteht. ▶ Abschn. 11.3.1

12.3.7 Fazialisparese

Die Fazialisparese kann sehr unterschiedliche Ursachen haben. Das Erscheinungsbild hängt vom Ort der Läsion ab. Man unterscheidet die zentrale von der peripheren Fazialisparese.

12.3.7.1 Anatomie und Physiologie des N. facialis

Der N. facialis ist der 7. Hirnnerv und besteht aus einem großen motorischen Anteil und einem kleineren sensiblen und parasympathischen Anteil.

Der motorische Anteil versorgt die gesamte Gesichtsmuskulatur und wird in einen oberen und einen unteren Anteil unterteilt.

Die Muskeln des oberen Anteils sind:
— Der M. orbicularis oculi
— Der M. frontalis
— Der M. corrugator supercilii (Stirnrunzler)

Der untere Anteil versorgt die gesamte restliche Gesichtsmuskulatur.

Die sensiblen Nervenfasern des N. facialis versorgen die vorderen 2/3 der Zunge. Der N. facialis ist somit für den größten Teil der Geschmacksempfindung zuständig.

Die parasympathischen Nervenfasern des N. facialis sorgen für die Bildung von Sekreten unter anderem in folgenden Drüsen:
— Die Tränendrüse
— Die Speicheldrüse

Lage des N. facialis Kerngebietes und faszikulärer Verlauf

Der Nucleus facialis liegt am Übergang von der Pons zur Medulla oblongata, etwas unterhalb des Nucleus abducens. Er setzt sich aus einem oberen und einem unteren Anteil zusammen.

Beide Anteile erhalten jeweils Nervenfasern, die aus dem unteren Bereich des Gyrus praecentralis stammen. Diese Fasern stellen das 1. motorische Neuron dar, welches gemeinsam mit der Pyramidenbahn (Ansammlung zentraler Motoneurone für Feinmotorik und Willkürmotorik) verläuft. Der obere Anteil des Nucleus facialis wird dabei von ipsilateralen und kontralateralen Fasern versorgt. Der untere Anteil erhält nur Fasern des kontralateralen 1. motorischen Neurons.

Neben den motorischen Anteilen des Kerngebietes gibt es zwei Nebenkerne:
— Der Nucleus salivatorius superior enthält präganglionäre, parasympathische Neurone für die Tränendrüse und die Speicheldrüsen.
— Der Nucleus tractus solitarii enthält sensorische Neurone für die Versorgung der Zungenanteile (Geschmackssinn).

Die faszikulären Nervenfasern aus dem Hauptkern des N. facialis, die die mimische Gesichtsmuskulatur innervieren, verlaufen zunächst nach dorsal. Sie umlaufen den Nucleus abducens als sogenanntes inneres Fazialisknie.

Die Nervenfasern beider Nebenkerne verlaufen gemeinsam mit dem N. facialis und treten als Nervus intermedius zusammen mit dem Nervus facialis aus dem Hirnstamm aus.

12.3 · Erworbene Lidstörungen

■■ Peripherer Nervenverlauf
Der N. facialis und der N. intermedius verlaufen:
— In Nachbarschaft des N. vestibulocochlearis (Hör- und Gleichgewichtsnerv, VIII. Hirnnerv) durch den Kleinhirnbrückenwinkel in den inneren Gehörgang (Meatus acusticus)
— Sie treten durch den Canalis nervi facialis in das Felsenbein ein.
— Der Nerv bildet kurz nach seinem Eintritt in das Felsenbein das äußere Fazialisknie.
— In dieser Biegung des Verlaufs liegt das Ganglion geniculi, wo eine Umschaltung der Nervenfasern für den Geschmack stattfindet.
— Die sensorischen und parasympathischen Nervenfasern aus dem N. intermedius zweigen im Felsenbein ab:
  – Der N. petrosus major versorgt die Tränendrüse und die Nasenschleimhaut.
  – Der N. petrosus minor versorgt die Ohrspeicheldrüse und die Speicheldrüsen unter der Zunge.
  – Der N. stapedius versorgt den Steigbügelmuskel im Innenohr.
  – Die Chorda tympani enthält die Nervenfasern für den Geschmackssinn sowie parasympathische Nervenfasern.
— Die meisten Fasern für die mimische Gesichtsmuskulatur verlassen das Felsenbein am Foramen stylomastoideum.
— Sie verlaufen weiter durch die Ohrspeicheldrüse (Glandula parotis), wo sie sich teilen und die entsprechenden Gesichtsmuskeln innervieren.

12.3.7.2 Ätiologie und Pathomechanismus

Es gibt verschiedene Ursachen für Fazialisparesen, die sich auch im Erscheinungsbild deutlich unterscheiden. Die idiopathische periphere Fazialisparese ist am häufigsten.

Ursachen für eine periphere Fazialisparese sind unter anderem:
— ein Trauma, z. B. mit einer Felsenbeinfraktur
— ein Tumor, z. B. ein Kleinhirnbrückenwinkeltumor
— eine Operation zur Entfernung eines Akustikusneurinoms bei einer Neurofibromatose
— eine Entzündung, z. B. durch eine Infektion mit Herpesviren oder im Rahmen einer Neuroborreliose

Die Ursache für eine zentrale Fazialisparese ist meistens ein Schlaganfall. Die Läsion liegt dann in der Hirnrinde oder im subkortikalen Bereich.

12.3.7.3 Erscheinungsbild

Eine Fazialisparese kann angeboren oder erworben vorkommen. Man unterscheidet zwischen der peripheren Fazialisparese (infranukleäre Läsion) und der zentralen Fazialisparese (supranukleäre Läsion).

■■ Die periphere Fazialisparese
— Die gesamte ispilaterale mimische Gesichtsmuskulatur ist gelähmt.
— Der Mundwinkel hängt herab.
— Die Gesichtsfalten sind verstrichen und die Stirn ist glatt und kann nicht gerunzelt werden.
— Der Mund kann nicht gespitzt werden.
— Patientinnen sind geräuschempfindlich (Hyperakusis).
— Die Tränen- und Speichelsekretion ist vermindert.
— Die Geschmacksempfindung der vorderen 2/3 der Zunge ist gestört.
— Der Lidschluss ist unvollständig (Lagophthalmus). Das Unterlid liegt nicht mehr straff am Bulbus an (Ektropium paralytikum).

Je nach Lage der Läsion müssen nicht immer alle Symptome vorhanden sein.

■ Sonderform idiopathische Fazialisparese
Eine idiopathische Fazialisparese kann begünstigt werden durch verschiedene Faktoren, z. B.:
— einen vorausgegangenen grippalen Infekt
— Diabetes mellitus und arterielle Hypertonie
— Stress
— ggf. familiäre Disposition

Bei der idiopathischen Fazialisparese zeigen sich verschiedene Symptome typischerweise innerhalb von Stunden. Zusätzlich kann es zu weiteren Symptome kommen, z. B.:
- Schmerzen im Bereich des Ohres (ggf. an eine Zosterinfektion denken)
- Lähmungen von weiteren Hirnnerven

Die zentrale Fazialisparese
Bei einer zentralen Fazialisparese ist nur das erste Motoneuron von der Läsion betroffen. Der Stirn- und Augenbereich ist nicht betroffen, weil der obere Fazialiskern ipsilateral und kontralateral versorgt wird. Der untere Fazialiskern wird nur kontralateral versorgt. Deshalb kommt es nur zum Ausfall der Mund- und Wangenmuskulatur auf der Gegenseite der Läsion.

Fehlregenerationen bei Fazialisparese
Bei einer schweren Schädigung des N. facialis kommt es häufig im Verlauf zu Fehlregenerationen zwischen den drei Hauptästen. In der Regenerationsphase wachsen Nervenfasern wieder in die Richtung des Versorgungsgebiets, innervieren aber nun den falschen Muskel. Es kommt zu einer gleichzeitigen Innervation von zwei Muskeln, die normalerweise getrennt voneinander innerviert werden (Synkinesie).

Mögliche Beispiele von Fehlregenerationen sind unter anderem:
- Beim Lidschluss sieht man eine Verziehung des gleichseitigen Mundwinkels. Der M. zygomaticus wird gleichzeitig mit dem M. orbicularis innerviert.
- Beim Lächeln oder Sprechen kommt es zum gleichseitigen Lidschluss. Der M. orbicularis wird gleichzeitig mit dem M. zygomaticus innerviert.
- Beim Essen kommt es zu einer vermehrten Tränensekretion (Krokodilstränen). Die Tränendrüse wird gleichzeitig mit der Speicheldrüse innerviert.

12.3.7.4 Differentialdiagnostische Untersuchung
Die Funktionen der vom N. facialis innervierten Muskeln können gezielt geprüft werden:

- M. orbicularis
  - Ist ein fester Lidschluss möglich? Sind die Wimpern genauso weit eingezogen wie auf der nicht betroffenen Seite (signe des cils)?
  - Wie stark ist die Kraft des Lidschlusses? Ist der Widerstand gegen die passive Lidöffnung genauso stark wie auf der nicht betroffenen Seite?
- Weitere Äste des N. facialis:
  - Kann der Mund gespitzt werden? Kann die Patientin pfeifen?
  - Kann der Mundwinkel genauso hochgezogen werden wie auf der nicht betroffenen Seite?
  - Ist das Stirnrunzeln genauso ausgeprägt wie auf der nicht betroffenen Seite?
  - Sind anamnestisch Störungen des Geschmackssinns oder der Geräuschempfindlichkeit aufgefallen?

12.3.7.5 Therapie
Nach der Abklärung einer möglichen Ursache muss der Heilungsverlauf zunächst abgewartet werden. Bei einem defekten Lidschluss besteht die Gefahr einer Hornhautbenetzungsstörung mit dauerhaften Schäden an der Hornhaut. Tagsüber wird die Hornhaut regelmäßig mit Augentropfen oder Gel feucht gehalten. In der Nacht sollte ein Uhrglasverband getragen werden, der das Auge dicht abschließt und wie eine feuchte Kammer wirkt. Zusätzlich wird eine Salbe angewendet. Ggf. können weiche Verbandskontaktlinsen über mehrere Tage getragen werden.

Medikamentöse Therapie
Bei einer neu aufgetretenen idiopathischen Fazialisparese wird sofort hochdosiert Cortison gegeben und dann ausgeschlichen.

Bei einer bekannten Infektion, z. B. mit Borrelien oder Herpes-Viren werden Antibiotika bzw. Virustatika eingesetzt.

Operative Therapie
Verschiedene operative Möglichkeiten können je nach Ausprägung des Lidschlussdefekts die Lidspalte verkleinern und die Hornhaut schützen, z. B.:

- Die Lidspalte wird teilweise oder vollständig verschlossen (Tarsorrhaphie).
- Gold- oder Platingewichte werden im Tarsusbereich des Oberlides implantiert.
- Botulinumtoxin wird in den M. levator palpebrae injiziert, um ihn zu lähmen.

Liegt das Unterlid nicht mehr am Bulbus an (Ektropium), kann es durch eine horizontale Verkürzung des Unterlids gestrafft werden.

Es gibt keine Therapie, die die Entstehung von Synkinesien verhindert. Es können aber gezielt Nervenverbindungen operativ geschaffen werden (Cross-Face-Nerventransfer), die den Patientinnen z. B. wieder ein symmetrischeres Lächeln zurückgeben. (Lenzen-Schulte 2018).

12.3.7.6 Prognose

Je nach Ursache kann es innerhalb von Wochen bis Monaten zu einer partiellen oder vollständigen Rückbildung kommen. In einigen Fällen bleibt die Fazialisparese bestehen, dann oft mit Fehlregenerationen.

Selten kann es zu Rezidiven kommen.

12.3.8 Blepharospamus

Bei einem Blepharospasmus kommt es intermittierend zu einem krampfhaften Lidschluss durch unwillkürliche Kontraktion des M. orbicularis.

Die Phasen der Überinnervation des M. orbicularis können kurz sein mit zwischenzeitlichen Ruhephasen (klonisch) oder als Dauerkontraktion über mehrere Tage bis Wochen andauern (tonisch). Diese beiden Formen können kombiniert auftreten.

Der Blepharospasmus kann unterschiedliche Ursachen haben.

12.3.8.1 Reflektorischer Blepharospasmus

Es ist ein physiologischer Reflex, dass die Augen bei einem starken Lichteinfall oder bei einem sehr lauten Geräusch zugekniffen werden. Dieser physiologische reflektorische Lidschluss ist aber nur von kurzer Dauer. Ein reflektorischer Blepharospasmus kann auch durch Schmerzen oder eine Irritation des N. trigeminus ausgelöst werden. Mögliche Ursachen dafür sind z. B.:
- Entzündungen wie Keratitis, Uveitis oder Keratokonjunktivitis
- Verletzungen der Hornhaut (Erosio corneae) z. B. durch einen Fremdkörper

Die Patientinnen sind sehr lichtempfindlich und können auch bei Aufforderung die Augen nur kurz öffnen.

Die Behandlung der Ursache steht im Vordergrund. Mit Besserung der Symptome verschwindet auch der reflektorische Blepharospasmus.

12.3.8.2 Essentieller Blepharospasmus

Der essentielle Blepharospasmus tritt erst im höheren Lebensalter auf. Die Ursache ist unklar, es wird eine organische Störung mit einer psychogenen Überlagerung vermutet.

Der essentielle Blepharospasmus ist beidseitig. Im Verlauf können auch weitere Gesichtsmuskeln betroffen sein. Dann spricht man vom Meige-Syndrom (idiopathische orofaziale Dyskinesie). (Ma et al. 2021)

Die Therapie der Wahl ist die Botulinumtoxin-Injektion in den M. orbicularis.

Nice to know
Bei Kindern und Jugendlichen findet man auch häufiger tic-artige Lidzuckungen. Nach Abklärung aller ophthalmologischen Ursachen sollte an Probleme im familiären oder schulischen Umfeld gedacht werden.

12.3.8.3 Hemifazialer Blepharospasmus

Der hemifaziale Blepharospasmus ist einseitig. Er entsteht durch die Reizung des N. facialis im peripheren Verlauf, z. B. durch:
- ein neurovaskuläres Kompressionssyndrom, bei dem eine Gefäßschlinge auf den N. facialis drückt ▶ Abschn. 9.2.4
- einen Tumor im Kleinhirnbrückenwinkel
- eine Reizung der Hirnhäute, z. B. bei einer Meningitis oder einem Schädelhirntrauma

Der Blepharospasmus zeigt sich als einseitige intermittierende Kontraktionen der Gesichtsmuskulatur von der Stirn bis zum Unterkiefer.

Es muss eine neurologische Abklärung erfolgen. Je nach Ursache ist eine symptomatische oder operative Therapie möglich. Wenn ein neurovaskuläres Kompressionssyndrom vorliegt, kann z. B. in einem neurochirurgischen Eingriff eine Polsterung zwischen das Gefäß und den N. facialis gelegt werden.

12.3.8.4 Botulinumtoxin-Injektionen bei Blepharospasmus

Häufig kann der Blepharospasmus mit einer Botulinumtoxin-Injektion erfolgreich behandelt werden.

■■ Was ist Botulinumtoxin?

Botulinumtoxin A wird vom Bakterium Clostridium botulinum gebildet. Es kann in verdorbenen Lebensmitteln entstehen, besonders in Fleischkonserven. Das Nervengift blockiert die Neurotransmitterausschüttung in den synaptischen Spalt und verhindert damit die neuromuskuläre Übertragung. Das führt zu Lähmungserscheinungen und zu einem Atemstillstand. Bereits eine geringe Dosis kann tödlich sein, wenn man das Toxin mit der Nahrung aufnimmt.

■■ Wie wird Botulinumtoxin therapeutisch genutzt?

Bei einem Blepharospasmus wird eine stark verdünnte Lösung von Botulinumtoxin rund um das Auge in den M. orbicularis gespritzt. Die Lähmung des Muskels setzt nach einigen Tagen ein und wirkt durchschnittlich etwa 3–4 Monate. Die Wirkung nimmt dann langsam ab. In der Regel wird dann das Prozedere wiederholt. (Wabbels et al. 2022)

Das Botulinumtoxin kann in andere umliegende Gewebe einsickern. Dann kommt es zu unerwünschten Lähmungen, z. B. einer Ptosis oder einem Schielen.

Eine Botulinumtoxin-Injektion wird auch bei Strabismus und Augenbewegungsstörungen in einzelne extraokulare Muskeln angewendet, z. B. wenn eine Augenmuskeloperation nicht oder noch nicht möglich ist. (Schneider & Bjerre 2024)

Literatur

Bowling B (2016) Kanski's Clinical Ophthalmology, 8. Aufl. Elsevier
Dahlmann C (2019) Grundlagen. In: Sicca-Syndrom. Springer, Berlin, Heidelberg. ▶ https://doi.org/10.1007/978-3-662-56409-7_1
Hübner H (2012) Kongenitale Ptosis. Klin Monatsbl Augenheilkd 229(1):16–20
Lenzen-Schulte M (2018) Fazialisparese – Wie man das Lächeln reanimiert. Deutsches Ärzteblatt 115(24):1170–1172
Ma H, Qu J, Ye L et al (2021) Blepharospasm, Oromandibular Dystonia and Meige Syndrome: Clinical and Genetic Update. Front Neurol 29(12):630221. ▶ https://doi.org/10.3389/fneur.2021.630221
Schneider P, Bjerre A (2024) An evaluation of 30 years' experience in the use of botulinum toxin injections in the management of sixth nerve palsies. Strabismus 8:1–9
von Sonnleithner C, Brockmann T, Rübsam A et al (2015) Lidfehlstellungen. Klin Monatsbl Augenheilkd 232:1429–1446
Tyers A, Meyer-Rüsenberg H-W (2012) Das BPES– das Blepharophimose-Ptosis-Epikanthus inversus- Syndrom. Klin Monatsbl Augenheilkd 229:28–30
Wabbels B, Fimmers R, Roggenkämper P (2022) Ultra-Long-Term Therapy of Benign Essential Blepharospasm with Botulinumtoxin A – 30 Years of Experience in a Tertiary Care Center. Toxins 14:120

Krankheitslehre mit Relevanz für die Orthoptik

Inhaltsverzeichnis

13.1 Vaskuläre Erkrankungen – 329
13.1.1 Ischämie – 329
13.1.2 Thrombose – 329
13.1.3 Extrazerebrale Blutungen – 329
13.1.4 Intrazerebrale Blutungen – 330

13.2 Diabetes mellitus – 330

13.3 Schädeltrauma – 331

13.4 Raumforderungen – 331
13.4.1 Intrakraniale Tumoren – 331
13.4.2 Aneurysmen – 332

13.5 Entzündungen – 332

13.6 Autoimmunerkrankungen – 333
13.6.1 Multiple Sklerose – 333

13.7 Degenerative Erkrankungen – 333

Literatur – 333

© Der/die Autor(en), exklusiv lizenziert an Springer-Verlag GmbH, DE, ein Teil von Springer Nature 2025
C. Schöffler and B. Wahl, *Lehrbuch für die Orthoptik*,
https://doi.org/10.1007/978-3-662-71354-9_13

Krankheit – Gesundheit

Eine Krankheit ist die Funktionsstörung eines Organs, der Psyche oder des gesamten Körpers. Im Gegensatz dazu definiert die WHO Gesundheit nicht nur als die Abwesenheit einer Krankheit, sondern als einen Zustand des vollständigen körperlichen, geistigen und sozialen Wohlergehens.

Die Krankheitslehre (Pathologie) beschäftigt sich mit den verschiedenen Aspekten einer Krankheit. Diese lassen sich im sogenannten DURST-Schema darstellen:
- Definition
- Ursache
- Risikofaktoren
- Symptome
- Therapie

Ätiologie und Pathomechanismus Die Ätiologie beinhaltet die grundlegenden Ursachen, also die Auslöser oder den Ausgangspunkt einer Krankheit. Der Pathomechanismus beschreibt die Entwicklung einer Krankheit und ihrer Symptome. Auch wenn bei einer Krankheit der Auslöser unbekannt ist, kann der Mechanismus, der zu den typischen Symptomen führt, bekannt sein.

> ▶ **Ätiologie und Pathomechanismus am Beispiel des Retraktionssyndroms erklärt**
>
> Ätiologie: Das Retraktionssyndrom kann vererbt werden. Es kann aber auch sporadisch auftreten, ohne dass der Grund für die Aplasie des Nucleus abducens gefunden wird.
> Pathomechanismus: Die Aplasie des Nucleus abducens führt zu einer Fehlinnervation des M. rect. lateralis durch Nervenfasern, die eigentlich den M. rect. medialis innervieren. Dadurch kommt es zu einer gleichzeitigen Innervation zweier Antagonisten. ◀

Risikofaktoren Bestimmte Faktoren erhöhen das Risiko für eine bestimmte Erkrankung. Dabei unterscheidet man endogene und exogene Faktoren:
- endogene Risikofaktoren führen zu einer nicht beeinflussbaren Veranlagung, dazu zählen z. B.
  - das Alter
  - das Geschlecht
  - anatomische Gegebenheiten
  - die Gene
- exogene Risikofaktoren sind oft beeinflussbar, dazu zählen z. B.
  - ein Missbrauch von Nikotin, Alkohol oder anderen Drogen
  - mangelnde körperliche Bewegung
  - ein mangelnder Schutz vor UV-Strahlung
  - andere Umweltfaktoren

Symptome und Krankheitsverlauf Die Symptome einer Krankheit werden als Erscheinungsbild zusammengefasst. Dabei werden oft auch das Auftreten und der Verlauf der Erkrankung näher erläutert. Eine Krankheit kann einen unterschiedlichen Verlauf nehmen, z. B.:
- ein akutes Auftreten einzelner oder mehrerer Symptome
- ein schleichendes Auftreten von Symptomen
- eine anhaltende Verschlechterung im Verlauf
- ein chronischer Verlauf mit gleichbleibenden Symptomen
- ein rezidivierender Verlauf, bei dem eine Krankheit immer wiederkehrt

Therapie Das Ziel einer Therapie ist in der Regel die Wiederherstellung der körperlichen und/oder psychischen Gesundheit. Die Behandlung von Krankheiten kann ursächlich oder symptomatisch erfolgen. Man unterscheidet verschiedene Methoden, z. B.:
- konservativ, d. h. nicht operativ, z. B.:
  - mit Medikamenten
  - mit einem Refraktionsausgleich
  - mit einem Prismenausgleich
- minimal-invasiv, z. B.:
  - die Injektion von Botulinum-Toxin in einen Muskel
  - eine Akupunktur
- chirurgisch invasiv, z. B.:
  - eine Augenmuskeloperation
  - eine Tumorexzision

13.1 · Vaskuläre Erkrankungen

■■ Grunderkrankungen bei orthoptischen Fragestellungen

Wenn ein Schielen oder eine Augenbewegungsstörung auftreten, muss nach der Ursache gesucht werden. Zu den typischen Ursachen zählen z. B.
— eine Gefäßkrankheit
— eine Infektion
— ein Tumor
— ein Trauma

13.1 Vaskuläre Erkrankungen

Als vaskuläre Erkrankungen bezeichnet man Funktionsstörungen der Blutgefäße. Das kann zu unterschiedlichen Störungen führen:
— Die Arterien bringen nicht ausreichend sauerstoffreiches Blut sowie Hormone und Nährstoffe zu den Zellen.
— Der Abfluss von venösem Blut aus dem Gewebe ist gestört. Dadurch werden Stoffwechselprodukte der Zellen nicht abtransportiert. Es kann sich ein Ödem bilden.
— Es kommt zu einer Blutung aus einem Gefäß. Das Blut dringt in das Gewebe ein.

13.1.1 Ischämie

Eine Ischämie ist eine Durchblutungsstörung. Dadurch ist die Versorgung des Gewebes mit Nährstoffen und Sauerstoff gestört. Die meisten Schlaganfälle werden durch Ischämien verursacht. Durchblutungsstörungen in sehr kleinen Gefäßen (Mikroischämien) werden häufig kaum bemerkt. Sie verursachen nur isolierte Symptome, zu denen auch Augenmuskelparesen gehören können. Sie müssen unbedingt als Warnzeichen betrachtet werden. Die Symptome treten sehr plötzlich auf. Bei vaskulären Augenmuskelparesen kann es zu einer weiteren Verschlechterung der Symptome über einige Tage kommen. Je nach Ausmaß und Andauern des Nährstoffnotstands kommt es oft innerhalb von 6 Monaten zum vollständigen Rückgang vaskulär bedingter Funktionsausfälle. Ggf. kann das Gewebe sich aber auch nicht mehr (vollständig) regenerieren.

Risikofaktoren für eine Ischämie sind z. B.:
— ein reduzierter Durchmesser der Blutgefäße durch Ablagerungen, z. B. durch:
  – Tabakmissbrauch
  – ungesunde Ernährung (v. a. zu viel Fett)
  – altersbedingte Kalkablagerungen
— verminderte Fließeigenschaften des Bluts, z. B. bei:
  – Hypercholesterinämie
  – Veränderung der Gerinnungseigenschaften des Blutes
  – Flüssigkeitsmangel

13.1.2 Thrombose

Eine Thrombose ist eine Gefäßerkrankung, bei der sich ein Blutgerinnsel (Thrombus) in einem Gefäß bildet. Obwohl Thrombosen in allen Gefäßen auftreten können, ist umgangssprachlich meist eine Thrombose der Venen (Phlebothrombose, z. B. der tiefen Beinvenen) gemeint. Ein Thrombus entsteht durch die Blutgerinnung. Diese wird eigentlich nach einer äußeren Verletzung benötigt, damit das Blut verklumpt und sich die Wunde schließen kann. Es handelt sich also um einen Schutzmechanismus.

Beim Verschluss einer Hirnvene durch einen Thrombus erhöht sich die Menge an Flüssigkeit hinter der Blockade und es kommt zu einem Ödem. Gleichzeitig wird die arterielle Blutzufuhr und damit die Sauerstoffzufuhr zum betroffenen Gebiet reduziert, weil kein Platz mehr für zugeführtes Blut ist. Das heißt, der Funktionsausfall entsteht im Gebiet hinter dem Thrombus.

13.1.3 Extrazerebrale Blutungen

Wenn sich das Blut außerhalb des Gehirngewebes (extrazerebral) sammelt, drückt diese

Raumforderung auf das Gehirn nach innen, weil der Schädelknochen nicht nachgeben kann. Man unterscheidet drei Formen der extrazerebralen Blutung:
- ein epidurales Hämatom: Das Blut dringt in den Raum zwischen dem Schädelknochen und der harten Hirnhaut (Dura mater) ein. Meist liegt eine Schädelfraktur vor.
- ein subdurales Hämatom: Das Blut dringt in den Raum zwischen der Dura mater und der Spinngewebshaut (Arachnoidea) ein. In der Regel liegt keine Schädelfraktur vor.
- eine Subarachnoidalblutung: Das Blut dringt in den Raum zwischen der Arachnoidea und der weichen Hirnhaut (Pia mater) ein. Meist liegt ein geschlossenes Schädelhirntrauma vor, z. B. ein Schütteltrauma.

13.1.4 Intrazerebrale Blutungen

Wenn Blut aus größeren oder kleineren Blutgefäßen in das umliegende Gehirngewebe eindringt, wird die Signalübertragung zwischen den Neuronen gestört. Die Symptome treten sehr plötzlich und in voller Intensität auf. Da die Absorption des Blutes aus dem Gewebe sehr lange dauern kann, ist eine Wiederherstellung der Funktion oft nicht zu erwarten. Einige Funktionen des Großhirns können ggf. von anderen Regionen im Gehirn übernommen werden. Augenbewegungsstörungen entstehen aber im Hirnstamm oder im peripheren Nervenverlauf. Deshalb gibt es hier keine Funktionsübernahme durch andere Hirnareale.

13.2 Diabetes mellitus

Der Diabetes mellitus ist die häufigste endokrine Störung in der Bevölkerung und eine häufige Ursache von Schlaganfällen. Es handelt sich um eine Glukosestoffwechselstörung, die durch den absoluten oder relativen Mangel von Insulin bedingt ist. Es gibt verschiedene Typen von Diabetes mellitus:

Typ 1
- Dieser Typ liegt bei ca. 25 % aller Diabetes mellitus-Patienten vor.
- Er ist autoimmun bedingt oder idiopathisch.
- Die Disposition kann vererbt werden. Virale Infektionen werden auch als Auslöser diskutiert.
- Die Krankheit beginnt im Kindes- oder Jugendalter.
- Es kommt zu einem absoluten Insulinmangel und ein Überleben ist nur durch die Gabe von Insulin möglich.

Typ 2
- Dieser Typ liegt bei ca. 70 % aller Diabetes mellitus-Patienten vor.
- Eine Ursache oder ein Auslöser ist nicht bekannt. Risikofaktoren sind Übergewicht und eine familiäre Disposition.
- Die Krankheit beginnt im späteren Erwachsenenalter.
- Die Insulinproduktion ist unzureichend oder die Körperzellen reagieren nicht mehr ausreichend auf das Insulin.
- Oft tritt gleichzeitig ein gestörter Fettstoffwechsel mit erhöhten Blutfettwerten auf (Hyperlipidämie) und Bluthochdruck (Hypertonie). Dies wird zusammengefasst als metabolisches Syndrom bezeichnet.

Es gibt einen Diabetes mellitus Typ 3, der verschiedene Ursachen haben kann, z. B. das Cushing-Syndrom bei einer langfristigen und hochdosierten Cortisongabe oder eine Autoimmunkrankheit.

Es gibt einen Diabetes mellitus Typ 4, der in der Schwangerschaft auftritt (Gestationsdiabetes).

Bei einem Diabetes mellitus kann es im Verlauf zu verschiedenen Folgeerkrankungen (erhöhte Morbidität) und zu einer reduzierten Lebenserwartung (erhöhte Mortalität) kommen. Insbesondere reduzieren Herzinfarkte und Schlaganfälle die Lebenser-

wartung. Die Lebensqualität wird oft durch die zunehmenden Schädigungen der Gefäße eingeschränkt, z. B. durch:
- eine diabetische Neuropathie
- eine Sehbehinderung durch ein Makulaödem oder eine diabetische Retinopathie
- Augenmuskelparesen
- eine Niereninsuffizienz

Weil ein Diabetes mellitus immer häufiger auch bei jüngeren Erwachsenen auftritt, sollte bei jeder erworbenen Parese neben der neurologischen auch eine internistische Abklärung erfolgen.

13.3 Schädeltrauma

Bei einem Schädeltrauma unterscheidet man zwischen einer direkten und einer indirekten Krafteinwirkung. Bei einer direkten Krafteinwirkung auf den Schädelknochen bzw. das Gehirn kommt es zu einem Kontakt mit der geschädigten Struktur, z. B. durch einen Schlag auf den Kopf. Von einer indirekten Krafteinwirkung spricht man z. B. bei einem Schleuder- oder Schütteltrauma.

Beim Ausmaß der Schädigung unterscheidet man zwischen:
- einer Gehirnerschütterung (commotio cerebri)
- einer Gehirnprellung (contusio cerebri)
- einer Gehirnquetschung (compressio cerebri)

Bei einem Fall aus geringer Höhe kommt es seltener zu einem schwerwiegenden Schädel-Hirn-Trauma als bei einem Fall aus größerer Höhe (z. B. von einem Baugerüst).

Nice to know
Bei einer Operation am Gehirn, z. B. bei der Entfernung eines Tumors, können Schädigungen (iatrogene Schädigung) entstehen. Diese können im Operationsgebiet liegen oder auf dem Weg dahin entstehen. Es muss sich nicht um einen Behandlungsfehler handeln, sondern es kann auch eine notwendige Maßnahme sein, um den angestrebten Operationserfolg zu gewährleisten.

▪▪ Sonderfall Schütteltrauma
Das Schütteltrauma (Shaken-baby-Syndrom) ist eine Folge der Kindesmisshandlung im frühen Kleinkindalter. Der Kopf des Kleinkindes ist im Verhältnis zum Körper noch sehr schwer. Auch die Halsmuskulatur ist noch sehr instabil. Beim Schütteln des Kindes wird der Kopf stark vor- und zurückgeschleudert und es kommt zu sehr ausgedehnten Verletzungen des Gehirns. Die extrazerebralen Blutgefäße reißen ein und es kommt zu einem diffusen Ödem des gesamten Gehirngewebes. Daraus folgt eine Unterversorgung des Gehirns mit Sauerstoff (Hypoxie), die zu unterschiedlich schweren Langzeitschäden führen kann. Eine Hypoxie im visuellen Kortex führt zu einer kortikalen Blindheit oder Sehbehinderung. Auch die Gefäße im Auge können reißen (retinale Blutung) und zu einer Visusminderung führen. (DOG, RG, BVA und DGKiM 2023).

Nach einer Kindesmisshandlung kann es durch eine Augenmuskelparese oder einen sekundären Strabismus zum Schielen kommen.

13.4 Raumforderungen

Der Begriff Tumor bezeichnet eine abnorme Schwellung. In der modernen Medizin hat das Wort jedoch eine spezifischere Bedeutung bekommen und wird mit einem Neoplasma gleichgesetzt. Ein Neoplasma bezeichnet ein unkontrolliertes Wachstum von Zellen. Einen Auslöser dafür findet man oft nicht. Auch das Anschwellen von Gewebe durch Entzündungen, Zysten oder Hyperplasien führt zu einer Raumforderung.

Tumore werden in gutartige (benigne) und bösartige (maligne) Formen eingeteilt. Diese Einteilung bezieht sich auf bestimmte Charakteristika eines Tumors. ◘ Tab. 13.1

13.4.1 Intrakraniale Tumoren

Es gibt zwei Altersgruppen, die von einem Primärtumor im Gehirn besonders betroffen sind: Kinder unter 10 Jahren und Erwachsene über 40 Jahren. Die Ätiologie ist oft unklar.

Mögliche auslösende Faktoren können sein:

Tab. 13.1 Einige typische Eigenschaften von benignen und malignen Tumoren im Vergleich

	Benigner Tumor	Maligner Tumor
Zellteilungsrate	Niedrig	Hoch
Histologie im Vergleich zu normalem Gewebe	Vergleichbar	Variabel
Invasion in gesundes Gewebe	Nicht invasiv	Invasiv
Begrenzung	Klar umschrieben	Irregulär
Metastasenbildung	Nie	Typisch

- eine genetische Disposition
- eine Viruserkrankung
- Strahlung
- eine Immunsuppression

Ein Primärtumor außerhalb des Gehirns kann auch zu Gehirnmetastasen führen.

Tumore werden in der Regel nach dem Gewebe benannt, aus welchem sie entstanden sind, z. B. Meningeome, die aus den Hirnhäuten (Meningen) entstehen.

Ein Gehirntumor kann die normale Funktion des Gehirns direkt und indirekt beeinflussen:
- direkt: Der Tumor selbst verursacht den Funktionsausfall im betroffenen Gewebe.
- indirekt: Der Tumor wirkt raumfordernd. Dies führt zu einem Druckanstieg im gesamten Gehirn und dadurch zu einem Funktionsausfall auch ohne Kontakt mit dem Tumor selbst.

13.4.2 Aneurysmen

Ein Aneurysma beschreibt eine Aussackung eines Blutgefäßes. Im Gehirn kann es zu einer Raumforderung führen. Die daraus resultierenden neurologischen Symptome sind ein Warnzeichen und sollten schnellstmöglich abgeklärt werden. Ein unerkanntes Aneurysma kann eine „Zeitbombe" sein, da ein Einriss (Ruptur) des Gefäßes zu einer Subarachnoidalblutung ▶ Abschn. 13.1.3 führen kann. Dann besteht eine akute Lebensbedrohung.

13.5 Entzündungen

Entzündungen können verschiedene Auslöser haben, z. B.:
- eine Infektion durch Krankheitserreger, z. B. eine Nasennebenhöhlenentzündung
- eine mechanische Belastung, z. B. eine Sehnenscheidenentzündung
- einen Autoimmunprozess, z. B. eine rheumatoide Arthritis

Die typischen Zeichen am Ort der Entzündung sind:
- Rötung (Rubor)
- Überwärmung (Calor)
- Schwellung (Tumor)
- Schmerz (Dolor)
- Funktionseinschränkung (Functio laesa)

Die allgemeinen Entzündungszeichen sind oft weniger spezifisch, z. B. Fieber.

Das betroffene Gewebe kann durch eine Entzündung direkt oder indirekt geschädigt werden:
- direkt
  - Virusproteine können eine Zelle von innen ersticken.
  - Die Zelle produziert nur noch Viren und kann ihre eigenen Stoffwechselprozesse nicht mehr aufrechterhalten.
- indirekt
  - Die Antikörper greifen nicht nur die Viren an, sondern auch zelleigene Proteine im physiologischen Zellstoffwechsel.
  - Die Zellen bekommen nicht mehr ausreichend Nährstoffe durch eine Schädigung von Kapillargefäßen.

Nice to know
Eine Entzündung des Nervengewebes nennt man Enzephalitis. Eine Entzündung der Hirnhäute nennt man Meningitis. Sind die Hirnhäute und das Nervengewebe betroffen, spricht man von einer Meningo-Enzephalitis, z. B. Frühsommer-Meningo-Enzephalitis (FSME), die durch Zecken übertragen wird.

13.6 Autoimmunerkrankungen

Bei einer Autoimmunerkrankung greift das Immunsystem körpereigenes Gewebe an.
Hinter Autoimmunkrankheiten stecken oft kombinierte Auslöser, z. B.:
— eine genetische Disposition
— exogene Risikofaktoren, z. B. Rauchen bei endokriner Orbitopathie

13.6.1 Multiple Sklerose

Ein typisches Beispiel für eine Autoimmunerkrankung ist die multiple Sklerose. Es kommt zu einer Zerstörung der Myelinscheiden (Demyelinisierung). Dies führt zu einer verlangsamten oder unterbrochenen Weiterleitung von Nervenimpulsen. Im Verlauf kann die Nervenfaser soweit zerstört werden, dass die Nervenzelle selbst funktionsunfähig wird.
Die genaue Ursache für die MS ist unklar.

■■ **Erscheinungsbild**
Die MS kann schubförmig oder chronisch progredient verlaufen. Ein Schub beschreibt das plötzliches Auftreten oder eine Verschlechterung neurologischer Symptome. Meistens beginnt die MS als schubförmige Erkrankung. Sie kann aber in eine chronische Progredienz übergehen.
Häufige Erstsymptome sind:
— eine Sehnervenentzündung (Neuritis nervi optici / NNO) (The Optic Neuritis Study Group 2008)
— Sensibilitätsstörungen wie Taubheitsgefühl oder Kribbeln

Im späteren Krankheitsverlauf können motorische Störungen, wie z. B. spastische Lähmungen und Koordinationsstörungen überwiegen.
Orthoptistinnen untersuchen Patientinnen mit einer MS meistens wegen einer Augenbewegungsstörung, z. B. durch:

— eine internukleäre Ophthalmoplegie (INO) ▶ Abschn. 9.7.3
— eine Abduzensparese ▶ Abschn. 9.1.2
— einen erworbenen Blickrichtungsnystagmus ▶ Abschn. 10.3.2

13.7 Degenerative Erkrankungen

Mit einer Degeneration sind die Abnutzung oder der Verschleiß von Gewebe gemeint. Alle Organe altern, aber nicht immer bemerkt man dies durch eine Funktionseinschränkung. Typische Beispiele für degenerative Erkrankungen am Auge sind:
— eine Katarakt
— eine altersbedingte Makuladegeneration (AMD)
— eine involutive Ptosis ▶ Abschn. 12.3.1
— eine Esotropie im Senium ▶ Abschn. 8.3.4

Die Abgrenzung von normalen Alterserscheinungen und degenerativen Erkrankungen fällt oft schwer. Im Alter kommt es z. B. zu einem physiologischen Rückgang der monokularen Exkursionsstrecken und der Vergenzen. Verschiedene Studien haben nachgewiesen, dass vor allem die Hebung und der Konvergenznahpunkt im Alter deutlich schlechter werden. Dennoch kommt es nicht bei jedem Menschen über 70 Jahren zu einer Esotropie im Senium. (Davidson, Knox 2003).

Literatur

Deutsche Ophthalmologische Gesellschaft (DOG), Retinologische Gesellschaft e. V. (RG), Berufsverband der Augenärzte Deutschlands e.V. (BVA), Deutsche Gesellschaft für Kinderschutz in der Medizin (DGKiM) (2023) Stellungnahme zur augenärztlichen Untersuchung bei Verdacht auf ein Schütteltrauma-Syndrom (STS). Stand Juni 2023. Klin Monatsbl Augenheilk 240(12):1421–1426

The Optic Neuritis Study Group (2008) Multiple Sclerosis Risk After Optic Neuritis. Arch Neurol 65(6):727–732

Davidson JH, Knox PC (2003) The effect of ageing on the range of ocular movements and convergence. Br Orthopt J 60:34–40

Serviceteil

Stichwortverzeichnis – 337

© Der/die Herausgeber bzw. der/die Autor(en), exklusiv lizenziert an Springer-Verlag GmbH, DE, ein Teil von Springer Nature 2025
C. Schöffler und B. Wahl, *Lehrbuch für die Orthoptik*,
https://doi.org/10.1007/978-3-662-71354-9

Stichwortverzeichnis

A

Abdecktest 94
Abduzensparese 217
– angeborene 218
– bei erhöhtem intrakraniellem Druck 220
– benigne 220
– im Kindesalter erworben 218
Aberration, sphärische 74
Abrollstrecke 111
AC/A-Quotient 185
Achromatopsie 288
Achse, optische 72
Adaptationszustand 28
Aderhaut 11
Adie-Syndrom s. Holmes-Adie-Syndrom
Adnex 14
Afferenz 292, 306
Aggravation 37
Akkommodation 37
– Aufwand und Erfolg 38
– Entwicklung 38
– Kurve 38
– Messung 39
Akkommodationsinsuffizienz 183
Akkommodations-Konvergenz-Parese 184
Akkommodations-Konvergenz-Spasmus 184
Albinismus 147, 287
Alternate day squint s. Schielen, zirkadianes
Amblyopie 142
– diagnostische Untersuchungen 150
– Risikofaktoren 144
– Screening 155
– Symptome 148
Amblyopieform 145
– Ametropieamblyopie 146
– Anisometropieamblyopie 147
– Deprivationsamblyopie 145
– meridionale Amblyopie 146
– Nystagmusamblyopie 147
– Refraktionsamblyopie 145
– relative Amblyopie 147
– Strabismusamblyopie 145
Amblyopietherapie 156
– bei Erwachsenen 160
– Compliance 162
– Okklusion 157
– Refraktionsausgleich 156
– Risiken und Nebenwirkungen 162
– Therapieende 161
– Ziele 156
Anderson-Operation 286
Aneurysma 303, 332
Aniridie 288
Aniseikonie 85
Anisokorie, physiologische 300, 301
Anisometropie 75

Anomaliewinkel 56
Antagonisten 117
Aphakie 85
Apraclonidin 300
Apraxie, okulomotorische 272
Aquädukt 117
Äquivalent, sphärisches 78
Argyll-Robertson-Pupille 306
Arteria
– centralis retinae 13
– communicans posterior 303
– ophthalmica 11, 106
Artifizielle Divergenz-Operation 286
Asthenopie 183, 200
Astigmatismus 76
– compositus 78
– inversus 77
– mixtus 78
– obliuus 77
– rectus 77
– Umrechnung 78
Atropinisierung s. Penalisation
Aufdecktest s. Covertest
Auflösungssehschärfe 24
Augenabschnitt, vorderer
– Blutversorgung 11
Augenlid 312
– Anatomie und Physiologie 312
Augenmuskeln 104, 105
– Ansätze 105
– Bewegungsmechanik 110
Außenschielen s. Exotropie
Auswärtsschielen s. Exotropie
Axonotmesis 217

B

Bagolini-Lichtschweiftest
– Interpretation 58
– Untersuchung 58
Bandapparat 109
Becherzellen 15
Bell-Phänomen 316
Beugung 74
Bewegungsmechanik der Augenmuskeln 110
Bielschowsky-Kopfneige-Phänomen 222
Bielschowsky Kopfneigetest 222, 225, 232, 235
– Messung an der Tangentenskala 134
Bindehaut 14
Binokularabgleich 80
Binokulares Einfachsehen 47
– Einteilung 47
– Untersuchung des Binokularsehens 58
– Voraussetzungen 47
Binokularneuron 22, 167
Binokularsehen 47, 177

– subnormales 181
Bipolarzellen 13
BKNT *Siehe auch* Bielschowsky Kopfneigetest 222
Blepharophimose-Ptosis-Epikanthus-inversus-Syndrom 319
Blepharospasmus 325
– Botulinumtoxin 326
– essentieller 325
– hemifazialer 325
– reflektorischer 325
Blicklähmung s. Blickparese
Blickparese 273
– angeborene isolierte horizontale 274
– gekreuzte vertikale 271
– horizontale 273
Blickzentrum 125
Blindennystagmus 287
Blind sight 19
Blob 22
Bogengänge 124
Botulinumtoxin 326
Break-up-time (BUT) 16
Brechungsindex 73
Brennpunkt 72
Brennweite 72
Brillenglas, dezentriertes 86
Brillenrandskotom 84
Brillenrezept 88
Brillenunverträglichkeit 87
Brillenverordnung 82, 153
Brown-Syndrom 235
– erworbenes 236
– Klick-Syndrom 237
– kongenitales 235
BUT (Break-up-time) 16

C

Canalis
– infraorbitalis 17
– nasolacrimalis 17
– opticus 17
Cardiff Acuity Cards 35
Carotis-Dissektion 299
CCDD s. Congenital Cranial Dysinnervation Disorders
Centrum ciliospinale 294
CFEOM s. Kongenitales Fibrosesyndrom
CGL s. Corpus geniculatum laterale
Chiasma opticum 18
Choroidea 11
Colliculi superiores 18
Commissura posterior 296
Congenital Cranial Dysinnervation Disorders (CCDD) 239
Conjunctiva 14
Cornea 10
Corpus
– ciliaris 11
– geniculatum laterale 18, 20, 307
Covertest 94

– alternierender 95
– Aufdecktest 95
– einseitiger 94
– Prismencovertest 97
CPEO s. Ophthalmoplegie, chronisch progressive externe
Crowding 27

D

Deckfalte 317
Defokusglas 87
Denervierungsüberempfindlichkeit 305
Deprivation 144
– Formdeprivation 144
– Lichtsinndeprivation 144
Diabetes mellitus 330
Dilatator
– -hypoplasie 301
– -unreife 301
Diplopieprinzip 67
Dominanzsäule 22
Donders-Linie 185
Doppelbilder
– am Rand eines Minusglases 84
– heteronyme 51
– homonyme 51
– pathologische 53
– physiologische 50
Doppellokalisation 148
Doppelte Heberparese s. Heberparese, monokulare
Drehpunkt 110
Duktion 110
DURST-Schema 328

E

Edinger-Westphal-Kern s. Nucleus accessorius oculomotorius 119
Efferenz 292
– parasympathische 296
Eineinhalb-Syndrom 269
Einheit, rezeptive 13
Einstärkenglas 83
Einwärtsschielen s. Esotropie
Emmetropie 73
Empty-sella-Syndrom 265
Endokrine Orbitopathie (EO) 250
– Clinical Activity Score CAS 251
– Laborwerte 252
– Lidzeichen 251
– Visusbedrohende 253
Endstellnystagmus 281
Entzündung 332
– Entzündungszeichen 332
– idiopathische orbitale 264
EO *Siehe* Endokrine Orbitopathie (EO)
Epikanthus 96
Esophorie 93, 195
Esotropie 92

Stichwortverzeichnis

– akute bei Erwachsenen 203
– frühkindliche 167
– im Senium 205
– mit Schielbeginn im Alter sensorischer Formbarkeit 174
– rein akkommodative 186
– Teilakkommodative Esotropie 187
Euthyskop 160
Exkursion, monokulare
– Einschränkung 213
– Untersuchung 131
Exophorie 93, 198
Exophthalmus 250
Exotropie Siehe auch Strabismus divergens 92, 189

F

Faszikulus 119
Fazialisparese 322
– Fehlregenerationen 324
– idiopathische 323
– periphere 323
– zentrale 324
Fehlregeneration 216, 302
Felsenbeinspitzensyndrom s. Gradenigo-Syndrom
Fibrosesyndrom, kongenitales 242
Fibrosesyndrom, ongenitales 319
Fissura
– calcarina 19
– orbitalis inferior 17
– orbitalis superior 16, 17
Fissura-orbitalis-superior-Syndrom 260
Fixation
– blickrichtungsabhängige 149
– exzentrische 149
– foveolare 149
– Untersuchung 151
Fixationsdisparität 201
– fakultative 202
– obligate 202
Fixationseinstellreflex 47
Fixationsprüfung
– Fixationsfotografie 153
– Haidinger Büschel 152
– orientierende 151
– Visuskop 151
Fixationswechseltest 172
Fixierpunktskotom 145
FKSS s. Frühkindliche Esotropie
Fläche, brechende 72
Folgebewegung
– Prüfung 130
Foramen stylomastoideum 323
Fotorezeptoren 12
Fovea 13
Foveahypoplasie 147
Foveola 13
Foveolarreflex 13
Frontalissuspension 318
Frühkindliche Esotropie (FKSS)

– differenzialdiagnostische Untersuchungen 171
– Erscheinungsbild 167
– frühkindliche Zeichen 167
– OP- Zeitpunkt 173
– Therapie 173
Fusion 47
– Fusionsbreitenmessung am Synoptophor 61
– Fusionsbreitenmessung im freien Raum 60
– motorische 201
– Prismenfusion im freien Raum 59
– sensorische 201
– Untersuchung 58

G

Ganglienzellen 13, 18
– Typen 19
Ganglion cervicale superius 294
Ganglionitis ciliaris 304
Gebrauchsblickfeld 132
Gesetz der Augenbewegungen
– nach Donders 116
– nach Hering 116
– nach Sherrington 117
Gesichtsfeld 18
Gittermuster 25
Gittersehschärfe 34
Glandula lacrimalis 15
Glaskörper 8
Gleitsichtglas 87
Gradenigo-Syndrom 220
Gradientenmethode 185
Gullstrand-Normalauge 73

H

Halsganglion, oberes s. Ganglion cervicale superius
Haltebänder 109
Hashimoto-Thyreoiditis 250
Hauptebene 72
Hauptsehrichtung 46
Head nodding 284, 289
Heavy-eye-Syndrom s. Strabismus bei hoher Myopie
Hebelarm 111
Heberparese, monokulare 270
Hebungseinschränkung, altersbedingte 206
Heterophorie 93, 194
Heterotropie 92
Hinterkammer 9
Hirnblutung 330
– extrazerebrale 330
– intrazerebrale 330
Hirnnerven 117
Hirnstamm 117
Holmes-Adie-Syndrom 302
Horizontalzellen 13
Horner-Syndrom, kongenitales 301
Hornhaut 10
Hornhautreflexbild 93
Horopter 49

– empirischer 49
– geometrischer 49
Horror fusionis 182
Hyperkolumne 22
Hyperopie 75
Hypertension, idiopathische intrakranielle 265
Hypomochlion 108

I

Iatrogen 331
Ice-Test 248
Inkomitanz 133, 211
– laterale 192
– Messung 133
Innenschielen s. Esotropie
Innervation 125
– Hierarchie 125
INO s. Internukleäre Ophthalmoplegie
Intermuskulärmembran 109
Internukleäre Ophthalmoplegie (INO) 267
Internukleärneuron 120
Inversion der Retina 12
Iris 10
– als Blende 74
– Durchleuchtbarkeit 288
– Heterochromie 301
Ischämie 329

J

Jochbein 16

K

Kalorische Reizung 281
Kammerwasser 11
Kammerwinkel 11
Karunkel 14
Kearns-Sayre-Syndrom 246
Keilbein 16
Keratokonus 85
Kerngebiet s. Nucleus
Kestenbaum-Operation 286
Kirchenfensterphänomen 288
Kniehöcker, seitlicher 18
Knotenpunkt 46, 72
Kokain 300
Kompressionssyndrom, neurovaskuläres 238
Konfusion 53
Konfusionsprinzip 67
Konkomitanz 93
– sekundäre 216
Kontaktlinse 85
Kontrastempfindlichkeit 41
– Untersuchung 43
Kontrastsehen 41
Kontureninteraktion 27, 148

Konvergenz 121
– akkommodative 122
– der Erregung 13, 53
– fusionale 122
– proximale 122
– Prüfung der Konvergenz 122
– tonische 122
Konvergenzexzess 187
– hypoakkommodativer 187
– nicht akkommodativer 188
– normakkommodativer 188
Kopffehlhaltung 171
– brillenbedingte 88
Kopfzwangshaltung
– bei Paresen 214
– Messung 215
Korrektionsstellung 89
Korrespondenz 66
– anomale 54
– disharmonisch anomale 56
– harmonisch anomale 56
– korrespondierende Netzhautstellen 48
– normale 48
– paradoxe 57
– Untersuchungsmethoden 66
Korrespondenztheorie 149
Kortex, visueller 18, 21
Kreuzzylinder 79

L

Landoltring 29
Latenter Nystagmus s. Nystagmus latens
Lederhaut 9
Le-Fort-Fraktur 255
Lernen, perzeptuelles 160
Levatoraponeurose 112, 312
Levatorfunktion 314
Licht-Nah-Dissoziation 276, 302
Lichtreaktion
– direkte 298
– indirekte, konsensuelle 298
Lid s. Augenlid
Lidfunktion 314
Lidfurche 317
Ligament 109
Limbustest 132
Linse 8
Liquor 117
Listing-Ebene 110
Lockwood-Ligament 110
LogMAR 25
Lokaladaptation 26
Lokalisation 46
– absolute 46
– egozentrische 46
– relative 46
Lokalisation, relative
– Störung 148

Lokalisationssehschärfe 24

M

Makula 13
Marcus-Gunn-Syndrom 319
Medialer longitudinaler Fasciculus (MLF) 120
Medientrübung 154
– Beurteilung 154
– Brückner-Durchleuchtungstest 154
Mehrstärkenglas 87
Meibom-Drüse 15
Membrana intermuscularis 105
Mesoptometer 44
Migräne, ophthalmoplegische Siehe auch Neuropathie, rezidivierende schmerzhafte opthalmoplegische 230
Mikrobewegungen 26
Mikrostrabismus 178
– dekompensierter 179
– konsekutiver 179
– mit Identität 179
– primär konstanter 179
– Therapie 181
Minimum 23
– angle of resolution 25
– discriminibile 24
– separabile 24
– visibile 23
Mittelhirnsyndrom, dorsales 275
MLF (medialer longitudinaler Fasciculus) 120
Möbius-Syndrom 221
Mojon-Karte 37
Morbus Basedow 250
Motilitätsprüfung 127
– bei Säuglingen und Kleinkindern 127
– nach Einstellbewegungen 128
– orientierende 127
Motilitätsschema 127
Motorische Einheit (ME)
– hochschwellige 212
– niederschwellige 212
Mouches volantes 8
Multiple Sklerose 333
Musculus
– ciliaris 11
– dilatator pupillae 292
– levator palpebrae 112, 312
– obliquus inferior 108
– obliquus superior 108
– obliquus-superior-Klick-Syndrom 237
– obliquus-Superior-Myokymie 237
– orbicularis oculi 314
– rectus inferior 107
– rectus lateralis 106
– rectus medialis 106
– rectus superior 107
– sphincter pupillae 292
– tarsalis inferior 313
– tarsalis superior 312
Muskelfasertypen 104

Muskelfunktion 112
– M. obliquus inferior 114
– M. obliquus superior 114
– M. rectus inferior 113
– M. rectus lateralis 113
– M. rectus medialis 113
– M. rectus superior 113
Muskelkraft
– aktive 111
– passive 111
Muskelscheide 109
Myasthenia gravis 247
– Ptosis 321
Myokymie 237
Myopie 74
Myositis 244

N

Naheinstellungstrias 185, 298
Nahmiosis 298
Nahvisus 33
Nebensehrichtung 46
Neoplasma 331
Nervenverlauf 119
– Nervus abducens 120
– Nervus oculomotorius 119
– Nervus trochlearis 120
Nervi ciliares
– breves 296
– longi 294
Nervus facialis 322
Netzhaut 12
Neurapraxie 217
Neuroblastom 301
Neuromyotonie 266
– okuläre 266
Neuropathie, rezidivierende schmerzhafte ophthalmoplegische 230
Neurotmesis 217
Neutralzone 284
Noniussehschärfe 24
Noradrenalin 300
Nucleus 119
– abducens 120
– accessorius oculomotorius 296
– centralis caudalis 119
– Edinger-Westphal 119
– facialis 322
– oculomotorius 119
– Perlia 119
– praetectalis 295
– salvatorius superior 322
– tractus solitarii 322
– trochlearis 120
Nystagmus 280
– benigner paroxysmaler Lagerungsschwindel 290
– erworbener 289
– erworbener Pendelnystagmus 290
– frühkindlicher 282

– frühkindlich idiopathischer 283
– Head nodding 284
– latens 168, 282
– manifester Nystagmus latens 283
– medikamentöse Therapie 286
– Neutralzone 284
– optokinetischer 122, 280
– Pendelnystagmus 280
– periodisch alternierender 284
– postrotatorischer 281
– Rucknystagmus 280
– sensorischer Defekt-Nystagmus 287
– vestibulärer 281
– vestibulärer Spontannystagmus 290
– zentraler Lagenystagmus 290
Nystagmus, optokinetischer
– Asymmetrie 168
– Prüfung 130
Nystagmusähnliche Augenbewegungen 290

O

Ocular Tilt Reaction (OTR) 271
Okklusion 157
– Brillenglasokklusion 158
– faziale 157
– inverse 158
OKN(optokinetischer Nystagmus) 122, 280
Okulomotoriusparese 225
– Fehlregeneration 227, 304
– komplette 226
– kongenitale 231
– Läsionsorte 226
– Synkinesie 227
– zyklische 230
Ophthalmoplegie, chronisch-progressive externe 245
Optikusneuritis 306
Optotypen 29
Orbita 16
Orbitabodenfraktur 255
– Blow-out-Mechanismus 255
– Falltürmechanismus 256
Orbitafraktur 255
Orbitaspitzensyndrom 260
Orbitatrauma 16
Orbitopathie
– endokrine 250
– IgG4-assoziierte 254
Orientierungssäule 21
Orientierungsstörung 214
Orthophorie 93
Orthotropie 92
Os
– ethmoidale 16
– frontale 16
– lacrimale 16
– sphenoidale 16
– zygomaticum 16
Oszillopsie 290
Otolithenapparat 124

– bei Ocular Tilt Reaction 271
Otolithenreflex
– beim Kopfneige-Phänomen 222
OTR s. Ocular Tilt Reaction

P

Panoramasehen 192, 193
Papille 13
Parallaxe 97
Paramediane pontine retikuläre Formation (PPRF) 125
Parese
– pränukleäre 267
– supranukleäre 273
Parinaud-Syndrom s. Mittelhirnsyndrom, dorsales
Pastpointing 214
Pelli-Robson-Chart 43
Penalisation 158
– Atropinisierung 159
– optische 159
Phenylephrin 301
Pholedrin 300
Pigmentepithel 12
Pilocarpin 305
Plexus caroticus 294
PPRF s. paramediane pontine retikuläre Formation
Preferential looking Methode 33
Prentice-Formel 86
Prentice Position 89
Presbyopie 38, 75
Primär- und Sekundärwinkel 212
Prisma 88
– Kombination von Prismenklötzen 89
– prismatische Nebenwirkung 85
Prismencovertest
– alternierender 98
– simultaner 98
Progressive supranukleäre Parese (PSP) 276
Pseudoptosis 321
Pseudotumor cerebri s. Hypertension, idiopathische intrakranielle
Pseudotumor orbitae s. Entzündung, idiopathische orbitale
PSP s. Progressive supranukleäre Parese
Ptosis 321
– bei Fehlregeneration 321
– involutive 320
– senile 320
– traumatische 321
Ptosis, kongenitale 317
– OP-Methoden 318
Pulleys 109
Puls 125
Pupille 10
– Dilatation 298
– Einfluss auf die Sehschärfe 28
– Stecknadel- 308
– Verlagerung, Korektopie 308
Pupilleninnervation, sympathische 294

Pupillenstarre
- amaurotische 307
- bitemporal-hemianopische 308
- homonym-hemianopische 308
Pupillenstörung, zentrale 308
Pupillotonie 302
Purkinje-Spiegelbild 93

Q

Querdisparation 52

R

Radiatio optica 18
Ramus
- inferior 119
- superior 119
RAPD (Relativer afferenter Pupillendefekt) 307
Raumforderung 331
Reflexzentrum, sympathisches s. Centrum ciliospinale
Refraktionsbestimmung 153
- subjektive 78
Refraktionsentwicklung 146
Regelkreis
- Akkommodation 38
- der Augenbewegungen 121
- Sakkade 125
Regenbogenhaut 10
Reifung, verzögerte visuelle 147
Reihenoptotypen 27
Relativer afferenter Pupillendefekt (RAPD) 307
Retina 12
Retinotope Organisation 19, 20
Retraktionssyndrom 239
Rezeptive Felder 21
- konzentrisch organisierte 21
- orientierungsspezifische 21
Rhodopsin 13
Rindenblindheit 19
Rot-Grün-Abgleich 80
Ruhelage 126

S

Sagging eye Syndrome s. Esotropie im Senium
Sakkaden 124
- Prüfung 129
- Veränderungen 214
Schädeltrauma 331
Scheitelmessstellung 89
Schielen, zirkadianes 177
Schielwinkelgröße und Brillenstärke 101
Schielwinkel
- objektiver 56
- subjektiver 56
Schielwinkelmessung
- alternierender Prismencovertest 98
- mit Hellrotglas am Maddoxkreuz 102

- nach Hornhautreflexbildern 96
- nach Krimsky 97
- Prismenreflextest 97
- simultaner Prismencovertest 98
- subjektive Methoden 102
Schlemm-Kanal 9, 11
Schulung, pleoptische 160
Schütteltrauma 331
Sehbahn 16
Sehen
- mesopisches 28
- photopisches 19
- skotopisches 28
Sehentwicklung 142
Sehgrube 142
Sehnervenkopf 13
Sehnervenkreuzung 18
Sehschärfe
- anguläre 24
- Einteilung 23
- retinale 36
- Voraussetzungen 26
Sehstrahlung 18
Sehwinkel 24
Septum orbitale 313
Shaken-baby-Syndrom 331
Siebbein 16
Simpson-Test 248
- umgekehrter 248
Simultansehen 47
Sinus-cavernosus-Syndrom 259
Skiaskopie 81
Sklera 9
Skotom 54, 149
- Fixierpunktskotom 54
- Zentralskotom 54
Skotomtheorie 149
Spasmus nutans 288
Spätschielen, normosensorisches 175
Square wave jerks 290
Stäbchen 12
Steele-Richardson-Olszewski-Syndrom s. Progressive supranukleäre Parese (PSP)
Stelle des schärfsten Sehens 13
Stereosehen 52
- Panumraum 52
- Untersuchung 62
Stereotest
- Lang-Stereotest 65
- Random-dot-Test 64
- Titmus-Test 63
- TNO-Test 66
- Treffversuch nach Lang 62
Stilling-Türk-Duane-Syndrom s. Retraktionssyndrom
Stirnbein 16
Strabismus
- bei hoher Myopie 204
- deorsoadductorius 234
- fixus 204, 206
- konsekutiver 190
- sekundärer 202

– sursoadductorius 231
Strabismus convergens
– involutiver s. Esotropie im Senium
Strabismus divergens
– intermittens 191
– primär konstanter 189
– spontan konsekutiver 191
Stufe 125
Suppression 54, 144
Swinging-flashlight-Test 307
– modifizierter 298
Sympathomimetikum 300
Synergisten 116
Synoptophor
– Korrespondenz 67

T

Tag-Nacht-Rhythmus 20
Tangentenskala nach Harms 133
– monokulares Blickfeld 133
Tarsus 313
Teller Acuity Cards 34
Tenon-Kapsel 109
Tentorium cerebelli 117
Tertiärneigung 116
Thrombose 329
Tolosa-Hunt-Syndrom 264
Tractus opticus 18
Training, dichoptisches 160
Tränenapparat 15
Tränenbein 16
Tränendrüse 15
Tränenfilm 15
Trennschwierigkeit 27
– bei Amblyopie 148
– physiologische 148
– Untersuchungen 150
Trochlea 108
Trochlearisparese 221
– angeborene und im Kindesalter erworbene 222
– beidseitige 224
Tunica
– fibrosa bulbi 9
– nervosa 9
– vasculosa bulbi 9

U

Übersehschärfe 24
Uvea 10

V

VECP s. Visuell evozierte kortikale Potentiale
Verdunklungsprobe nach Bielschowsky 172
Vergenz durch Brillengläser 86
Version 116
Vertikalabweichung s. Vertikaldeviation
Vertikaldeviation 92

– dissoziierte 169
Vertikalphorie 93, 199
Vertikaltropie 92
Vestibularorgan 281
Vestibulo-okulärer Reflex (VOR) 123
– Untersuchung 131
Vier-Prismen-Basis-außen-Test 180
Vistech 43
Visuelle Verarbeitung 19
– dorsaler und ventraler Pfad 23
Visuell evozierte kortikale Potentiale (VECPs) 36
Visus 24
– Stufen 26
Visusäquivalent 34
Visusentwicklung
– Sensitive Phase 143
Visusprüfung 30
– bei Nystagmus 36
– bei V. a. funktionelle Sehstörung 37
– C-Test nach Hohmann und Haase 33
– Forced-choice-Strategie 31
– psychometrische Funktion 31
– Schwellenbestimmung 31
– stenopäischer Lücke 32
Vorderkammer 9
Vortexvenen 12
VOR s. vestibulo-okulärer Reflex

W

Wallreflex 13
Wernicke-Enzephalopathie 221
Wettstreitphänomen 145
Willkürnystagmus 282
Winkel Kappa 96

Z

Zapfen 12
Zelle
– amakrine 13
– koniozelluläre 19
– magnozelluläre 19
– parvozelluläre 19
Zelltod 142
Zentralarterie 13
Zentralarterienverschluss 13
Zentralskotom 145
Zentrierung von Brillengläsern 87
Ziliarkörper 11
Ziliarmuskel 11
Ziliarnerven, lange s. Nervi ciliares longi
Zinn-Ring 105
Zirkadianer Rhythmus 20
Zyklodeviation 92
Zyklopenauge 47
Zyklophorie 93, 199
Zyklotropie 92
Zylinderglas 77, 83

MIX
Papier aus verantwortungsvollen Quellen
Paper from responsible sources
FSC® C105338

If you have any concerns about our products,
you can contact us on
ProductSafety@springernature.com

In case Publisher is established outside the EU,
the EU authorized representative is:
**Springer Nature Customer Service Center GmbH
Europaplatz 3, 69115 Heidelberg, Germany**

Printed by Libri Plureos GmbH
in Hamburg, Germany